陕西省中医管理局医史文献重点学科项目

医案名著校释丛书

主审　朱世增

主编　焦振廉

名医类案

原著　（明）江　瓘

校释　焦振廉　张琳叶

　　　胡　玲　谢晓丽

上海浦江教育出版社

（原上海中医药大学出版社）

图书在版编目(CIP)数据

名医类案 / (明)江瓘撰;焦振廉等注释. —上海:上海浦江教育出版社有限公司,2013.3

(医案名著校释丛书 / 焦振廉主编)

ISBN 978-7-81121-261-7

Ⅰ.①名… Ⅱ.①江…②焦… Ⅲ.①医案-汇编-中国-古代 Ⅳ.①R249.1

中国版本图书馆 CIP 数据核字(2013)第 005505 号

上海浦江教育出版社(原上海中医药大学出版社)出版

社址:上海海港大道 1550 号上海海事大学校内 邮政编码:201306
分社:上海蔡伦路 1200 号上海中医药大学校内 邮政编码:201203
电话:(021)51322547(发行) 38284923(总编室) 38284916(传真)
E-mail:cbs@shmtu.edu.cn URL:http://www.pujiangpress.cn
上海市印刷十厂有限公司印装 上海浦江教育出版社发行
幅面尺寸:140 mm×203 mm 印张:22.625 字数:567 千字
2013 年 3 月第 1 版 2013 年 3 月第 1 次印刷
责任编辑:张忠礼 封面设计:李岩冰
定价:59.00 元

《医案名著校释丛书》
编纂委员会

刘　序

数千年前，华夏民族创造了农耕文明，形成了敬畏天地、顺应自然、强调整体、关注人情、主张和谐的民族精神，并一直影响到今天。中医认为生命是自然的产物，人是天地之子，顺应自然是“尽终天年”的前提，而发生疾病是违背自然的恶果，强调阴阳气血的顺畅和脏腑功能的和谐，主张采用源于自然的草木鱼虫来恢复健康状态，主张从身心两个方面调整人体机能，正是这种民族性格的反映。因此，中医既具有实际的医疗价值，又具有精神与文化层面的价值，多角度、多层面、多形式地承载着华夏民族的认识方法、思维模式、价值取向、群体性格、审美情趣等，是华夏民族传统精神的载体，华夏民族对宇宙结构、自然现象、生命形成、人生价值的认识，在天文、地理、历法、音乐、绘画、语言文字等方面的成果也都在中医中得到体现。

正是如此，在华夏民族的发展历史上，中医始终扮演着重要的角色。从“神农尝百草”的传说到《本草纲目》的编撰，从《伤寒杂病论》的撰写到伤寒学派的形成，从“医经”与“经方”的流派分别到“金元四大家”的学术争鸣，中医不断地发展、丰富、补充、修正、完善和创新，不仅为中华民族的健康与繁衍做出了重要的贡献，而且自身也形成了一个由哲学指导、理论架构、临床方法和实用技术等簇拥而成的硕大系统。即使是在现代医学全面发展的今天，中医不仅仍在我国医疗卫生保健事业中发挥着巨大的作用，而且正在走向世界，逐渐成为被世界各国人民认可的疾病治疗手段和保健方法。

进入近代以来，由于现代医学的迅速发展和全面普及，中医遇到了从未遇到过的问题，关于中医发展前途的争论也日益增多。

中医是否要发展？该如何发展？发展成什么样子？时时引起人们的思考。不怀疑，不创新，一成不变地延续已有的理论和方法，不仅不现实，也是社会条件无法支持的；用现代科学技术“还原”中医的学术，将其中可与现代科学相容或能被现代科学解释的内容融入现代医学之中而丢弃其他，不仅不应该，也是不可能的。正确的态度是继承与创新并重。中医是传统医学，有丰厚的历史积淀，因而需要重视继承问题；中医要在现代科技和社会条件下继续发展，因而需要重视创新问题。毛泽东同志早在1958年就有“中国医药学是一个伟大的宝库，应当努力发掘，加以提高”的题词。

继承是发展中医学术的重要方面，也是创新中医学术的必然基础，不能很好地继承，就不能真正地创新。继承中医学术，可以是对现代名老中医学术经验的系统整理，可以是对包括单验方在内的民间医药的收集总结，也可以是对中医古典文献的专门研究。中医历史悠久，仅产生于1911年以前的中医古籍就达8 000种以上，用汗牛充栋形容并不为过。这些古籍是前人馈赠给今人不可再生的礼物，也是中医学术的渊薮和主干，因为今天的中医学术实际上是由此生发而来的。所以，重视并加强中医古典文献的整理研究，既是中医学术创新的出发点，也是中医学术发展的奠基石。从西汉刘向父子到清代乾嘉学派，文献和文献整理一直对中国学术发生着深刻的影响。中医古典文献的整理同样意义重大，如唐代王冰整理《黄帝内经素问》，影响了其后中医学术的发展，而我们今天看到的《伤寒论》《金匮要略》《备急千金要方》等中医名著，都是经过宋代校正医书局的整理校订而后流传下来的。

我曾在陕西省中医药研究院工作多年，对那里的情况比较熟悉。该院的中医文献专业始于米伯让先生的倡导与领导，在过去的三十多年里，这个学科的同志们做了不少工作，包括《黄帝内经》的电子计算机整理、《备急千金要方》和《千金翼方》整理研究，以及《中医专科专病医案》丛书的编纂等。目前，陕西省中医药研究院的中医文献学科已成为陕西省的“重点中医药基础学科”，承担着多项省部级和厅局级课题的研究工作。古典文献的整理研究是一门专学，有严格的原则和专门的方法，需要专业的人员去做。通过对中医古典文献的系统整理，为临床工作者提供便于阅读理解的古籍文本，等于在古今之间搭建了一座桥梁，可以为中医学术发展提供有力的支撑，是很有意义的事业。

前段时间，陕西省中医药研究院的焦振廉研究员找到我，希望我能为他主编的《医案名著校释丛书》写序。这套丛书，除经过认真整理的原文外，还做了必要的校勘和大量详细的注释，我相信这对读者是很有帮助的。我与振廉有过不少接触，传统文化和历史知识根基扎实的他，挚爱自己的本职工作，一直坚守在文献整理和医史研究这样相对清苦的岗位上，于这一领域里取得的成就，得到了同行们的认可，因此欣然同意为这套丛书作序。同时也希望他和他的同事们继续努力，借助“陕西省重点中医药基础学科”的条件支撑，为陕西省中医药研究院和中医药事业做更多更好的工作。

陕西省卫生厅厅长

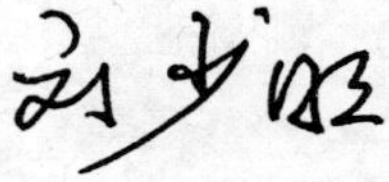

二○一一年十二月二十日

朱 序

焦君振廉，余友也，虽关山云水，不曾相聚，而神交已久。其以中医出身而好文史，寻章雕句于古书旧典，锲而不舍，心无旁骛，当可佩也。前日振廉以方就之《医案名著校释丛书》书稿见授，嘱余斧正，其言甚恳。余虽碌碌于临证，于旧典犹常参阅焉，遂展而览之，颇有感。医案者，以前修故事而为后人楷模，仓公以下夥矣。清人俞震作《古今医案按》云："成案甚多，医之法在是，法之巧亦在是，尽可揣摩。"王燕昌作《王氏医存》亦云："名医立案，各有心得，流传既久，嘉惠无穷，盖临证多则阅理精，练事深则处方稳，此前贤医案所以可贵也。"细读之，尤有感焉。其书凡九种八册，而案之所涉，则元之朱丹溪，明之江篁南、喻嘉言，清之徐灵胎、俞东扶、叶天士、缪宜庭、薛生白、吴鞠通、王孟英、蒋宝素等，诸君皆是那个时代中医佼佼者，医案是其临床经验、学术精华之所在。然时远代革，其中鲁鱼亥豕、僻词拗句比比皆是，今人阅读颇为不易，此其书之所由作也。

若喻嘉言者，以副榜贡生入国子监，上书言事，不纳，遂旷情山水，入空门，复还俗，与钱谦益交厚，且终卒于钱氏家中，颇传奇。振廉以为《寓意草》"或谆谆而谈，慷慨而论，委曲周至，情理交融，仁心慈肠跃然于纸上，或精辨妙析，通冥入微，通彻直达，非谙于禅理者不能如此。因此，喻嘉言既是牵肠于苍生的入世儒医，又是善能妙悟的医林释子。早年以国事维艰而上书言事，不见纳则徜徉山水而行医济世，喻嘉言的生平因此而增添了几分倜傥与神秘的色彩"，的是中肯之言。他若江篁南、王孟英，坎坷辛酸，振廉皆有所论，亦颇有可读。

若《洄溪医案》，振廉以为其"篇幅短小，选案精要，每病少则一案，多者不过数案。或为疑难之病，或用出奇之法，或发点睛之论，不仅诊疗过程足资参考，也在阐释一种治疗的理念与法则。其次，叙述清晰，文笔流畅，常将诊疗过程与分析议论很自然地糅合在一起，无程式化或生硬的痕迹，既保障了学术性，又增强了可读性。第三，用药不偏不倚，大多平和轻灵，慎用大寒大热峻猛之药。第四，注重经典著作对临床的指导意义，很多案例中引用《黄帝内经》的原文或观点”。可为阅者导读而提纲挈领。

其他，诸如文字之讹误校勘，文义之释疑解惑，令人读来怡然理顺，振廉用心良苦可知。

此外，《朱丹溪医案》之辑录与校释，尤为重彩。朱丹溪集刘李张之成而光大之，且“四方以病来迎者，遂辐辏于道，翕咸往赴之”，其医案当是很可观的。旧传戴原礼辑《丹溪医按》，凡三百四十七则，终有阙，不能无憾。振廉检丹溪亲撰如《格致余论》，后学所辑如《丹溪心法》，医案类书如《名医类案》，及《古今医统大全》《医学纲目》诸书，并《丹溪医按》，得七百七十三则，《朱丹溪医案》得以问世。

由是观之，振廉友补苴罅漏，张皇幽眇之功，实是可圈可点！

阅稿之余，仍有未尽者，兹缀以为序。

朱世增

2012年元旦于江城书斋

校释说明

《名医类案》，明代江瓘编集，是我国第一部以疾病类别相划分的医案类书。

江瓘，字民莹，明代歙县（今属安徽）人，生于明弘治十六年（1503），卒于明嘉靖四十四年（1565），得年六十三岁。江瓘早年攻读科举，但只取得秀才身份，由于科场不利，终于放弃，其间又曾经商。江瓘终生未仕，喜好文辞诗赋，现存《江山人集》七卷。《四库全书总目提要》评价江瓘"专事吟咏，故诗较胜于文，特少嫌薄弱"。清初钱谦益辑《列朝诗集》，录有江瓘咏史诗二首。

江瓘精于医学，其子江应宿说他"抱疴攻医，数起人危疾"。江瓘曾患呕血，医生调治不效，遂"自药而瘳"。游震得在《名医类案序》称其"博习方书，探悟玄奥，治身之余，推及朋旧，危标异症，还瘥保生"。曾任礼部尚书的许国说"往余家居，嫂氏病疟，疟且久，更数医，不治，叟治之，投匕而愈"。《名医类案》中载录江瓘医案五十五则，医论六条。对所录医案，江瓘还随文加入评语，《四库全书总目提要》称"凡斯之类，亦多所驳正发明，颇为精审"。

《名医类案》的编集，历二十春秋，初稿完成于明嘉靖二十八年（1549），十二卷，一百八十余门。经江瓘长子江应元"校正"，次子江应宿"述补"后，于明万历十九年（1591）刊行，仍为十二卷，增门类为二百零五。全书采撷先秦至明代各家医案两千余则，除来自医籍者外，还旁涉经、史、子、集众多著作，内容弘富，编辑有序。

江瓘自序中说："今予斯编，虽未敢僭拟先哲，然宣明往范，昭示来学，既不诡于圣经，复易通乎时俗，指迷广见，或庶几焉耳。学者譬之，由规矩以求班，因彀以求羿，引而伸之，溯流穷源，推常达变，将不可胜用矣。"这是一段意味深长的文字。南宋大儒朱熹在《中庸章句序》中曾说："继往圣，开来学，其功反有贤于尧舜者。"所谓"宣明往范，昭示来学"，实则与"继往圣，开来学"词异而义同。即使是在强调中医学术继承与发展的今天，"宣明往范，昭示来学"，也是毫不过时的。此外，"既不诡于圣经，复易通乎时俗"，又反映了江瓘既遵循传统理论又注重临床实践。"由规矩以求班，因彀以求羿"，是希望后学，由此书而入岐黄殿堂。

《名医类案》成书后，历有清一朝，至民国三百余年间，形成数十种版本。各种版本的成书、整理情况，《校释后记》中详细介绍。

《名医类案》是我国最早的医案类书，载录之详，分类之精，都具有开创性，但由于文献来源多样，文字、文体、行文皆参差不齐，给今人阅读带来不便。因此，有必要采用传统文献学的原则与方法，对《名医类案》进行校勘、注释。现将整理方法介绍如下：

1. 分段

分段基于对原文的阅读、理解和分析。

2. 标点

标点使用现代汉语标点符号，以逗号、句号和顿号为主，不用引号，慎用感叹号。

3. 校勘

以清乾隆知不足斋丛书本为底本，以清代光绪丙申畊余堂本（简称"畊余堂本"）、民国三年上海鸿文书局本（简称"鸿文书局本"）为校本，并参用他校方法。遵循校勘学的原则，凡出校，必以版本、文义为依据。

4. 注释

(1) 注释遵循训诂学的原则，凡需注释者必以训诂专书、古籍传注为依据。部分注释酌出书证。

(2) 注释采用"页下注"方式。

(3) 注释以古汉语语词为主，兼顾医学术语。

5. 文字

(1) 凡原文中的异体字,改为相应的正体字。

(2) 凡原文中的古体字,保留原字形,在其首见或适当位置以注释形式予以说明。

(3) 凡原文中的通借字,保留原字形,在其首见或适当位置以注释形式予以说明。

6. 其他

(1) 凡原文中药名、方名、人名不规范者,酌予划一。药名如蜜佗僧统改为密佗僧,黄柏统改为黄檗,科斗统改为蝌蚪,乌稍蛇统为乌梢蛇,白藓皮统改为白鲜皮,黄芪统改为黄耆,山查统改为山楂,兔丝统改为菟丝,菉豆统改为绿豆,龟板统改为龟版,黎芦统改为藜芦,宿砂统改为缩砂等。方名如神佑丸统改为神祐丸。人名如楼全善为明代医家,名英,撰有《医学纲目》,原文多有作"娄全善"者,予以改正。

(2) 医案段落中的评注性文字采用另体,用括号括住。医案段落末提示出处的文字采用另体,用括号括住,置于段末句号后。医案段落末的评注性文字采用另体,另起一段。

(3) 原书各卷卷题下有"新都篁南江瓘集,后学仁和余集蓉裳、钱塘魏之琇玉横、仁和沈烺敩曾、歙鲍廷博以文重校"字样,今一并删去。

陕西省中医管理局,于2006年12月将陕西省中医药研究院的医史文献列为省级重点学科,给予了很大的支持。古籍整理是医史文献学科的重要工作,也是最基础的工作之一。为此,我们将这套《医案名著校释丛书》作为学科建设的工作项目之一。在工作过程中,陕西省卫生厅、陕西省中医管理局、陕西省中医药研究院及文献信息研究所的领导和同志给予极大的关心和支持。此外,好友朱世增先生,乃沪上名医丁甘仁再传弟子,以医名享誉于东北大地，为本丛书审稿、作序，在此一并致以衷心的感谢。因本人水平所限，讹误及不妥之处当不能免，若蒙学人同道指正，则幸甚幸甚！

焦振廉

二〇一一年十月于西安

重订《名医类案》叙

《内经》以五运六气、三部九候原生人之疾病，诊有一定之法，刺有一定之针，此所谓案也。雷公年幼小，别而不能明，明而不能彰；阴阳二十五人，先师之秘，伯高不能尽知；天地动静，五行迁复，鬼臾区上候，不能遍明。通阴阳，推四时，握五纪，藏其言于金匮，书其对于玉版，隆〔1〕以天师之号而无所让，岐伯一人而已。岐伯千言万语，汗漫〔2〕极于六合，曰无盛盛，无虚虚，约以二言，此《灵》《素》之总龟也。经所谓实者写之，虚者补之，此二语之注睛也。是之谓其言也立，言立而案存，后虽有良医不能易，所谓南山可移，此案不可动也。秦越人、张仲景、皇甫谧、杨上善导其源而益显，张洁古、刘河间、王海藏、李东垣畅其流而大明。末流稍分，人自为师，家自为学，能杀生人而不能起死人。黄帝告雷公以十全，《周礼·医师》亦言十全为上，《灵枢》言上工十全其九，中工十全其七，下工十全其六；岐伯言上工救病于萌芽，下工救其已成、救其已败。彼所谓下工，皆今之上工也。《周礼》十失四为下，在今犹为中工。中工之所不失者亦幸得之，案不足录，上工之案则其可存者也。明嘉靖时，歙县江秀才瓘，尝取历代名医之已验者，辑为类案，子应元、应宿足成之。吾观太史公之传淳于意，则意之医案也；陈寿之传华陀，则陀之医案也；李延寿之传徐文伯，则文伯之医案也。后史以医为小道，传方术者略而不书，而案之存于史者盖寡。诸医之良者自传其术，幸而不终至于泯没。江氏赅而存之，意良善也。书久残失，而字句讹缪。吾友魏玉横氏精于医术，能穷其源，附以

---

〔1〕 隆　尊崇。

〔2〕 汗漫　不可知的事物，此处为没有边际。典出《淮南子·道应》。

己见，而论议不至混淆；鲍以文氏博于考索，能知其故，刊其讹字，而汤齐[1]不致贻误。过而请叙[2]。余不知医之术而能深见其理，是书也出，医学入门之阶梯也。虚衷玩索，由病以求其源，而轩岐不难羹墙[3]遇之。吾所告于世医者有三：一曰审脉。自伪王叔和之《脉诀》行，左为人迎，右为气口，庸医奉为科律之语，不知其何本也。《六节藏象论》云：人迎阳脉，气口阴脉。可言阴阳不可言左右也。人迎在结喉之左右；气口即寸口，亦曰脉口，为诸脉之总汇，在手鱼际之后一寸。人迎有左右，气口亦有左右。明乎人迎气口，则知四经十二从，以通乎十二原，以贯乎三百六十五气穴、三百六十五孙络。所谓钩、毛、弦、石、溜，与夫春弦、夏钩、秋浮、冬营者，洞若观火矣。而今之医不知脉。一曰辨药。神农以赭鞭鞭草木[4]，一日而遇七十毒，以身试而著《本草经》。辨药之性也，必深明于温凉平毒之性，而后得君臣佐使之用固也。然阴中有阳，阳中有阴，石药发瘨，芳草发狂，辨之不易明，知之亦不易悉。苟非陶弘景、陈藏器其人，未有不误用者。而今之医不知药。知脉矣，知药矣，吾又益之以一言，曰慎思。语云：医者意也。黄帝有问，岐伯即知其人之病之由，雷公有问，黄帝即知其人之病之由，以意决之也。此即黄帝、岐伯之医案也。若其病不应脉，当思其病；脉不应病，当思其脉；药不应病，当思其药。三者相参，思之思之，其有不合者寡矣。医之有案，盖未有出此三者，遵其道而用之，人人皆可以为良医，人人皆可以立案。太和保合，使斯人各得尽其天年，而不夭折于庸妄人之手。以文氏重刊之功，岂不伟哉？余固不惮

〔1〕齐　同“剂”。
〔2〕叙　作序。
〔3〕羹墙　仰慕。典出《后汉书·李固传》。
〔4〕神农以赭鞭鞭草木　语出《搜神记》卷一。赭鞭，赤色的鞭子。

哓哓[1]以辨，以文氏曰：子之辨，余知之而不能脱诸口也，盍[2]尽言之？遂书之以为叙。

乾隆庚寅[3]五月朔[4]秦亭老民杭世骏

---

〔1〕 哓哓　音 xiāoxiāo，吵嚷。

〔2〕 盍　音 hé，相当于“何不”。

〔3〕 乾隆庚寅　清乾隆三十五年，公元 1770 年。

〔4〕 朔　农历初一日。

重订《名医类案》序

新都江氏《名医类案》，行世近二百年矣。其为卷十有二，为类二百有奇。条析病状，援据方书，胪列[1]治法，斧藻[2]群言，蔚成大国，实受命于轩岐而拓宇乎《灵》《素》。惜原本考订疏漏，间脱特多。吾友魏君玉衡、鲍君以文，精加雠比[3]，纲罗史氏，研搜家集，毕力补缀，丹铅[4]告疲，始称完好，重付杀青[5]。客有难者曰：古之医师，天官隶焉。或论病以及国，或原诊以知政[6]，鸿术通乎神明，而玄机出之妙悟。若乞灵于方剂，假宠于陈言[7]，抑亦末矣，而奚以为？夫自张、王绝轨[8]，朱、李辍音[9]，凡今之治医者，辄谓古今异宜，南北殊习，本草非神农之遗，仲景亦偏隅之论，于是偭规弛墨[10]，褊见自圣，卒至于杀人而不自知其谬盭[11]。此譬之治经者，则游谭[12]而已矣；譬之习兵者，则野战[13]而已矣。郭玉、许允宗之言，亦何尝为庸妄者授之口实乎？然则欲为良工，必习谙乎《明堂》《甲乙》、《玉册》《元珠》，博涉乎三

---

〔1〕胪列　排列。
〔2〕斧藻　修饰。
〔3〕雠比　校勘。
〔4〕丹铅　丹砂和铅粉，古时用来校正文字，此指考订。
〔5〕杀青　古时用竹简写书须先用火烘烤，以便书写，并防虫蠹，后以称书籍定稿。
〔6〕“论病以及国”句　语出《汉书·艺文志·方技略》。
〔7〕假宠于陈言　从陈旧言辞中得到依据。
〔8〕绝轨　犹言“绝学”，谓不再流传。
〔9〕辍音　犹言“绝响”，谓不再使用。
〔10〕偭规弛墨　背弃规矩，废除法则。偭，音 miǎn，违背。
〔11〕谬盭　荒谬讹误。盭，同“戾”，乖违。
〔12〕谭　通“谈”。
〔13〕野战　不依常法作战。

部九候、五运六气。所谓狐腋非一皮能温，鸡跖[1]必数千而饱，此一夫之获耳，其若广野何？曰固[2]也。《内经》十八篇，《难经》八十一章，词奥旨远，尊如经典，不易晓了。后世方书候论，汗牛马，充栋宇，学者纵极综考而无所征验，犹不免以人为尝试也。无所比例，犹墨守焉而未得其会通也。余读是编，窃以窥其用心，其征事也确，其达用也大，其竖义也备，其遣辞也约。事皆已经则无所可疑，法可互求则不病于执。世远道微，曲漏[3]充塞，俗师庸术，支节[4]苟且，一旦延张、王于一堂，接朱、李之末座，与之上下其议焉，其所津逮[5]为何如？引而伸之，触类而长之[6]，乃可以尽窥仓公之秘笈而奏奇技矣，岂徒资庸瞽之肘后、供童蒙之掇拾而已哉？按医之有案，实权舆[7]于《左氏传》、太史公。魏晋以降，多散见于史集，至丹溪始有专书，皆其门人所日纪[8]，亦小说杂记之属。宋张季明作《医说》十卷，首述轩岐以发其宗，次列证治以穷其变，又此编之鼻祖也。至于分门别类，间有未精审者，是在览者之鉴别，不复为之更定。旧本向有无名氏朱笔点定，玩其评乙[9]，知其于是道三折肱[10]矣，故并存于简端云。

乾隆三十五年岁次庚寅二月仁和余集书于新儒斋

---

〔1〕鸡跖　鸡足踵。
〔2〕固　愚陋。
〔3〕曲漏　有悖正道的观点。
〔4〕支节　枝节。支，同“枝”。
〔5〕津逮　通过渡口到达彼岸，此指先辈指导后生求知。津，渡口。
〔6〕“引而伸之”句　语出《周易·系辞上》。
〔7〕权舆　开始。
〔8〕纪　通“记”。
〔9〕评乙　评论和改动。
〔10〕三折肱　语本《左传·定公十三年》。历代注解多不同。清代黄凯钧释为医家取药时为慎重起见，“取而复置，置而复取，总以郑重为事，此为三折肱也”，可参。

《名医类案》序

人者，天地之委和〔1〕，而六气变于上，百为交于下，自王公大人以及士庶，其事不同，而其不能参和不偏，以使元气无疵疠〔2〕者，盖杂然而其端无穷，故其致病之端亦无穷也。轩岐垂经范以开人，仓扁极神工以起蹶，至人代有，征验多门。奈僻壤每乏宗传，末学惮于博历，寄人死生，属〔3〕之庸术，予甚悲焉。吾友篁南江民莹氏，始为博士弟子〔4〕，蜚声场屋〔5〕，已而因病治医。以其志在求仁轨〔6〕，循不器〔7〕，遂乃博习方书，探悟元奥，治身之余，推及朋旧，危标异症，还瘥保生，篁南子伟然为名医焉。乃取古人所为治病验方及其病之状，天时水土之宜，用药之宜忌，处剂之审谛，病瘥之期，咸撮其要旨，门分类摘，疏源究因，决嫌疑，定可否，凡若干卷，命之曰《名医类案》。予得而读之，盖喟然〔8〕叹曰：仁哉，篁南子之用心乎！夫窥观非智，谀闻非学，况医之为道，与仁同功。仁体物而不遗〔9〕，则医之为术，亦遍物而无所遗也。故学以聚之，不厌博历，乃其操之之要则。予尝闻言于篁南子矣。识卑者无

---

〔1〕 天地之委和　天地之气交合而生的平和之灵物。委，积聚。和，平和。

〔2〕 疵疠　疾病。

〔3〕 属　托付，后作"嘱"。

〔4〕 博士弟子　入学的生员。博士，学官名。

〔5〕 场屋　科举考场。

〔6〕 仁轨　仁道。

〔7〕 不器　不做有形之器，谓当有出神入化的感悟与创造能力。《论语·为政》："君子不器。"

〔8〕 喟然　感慨的样子。喟，音 kuì。

〔9〕 仁体物而不遗　仁道无所不在。宋代张载《正蒙·天道篇》："天体物不遗，犹仁体事无不在也。"

高标，心庸者无奇术，要在融悟元机，专精化理，以斟酌元气为功，以察识病原为大，则是编也，思过半矣。故曰：苟非其人，道不虚行〔1〕。

嘉靖壬子〔2〕冬十一月朔日前进士征仕郎南京礼科
给事中让溪山人游震得撰

〔1〕 虚行　随意传授。
〔2〕 嘉靖壬子　明嘉靖三十一年，公元1552年。

《名医类案》序

篁南江叟，故为诸生，有声〔1〕。会多病，去而为医。其子南仲世〔2〕其业，并以医名邑中。余雅重〔3〕叟质行长者，又博物好古，能著述吟咏，以有别集不论，论其所辑《名医类案》云。往余家居，嫂氏病疟，疟且久，更数医，不治。叟治之，投匕而愈。及余游京师，季父〔4〕病痢，痢且不食，更数医，不治。南仲治之，亦投匕而愈。余以此异〔5〕叟父子，高其技，属以余生且三十年所矣。叟尝谓余：博士家通经，乃不废史乎？余曰：孔子不云乎：吾欲载之空言，不如见诸行事之深切著明也。故经中有史，《春秋》〔6〕是已。夫经，义也；史，事也。其义则断，其事则案，断非经何准？案非史何据？叟曰：然。瓘读《素》《难》诸书，得其义，尊之为经，读《仓公传》，得其事，信之为史。斯亦医家之断、案也非耶？然传所得仓公事耳。继仓公而后杂出于纪载〔7〕者，其世愈近，其事愈信。彼幸千百之什一夫，孰非事案也，独可废乎哉？于是退而搜辑，上自诸子列传，下及稗官〔8〕私谱，匕剂之暇，兼采附说。凡察脉证形，观变易方，网罗纤悉，类分而代列焉。质之《素》《难》诸经，

---

〔1〕 声　声望。

〔2〕 世　继承。

〔3〕 雅重　非常推重。雅，非常。

〔4〕 季父　叔父。

〔5〕 异　认为……卓异不凡。

〔6〕《春秋》　春秋时鲁国编年史，经孔子整理后，被后世儒者尊奉为经典，因称“经中有史”。

〔7〕 纪载　记载。纪，通“记”。

〔8〕 稗官　野史小说、街谈巷议之类。

往往不悖所闻。书且成而叟卒。余谓叟子南仲：盍成先志〔1〕乎？乃公活人多矣，其脉证方剂具在，得并次〔2〕之。南仲泫然〔3〕流涕曰：先人弃诸孤蚤，孤弱无知，散失强半〔4〕，不能裒〔5〕先世之遗，其幸而存者亦千百之什一耳。应宿间承提命〔6〕，守其余业，稍稍窃其遗意，以试于里巷，颇有获者。恐久而与先人俱亡，欲附入一二，嫌于自多〔7〕。余曰：否。昔营平叙留田功〔8〕，不嫌伐〔9〕一时事以为后法。况兹私载，藏诸名山，以俟知者，又何嫌焉？南仲曰：敬诺。于是书竟成。南仲治余季父事亦载其中，而嫂氏以叟存时，偶忘之，不及载。

万历丙戌〔10〕秋七月武英殿大学士太子少保礼部尚书邑人颍阳生许国撰

---

〔1〕 先志　先人（指其父江瓘）的志向。
〔2〕 次　编集。
〔3〕 泫然　流泪的样子。泫，音 xuàn。
〔4〕 强半　超过一半。强，略略超过。
〔5〕 裒　音 póu，收集。
〔6〕 提命　指教导。《诗经·大雅·抑》："匪面命之，言提其耳。"
〔7〕 自多　自满。典出《庄子·秋水》。
〔8〕 营平叙留田功　指西汉大将赵充国（封营平侯）在汉对羌人的作战中建议"班师罢兵，万人留田，顺天时，因地利，以待可胜之虏"而被采纳事。叙，评议（功劳）。
〔9〕 伐　夸耀。
〔10〕 万历丙戌　明万历十四年，公元 1586 年。

《名医类案》序

篁南江先生，吾邑隐君子〔1〕也。少治儒，因病弃去，治医，遂以岐黄鸣邑中。先生娴诗辞，博极载籍，凡古禁方足纪者，汇为编。尝感危疾，几殆，诸医环视，谓不治。先生徐语曰：吾所集某卷某方与吾证合，试案〔2〕之。稍加损益，一饮有起色，再饮霍然已〔3〕。其验如此，顾秘之帐中未出也。先生殁，仲子〔4〕少微世其业，每睹遗编，涕泣曰：此先人手泽〔5〕而未竟之志也，予小子何敢让焉？乃益加搜摭〔6〕，若先生暨已所试奇效者亦附之，总如干〔7〕卷，将授之剞劂〔8〕，而以示余。客有在座者曰：嘻！用药如用兵，霍冠军〔9〕有言矣，顾方略何如，不至学古兵法〔10〕。医者意也〔11〕，奚喋喋占占〔12〕啜古糟粕为？余应之曰：不然。子岂以世之治医者，必能挟五师之智〔13〕，逞独创之巧，自我作始，前无古

---

〔1〕 隐君子　有才德而隐居不仕的人。

〔2〕 案　查阅。

〔3〕 霍然已　很快痊愈。霍然，迅疾的样子。

〔4〕 仲子　次子。

〔5〕 手泽　为手汗所沾润，因以指先人遗物。

〔6〕 搜摭　搜集采撷。摭，音 zhí，选取。

〔7〕 如干　若干。

〔8〕 剞劂　音 jījué，雕刻印行。

〔9〕 霍冠军　即霍去病。霍去病以征匈奴有功，封冠军侯。

〔10〕 "顾方略何如"句　语出《史记·卫将军骠骑列传》，此处表示医之关键在于临床应变，未必拘执古人医案。

〔11〕 医者意也　语出《后汉书·郭玉传》。

〔12〕 喋喋占占　喋喋不休。喋喋，利口而多言。占占，嗫耳语。

〔13〕 挟五师之智　拥有五师的才智。五师，佛教指佛陀灭后百年出自优婆鞠多门下的五位弟子，即昙无德、萨婆多、弥沙塞、迦叶遗、婆粗富罗等"五师"。

人乎？夫法所以寄意，而意所以运法。医之有阴阳虚实标本顺逆，犹兵之有步伐止齐奇正攻守也。达者变通而底绩〔1〕，昧者拘曲而罔功，是昧者之过，而岂法之过耶？且霍冠军之将兵，孰与淮阴侯〔2〕？彼其有天幸，未尝困绝，徒大言而谩耳。淮阴侯战胜攻取，制敌如神，而其所称引犹云此自兵法，诸君不察也〔3〕。以淮阴侯之所弗能废者，奈何藉口冠军而废之？譬见胶柱不可以鼓瑟，而遂谓鼓瑟皆可以去柱，岂不悖哉？无论淮阴侯，即秦越人、太仓意，固医之指南嚆矢〔4〕也，乃其师长桑君、公乘庆亦第举禁方相授受，无他奇，而太史公娓娓艳谭〔5〕之至，与王侯将相之业并施〔6〕于后世，其旨深矣。语云：人之所病，病疾多；医之所病，病道少。是编也，可以扩聪明，可以备故实，可以章往而诏〔7〕来。钩元提要，存乎其人，而何可以糟粕视也？抑闻之其父析薪，其子不克负荷〔8〕？越人以术见刹〔9〕，其方不传。庆无子，授意，意无子，堇〔10〕托之《史记》以传，盖负荷若斯之难也。少微工诗，有父风，遨游两都公卿间，率折节倒屣〔11〕，不独以医重，拮据〔12〕廿余

---

〔1〕 底绩　获得成功。底，达到。
〔2〕 孰与淮阴侯　与淮阴侯相比又怎样呢。淮阴侯，即韩信，西汉大将。
〔3〕 “此自兵法”句　《史记·淮阴侯列传》载韩信攻下赵国，部下庆贺并请问取胜之道，韩信称“此在兵法，顾诸君不察耳”。
〔4〕 嚆矢　原义为响箭，发射时声音先箭而到，因以称事物之开端。
〔5〕 艳谭　带着羡慕的心情谈论。艳，羡慕。谭，通“谈”。
〔6〕 施　音 yì，延续。
〔7〕 诏　告诉。
〔8〕 “其父析薪”句　父亲砍柴，儿子却背不动，意谓先贤创制法则，后人却不能遵循。
〔9〕 见刹　被杀。刹，音 duō，刺。
〔10〕 堇　通“仅”。
〔11〕 倒屣　穿倒了鞋子。《三国志·王粲传》载蔡邕看重王粲，“闻粲在门，倒屣迎之”，后以表示敬重。屣，音 xǐ，鞋子。
〔12〕 拮据　典出《诗经·豳风·鸱鸮》，原指鸟儿筑巢辛苦，此为艰难困苦。

年,卒能绍前志而光大之,先生有子矣。嗟嗟!龙门令续成父史[1],无愧箕裘[2];马服子徒读父书[3],竟隳堂构[4]。余嘉少微庶几龙门令而异于马服子也,故不辞为之叙。

赐进士出身嘉议大夫太常寺卿管国子监事前右春坊
右谕德兼翰林院侍讲南京国子祭酒同邑张一桂稚圭甫书

〔1〕 龙门令续成父史　指司马迁继承乃父司马谈之志撰成《太史公书》(即《史记》)。龙门令,司马迁生于龙门,后任太史令,因称。

〔2〕 箕裘　先人的事业。典出《礼记·学记》。

〔3〕 "马服子徒读父书"句　指赵括白读了父亲赵奢的兵书。马服子,战国时赵国大将赵括(封马服君),善于纸上谈兵,其父赵奢亦不能难倒,后与白起率领的秦军在长平交战,全军败亡。

〔4〕 竟隳堂构　最终毁败了赵氏的基业和声望。隳,音 huī,毁坏。堂构,立堂基,造屋宇,后以指先辈的基业。

自　序

予读《褚氏遗书》〔1〕有曰：博涉知病，多诊识脉，屡用达药。尝抚卷以为名言。山居僻处，博历何由？于是广辑古今名贤治法奇验之迹，类摘门分，世采人列，为书曰《名医类案》，是亦褚氏博历之意也。自夫三坟坠而九丘湮〔2〕，方书繁而经论废。或指《素》《难》以语人，鲜不以为迂者。医之术日益滥觞〔3〕，通经学古，世不多见。昔郑公孙侨〔4〕聘〔5〕于晋，适晋侯有疾，卜云：实沈台骀为祟〔6〕。史〔7〕莫之知，乃问于侨。侨具述高辛元冥之遗，参汾主封之故，四时节宣之道，通国惊异，以侨为博物君子。太史公作《史记》，传〔8〕淳于意，备书其治病死生、主名、病状、诊候、方脉，详悉弗遗，盖将以折同异，极变化，求合神圣之道，以立权度于万世。轩岐俞扁之书，匪〔9〕直为虚诙〔10〕已也。今予斯编，虽未敢僭拟先哲，然宣明往范，昭示来学，既不诡〔11〕于圣经，复易通乎

---

〔1〕《褚氏遗书》　医书名，南齐褚澄撰，唐末有人盗掘褚氏墓葬而得，后辗转隐现，至南宋嘉泰间刊行传世。

〔2〕三坟坠而九丘湮　古贤的典籍湮没不闻。三坟，三皇之书。五典，五帝之书。

〔3〕滥觞　原指河流发源处水流细小，只能浮起酒杯，此谓浅薄萎缩。

〔4〕公孙侨　即子产，春秋时郑国大臣。

〔5〕聘　古时一国派大臣带礼物向他国表示友好和诚意。

〔6〕实沈台骀为祟　实为“沈台骀”作怪为害。沈台骀，传说为帝喾时人，善治水，后被尊为汾水之神。

〔7〕史　史官。

〔8〕传　为……立传。

〔9〕匪　通“非”。

〔10〕虚诙　虚谈戏谑。

〔11〕诡　违背。

时俗，指迷广见，或庶几焉耳。学者譬之，由规矩以求班[1]，因彀以求羿[2]，引而伸之，溯流穷源，推常达变，将不可胜用矣。书凡十二卷，为门一百八十有奇，间附说于其下云。

万历辛卯[3]闰三月朔日丙寅男应宿百拜谨书

〔1〕 由规矩以求班　依靠规和矩来达到鲁班的境界。规，圆规。矩，画方的尺子。班，指鲁班。

〔2〕 因彀以求羿　依靠"彀"来达到后羿的水平。彀，音 gòu，箭靶子。羿，即后羿。

〔3〕 万历辛卯　明万历十九年，公元 1591 年。

凡　例

一是集乃披阅诸子百家之文，中有案会心者，辄手录以备遗忘，积久成裘，乃分门析类耳。

一前修时贤之案，则系之曰某人，示无掩也；有案无人者，则曰出某书，示有据也。

一某人案惟先达著名者，则书其字号或官，如朱子注书例，凡先达称官称爵称字号之类；案可采而声未著者，直书其名，欲人易晓也。

一时贤案惟变法稍出奇者采之，诸庸常者不录。

一案下附说，或采前修之言，或附管见，与贤者共议耳，非敢自以为是也。

一案中方法用古方加减者，但载方名；其方稍隐者，注云出某书；间有品味简者，直载其方。其药分两制度〔1〕或有或无，或详或略，皆仍〔2〕诸书之旧也。

一愚治验诸案，亦附诸条之末，一得之愚，弗敢隐秘，后来者或有可采择焉。

一案以世次为先后，非有所颉颃〔3〕也。间有后先失次者，无可考者也。

一诸门后各自分板，不相连属，庶后可续编入，不乱其成书也。

博按：原刻亦有不分板者，今刻悉连属之，以归划一。

---

〔1〕制度　药物的炮制方法。制，炮制。

〔2〕仍　沿袭。

〔3〕颉颃　音 jié háng，出《诗经·邶风·燕燕》，鸟飞上下的样子，后以表示先后或上下，此为褒贬。

述　补

—先君子[1]以文名世，而自验诸案简直不文[2]，非不欲文，通乎时俗耳。

—不肖续编，间附己案，一遵凡例。苟意见庸劣，及徒有空文而无方法脉案可示后者不书，仿《春秋》常事不书[3]之旨。

---

〔1〕 先君子　向别人称自己去世的父亲。

〔2〕 简直不文　简单直截，不尚文采。文，文采。

〔3〕 常事不书　平常之事不必载录。典出《公羊传·桓公四年》。

目　录

卷第一

中风

琇按：南方中风绝少，多属非风类风，皆风木内病，临症之工宜详审焉。凡风由内发，皆属气与火，若后之虚风迴风是也。

许胤宗〔1〕治王太后，病风不能言，口噤而脉沉。事急矣，非大补不可也。若用有形之汤药，缓不及事。乃以防风、黄耆煎汤数斛，置于床下，汤气薰蒸〔2〕，满室如雾，使口鼻俱受之，其夕便得语。此非智者通神之法不能回也。盖人之口通乎地，鼻通乎天。口以养阴，鼻以养阳。天主清，故鼻不受有形而受无形；地主浊，故口受有形而兼乎无形也。

元罗谦甫〔3〕治太尉〔4〕忠武史公〔5〕，年近七十，于至元〔6〕戊辰十月初，侍国师〔7〕于圣安寺丈室中，煤炭火一炉在左侧边，遂觉面热，左颊微有汗，师及左右诸人皆出，因左颊疏缓（伤热故

---

〔1〕许胤宗　南朝至唐初医家，常州义兴（今江苏宜兴）人，曾任职南陈，隋统一后任尚药奉御，唐高祖武德初授散骑侍郎，以医术著称。

〔2〕薰蒸　熏蒸。薰，同“熏”。

〔3〕罗谦甫　元代医家，真定（今河北保定）人，李东垣弟子，撰有《卫生宝鉴》《东垣先生试效方》等。

〔4〕太尉　官名，始置于秦，秦汉时职分最高的武官，后世逐渐演化为加官或赠官。

〔5〕忠武史公　即史天泽，元初大臣，元世祖时任中书右丞相，死后谥号为“忠武”。

〔6〕至元　元世祖年号，公元1264年至1294年。

〔7〕国师　即八思巴，吐蕃贵族，萨斯迦教派法主，创蒙古新字（即八思八文字），后被忽必烈封为帝师。

也)，被风寒客之，右颊急，口喎于右。脉得浮紧，按之洪缓。罗举医学提举[1]忽君吉甫，专科针灸，先于左颊上灸地仓穴(胃穴)一七壮，次灸颊车穴(胃穴)二七壮，后于右颊上热手熨之。议以升麻汤加防风、秦艽、白芷、桂枝，发散风寒，数服而愈(琇按：非真中风，故但升散火邪自愈)。或曰：世医多治以续命等汤，今用升麻汤加四味，其理安在？曰：足阳明经(胃)起于鼻交頞中，循鼻外入上齿中，手阳明经(大肠)亦贯于下齿中，况两颊皆属阳明。升麻汤乃阳明经药，香白芷又行手阳明之经，秦艽治口噤，防风散风邪，桂枝实表而固荣卫，使邪不能伤，此其理也。夫病有标本经络之别，药有气味厚薄之殊，察病之源，用药之宜，其效如桴鼓之应。不明经络所过，不知药性所主，徒[2]执一方，不惟无益，而反害之者多矣。学者宜深思之。

张安抚[3]，年六十余，己未仲冬患风证，半身不遂，语言蹇涩，心神昏愦，烦躁自汗，表虚恶风，如洒冰雪(如洒冰雪，阴中也)，口不知味，鼻不闻香臭，闻木音则惊怖，小便频多，大便结燥。若用大黄之类下之，平日饮食减少，不敢用，不然则满闷，昼夜不得寐(此症难治)。约三月余，凡三易医，病全不减。至庚申三月(下后)，又因风邪，加之痰嗽，嗌干燥，疼痛不利，唾多，中脘气痞似噎。予思《内经》有云：风寒伤形，忧恐忿怒伤气。气伤脏乃病，脏病形乃应[4]。又云：人之气[5]，以天地之疾风名之。此风气下陷入

---

〔1〕 医学提举　元代于各路设医学提举，主管医学事务。

〔2〕 徒　仅仅。

〔3〕 安抚　即安抚使，官名，始置于唐，后演变为统管军民事务的官职。元代于云南、四川等地设安抚司，长官为安抚使。

〔4〕 “气伤脏乃病”句　《灵枢经·寿夭刚柔》作“气伤脏乃病脏，寒伤形乃应形”一十二字。

〔5〕 人之气　《素问·阴阳应象大论》“人”作“阳”。

阴中，不能生发上行（气不能升），则为病矣。又云：形乐志苦，病生于脉。神先病也，邪风加之，邪入于经，动无常处（动有常，则知邪不入经），前证互相出见。治病必求其本，邪气乃服。论时月则宜升阳，补脾胃，泻风木（仲冬至季春），论病则宜实表里，养卫气，泻肝木，润燥，益元气，慎喜怒，是治其本也。以柴胡、黄耆各五分，升麻、当归、甘草炙各三分，半夏、黄檗酒洗、黄芩、人参、陈皮、芍药各二分，名曰加减冲和汤，煎服。自汗，加黄耆五分；嗽，加五味子二十粒。夜不得寐，乃心事烦扰，心火内动，上乘阳分，卫气不得交入阴分使然也，以朱砂安神丸服之，由是昼亦得睡。此风中腑兼中脏也。

真定府临济寺赵僧判〔1〕，于至元庚辰八月间患中风，半身不遂，精神昏愦，面红颊赤（面红颊赤，阳中也），耳聋鼻塞，语言不出。诊其两手，六脉弦数（中风此脉甚多）。洁古有云：中脏者多滞九窍，中腑者多著四肢。今语言不出，耳聋鼻塞，精神昏愦，是中脏也，半身不遂，是中腑也，此脏腑俱受病邪。先以三化汤一两内疏三两行，散其壅滞（先下），使清气上升，充实四肢，次与至宝丹加龙骨、南星，安心定志养神治之（后补），使各脏之气上升，通利九窍，五日声音出，言语稍利。后随四时脉证加减用药，不旬即稍能行步，日以绳络其病脚，如履阈〔2〕或高处，得人扶之方可逾也。又刺十二经之井穴（脏井：肺，少商穴；心，少冲穴；肝，大敦穴；脾，隐白穴；肾，涌泉穴；包络，中冲穴。腑井：胆，窍阴穴；胃，厉兑穴；三焦，关冲穴；小肠，少泽穴；大肠，商阳穴；膀胱，至阴穴）以接经络，翌日舍绳络能步几百步，大势皆去。戒之慎言语，节饮食，一年方愈。

---

〔1〕 僧判　僧官名。中国僧官制度始于北魏，后世沿置，代有变革。
〔2〕 履阈　跨过门槛。阈，音 yù，门槛。

丹溪治一人，患滞下（下多亡阴），一夕昏仆[1]，手舒撒，目上视，溲注，汗大泄，喉如拽锯。脉大无伦次，此阴虚阳暴绝也（此症死者居多），得之病后酒色。急灸气海穴（气海，脐下一寸半）以续阳气，渐苏，服人参膏数斤而愈。

作大虚治。

一肥人，中风口喎，手足麻木，左右俱废。作痰治，以贝母、瓜蒌、南星、半夏、陈皮、白术、黄芩、黄连、黄檗、羌活、防风、荆芥、威灵仙、薄桂、甘草、天花粉，好吃面，加白附子，入竹沥、姜汁，更加少酒行经。

一肥人中风，用苍术、南星、酒芩、酒檗、茯苓、木通、升麻、厚朴、甘草、牛膝、红花水煎，先吐后药。

一妇年六十余，手足左瘫，不言而健有痰[2]。以防风、荆芥、羌活、南星、没药、乳香、木通、茯苓、厚朴、桔梗、甘草、麻黄、全蝎、红花，为末酒下，未效。时春，脉伏而微，又以淡盐汤、韭汁，每早一碗吐之。至五日，仍以白术、甘草、陈皮、茯苓、厚朴、菖蒲，日进二服（吐后必用清补二剂，亦是一法），又以川芎、山栀、豆豉、瓜蒂、绿豆粉、韭汁、盐汤，吐甚快。后以四君子汤服之，又以川归、酒芩、红花、木通、厚朴、鼠粘子、苍术、南星、牛膝、茯苓为末，酒糊丸，服十日后微汗（仍以汗解），手足微动而言。

作实痰治。

一人中风，口眼歪斜，语言不正，口角涎流，或半身不遂，或全

---

〔1〕 昏仆　昏倒在地。仆，跌倒。
〔2〕 健有痰　多痰。

体如是。此因元气虚弱而受外邪，又兼酒色之过也。以人参、防风、麻黄、羌活、升麻、桔梗、石膏、黄芩、荆芥、天麻、南星、薄荷、葛根、赤芍药、杏仁、川归、川芎、白术、细辛、皂角等分，加葱、姜水煎，入竹沥半盏，随灸风市（奇俞穴）、百会（督脉）、曲池（大肠穴）、合绝骨（胆穴，绝骨即悬钟穴）、环跳（胆穴）、肩髃（大肠穴）、三里（胃穴）等穴，以凿窍疏风，得微汗而愈。

亦以汗解。

李真三，患中风，半身不遂。羌活愈风汤加天麻、荆芥、僵蚕各一钱而愈。

吴能三，患中风卒中，昏不知人，口眼喎斜，半身不遂，痰厥气厥。二陈汤加姜汁炒黄连、天麻、羌活、麦冬、僵蚕、南星、荆芥、独活、姜汁、竹沥。

方甚佳，作痰治。

姜晟，年五十三岁，好饮酒（湿热），患中风，口喎斜。搜风汤内加姜汁炒黄连、地龙、全蝎各八分，羌活、荆芥各一钱。

作湿热治。

邱信，年四十三岁，患中风，肚甚疼，口眼喎斜。苏合香丸服之，就愈，后加姜汁、竹沥，全愈。

作气治。

徐浦三，好色，妾四人，有色，患中风，四肢麻木无力，半身不遂。四物汤（治风先治血，血生风自灭）加天麻、苦参、黄檗、知母、麦冬、人参、白术、黄耆、僵蚕、全蝎、地龙而愈。

顾京一，年三十二岁，患中风，半身不遂，臂如角弓反张。二陈加麦冬、川芎、当归各一钱，天麻、羌活、黄连（姜汁炒）、黄芩各七分，荆芥、乌药各五分（疏肝气，养肝血，清肝火），数十帖而愈。

邱敏六，年三十六岁，患中风，四肢如瘫。此人好色，从幼做买卖，有外事〔1〕（此风非自外来，由内燥火而卒中也）。二陈与四物汤加人参、黄耆、白术、麦冬、姜汁、竹沥，百十帖而愈。

周忠信，患中风，头疼如破（清气不上升），言语謇涩。小续命汤加防己、肉桂、黄芩、杏仁（去皮尖）、芍药、甘草、芎䓖、麻黄（去根节）、人参、防风一两半，羌活、大附子（炮，去皮脐）半两，水三钟，枣二枚，食前煎服。

方延一，年三十九岁，患中风，一身俱麻（麻由虚而气不行）。乌药顺气散加人参、白术、麦冬、川芎、当归而愈。

一则头疼如破，一则一身俱麻，看他用药，俱有分寸。

陶文三，年五十六岁，患中风，身如刺疼。四物汤加防风、荆芥、蝉蜕、麦冬、蔓荆子。

血虚挟湿。

王从一，年四十二岁，十指尽麻木，并面麻。乃气虚症，补中益气汤加木香、附子各五分，愈。又加麦冬、羌活、防风、乌药服之，全愈。

一则一身如刺疼，一则十指尽麻面麻，又如此用药。

---

〔1〕 外事　指外室。

汪文富，年四十六岁，患中风偏枯，四肢不随，手足挛拳。二陈汤加防风、虎胫骨、当归、杜仲、牛膝、续断、金毛狗脊、巴戟、石斛各一钱。

养血暖筋，治法一小变。

言清一，年三十七岁，乃匠者，勤于动作[1]，能饮酒，患中风，头目眩晕。二陈汤加防风、羌活、当归、芍药、人参、白术、黄连、熟地（姜汁制）、川芎、甘蔗汁。

胡清，年三十六岁，平日好饮酒，大醉，一时晕倒，手足俱麻痹。用黄耆一两，天麻五钱，甘蔗汁半盏。

时付三，患中风，双眼合闭，晕倒不知人，子也不识。四君子汤加竹沥、姜汁二合，愈。

邓士付，患中风卒暴，涎流气闭，牙关紧急，眼目俱被损伤。二陈汤加白芷、天南星、甜葶苈、姜汁、竹沥二合，愈。

又治痰泻肺法。

金付七，患中风攻注，四肢骨节痛（湿痰流注关节，故痛），遍身麻木，语言蹇涩。二陈汤加川芎、羌活、僵蚕、枳壳、麻黄（去节）、桔梗、乌药服之，愈。

又治气法。

徐太一，年二十三岁，患中风，一时晕倒，不知人，母也不识。二陈汤加南星、当归、芍药、黄耆、熟地（姜汁制）。

---

〔1〕动作　劳作。

虚而挟痰。

孙文正，年六十一岁，患中风，手足瘫痪，痰壅盛，头眩。二陈加南星、姜汁、竹沥服之，愈。

痰火。

宗京舍，年二十九岁，患中风，四肢麻木，双足难行。二陈汤加当归、人参、麦冬、黄檗、杜仲、牛膝、白术。

虚。

何澄，患中风，四肢不知痛痒，麻木。乃气虚，大剂四君子汤加天麻、麦冬八分，黄耆、当归身。

虚。

穆林，年五十四岁，患中风并小肠疝气。二陈汤加吴萸、胡芦巴、小茴香、熟地各一钱。

加药妙。

祝橘泉〔1〕治英国公，病左瘫不语，气上壅。医以为中风，用顺气祛风之剂，弗效。祝曰：此痰火湿热所致。与之清燥化痰，前后饮竹沥数升，愈。

王节斋〔2〕治一壮年人（年壮可吐），忽得暴疾如中风，口不能言，目不识人，四肢不举。急投苏合香丸，不效。王偶过闻之，因询

〔1〕 祝橘泉　明代医家，李时珍《奇经八脉考》载有其治疗太平侯膻中痛的医案。

〔2〕 王节斋　即王纶，明代医家，字汝言，号节斋，慈溪（今浙江慈溪）人，学宗朱丹溪、李东垣，撰有《明医杂著》《本草集要》等。

其由，曰：适方陪客饮，食后忽得此症（食闭）。遂教以煎生姜淡盐汤多饮，探吐之，吐出饮食数碗而愈。

虞恒德[1]治一妇，年五十七，身肥白，春初得中风，暴仆不知人事，身僵直（实），口噤不语，喉如拽锯，水饮不能入。六脉浮大弦滑，右甚于左（弦滑为实）。以藜芦末一钱，加麝香少许，灌入鼻窍，吐痰一升许（先吐，因水饮不能入，如无此症，小续命为稳），始知人事，身体略能举动。急煎小续命汤倍麻黄，连进二服，覆以衣被，得汗，渐苏省，能转侧，但右手足不遂，语言謇涩。后以二陈汤加芎、归、芍药、防风、羌活等药，合竹沥、姜汁，日进二三服。若三四日大便不去则不能言语（脾之脉散舌下），即以东垣导滞丸或润肠丸微利之，则言语复正。如此调理至六十余，得他病而卒。

江陵府节度使[2]进豨莶丸方：臣有弟研，年三十，中风，床枕五年，百药不瘥。有道人钟针者，因睹此患，可饵豨莶丸，必愈。其药多生沃壤，五月间收，洗去土，摘其叶及枝头。九蒸九曝，不必太燥，但取蒸黑为度。杵为末，炼蜜丸梧桐子大，空心温酒米饮下二三十丸。所患忽加，不得忧，至四十服必复如故，五十服当丁壮[3]。奉宣付医院详录。又知益州[4]张咏进表云：臣因换[5]龙兴观，掘得一碑，内说修养气术并药二件。依方差人采觅其草，颇有异，金棱银线，素根紫荄，对节而生，蜀号火枕，茎叶颇同苍耳。

---

〔1〕虞恒德　即虞抟，明代医家，字天民，晚号花溪恒德老人，义乌花溪（今浙江义乌）人，私淑朱丹溪，撰有《医学正传》《方脉发微》等。

〔2〕节度使　官名，唐设节度使，掌数州军政民政，宋以后节度使多为虚衔。

〔3〕丁壮　强壮。丁，强健。

〔4〕知益州　担任益州的知州。

〔5〕换　维修改建。

谁知至贱之中乃有殊常之效，臣自吃至百服，眼目精明，即至千服，须发乌黑，筋力轻健，效验多端。臣本州有都押衙[1]罗守一，曾因中风坠马，失音不语，臣与十服，其病立痊。又僧智严年七十，患偏风，口眼㖞斜，时时吐涎，臣与十服，亦便瘥。今合一百剂，差职员史元奏进。（《本草》）

薛己[2]治王进士，因劳役失于调养，忽然昏愦。此元气虚，火妄动，挟痰而作。急令灌童便（童便妙），神思渐爽。更用参、耆各五钱，芎、归各三钱，元参、柴胡、山栀、炙甘草各一钱，服之稍定。察其形倦甚，又以十全大补加五味、麦门冬治之而安（先生得手处在认症确，未到处在不言脉）。凡人元气素弱，或因起居失宜，或因饮食劳倦，或因用心太过，致遗精白浊，自汗盗汗，或内热晡热，潮热发热，或口干作渴，喉痛舌裂，或胸乳膨胀，胁肋作痛，或头颈时痛，眩晕目花，或心神不宁，寤而不寐，或小便赤涩，茎中作痛，或便溺余滴，脐腹阴冷，或形容不充[3]，肢体畏寒，或鼻气急促，或更有一切热症，皆是无根虚火，但服前汤，固其根本（琇按：无外感者可遵其法），诸证自息。若攻其风热，则误矣。

艾郭武，牙关紧，左体瘫，不能言，口眼牵动，神昏欲绝。六脉沉细而涩，乃中寒湿所致，非中风也。即以姜汁调白末子（白末子即胆星、白附子、乌头三味），灌入半盏，吐痰四五口，又磨至宝丹灌之，又吐痰数口，气得通，张眼四顾，惊号大哭，片时复昏不语。继以五积散加木香、南星、附子、白术、茯苓，自当日午至来早[4]服

〔1〕都押衙　对官府吏员的尊称。
〔2〕薛己　明代医家，字新甫，号立斋，吴郡（今江苏苏州）人，幼承家学，明嘉靖间官至太医院使，撰有《内科摘要》《外科发挥》等。
〔3〕充　丰满。
〔4〕来早　次日清晨。

药四盏,患人方苏,三日后大便洞利三行,皆是痰积。又与虎骨酒服之,全愈。

一男子,卒中,口眼㖞斜,不能言语,遇风寒四肢拘急。脉浮而紧,此手足阳明经虚,风寒所乘。用秦艽升麻汤治之(随脉用药),稍愈,乃以补中益气加山栀而痊。若口喑不能言,足痿不能行,属肾气虚弱,名曰痱症,宜用地黄饮子治之。然此症皆由将息失宜,肾水不足而心火暴盛,痰滞于胸也,轻者自苏,重者必死。

一男子,体肥善饮,舌本强硬,语言不清,口眼㖞斜,痰气涌盛,肢体不遂。薛以为脾虚湿热,用六君加煨葛根、山栀、神曲而痊。

一人年六十余,素善饮,两臂作痛,恪服祛风治痿之药,更加麻木发热,体软痰涌,腿膝拘痛,口噤语涩,头目晕重,口角流涎,身如虫行,搔起白屑。薛曰:臂麻体软,脾无用也;痰涎自出,脾不能摄也;口斜语涩,脾气伤也;头目晕重,脾气不能升也;痒起白屑,脾气不能营也。遂用补中益气加神曲、半夏、茯苓,三十余剂诸症悉退,又用参、术煎膏治之而愈。

顾宪幕〔1〕,饮食起居失宜,左半身并手不遂,汗出神昏,痰涎上涌。用参、耆大补之剂,汗止而神思渐清,颇能步履。后不守禁,左腿自膝至足肿胀甚大,重坠如石,痛不能忍,其痰甚多。肝脾肾脉洪大而数,重按则软涩。朝用补中益气加黄檗、知母、麦门、五味,煎送地黄丸,晚用地黄丸料加黄檗、知母,数剂诸症悉退。但自弛禁〔2〕,不能全愈耳。

---

〔1〕 宪幕　被高级官员聘为幕僚的人。
〔2〕 弛禁　不守禁忌。

一男子，时疮愈后，遍身作痛。服愈风丹，半身不遂，痰涎上涌，夜间痛甚。薛作风客淫气，治以地黄丸而愈。

风客淫气，精乃亡，邪伤肝也。补肾即补肝。

一老妇，两臂不遂，语言蹇涩，服祛风之药，筋挛骨痛。此风药亏损肝血，益增其病也。薛用八珍汤补其气血，用地黄丸补其肾水，佐以愈风丹而愈。

一妇人，因怒吐痰，胸满作痛。服四物、二陈、芩、连、枳壳之类，不应。更加祛风之剂，半身不遂，筋渐挛缩，四肢痿软，日晡益甚，内热口干，形体倦怠。薛以为郁怒伤肝脾，气血复损而然，遂用逍遥散、补中益气汤、六味地黄丸调治，喜其谨疾，年余愈。

一妇人，脾胃虚弱，饮食素少，忽痰涌气喘，头摇目劄[1]，手扬足掷，难以候脉。观其面色，黄中见青，此肝木乘脾土。用六君加升麻、柴胡治之而苏，更以补中益气加半夏调理而痊。

一妇人，怀抱郁结，筋挛骨痛，喉间似有一核(此症甚多)。服乌药顺气散等药，口眼歪斜，臂难伸举，痰涎愈甚，内热晡热，食少体倦。薛以为郁火伤脾，血燥生风所致，用加味归脾汤二十余剂，形体渐健，饮食渐加。又服加味逍遥散十余剂，痰热少退，喉核少利。更用升阳益胃汤数剂，诸症渐愈。但臂不能伸，此肝经血少，用地黄丸而愈。

药剂多寡，其法妙妙。

车驾[2]王用之，卒中昏愦，口眼㖞斜，痰气上涌，咽喉有声。

---

〔1〕 劄 音zhá，眨眼。

〔2〕 车驾 明代兵部设车驾司，掌仪仗、禁卫、驿传等。

六脉沉伏(中阴),此真气虚而风邪所乘。以三生饮一两加人参一两,煎服,即苏。若遗尿手撒,口开鼾睡,为不治,用前药亦有得生者。夫前饮乃行经络治寒痰之药,有斩关夺旗之功,每服必用人参两许,驾驱其邪而补助真气,否则不惟无益,适足以取败矣。观先哲用耆附、参附等汤,其义可见。

《曾公谈录》:荆芥穗为末,以酒调下二三钱,凡中风者,服之立愈,前后甚验。是时顺儿疾已革[1],以酒滴水中调服之,立定,真再生也。

江篁南治休宁临塘范本济邑尹之内,年五十余,夜间卒然晕倒在灶前,口眼㖞斜,口角涎流,初不知人,少间略省,面前要火熏灼。乃以南星、半夏、陈皮、川芎、枳壳、僵蚕、天麻、参、耆、甘草等药,至夜半汗出不止,复昏晕甚,手足抽掣,乃以人参八钱,黄耆五钱,防风一钱,附子七分与之,作二三次服,逾时吐出药少许,并渣饮之,不吐,汗收敛,次早颇能言,右手能动举。苦头痛及遍身痛,以人参四钱,白术、陈皮、归、芎、南星各一钱,半夏一钱半,白芷七分,荆穗、秦艽、蔓荆子各五分,甘草三分,加竹沥、姜汁。夜半因恼怒,复晕移时,至次早头痛未解,要人以手按痛处,稍安,时时欲人执持两手,以人参二钱,半夏一钱五分,白术、归、芎、南星、陈皮、白芷、荆穗、甘草各一钱,细辛二分,是日头痛稍减,晚间复服一剂。续加天麻、蔓荆子之类出入调治,一月而愈。

江应宿治淮商朱枫野,年五十二岁,患中风月余。逆[2]予诊视,六脉滑数弦长,重按无力,口角涎流,言语蹇涩,饮食作呕,此七

〔1〕 革 音jí,通“亟”,病情危急。
〔2〕 逆 迎,此是请之意。

情内伤，热胜风动之症。调以六君、秦艽、天麻、芩、连、瓜蒌、姜汁、竹沥，补以六味丸，风热渐退，手能作字。家眷远来，以为饮食少，欲求速效，请京口一医，投十六味流气饮，继进滚痰[1]三钱。予曰：必死是药矣。预煎人参一两，候至夜分，果大泻神脱，厥去不知人。予自持参汤灌之，复苏。予遂辞归白下[2]，越旬日而讣音至。惜哉！此商而儒行者，本虚病，误投下药，是犯虚虚之戒。

休宁程少溪，贾[3]秣陵城，年四十八岁，三月初旬往茅山进香，衣着单薄，中途遇雨，衣被尽濡，止宿旅舍，带湿睡卧。回入城，患中风，左手足不遂，口眼歪斜，言语謇涩，面肿流涎，口开眼合手撒，喉如拽锯，汗出如油，呃逆不定，昏愦，头痛如破，烦躁不宁。诸医环视，议作风痰，投以二陈加枳实、瓜蒌、芩、连、胆星，三四日殊无退症。逆予诊视，六脉浮大弦滑，重按豁然，右大于左一倍，此平时酒色过度，兼之外感风邪，脏腑俱受病，而阳明经居多。投白虎加小续命汤（《明医杂著》白虎配附子理中，此以白虎合小续命，二法俱妙），一匕而呃逆止，口闭涎收，再二剂眼开，呼吸和而诸症递减，脉始敛，两手停匀，已逾险处。予有事暂回，一二辈流言病症虽减，人参、附子乃劫药，若多服，恐留热毒在中。遂易医，仍服二陈加寒凉二十余剂，顿然如旧，反加鼻疮，目眦赤烂，胸乳胀痛，烦躁益盛。复召予诊视，皆虚热无根之火，乃用六味丸料加参、附、麦门、五味、元参、知母，二服安然，头痛除而虚热减。谤[4]又至，云参、耆必不可服。病家疑，固不肯用。予固辞：既不用参，吾无奇术矣。然二陈、芩、连虽不去病，亦无伤也，但不可轻用下痰峻利丸散。不补正气，必成瘫痪，可延岁月耳。遂归不复往。

---

〔1〕 滚痰 礞石滚痰丸，出《泰定养生主论》卷十四。
〔2〕 白下 南京的别称。
〔3〕 贾 音 gǔ，设肆售货。
〔4〕 谤 指责。

宿按：中风有真中、类中之不同，世人因名而迷其实。昔人主乎风，河间主火，东垣主气，丹溪主湿，未尝外风而言，但云致病之因，岂可偏废？昔人主风者，乃外感之风邪，为真中风以立名；三子曰火曰气曰湿，乃挟内伤，为类中，本气所自病也。名同而实异。经曰：苍天之气，清静则志意治，顺则阳气固，虽有大风疴毒，弗能害也〔1〕。是故邪之所凑，其气必虚。夫人年逾四旬，阳明脉衰于上，面焦发白，阴气衰于下，将息失宜，肾水虚衰，心火暴盛无制，而成天地不交之否〔2〕，加之七情悒郁，忧思忿怒伤其气者，多有此症。气虚卒倒曰气厥、卒厥、尸厥、寒厥、风痱、风懿、中湿，即中气之阴症，虚病脉必沉伏缓弱，身凉，少痰涎，手足不偏废，治宜豁痰开郁，先以苏合丸，次以二陈、四君，调以补中益气，加桂、附扶虚行气，则风从气运而散。有风热痰火，曰痰厥、食厥、热厥、暑风、漏风，即中气之阳症，内实脉必弦数，或洪大弦滑有力，可从子和三法。所谓热胜风动之症，调以通圣辛凉，补血滋阴，润肝缓气，风热自退。若年高虚热者，脉虽弦数而虚弱无力，又忌汗吐，调从丹溪，二陈加芩、连、羌、防、瓜蒌、姜汁、竹沥。若真中风邪，东垣中经、中血脉、中腑、中脏，外有六经形症，偏枯痿易〔3〕，瘫痪不随，脉必浮弦紧盛。中腑者多著四肢，中脏者多滞九窍。中腑者，以小续命汤随六经加减，通经发散；入脏则内有便溺之阻，轻则导滞丸、麻仁丸，重则三化汤，通其壅塞。或外无六经之证，内无便溺之阻，肢不能举，口不能言，此中经也，宜大秦艽汤补血以养筋。以上三中，诸般种种，轻重不同，岂可不审寒热虚实内外，有无伤感所挟？真中类中，混同施治，概以二陈、芩、连损真之剂专治痰火，鲜不败事。表而出之，以俟知者。

〔1〕“苍天之气”句　出《素问·生气通天论》。治，安宁。大风疴毒，峻厉的邪气。

〔2〕否　《周易》有否卦，卦形为乾上坤下，表示阳在上，阴在下，阴阳不能交通。

〔3〕痿易　肢体痿软无力。出《素问·阴阳别论》。

孙斗华，赴试南都[1]，六月初旬梦遗，畏寒惊惧，重裘厚被，取汗过多，身热。六脉滑数无力。与清暑益气汤（误），次日舌强，语言不清如颠[2]，目瞪不识人（琇按：汗过多，身热，阳盛也，又以风药气药鼓火上行，故见症如是）。与人参白虎汤加胆星、僵蚕、秦艽、天麻、姜汁、竹沥，渐愈。数日后舌心黑如墨，与黄连解毒汤、凉膈散、泻心汤，不退，与犀角地黄汤而愈。此暑风类中。

若舌心黑而投参、附或大黄，俱不救，当思解毒。

虚 风

江应宿治大司成[3]许颖阳公[4]，头振动摇。诊得六脉沉缓，左关尺散软无力。即告之曰：此虚风候也。公乃日侍经筵[5]，矜持太过，伤损肝肾二经之血分耳。经曰诸风掉眩，皆属于肝，又曰恐伤肾。恐惧不已，则火起于肾而消铄精血，肾水一亏，则心火暴盛无制，故曰诸逆冲上，皆属于火，风火相扇而掉摇。治疗之法，唯宜养血顺气，气行而痰自消，血荣而风自灭矣。为制养血膏一料，枸杞为君，参、耆、归、术为臣，天麦二冬为使，更制定振丸，酒煮黄连、姜制半夏为君，四物养血为臣，参、耆、白术为佐，天麻、秦艽、灵仙、荆、防、全辛[6]为使，蜜丸，昼用养血膏，夕服定振丸，月余获效，三越月渐愈。

---

〔1〕 南都　南京，明代的留都。
〔2〕 颠　同“癫”，癫证。
〔3〕 大司成　国子监祭酒的别称。
〔4〕 许颖阳公　即许国，明代大臣，字维帧，号颖阳，安徽歙县人，明嘉靖间进士，官至礼部尚书、武英殿大学士，有《许文穆公集》。江应宿刊行《名医类案》，许国为之作序。
〔5〕 经筵　为皇帝研读经史而举行的御前讲席，结束后皇帝照例要赐膳，因称。
〔6〕 全辛　疑为“全蝎”。

浙商朱鹤子，年九岁，忽患手足抽掣动摇，弄舌吐沫，面白唇青（不发热，作阳虚）。诸医或作风治惊治，火治痰治，杂进珠、犀、金、石、牛黄、琥珀、蜈蚣、全蝎等药，几殆。予诊视，右手三部沉弱无力，左手滑大（论脉则虚痰），此脾虚生风之症，理宜大补。用归脾汤加桂、附，一匕搐定，减去桂、附，大剂参、耆，六服全愈。

虚风有阴阳之异。前案为精血之虚，曰阴虚；后案为元气之虚，曰阳虚。阴虚者凉肝补肾，阳虚者温肺健脾。若作风治，是犯虚虚之戒。

伤风

丹溪治金得，年三十八岁，面色青白，患伤风身热，大便不通。小柴胡汤加羌活、枳壳、桃仁、麻子仁各七分。

此等案俱见症治病。

一人黑色，能饮酒，患伤风头疼，身疼如火热，骨痛无比，不吃饭。人参败毒散加干葛。

卢正一，年四十五岁，患伤风腰疼，身热饮水。小柴胡汤加杜仲、牛膝、天花粉、连翘、干葛。

王成三，患伤风，腹泻，一日二十来度。五苓散加白术三钱，前胡八分，羌活一钱（风能胜湿），苍术二钱，神曲（炒）一钱。

方恺三，患伤风，心疼。败毒散加山栀（炒）九分，白芍一钱五分，草豆蔻一钱五分，木香（煨）一钱。

祝显一，患伤风，小便白浊无度。小柴胡汤加黄檗、知母、白术、芍药、当归各一钱，莲肉（去心皮）一钱，秋石八分。

薛立斋治鸿胪苏龙溪，患伤风，咳嗽气喘，鼻塞流涕。用参苏饮一剂以散寒邪，更用补中益气汤以实腠理而愈。后因劳怒仍作，自用前饮，益甚，加黄连、枳实，腹胀不食，小便短少，服二陈、四苓，前症愈剧，小便不通。薛曰：腹胀不食，脾胃虚也；小便短少，肺肾虚也。悉因攻伐所致。投以六君加黄耆、炮姜、五味，二剂诸症顿退，再用补中益气加炮姜、五味，数剂全愈。

佥宪阮君聘，患伤风，咳嗽面白，鼻流清涕。此脾肺虚而兼外邪。用补中益气加茯苓、半夏、五味治之而愈，又用六君、芎、归之类而安。

吴江史安卿子，伤风，用表散化痰之药，反痰盛咳嗽，肚腹膨胀，面色皖白。此脾肺俱虚。用六君子加桔梗，一剂顿愈。至三日，前症又作，鼻流清涕，此复伤风也，仍用前药加桑皮、杏仁而愈。

史元年子，喘嗽，胸腹膨胀，泄泻不食。此饮食伤脾土而不能生肺金也。用六君子汤一剂，诸症顿愈。

宿曰：余每治伤风外感而无内伤者，但用九味羌活汤、参苏饮，无不立愈。予自感冒，必补中气而外邪始解。可见人之禀赋万有不齐，岂可一例〔1〕表散？今观薛案，与予元气弱者吻合，于此虚实可见。

迴 风

迴与洞同，谓洞彻也。

---

〔1〕一例 一概。

淳于意〔1〕治齐〔2〕淳于司马病，切其脉，告曰：当病迵风。迵风之状，饮食下嗌辄后〔3〕之。病得之饱食而疾走。淳于司马曰：我之〔4〕王家，食马肝，食饱甚，见酒来，即走去，驱疾至舍，即泄数十出。臣意告曰：为火齐米汁饮之，七八日而当愈（琇按：其人必内火素盛，又食过饱而疾驰，食乃奔迫而下，食去肠虚，气复流聚，故食入则气迫，辄后若洞彻然。以黄连泻火，米汁补脾而愈。凡治火迫下泄，用之神验）。时医秦信在旁，臣意去，谓左右阁都尉〔5〕曰：意以淳于司马病为何？曰：以为迵风，可治。信即笑曰：是不知也。淳于司马病法当后九日死（琇按：信误以病同赵章，断以为死，亦高手也）。即后九日不死，其家复召臣意。意往问之，尽如意诊。臣即为一火齐米汁使服之，七八日病已。所以知之者，诊其脉时，切之尽如法，其病顺，故不死。（《史记》）

阳虚侯相〔6〕赵章病，召臣意。众医以为寒中。臣意诊其脉，曰：迵风。迵风者，饮食下嗌而辄出不留，法曰五日死，而后十日乃死。病得之酒（琇按：酒伤阳明太阴，湿热久从火化，三阴生气竭绝，故洞泄而死也）。所以知赵章之病者，臣意切其脉，脉来滑，是内风气也。饮食下嗌而辄出不留者，法五日死，皆为前分界法。后十日乃死，所以过期者，其人嗜粥，故中脏实，中脏实，故过期。师言曰：安谷者过期，不安谷者不及期。（《史记》）

---

〔1〕淳于意　西汉医家，姓淳于，名意，曾为齐国太仓长，因称“仓公”。从学于公乘阳庆，精于临证。《史记·扁鹊仓公列传》载其事迹和医案。

〔2〕齐　西汉同姓诸侯国，其地在今山东境。

〔3〕后　泄泻。

〔4〕之　前往。

〔5〕阁都尉　负责宫中殿阁守卫的军官。

〔6〕阳虚侯相　阳虚侯国的丞相。

沓风 附漏风

琇按:《素问·风论》:饮酒中风,则为漏风。又:外在腠理,则为泄风。

安阳武都里成开方,自言以为不病,臣意诊之,谓病苦沓风,三岁四肢不能自用,使人喑(失音也),喑即死。今闻其四肢不能用,喑而未死也。病得之数饮酒以见大风气(琇按:经云肺热叶焦则生痿躄。兹谓饮酒见大风气,是肺为风邪所伤,故痿而失音也。又云脾病而四肢不用。则脾土亦为酒湿所伤矣)。所以知成开方病者,诊之,其《脉法奇咳》言曰:脏气相反者死。切之,得肾反肺(琇按:涩而短也),法曰三岁死也。(《史记》)

江少微治黄三辅,年逾四旬,醉饮青楼[1],夜卧当风,患头痛发热,自汗盗汗,饮食不进。医治十余日,罔效。诊得六脉浮洪,重按豁然[2]。饮酒当风,名曰漏风。投以白术、泽泻酒煎而热退。汗仍不止,心口如水,此思虑所致,与归脾汤加麻黄根、桂枝,十数服而愈。头痛不已,用白萝卜汁吹入鼻中,立止。

中寒

琇按:中寒以直中三阴为是,诸案惟富翁吴仆二症近之,余皆感寒,非中寒也。

罗谦甫治参政[3]商公,年六旬余,原有胃虚之证,至元己巳

---

〔1〕 青楼 妓院。

〔2〕 豁然 空虚的样子。

〔3〕 参政 元代中书省的一种官职。

夏上都〔1〕住。时值六月，霖雨〔2〕大作，连日不止，因公务劳役过度，致饮食失节，每旦则脐腹作痛，肠鸣自利，须去一二行乃少定，不喜饮食，懒于言语，身体倦困。罗诊其脉，沉缓而弦。参政以年高气弱，脾胃素有虚寒之证，加之霖雨及劳役，饮食失节，重虚中气。《难经》云：饮食劳倦则伤脾。不足而往，有余随之〔3〕。若岁火不及，寒乃大行，民病鹜溏〔4〕。今脾胃正气不足，肾水必挟木势反来侮土，乃薄所不胜，乘所胜也。此疾非甘辛大热之剂则不能泻水补土，舍时从症，虽夏暑之时，有用热远热之戒。又云有假者反之〔5〕，是从权而治其急也。《内经》云：寒淫于内，治以辛热。干姜、附子辛甘大热，以泻寒水，用以为君；脾不足者，以甘补之，人参、白术、甘草、陈皮苦甘温，以补脾土；胃寒则不欲食，以生姜、草豆蔻辛温，治客寒犯胃；厚朴辛温，厚肠胃；白茯苓甘平，助姜、附以导寒湿；白芍药酸微寒，补金泻木，以防热伤肺气为佐也。不数服，良愈。

琇按：此症是中寒，谓中气虚寒，非中寒也。

吴球〔6〕治一人，暑月远行，渴饮泉水，至晚以单席阴地上睡，顷间寒热，吐泻不得，身如刀刮而痛（寒证可知）。医曰：此中暑也。进黄连香薷饮一服，次以六和汤，随服随厥。吴诊其脉，细紧而伏。曰：此中寒也。众皆笑曰：六月中寒，有是事乎？吴曰：人肥白，素畏热，好服凉剂，况远行途中饮水必多，今单席卧地，夏月

---

〔1〕 上都　元代的夏都，遗址在今内蒙古自治区正蓝旗境内。
〔2〕 霖雨　久雨。
〔3〕 “不足而往”句　语见《素问·天元纪大论》。
〔4〕 “若岁火不及”句　语见《素问·气交变大论》。鹜溏，大便水粪相杂，状如鸭粪。鹜，野鸭。
〔5〕 假者反之　语见《素问·六元正纪大论》。
〔6〕 吴球　明代医家，字茭山，括苍（今属浙江）人，撰有《诸证辨疑》等。

伏阴，深中寒气，当以附子理中汤大服乃济（舍时从症）。病者曰：吾在家，夏常服金花黄连丸，今途中多服益元散及瓜水，因得此患。吴曰：此果然也。用之，甚效。按张仲景云：夏月阳气在表，胃中虚冷，故欲著复衣[1]。今人酷热，日取风凉，夜多失盖，饮水食瓜果，多服凉剂，或以井泉浴体，久而不成患者，鲜矣。

一富翁，患中寒阴症，名医盈座，最后延御医吴[2]，至，诊之，曰：非附子莫救，但忘携来。令人之市，拣极重者三枚，生切为一剂，计重三两，投之。众医吐舌，潜裁其半，以两半为剂进之，病遂已。吴复诊，曰：何减吾成药也？问之，知减其半。曰：噫嘻！吾投三枚，将活三年也，今止活年半耳。后年余，复病而卒。脉药之神如此。

江应宿见一木商，自云曾经五月放树[3]，久立风雨湿地，衣服尽濡，患寒热交作，遍身胀痛，欲人击打。莫知为何病，服药罔效。忽思烧酒，热饮数杯，觉腹中宽快，数饮至醉，良愈。此中寒湿，医莫能察识耳。

饶州吴上舍仆，年逾二十，患小腹卒痛，四肢厥冷。江诊得六脉沉伏，此中寒阴症。投附子理中汤，一匕而愈。

中　热

琇按：中字宜作平声为是。盖内热病，即经云热中是也。中

〔1〕复衣　夹层的衣服。又，“复”原作“腹”，据畊余堂本、鸿文书局本改。
〔2〕御医吴　即吴球。吴球曾被召为御医，因称。
〔3〕放树　伐木。

热多在盛夏，名曰中暍，其病甚暴，今以中为中，误列中热门。

淳于意治齐王侍医遂病，自练〔1〕五石服之。臣意往过之，遂谓意曰：不肖〔2〕有病，幸诊遂也。臣意即诊之，告曰：公病中热。论曰：中热不溲者，不可服五石。石之为药精悍，公服之，不得数溲，亟〔3〕勿服，色将发痈。遂曰：扁鹊曰：阴石以治阴病，阳石以治阳病。夫药石者有阴阳水火之齐，故中热即为阴石柔齐治之，中寒即为阳石刚齐治之。臣意曰：公所论远矣。扁鹊虽言若是，然必审诊，起度量，立规矩，称权衡，合色脉表里有余不足顺逆之法，参其人动静与息相应（医法之妙尽矣），乃可以论。论曰：阳疾处内，阴形应外者，不加悍药及镵石〔4〕。夫悍药入中则邪气辟〔5〕矣，而宛气〔6〕愈深（琇按：观此则为热中无疑，与阴虚火炽人服桂、附初少愈后乃不治同）。诊法曰：二阴应外，一阳接内者，不可以刚药。刚药入则动阳，阴病益衰，阳病益著，邪气流行，为重困于俞，忿发为疽〔7〕。意告之后百余日，果为疽发乳上（琇按：肝胃热燥，故疽发乳上），入缺盆死。此谓论之大体也，必有经纪〔8〕，拙工有一不习，文理阴阳失矣。

琇按：重见痈疽门。

伤 寒

琇按：伤寒皆祖仲景，仲景原本《素问·热论》。又按：冬月为

〔1〕练　同“炼”。
〔2〕不肖　自称的谦辞。
〔3〕亟　赶快。
〔4〕镵石　砭石。镵，音 chán。
〔5〕辟　退却。
〔6〕宛气　郁结之气。宛，通“郁”。
〔7〕忿发为疽　勃然发作而成痈疽。忿，同“奋”。
〔8〕经纪　法则。

正伤寒，春为温病，夏为热病。症虽略同，治应稍异。

《南史》[1]记范云[2]初为陈武帝[3]属官，武帝有九锡之命[4]，云忽感伤寒，恐不得预庆事，召徐文伯诊视。问曰：可便得愈乎？文伯曰：便瘥甚易，正恐二年后不复起耳。云曰：朝闻道，夕死可矣[5]，况二年乎？文伯于是先以火煅地，布桃、檗叶，设席，置云其上，顷刻汗出，以温粉裛[6]之，翌日遂愈。云甚喜。文伯曰：不足喜。后二年果卒。夫取汗先期，尚促寿限，况不顾表里，不待时日，便欲速愈者耶？今病家不耐病，病未三四日，昼夜督汗，医者随情顺意，鲜不致害。故书此为戒。（《本事方》）

许学士叔微[7]云：一乡人伤寒身热，大便不通，烦渴郁冒。医者用巴豆药下之，顷得溏利，宛然如旧。予视之，阳明结热在里，非大柴胡、承气等不可。巴豆止去积，不能荡涤邪热蕴毒。亟进大柴胡等三服，得汗而解。

以下作汗，亦是一法。

一乡人邱生者，病伤寒。许为诊视，发热头痛烦渴，脉虽浮数而无力，尺以下迟而弱。许曰：虽麻黄证，而尺迟弱。仲景云：尺

---

〔1〕《南史》 纪传体史书，记载南朝宋、齐、梁、陈四朝历史，唐代李延寿编撰。

〔2〕范云 南朝齐梁间人，字彦龙，舞阳（今河南泌阳）人，官至尚书右仆射。

〔3〕陈武帝 据《南史·范云传》，当是梁武帝萧衍。

〔4〕九锡之命 禅代前朝做皇帝的命运。九锡，即“九赐”，锡，通“赐”，古时天子赐给诸侯、大臣有殊勋者的九种器物，表示最高礼遇。

〔5〕“朝闻道”句 语出《论语·里仁》。

〔6〕裛 音 yì，缠裹，此为涂敷。

〔7〕许学士叔微 即许叔微，宋代医家，字知可，号近泉，真州（今江苏仪征）人，宋高宗绍兴间进士，曾任翰林学士，因称“许学士”，撰有《伤寒百证歌》《伤寒发微论》《伤寒九十论》《类证普济本事方》等。

中迟者，荣气不足，血气微少，未可发汗〔1〕。用建中汤加当归、黄耆令饮。翌日脉尚尔，其家煎迫，日夜督发汗药，言几不逊矣。许忍之，但只用建中调荣而已。至五日，尺部方应，遂投麻黄汤，啜二服，发狂，须臾稍定，略睡，已得汗矣。信知此事为难，仲景虽云不避晨夜即宜便治，医者须察其表里虚实，待其时日。若不循次第，暂时得安，亏损五脏，以促寿限，何足贵也？

一人病发热恶寒，自汗，脉浮而微弱，三服桂枝汤而愈。此方在仲景一百十三方内独冠其首，今人全不用，惜哉！仲景云：太阳中风，阳浮而阴弱。阳浮者热自发，阴弱者汗自出，濇濇恶风，淅淅恶寒，翕翕发热，宜桂枝汤。此脉与证，仲景说得甚分晓，止是人看不透，所以不敢用。仲景云：假令寸口脉微，名曰阳不足，阴气上入阳中，则洒淅恶寒也；尺脉弱，名曰阴不足，阳气下陷入阴中，则发热也。此谓元〔2〕受病而然也。又曰：阳微则恶寒，阴弱则发热。医妄汗之，使阳气微，大下之，令阴气弱。此谓医所病而然也。大抵阴不足，阳往从之，故内陷而发热；阳不足，阴往乘之，故阴上入阳中则恶寒。举此二端明白，何惮而不行桂枝哉？

一人病伤寒，身热头痛，无汗，大便不通，已四五日。医者将治大黄、朴硝等下之。许曰：子姑少待，予为视之。脉浮缓，卧密室中，自称甚恶风。许曰：表证如此，虽大便不通，数日腹不胀，别无所苦，何遽〔3〕便下之？大抵仲景法须表证罢方可下，不尔则邪乘虚入，不为结胸，必为热痢也。作桂枝麻黄各半汤，继之以小柴胡，漐漐汗出，大便亦通而解。仲景云：凡伤寒之病，多从风寒得之。

---

〔1〕“尺中迟者”句　语本《伤寒论·辨太阳病脉证并治》。

〔2〕元　原本。

〔3〕遽　仓促。

始表中风寒，入里则不消矣。拟欲攻之，当先解表，乃可下之。若表已解而内不消，大满，大坚实，有燥屎，自可徐下之，虽四五日不能为祸也（下不嫌迟）。若不宜下而便攻之，内虚热入，协热遂利，烦躁之变，不可胜数，轻者困笃，重者必死矣。

一丈夫，因入水发热倦怠，以白术、陈皮、干葛、苍术各二钱，人参、川芎各一钱五分，生耆一钱，甘草些少，分作三帖服，愈。

琇按：此丹溪案，宜入湿门。

一人年近五十，大便下血，脉来沉迟涩，面黄神倦者二年矣。九月间因劳倦发热，已自服参苏饮两帖，热退。续早起过劳遇寒，两手背与面紫黑（有一人新婚，手背与面紫黑而大小便不通，用温补药，不救），昏仆，少顷复醒，大发热妄语，口渴身痛，至不可眠。脉之，三部不调，微带数，重取虚豁，左大于右。朱以人参二钱五分，带节麻黄、黄耆各一钱，白术二钱，当归身五分，与五帖，得睡，醒来大汗如雨，遂安。两日后再发热，胁痛咳嗽，若[1]睡时嗽不作而妄语，且微恶寒。诊其脉，似前而左略带紧。许曰：此体虚再感寒也。再与前药加半夏、茯苓十余帖，再得大汗而安。身倦，至不可久坐，不思食，用补中益气汤去凉药，加神曲、半夏、缩砂，五七十帖而安。

焜按：此丹溪案，原刻误许学士。

一士人家，病者二人，皆旬日矣。一则身热发汗，大便未通，小便如经，神昏如睡，诊其脉，长大而虚，用承气下之而愈。一则阳明自汗，大便不通，小便利，津少，口干燥，其脉亦大而虚，予作蜜兑，三易之，下燥屎，得溏利而解。

---

〔1〕若　或者。

一人患伤寒，目痛鼻干，不得卧，大便不利，尺寸脉俱大，已数日。一夕汗出，许谓速以大柴胡下之。医骇曰：阳明自汗出，津液已漏，法当用蜜兑(果然稳当)，何须用大黄药？许谓曰：子只知把稳。若用大柴胡，此仲景不传之妙，子殆未知也。乃竟用大柴胡，二帖而愈。仲景论阳明之病多汗者，急下之。人多谓已是自汗，若下之，岂不表里俱虚？又如论少阴云：少阴病一二日，口干燥者，急下之。人多谓病发于阴，得之日浅，但见干燥，若更下之，岂不阴气愈盛？举斯二者，则其疑惑者不可胜数。此仲景之书世人罕读也。予谓不然。仲景称急下之者，亦犹急当救表，急当救里耳。凡称急者有三处，谓才觉汗，未至津液干燥，便速下之，则为捷径，免致用蜜兑也。若胸中识得了了，自无可疑。若未能了了，误用之，反不若蜜兑为稳也。

一士人，得太阳症，因发汗，汗不止，恶风，小便涩(肾与膀胱为表里，故恶风而小便涩也，所以用桂枝加附子)，足挛屈而不伸。诊其脉，浮而大，浮为风，大为虚〔1〕。许曰：在仲景方中有两证大同而小异，一则小便难，一则小便数，用药少差，有千里之失。仲景第七证云：太阳病，发汗，遂漏不止，其人恶风，小便难，四肢微急，难以屈伸者，桂枝加附子汤。第十六证云：伤寒脉浮，自汗出，小便数。脉浮自汗，表也，小便数，邪已入里，故不可攻表。心烦，微恶寒，脚挛急，反以桂枝汤攻表，此误也。得之便数〔2〕，咽中干，烦躁吐逆(十六证仲景本文便厥咽干云云，处以甘草干姜汤。须与本文参看，恶风用桂枝汤，恶寒则不可用桂枝，所以小便数在仲景治以甘草干姜汤)，一则漏风(漏不止，恶风)，小便难，一则自汗，小便

〔1〕“浮为风”句　《伤寒论·辨太阳病脉证并治》：“寸口脉浮而大，浮为风，大为虚，风则生微热，虚则两胫挛。”

〔2〕便数　《伤寒论·辨太阳病脉证并治》作“便厥”。

数，或恶风，或恶寒，病各不同也。予用第七证桂枝加附子汤，三啜而汗止，佐以甘草芍药汤，足便得伸。

侯辅之病，脉极沉细，内寒外热，肩背胸胁瘢出十数点，语言狂乱。或曰：发斑谵语，非热乎？许曰：非也。阳为阴逼，上入于肺，传之皮毛，故瘢出；神不守舍，故错语如狂，非谵语也。肌表虽热，以手按之，须臾冷透如冰（认症精确）。与姜、附等药，数日约二十余两，后得大汗而愈。后因再发，脉又沉迟，三四日不大便，与理中丸（用理中丸作下法，妙），三日内约半斤，其疾全痊。侯生之狂，非阳狂之狂，乃失神之狂，即阴虚也。

一人病伤寒，大便不利，日晡〔1〕发潮热，手循衣缝，两手撮空，直视喘急。更数医矣，见之皆走。此诚恶候，得此者十中九死。仲景虽有症而无治法，但云脉弦者生，涩者死。已经吐下，难于用药。谩〔2〕且救之，若大便得通而脉弦者，庶可治也。与小承气汤一服而大便利，诸疾渐退，脉且微弦，半月愈。或问曰：下之而脉弦者生，此何谓也？许曰：《金匮玉函》云：循衣妄撮，怵惕不安，微喘直视，脉弦者生，涩者死。微者但发热谵语，承气汤主之。予尝观钱仲阳《小儿直诀》云：手循衣领及捻物者，肝热也。此证在《玉函》列于阳明部，盖阳明者胃也，肝有热邪，淫于胃经，故以承气泻之，且得弦脉，则肝平而胃不受克，所以有生之理。读仲景论，不能博通诸医书，以发明其隐奥，专守一书，吾未见其能也。

尝治循衣撮空，得愈者数人，皆用大补气血之剂也。惟一人兼瞤振〔3〕脉代，遂于补剂中略加桂二分，亦振止脉和而愈。

---

〔1〕 日晡 申时，下午三时至五时。
〔2〕 谩 通“漫”，随便。
〔3〕 瞤振 肌肉抽搐而颤动。瞤，音 shùn，掣动。

一人病伤寒，初呕吐，俄[1]为医者下之，已七八日，而内外发热（仲景本文有背微恶寒句，须看吴氏注）。许诊之，曰：当用白虎加人参汤。或曰：既吐复下，宜重虚矣，白虎汤可用乎？许曰：仲景云：若吐下后，七八日不解，热结在里，表里俱热者（仲景本文有时时恶风句，时时二字须看成注），白虎加人参汤正相当也。盖始吐者，热在胃脘，而脉至今虚大。三投汤而愈。仲景既称伤寒若吐下后，七八日不解，热结在里，表里俱热者，白虎加人参汤主之，又云伤寒脉浮，发热无汗。其表不解，不可与白虎汤，又云脉浮滑（表邪已化为热，邪未入里，故脉浮滑，俱系阳明在经症，亦须看成注），此以表有热，里有寒（琇按：喻嘉言谓寒字当作痰字解），白虎汤主之。国朝[2]林亿校正谓仲景于此表里自差矣。予谓不然。大抵白虎能除伤寒中暍，表里发热，故前后二证，或曰表里俱热，或云表热里寒，皆可服之。一种脉浮无汗，其表不解，全是麻黄与葛根证，安可行白虎也？林亿见所称表里不同，便谓之差，是亦不思之过也。

海藏[3]治秦二母，病太阴病，三日不解，后呕恶心而脉不浮。医与半硫丸，二三服不止，复与黄耆建中汤，脉中极紧（诸紧为寒），无表里病，胸中大热，发渴引饮。皆曰阳证，欲饮之水。王反与姜、附等药，紧脉反沉细，阳犹未生。以桂、附、姜、乌之类酒丸，与百丸接之，二日中十余服，病人身热，烦躁不宁，欲作汗也。又以前丸接之，覆以厚衣，阳脉方出而作大汗，翌日大小便始通，下瘀血一盆，

---

〔1〕 俄　俄顷。
〔2〕 国朝　对当朝之称。
〔3〕 海藏　即王好古，元代医家，字进之，号海藏，赵州（今河北赵县）人，先与李东垣从学于张元素，后师事李东垣，撰有《阴证略例》《医垒元戎》《此事难知》等。

如豚[1]肝然。用胃风汤加桂、附,三服血止。其寒甚如此,亦世之稀见也。

烺按:原刻误作许案。

一人病伤寒,心烦喜呕,往来寒热。医以小柴胡与之,不除。许曰:脉洪大(脉洪大,非小柴胡可知)而实热结在里,小柴胡安能去之?仲景云:伤寒十余日,热结在里,复往来寒热者,与大柴胡汤。三服而病除。大黄荡涤蕴热,伤寒中要药。王叔和云:若不用大黄,恐不名大柴胡。须是酒洗生用为有力。

一舟子,病伤寒发黄,鼻内痠痛,身与目如金色,小便赤而数,大便如经(琇按:《医学纲目》作如常)。或欲用茵陈五苓。许曰:非其治也。小便利,大便如常,则知病不在脏腑(《纲目》无腑字)。今眼睛疼,鼻痠痛(《纲目》作眼睛鼻頞痛),是病在清道中。清道者,华盖肺之经也。若下大黄,则必腹胀为逆。用瓜蒂散,先含(原刻食)水,次搐之,鼻中黄水尽,乃愈。

一人病伤寒,脉浮而长,喘而胸满,身热头痛,腰脊强,鼻干,不得卧。许曰:太阳阳明合病,仲景法中有三证:下利者葛根,不下利呕逆者加半夏,喘而胸满者麻黄汤也。治以麻黄汤,得解。

一武官,为寇执,置舟中艎板,数日得脱,乘饥恣食良久,解衣扪虱,次日遂伤寒,自汗而膈不利。一医作伤食而下之,一医作解衣中邪而汗之,杂治数日,渐觉昏困,上喘息高。许诊之,曰:太阳下之,表未解,微喘者,桂枝加厚朴杏仁汤,此仲景法也。指令医者急治药,一啜喘定,再啜漐漐汗出,至晚身凉而脉已和矣。医曰:

〔1〕 豚 音 tún,小猪,也泛指猪。

某平生未尝用仲景方，不知其神捷如此。

一人年三十，初得病，微汗脉弱恶风，医以麻黄药与之，汗遂不止，发热，心多惊悸，夜不得眠，谵语不识人，筋惕肉瞤，振振动摇，医又进镇心药。许曰：强汗之过也。仲景云：脉微弱，汗出恶风，不可服青龙汤，服之则筋惕肉瞤。此为逆也，惟真武汤可救。遂进三服，继以清心丸、竹叶汤，数日遂愈。

一人病伤寒八九日，身热无汗，时时谵语，时因下后，大便不通三日矣，非躁非烦，非寒非痛，昼夜不得卧，但心中无晓会〔1〕处，或时发一声，如叹息之状，医者不省是何证。许诊之，曰：此懊憹怫郁二证俱作也。胃中有燥屎者，承气汤。下燥屎二十余枚，得利而解（琇按：身热无汗，似大柴胡较胜）。仲景云：阳明病下之，心下懊憹微烦，胃中有燥屎者，可攻。又云：病者小便不利，大便乍难乍易，时有微热，怫郁〔2〕不得卧者，有燥屎也，承气汤主之。《素问》云胃不和则卧不安，此夜所以不得眠也。仲景云胃中燥，大便坚者，必谵语，此所以有时发谵语也。非躁非烦，非寒非痛，所以心中懊憹也。声如叹息而时发一声，所谓外气怫郁也。燥屎得除，大便通利，胃中安和，故其病悉去也。

一人得疾，六脉沉伏不见，深按至骨则弱紧有力，头疼（脉沉为阴，然阴症无头痛，亦可升阳行经），身温烦躁，指末背冷，胸中满，恶心。更两医矣，医者不识，止投调气药。许因诊视，曰：此阴中伏阳也。仲景法中无此证，世人患此者多。若用热药以助之，则为阴所隔绝，不能导引真阳，反生客热；用冷药，则所伏真火愈见销

〔1〕 晓会　明白。
〔2〕 怫郁　郁悒。怫，音 fú。

铄。须用破散阴气、导达真火之药，使火升水降，然后得汗而解。乃授以破阴丹（方见《医学纲目·阴毒类》）二百粒作一服，冷盐汤下，不半时烦躁狂热，手足躁扰，其家大惊。许曰：俗所谓换阳也。须臾稍定，略睡，身少汗，自昏达旦方止，身凉而病除。

一妇人，狐惑，声嗄多眠，目不闭（目不闭，声哑，为狐惑。手足不冷，宜先豁痰），恶闻食臭，不省人事者半月（非痰不能待至半月），后又手足拘强。脉数而微细。先与竹沥、姜汁一盏服之，忽胸有汗，腹鸣，即目闭，省人事。遂用参、术、归、陈，入竹沥、姜汁饮之，五六帖全愈。

作痰而协虚。

李东垣治一人，二月病伤寒发热，医以白虎汤投之，病者面黑如墨（阴气上溢于阳中，故色黑。与罗谦甫案同一治法），本证不复见，脉沉细，小便不禁。奈初不知用何药，及诊之，曰：此立夏前误用白虎之过。白虎汤大寒，非行经之药，止能寒腑脏。不善用之，则伤寒本病曲隐〔1〕于经络之间。或更以大热之药救之，以苦阴邪，则他证必起，非所以救白虎也。有温药之升阳行经者，吾用之（升阳行经药：干葛、升麻、防风、白芷、参、耆、苍术、白芍、甘草）。有难者曰：白虎大寒，非大热，何以救？君之治奈何？李曰：病隐于经络间，阳不升则经不行，经行而本证见矣，又何难焉？果如其言而愈。

冯氏子，年十六，病伤寒，目赤而烦渴似热，脉七八至。医欲以承气汤下之，已煮药而李适从外来，冯告之故。李切脉，大骇，曰：几杀此儿。《内经》有言：在脉诸数为热，诸迟为寒。今脉八九至，

---

〔1〕 曲隐　曲折隐晦。

是热极也。殊不知《至真要大论》曰：病有脉从而病反者何也？岐伯曰：脉至而从，按之不鼓，诸阳皆然。王注[1]云言：病热而脉数，按之不动，乃寒盛格阳而致之，非热也。此传而为阴症矣（此等案熟玩精思。博按：《医学纲目》无此句）。令持姜、附来，吾当以热因寒用之法治之。药未就而病者爪甲已青，顿服八两，汗渐出而愈。

博按：此案原刻微误。

按：此与王海藏治狂言发癍身热脉沉细阴证例同。东垣又有治脚膝痿弱，下尻臀[2]皆冷，阴汗臊臭，精滑不固，脉沉数有力，为火郁于内，逼阴向外，为阳盛拒阴，用苦寒药下之者（妙妙）。此水火征兆之微，脉证治例之妙。王太仆[3]曰：纪于水火，余气可知[4]。

罗谦甫治静江府提刑[5]李君长子，年十九岁，至元壬午四月间病伤寒九日，医作阴症治之，与附子理中丸数服，其症增剧。更一医，作阳症。议论差互，不敢服药，决疑于罗。罗至，宾客满坐，罗不敢直言证，细为分解：凡阳证者，身须大热而手足不厥，卧则坦然[6]，起则有力，不恶寒，反恶热，不呕不泻，渴而饮水，烦躁不得眠，能食而多语，其脉浮大而数者，阳证也；凡阴证者，身不热而手足厥冷，恶寒蜷卧，面向壁卧，恶闻人声，或自引衣盖覆，不烦渴，不欲食，小便自利，大便反快，其脉沉细而微迟者，皆阴症也。某伤寒，诊其脉沉数，得六七至，夜叫呼不绝（夜字妙，辨在此），全不得

---

〔1〕王注　唐代王冰为《素问》所作的注释。

〔2〕尻臀　臀部。尻，音kāo，臀。

〔3〕王太仆　即王冰，唐代医家，曾任太仆令，为《素问》作注，成《黄帝内经素问注》二十四卷。

〔4〕“纪于水火”句　语出《素问·至真要大论》王冰注。纪，纲纪。

〔5〕提刑　掌管地方刑名的官员，即肃政廉访使。

〔6〕卧则坦然　露体而卧。坦，坦露。

睡(阳明在府),又喜饮冰水,阳证悉具,且三日不见大便(阴症自利多),宜急下之。乃以酒煨大黄六钱,炙甘草二钱,芒硝五钱,煎服,至夕下数行,去燥粪二十余块,是夜汗大出,次日身凉脉静矣。予思《素问·热论》云治之各通其脏腑,仲景述伤寒,论六经各异,传变不同,《活人书》亦云凡治伤寒,先须明经络。不识经络,触途冥行〔1〕,鲜不误矣。

一人患伤寒,无汗恶风,项既屈而且强。罗曰:项强几几,葛根汤证。或问:何谓几几?罗曰:几几者如几,人疾屈而强也。谢复古〔2〕谓病人羸弱,须凭几〔3〕而起,误也。盖仲景论中极有难晓处,振振欲擗地,心中懊憹,外气怫郁,郁冒不仁,膈内拒痛,如此之类甚多。成无己注:几音殊,几几为短羽鸟引颈之貌。甚得仲景旨。

煊按:此许叔微案。

南省参议常德甫,至元甲戌三月间赴大都,路感伤寒证,勉强至真定,馆于常参谋家。迁延数日,病不瘥,总府李经历并马录事来求治。罗诊得两手脉沉数,外证却身凉,四肢厥逆,发癍微紫,见于皮肤唇及齿龈,破裂无色(毒),咽干声嗄,默默欲眠,目不能闭(目不闭,声哑,为狐惑),精神郁冒,反侧不安。此证乃热深厥亦深,变成狐惑,其证最急。询之从者,乃曰:自内邱县感冒头痛,身体拘急,发热恶寒(初起原从太阳经来)。医以百解散发之,汗出浃背,殊不解。每经郡邑,治法一同,发汗极多,遂至于此。罗详其说,谓平昔膏粱,积热于内,已燥津液,又兼发汗过多,津液重竭,因

〔1〕 触途冥行 夜间摸索前行。冥,夜间。
〔2〕 谢复古 宋代医家,撰有《难经注》。
〔3〕 几 几案。

转属阳明，故大便难也。急以大承气下之（手足冷，大便闭，宜先下），得更衣。再用黄连解毒汤，病减大半，复与黄连犀角汤，数日而安。

至元己巳六月，罗住夏〔1〕于上都，佥事〔2〕董彦诚，年逾四旬，因劳役过甚，烦渴不止，极饮潼乳〔3〕，又伤冷物，遂自利，肠鸣腹痛，四肢逆冷，汗自出，口鼻气亦冷，六脉如蛛丝，时发昏愦（温救何疑）。众医议之，以葱熨脐下，又以四逆汤五两，生姜二十片，连须葱白九茎，水三升煮至一升，去渣凉服，至夜半气温身热，思粥饮，至天明而愈。《玉机真藏论》云：脉细，皮寒，气少，泄利，饮食不入，此谓五虚，死。浆粥入胃则虚者活。信哉。

一人年五十余，中气本弱，至元庚辰六月中病伤寒八九日。医者见其热甚，以凉剂下之，又食梨三四枚，痛伤脾胃，四肢冷，时昏愦。罗诊之，其脉动而中止，有时自还，乃结脉（旧刻误热）也，心亦悸动，吃噫〔4〕不绝，色变青黄，精神减少，目不欲开（石山以目闭而哑不言为脾伤），蜷卧，恶人语（少阴症）。以炙甘草汤治之（大便泻而目闭蜷卧，手足冷，炙甘草汤）。成无己云补可去弱，人参、大枣之甘以补不足之气，桂枝、生姜之辛以益正气；五脏痿弱，荣卫涸流，湿剂所以润之，故用麻仁、阿胶、麦门冬、地黄之甘润经益血，复脉通心是也；加桂枝、人参，急扶正气；生地黄减半，恐伤阳气。剉一两剂服之，不效。罗再思脉病对，莫非药陈腐而不效乎？再于市铺选尝气味厚者，再煎服之，其病减半，再服而愈（琇按：辨药亦要著）。凡药，昆虫草木生之有地，根叶花实采之有时。失其地，性味

〔1〕 住夏 避暑。
〔2〕 佥事 元代肃政廉访司等机构的低级吏员。
〔3〕 潼乳 用马奶酿造的酒。
〔4〕 吃噫 嗳气。

少异；失其时，气味不全。又况新陈不同，精粗不等，倘不择用，用之不效，医之过也。《内经》云：司岁备物，气味之专精也[1]。修合之际，宜加意焉。

焜按：《医学纲目》是东垣案。

真定府赵吉夫，年三旬余，至元夏间，因劳役饮食失节，伤损脾胃，时发烦躁而渴，又食冷物过度，遂病身体困倦，头痛，四肢逆冷（断不在臂膝），呕吐而心下痞（此厥冷乃热深厥亦深，何也？以有头痛可辨。若厥阴头痛，当吐痰沫，不当呕吐。盖呕吐属半表半里者居多，或太阴少阴亦有，断无头疼之症）。医者不审，见其四肢冷，呕吐，心下痞，乃用桂末三钱匕热酒调服，仍以绵衣覆之，作阴毒伤寒治之，汗大出，汗后即添口干舌涩，眼白睛红，项强硬，肢体不柔和，小便淋赤，大便秘涩，循衣摸床，如发狂状，问之则言语错乱，视其舌则赤而欲裂，朝轻暮剧，凡七八日。家人辈自谓危殆。罗诊，脉七八至，知其热证也，遂用大承气汤苦辛大寒之剂一两，作一服服之，利下三行，折其胜势，翌日以黄连解毒汤大苦寒之剂二两，使徐徐服之，以去其热，三日后病十减五六。更与白虎加人参汤约半斤服之，泻热补气，前证皆退。戒以慎起居，节饮食，月余渐平复。《内经》曰：用药无失天时，无逆气宜，无翼其胜，无赞其复，是谓至治[2]。又云：必先岁气，无伐天和。当暑气方盛之时，圣人以寒凉药急救肾水之原，补肺金之不足。虽有客寒伤人，仲景用麻黄汤内加黄芩、知母、石膏之类。恐发黄发斑，又有桂枝汤之戒。今医用桂末，热酒调服，此逆仲景之治法，其误甚矣。

---

〔1〕“司岁备物”句　语本《素问·至真要大论》。备物，贮藏药物。
〔2〕“用药无失天时”句　语本《素问·六元正纪大论》。翼、赞，皆为助长。

省掾[1]曹德裕男妇[2]，二月初病伤寒八九日。请罗治之，脉得沉细而微(虚)，四肢逆冷，自利腹痛(太阴)，目不欲开(石山以目闭而哑为脾伤)，两手常抱腋下，昏嗜卧，口舌干燥(亦手足冷，目不欲开，口干燥，但自利腹痛，从温补)。乃曰：前医留白虎加人参汤一帖，可服否？罗曰：白虎虽云治口燥舌干，若执此一句，亦未然。今此证不可用白虎者有三：《伤寒论》云立夏以前处暑以后不可妄用，一也；太阳证无汗而渴者不可用，二也；况病人阴症悉具，其时春气尚寒，不可用，三也。仲景云：下利清谷，急当救里，宜四逆汤。遂以四逆汤五两加人参一两，生姜十余片，连须葱白九茎，水五大盏同煎至三盏，去渣，分三服，一日服之，至夜利止，手足温，翌日大汗而解，继以理中汤数服而愈。孙真人《习业篇》云：凡欲为大医，必须谙《甲乙》《素问》《黄帝针经》《明堂流注》、十二经、三部九候、本草药性、仲景叔和，并须精熟，如此方为大医。不尔，犹无目夜游，动致颠陨[3]。执方用药者可鉴哉。

吕沧洲治一人，病伤寒十余日，身热而人静，两手脉尽伏(似阴症)。俚医[4]以为死也，弗与药。吕诊之，三部举按皆无，其舌胎[5]滑，而两颧赤如火(似戴阳)，语言不乱(辨此症全在十余日，若是阴症过七日，焉能语言不乱耶？况身热乎)。因告之曰：此子必大发赤斑，周身如锦文[6]。夫脉，血之波澜也。今血为邪热所搏，淖[7]而为斑，外见于皮肤，呼吸之气无形可依，犹沟隧之无

---

〔1〕 省掾　中央政府各“省”的吏员。

〔2〕 男妇　儿媳。

〔3〕 颠陨　跌倒，此为失败。

〔4〕 俚医　乡野俗医。

〔5〕 舌胎　舌苔。

〔6〕 文　同“纹”。

〔7〕 淖　泥沼，此为瘀遏。

水，虽有风不能成波澜，瘢消则脉出矣。及揭其衾〔1〕，而赤瘢烂然。即用白虎加人参汤化其瘢，脉乃复常，继投承气下之，愈。

一人伤寒旬日（辨症全在旬日二字及肌热灼），邪入于阳明。俚医以津液外出为脉虚自汗，进元武汤〔2〕以实之，遂致神昏如熟睡。吕切其脉，皆伏不见，而肌热灼指（肌热灼，有少阴反发热之辨，况又脉伏耶？然此症何以断为实热，曰全在旬日二字。若是直中阴经虚寒症，何能至十日也？即曰阴，亦属传邪阴症，非实热而何）。告其家曰：此必荣血致瘢，而脉伏非阳病见阴脉比也（脉伏不见，若是阴寒，手足断无不厥冷之理。不见厥逆，是实热可知），见瘢则应候，否则畜血〔3〕耳。乃去其衾裯〔4〕，视其隐处及小腹，果见赤瘢，脐下石坚，且拒痛。为作化瘢汤半剂，继进韩氏生地黄汤逐其血，是夕下黑矢〔5〕若干枚，即瘢消脉出。后三日又腹痛，遂用桃核承气以攻之，所下如前，乃愈。

一妇伤寒，乃阴间阳，面赤足蜷而下痢，躁扰不得眠。论者有主寒主温之不一，不能决。吕以紫雪匮理中丸进，徐以冰渍甘草干姜汤饮之，愈。且告之曰：下痢足蜷，四逆证也。苟用常法，则上焦之热弥甚。今以紫雪折之，徐引甘辛以温里，此热因寒用也。众皆叹服。

浙东宪使〔6〕曲出，道过鄞，病卧涵虚驿〔7〕，召吕往视。吕察

---

〔1〕衾 音 qīn，被子。
〔2〕元武汤 玄武汤，亦即真武汤。清人避康熙帝名“玄烨”讳，改“玄”为“元”。
〔3〕畜血 蓄血。畜，同“蓄”。
〔4〕裯 音 chóu，单被子。
〔5〕黑矢 黑屎。矢，通“屎”。
〔6〕宪使 奉旨外出巡察的监察官员，也指各地负责监察的长官。
〔7〕驿 驿站。

色切脉，则面戴阳，气口皆长而弦，盖伤寒三阳合病也。以方涉海，为风涛所惊，遂血菀[1]而神慑，为热所搏，遂吐血一升许，且胁痛烦渴谵语（少阳阳明症），适是年岁运，左尺当不应。其辅行[2]京医以为肾已绝，泣告其左右曰：监司脉病皆逆，不禄[3]在旦夕。家人皆惶惑无措。吕曰：此天和脉[4]，无忧也。为投小柴胡汤减参，加生地黄半剂，后俟其胃实，以承气下之得利，愈。

副枢[5]张息轩，病伤寒逾月，既下而内热不已（所谓过经不解），胁及小腹偏左满，肌肉色不变。医以为风矢所中，膏其手摩之，浃四旬所，其毒循宗筋流入于睾丸，赤肿若匏子[6]。疡医刺溃之，而左胁肿痛如故（有形可象）。来召吕诊，吕以关及尺中皆数滑而且芤，因告之曰：脉数不时，则生恶疮；关内逢芤，则内痈作；季胁之肿，痈作脓也。经曰：痈疽治之不得法，顷时回，死[7]。下之慎勿晚。乃用保生膏作丸，衣之以乳香，而用硝黄作汤以下之，下脓如糜，可五升许，明日再圊[8]下余脓，立瘥。

丹溪治一人，旧有下疳疮，忽头疼发热自汗。众作伤寒治，反剧。脉弦甚，七至，重则涩。丹溪曰：此病在厥阴（肝），而与证不对。以小柴胡加草龙胆、胡黄连，热服，四帖而安。

---

〔1〕 菀　通“郁”。
〔2〕 辅行　副使。
〔3〕 不禄　死的讳称。
〔4〕 天和脉　随当年气运出现的正常脉象。
〔5〕 副枢　元代枢密院的属官。
〔6〕 匏子　葫芦之类。匏，音 páo。
〔7〕 “痈疽治之不得法”句　语本《素问·通评虚实论》，明代张景岳注：“不得顷时回者，谓不可使顷刻内回也。内回则毒气内攻，害不小矣。”
〔8〕 圊　音 qīng，厕所，此为排便。

施宗一，患伤寒，连饮水大碗十数碗。小柴胡加花粉、干葛。

吴支七，患伤寒，发热如火，口干，要饮水。小柴胡去半夏，加干葛、花粉、黄芩。

梁本一，患伤寒，胸胁疼。小柴胡加木通、枳壳、薏苡（苡仁，本草除筋骨邪入作疼）、香附、芍药。

黄进，年五十六岁，好饮酒，患伤寒，发热口干似火烧。补中益气汤内加鸡柜子八分，甘蔗汁二合，芍药、地黄汁、当归、川芎各一钱，服之，愈。

李谨三，年三十四岁，患伤寒发热，身如蒙刺痛（诸痛皆属肝木，以血药主之）。四物加生地、红花各八分，人参、白术、黄耆。

马敬一，患伤寒，发热身痒（痒如虫行皮中，以久虚无汗故也）。小柴胡内加紫背浮萍、川芎、当归、牡丹皮、白芍、熟地黄。

吴亮，年六十三岁，患伤寒，发热头痛，泄泻一日一夜二三十度。五苓散加白术、神曲、芍药、砂仁各一钱，服之，愈。

作湿症而兼治虚。

朱宽，年四十二岁，患伤寒，肚腹疼痛，发热如火。人参养胃汤内加柴胡、煨姜、干姜，服之，愈。

姜连一，患伤寒，腰疼，左脚似冰。小柴胡汤加五味子十二粒，黄檗、杜仲、牛膝。

唐敬三，患伤寒，发热心疼。人参养胃汤加知母、砂仁、草豆蔻各一钱。

人参养胃汤，温补中配消运之药。

邵璠一，患伤寒，发热胸疼，痛如刀刺（半表半里），小肠经也。小柴胡加木通、前胡、灯心。

小肠为手太阳，用小柴胡，亦因半表半里耶？疑刊误。小肠当改少阳。

刘光泽，年七十一岁，患伤寒，头疼发热，四肢冷如冰。局方不换金正气散加五味子、黄耆、人参、白术、当归身。

顾曾八，年五十二岁，患伤寒偏枯，四肢不随，手足挛拳。济生方加虎骨酒、石斛、石榴叶、防风、虎胫骨、当归、茵芋叶、杜仲、牛膝、芎藭、苦参、金毛狗脊、苍术、木通。

罗光远，年六十三岁，患伤寒发热，四肢不随，补中益气汤而愈。

周本道，年三十七岁，患伤寒头痛，略恶寒。小柴胡汤加人参、白术、川芎、当归、白芷。

浦海二，患伤寒头痛，人参养胃汤而愈。

张民一，患伤寒，发热头疼，四肢骨痛。人参养胃汤加枳壳、桔梗。

邱本三，患伤寒发热，四肢倦怠。补中益气汤加柴胡、黄芩。

林信一，患伤寒发热，补中益气汤而愈。

曹九三，患伤寒，腰肚疼痛。人参养胃汤加杜仲、姜汁，服之，愈。

吴中六，患伤寒，双脚挛拳，寸步难行。补中益气汤加黄檗、知母，服之而愈。

胡文亮，年三十五岁，好男色，患伤寒发热，四肢无力，两膀酸疼。小柴胡加四物汤，加人参、白术，服之，愈。

言秉安，年五十岁，患伤寒发热，四肢厥冷。补中益气汤加五味子、木香、麦冬、丁香七枚。

孔士能，患伤寒发热，四肢无力，腰疼。小柴胡加白术、黄耆、五味子、天花粉、干葛。

曹江，患伤寒，发热气喘，咳嗽有痰。参苏饮减去紫苏，加麦冬、天冬、贝母、款花、白术各等分。

江亮，年三十六岁，患伤寒咳嗽，夜发昼可。作阴虚治之，补中益气汤加天冬、麦冬、当归身、五味子十五粒、贝母。

许纪，年三十九岁，患伤寒发热，狂言谵语，小柴胡汤加黄连、人参、白术、生甘草。

作虚热治。

高远，年六十一岁，患伤寒，发热腹痛（腹痛，因邪气与正气相诗则腹痛。阳邪痛，其痛不常，以辛温之剂和之；阴寒痛，其痛无休止时，宜热剂救之）。人参养胃汤加木香、白芍药，服之，愈。

方述，年四十九岁，患伤寒，胸热口干，大便泄泻数十次。五苓散加白术、神曲炒、白芍、麦冬、干葛、五味子，服之，愈。

与吴亮案同方。

毛能三，患伤寒，足冷到膝。补中益气汤加五味子、人参一钱五分而愈。

项太一，年二十九岁，患伤寒头痛，发热胁疼，四肢疼痛，胸痛不止。小柴胡汤加羌活、桔梗、香附、枳壳，愈。

许祖一，年十一岁，患伤寒头疼，发热自汗，连腰痛。小柴胡汤加枳壳、白术、香附、木通。

高阳三，年四十五岁，患伤寒，胁痛膀疼。香苏饮加人参、柴胡、桔梗、香附、黄芩。

按：上三十余证皆是内伤挟外感者，可见东南温暖之方，正伤寒百无一二，所以伤寒属内伤者十居九，于此可见。

滑伯仁治一妇，暑月身冷（身不发热），自汗口干，烦躁，欲卧泥水中。伯仁诊其脉，浮而数，沉之豁然虚散（身冷，脉当沉微，今浮而数，沉取散，当温救，所谓舍时从症），曰：《素问》云：脉至而从，按之不鼓，诸阳皆然[1]。此为阴盛隔阳，得之饮食生冷，坐卧风露。煎真武汤冷饮之，一进汗止，再进烦躁去，三进平复如初。

---

〔1〕“脉至而从”句　语出《素问·至真要大论》。

一人病伤寒，他医皆以为痓证，当进附子，持论未决。伯仁切其脉，两手沉实而滑，四末觉微清〔1〕，以灯烛之，遍体皆赤瘢，舌上胎黑，而燥如芒刺，身大热(胎黑不可凭为实，燥如芒刺则可凭矣。身大热为关键)，神恍惚，多谵妄语。滑曰：此始以表不得解，邪气入里，里热极甚，若投附必死。乃以小柴胡剂益以知母、石膏饮之，终夕〔2〕三进，次日以大承气汤下之，调理兼旬〔3〕，乃安。

一人病恶寒发热，头体微痛，苦呕下泄，五日矣。其亲亦知医，以小柴胡汤治之，不解。招滑诊视，脉弦而迟。曰：是在阴，当温之。为制真武汤，其亲争之，强以人参竹叶汤进，进则泄甚，脉且陷弱。始亟以前剂服之，连进四五剂，乃效。

一人病恶寒战栗，持捉不定〔4〕，两手背冷，汗浸淫，虽厚衣炽火不能解。撄宁滑〔5〕即与真武汤，凡用附六枚。一日，病者忽出，人怪之。病者曰：吾不恶寒，即无事矣。或以问滑，滑曰：其脉两手皆沉微，余无表里证，此盖体虚受寒，亡阳之极也。初皮表气隧为寒邪壅遏，阳不得伸而然也。是故血隧热壅，须用硝、黄；气隧寒壅，须用桂、附。阴阳之用不同者，有形无形之异也。

潘子庸，得感冒证，已汗而愈，数日复大发热，恶寒头痛，眩晕呕吐，却食烦懑，咳而多汗。撄宁滑诊之，脉两手三部皆浮而紧，

〔1〕 清　凉冷。
〔2〕 终夕　整夜。夕，夜。
〔3〕 兼旬　两旬。兼，加倍。
〔4〕 持捉不定　周身寒战不能自控。
〔5〕 撄宁滑　即滑寿，元代医家，字伯仁，晚号撄宁生，祖籍襄城(今河南襄城)，后迁仪真(今江苏仪征)，撰有《读素问钞》《十四经发挥》等。

曰：在仲景法，劳复证，浮以汗解，沉以下解。今脉浮紧，且证在表，当汗。众以虚惫难之，且图温补，滑曰：法当如是。为作麻黄葛根汤，三进更汗，旋调数日，乃愈。

一人冒雪进凉食，病内外伤，恶寒头疼，腹心痛而呕（两感）。诊之，脉沉且紧，时伏而不见（死脉）。曰：在法[1]，下利清谷，当急救里，清便自调，当急救表。今所患内伤冷饮食，外受寒沴，清便自调，急救表里。以桂枝汤力微，遂为变法，与四逆汤服之，晬时[2]服附子一两，明日则脉在肌肉，唯紧自若。外证已去，内伤独存，乃以丸药下去宿食（诸紧为寒，紧自若，寒未去也，乌得用丸药下法？以理中丸下方妥），后调中气，数日即安。

一人七月内病发热，或令其服小柴胡汤，必二十六剂乃安。如其言服之，未尽二剂，则升发太过，多汗亡阳，恶寒甚，肉瞤筋惕。乃请滑诊视，脉细欲无，即以真武汤进七八服，稍有绪[3]，更服附子七八枚，乃愈。

瓘曰：汗多亡阳，则内益虚。恶寒甚而肉瞤筋惕者，里虚甚而阳未复也，故宜真武汤，多服附子而效。

一人病伤寒，经汗下，病去而人虚，背独恶寒，脉细如线，汤熨不应。滑乃以理中汤剂加姜、桂、藿、附，大作服，外以荜拨、良姜、桂、椒诸品大辛热为末，和姜糊为膏，厚敷满背，以纸覆之，稍干即易，如是半月，竟平复不寒矣。

此治法之变者也。

---

〔1〕 在法　依照常法。

〔2〕 晬时　一周时，即一昼夜。晬，音 zuì。

〔3〕 稍有绪　渐渐有了转机。绪，端绪。

一人病伤寒后劳复，发热自汗，经七日，或以为病后虚劳，将复补之。滑曰：不然。劳复为病，脉浮以汗解，奚补为？以小柴胡汤（小柴胡稳）三进，再汗而安。

琇按：与前潘子庸症同。是复感第有微甚之分，前曰大热脉浮紧，此曰发热脉浮，故前用麻黄葛根，此用小柴胡，皆三进而愈。

王海藏治赵宗颜，因下之太过，生黄[1]，脉沉细迟无力。次第用药，至茵陈附子汤大效。按海藏次第用药者，谓先投韩氏茵陈茯苓汤，次投茵陈橘皮汤，次投茵陈附子汤也。

赵秀才，因下之早，黄病，脉寸微尺弱，身冷。次第用药，用茵陈四逆汤，大效。

一人患伤寒，得汗数日，忽身热自汗，脉弦数，心不得宁，真劳复也（琇按：此亦复症，以脉弦数及心不宁，故用补脾汤佐小柴胡。与后症犯房劳及前二症俱不同）。许诊之，曰：劳心之所致。神之所舍，未复其初，而又劳伤其神，荣卫失度。当补其子，益其脾，解其劳，庶几得愈。授以补脾汤，佐以小柴胡汤解之。或者难曰：虚则补其母，今补其子，何也？许曰：子不知虚劳之异乎？《难经》曰：虚则补其母，实则泻其子。此虚当补母，人所共知也。《千金》曰：心劳甚者，补脾气以益之，脾王[2]则感之于心矣（归脾汤之学）。此劳则当补其子，人所未闻也。盖母，生我者也；子，继我而助我者也。方治其虚，则补其生我者，与《锦囊》[3]所谓本骸得气

〔1〕 生黄　身现黄疸。
〔2〕 王　同"旺"。
〔3〕《锦囊》　指《锦囊经》，亦名《葬书》，原题晋代郭璞撰，为相风水的书。

遗体受荫[1]同义；方治其劳，则补其助我者，与荀子所谓未有子富而父贫[2]同义，此治虚与劳所以异也。(《本事方》)

烺按：此案原本误王。

一男子，病太阳证，尺寸脉俱浮数，按之无力。王见其内阴虚，与神术加干姜汤，愈。后再病，王视之，见神不舒，垂头不欲语，疑其有房过，问之：犯房过乎？必头重目眩。曰：然。与大建中三四服，外阳内收，脉反沉小，始见阴候。又与已寒[3]加芍药、茴香等丸，五六服，三日内约服六七百丸，脉复生，又用大建中接之，大汗作而解。

仍以汗解。

陶尚文[4]治一人，伤寒四五日，吐血不止。医以犀角地黄汤等治而反剧。陶切其脉，浮紧而数。若不汗出，邪何由解？遂用麻黄汤一服，汗出而愈。

养葵先生用之而效，以见血即汗，汗即血之理。

或问曰：仲景言衄家不可汗，亡血家不可发汗，而此用麻黄汤，何也？瓘曰：久衄之家，亡血已多，故不可汗。今缘当汗不汗，热毒蕴结而成吐血，当分其津液，乃愈。故仲景又曰：伤寒脉浮紧，不发汗，因致衄血者，麻黄汤主之。盖发其汗则热越而出，血自止也。

---

〔1〕 本骸得气遗体受荫 《葬书·内篇》："人受体于父母，本骸得气遗体受荫。父母骸骨为子孙之本，子孙形体乃父母之枝。"

〔2〕 荀子所谓未有子富而父贫 汉代刘向《说苑·政理》载鲁哀公向孔子问政，孔子说："诗云：恺悌君子，人之父母。未见其子富而父母贫者也。"据此则荀子当是孔子。

〔3〕 已寒 指大已寒丸，出《和剂局方》卷二。

〔4〕 陶尚文 即陶华，明代医家，字尚文，号节庵，余杭(今浙江杭州)人，撰有《伤寒六书》。

孙兆治东华门窦大郎，患伤寒经十余日，口燥舌干而渴，心中疼，自利清水。众医皆相守，但调理耳，汗下皆所不敢。窦氏亲故相谓曰：伤寒邪气，害人性命甚速。安可以不次之疾[1]投不明之医乎？召孙至，曰：明日即已，不可下，今日正当下。遂投小承气汤，遂大便通，得睡，明日平复。众人皆曰：此证因何下之而愈？孙曰：读书不精，徒有书尔。口燥舌干而渴，岂非少阴证耶？少阴证固不可下，岂不闻少阴一证，自利清水，心下痛，下之而愈（少阴急下有三条）？仲景之书明有是说也。众皆钦服。

一人患伤寒五六日，头汗出（阳虚），自颈以下无汗（不在黄例，又非瘀血），手足冷，心下痞闷，大便秘结。或者见四肢冷，又汗出（似阴症）满闷，以为阴证。许诊其脉，沉而紧。曰：此证诚可疑。然大便结，非虚结也，安得多阴？脉虽沉紧，为少阴证，多是自利，未有秘结者（此辨妙）。此正半在里半在表。投小柴胡，得愈（脉沉紧，阴脉也；四肢冷，汗出，阴症也。只一大便秘断之为半表半里，非细心明眼，不足以语此）。仲景称伤寒五六日，头汗出，微恶寒，手足冷，心下满，口不欲食，大便硬，脉细小者，此谓阴微结，必有表（恶寒），复有里，脉沉亦在里也，汗出为阳微。假令纯阴结，不得复有外证（无恶寒症），悉入在里。此谓半在里半在外也。脉虽沉紧，不得为少阴病。所以然者，阴不得有汗，今头汗出，故知非少阴也（头汗出为阳微结，尚在半表半里，非少阴症，是阴不得有头汗也。阳微二字作虚字解，妙），可与小柴胡汤。设不了了者，得屎而解。此疾证后同，故得屎而解也。或难曰：仲景云：脉阴阳俱紧，反汗出者，亡阳也。此属少阴，不得有汗，何也（此难妙妙）？今头汗出者，故知非少阴。何以头汗出便知非少阴证（若见汗出亡阳，亦为阴症，何必头汗知非少阴）？孙曰：此一段正是仲景议论处，意谓

---

〔1〕 不次之疾　非同一般的疾病。不次，不依常规。

四肢冷，脉沉紧，腹满，全似少阴，然大便硬，头汗出，不得为少阴（切记切记）。盖头者三阳同聚，若三阴至胸而还，有头汗出，自是阳虚，故曰汗出为阳微，是阴不得有汗也。若少阴头有汗，则死矣（厥逆自利，头汗蜷卧，为少阴死症）。故仲景平脉法云心者火也，明少阴则无头汗者可治，有汗者死。心为手少阴，肾为足少阴，相与为上下，惟以意逆[1]者得之。

此案当熟玩。

一道士，患伤寒，发热汗出，多惊悸目眩，身战掉[2]欲倒地。众医有欲发汗者，有作风治，有用冷药解者，病皆不除。召孙至，曰：太阳经病，得汗早，欲解不解者。因太阳经欲解，复作汗，肾气不足，汗不来，所以心悸目眩，身战。遂作真武汤服之，三服微汗自出，遂解。盖真武汤，附子、白术和其肾气，肾气得行，故汗得来也。若但责太阳者，唯能干涸血液耳。仲景云：尺脉不足，荣气不足，不可以汗。

以此知肾气怯则难得汗也，明矣。

工部郎中[3]郑君，患伤寒，胸腹满，面色黄如金。诸翰林医官[4]商议，略[5]不定，皆曰：胸满可下，然脉浮虚。召孙至，曰：诸公虽疑，不用下药，郑之福也，下之必死。某有一二服药，服之必瘥。遂下小陷胸汤，寻利，其病良愈，明日面色改白。语曰：孙尚药[6]乃

---

〔1〕 逆　预料。
〔2〕 战掉　震颤摇动。掉，摇动。
〔3〕 郎中　古时中央六部各司的长官。
〔4〕 翰林医官　宋代翰林医官院的医官。
〔5〕 略　都。
〔6〕 孙尚药　即孙兆，宋代医家，曾任尚药奉御，因称。

孙真人后身〔1〕耶？

或问曰：伤寒至于发黄，病亦甚矣，小陷胸汤何效速也？瓘曰：湿热甚者则发黄，内热已甚，复被火者，亦发黄也。邪风被火热，两阳相薰灼，其身必发黄。此太阳标与少阳经所传者正在心下，故胸满，结之浅也，是为小结胸。且脉浮，阳脉也，虚阳在上，不可下，宜小陷胸汤和之。黄连、瓜蒌苦寒而泻热散结，半夏辛温，又以之结（琇按：结字上当有散字）而燥湿理逆，病虽甚而结之浅，故以缓轻之剂除之。

张致和治一人，病阴证伤寒，先因感寒湿，既而发热不食，数日后不省人事，语多错乱，神思昏迷，面青齿露。人谓其必死。张诊之，两手脉沉细，先以小柴胡汤与之，继以四君子汤加炮附子数片，煎成，药置盆中，以水制其热性，少时令温与服，其脉渐回，神思亦爽，更用药调理而愈。

一人伤寒坏证垂死，手足俱冷，气息将绝，口张不能言。致和以人参一两去芦，加附子一钱，于石铫〔2〕内煎至一碗，以新汲水浸之若冰冷，一服而尽。少顷，病人汗从鼻梁尖上涓涓如水，此其验也。盖鼻梁上应脾，若鼻端有汗者可救，以土在身中周遍故也。近陆同妇产后患疫证二十余日，气虚脉弱，即同坏证，亦以此汤治之，遂愈。世谓伤寒汗吐下三法差谬，名曰坏证。孙真人〔3〕云：人参汤须得长流水煎服，若用井水则不验。盖长流水，取其性之通达耳。

---

〔1〕后身　佛教有前生、今生、来生“三生”说，后身即来生之身，俗语“转胎”本此。

〔2〕石铫　石制的药锅。铫，音 diào，煎煮器。

〔3〕孙真人　即孙思邈。宋徽宗曾追封孙思邈为“妙应真人”，后世遂以“孙真人”称之。

蒋仲宾〔1〕治一人，病伤寒期月，体兢兢而振，齿相击，不能成语（大虚症）。医环视束手。仲宾后至，诊之，曰：急取羊肉来。众医哈〔2〕曰：伤寒大忌羊肉。仲宾曰：诸君毋哓哓。以羊肉斤许熟之，取中大脔〔3〕，别用水煮良久，取汁一升，与病人服，须臾战止，汗大出而愈。（《王止仲文集》）

平江张省干，病伤寒，眼赤舌缩，唇口破裂，气喘失音，大便自利（协热），势甚危笃。诸医皆欲先止其泻。适秀州医僧宝鉴过苏，张延视。诊脉，乃投以茵陈五苓散、白虎汤而愈。诸医问故，僧曰：仲景云：五脏实者死。今大肠通，更止之，死可立待。五苓以导其小便，白虎以导其邪气，此医家之通晓也，何难之有？（《云麓漫钞》）

成州团练使〔4〕张子刚〔5〕（名锐），以医知名，居于郑州。刑部尚书慕容彦逢为起居舍人〔6〕，母夫人病，召锐于郑，至则死矣。时方六月暑，将就木〔7〕。张欲入视。彦逢不忍，意其欲求钱，乃曰：道路之费，当悉奉偿，实不烦人。张曰：伤寒法有死一昼夜复生者，何惜一视之？彦逢不得已，自延入〔8〕，悲哭不止。张揭面

---

〔1〕 蒋仲宾 元明间医家，江阴人，明代俞弁《续医说》载其行医事。

〔2〕 哈 音hāi，讥笑。

〔3〕 大脔 大块的肉。脔，肉块。

〔4〕 团练使 唐代在未设节度使的地区置都团练使，掌本区各州军事，宋代为武将的兼衔。

〔5〕 张子刚 即张锐，宋代医家，字子刚，蜀地人，后徙郑州，曾任太医局教授，撰有《鸡峰普济方》。

〔6〕 起居舍人 记录皇帝日常行动与国家大事的官员。

〔7〕 就木 入殓。木，棺木。

〔8〕 自延入 亲自带领入内。延，请。

帛[1]注视，呼仵匠[2]语之曰：若[3]尝见夏月死者面色赤乎？曰：无。然则汗不出而蹶尔，不死也，幸无亟敛。趋[4]出取药，命以水二升煮其半，灌病者。戒曰：善守之，至夜半大泻则活矣。锐舍于外馆。至夜半时，守病者觉有声勃勃然，遗屎已满席，出秽恶物斗余。一家大喜，遽敲门呼张。张曰：吾今体倦，莫能起，然亦不必起，明日方可进药也。天且明，出门，若将便旋然[5]，径命驾归郑。彦逢诣其室，但留平胃散一帖而已。其母服之，数日良愈。盖张以彦逢有求钱之疑，故不告而去。绍兴中，流落入蜀，王秬叔问之曰：公之术，古所谓十全者几是欤？曰：未也，仅能七八尔。吾长子病，诊脉察色，皆为热极。命煮承气汤，欲饮之，将饮复疑，至于再三，将遂饮，如有掣吾肘者，姑持杯以待。儿忽发颤悸，覆绵衾至四五，始稍定，汗出如洗，明日而脱然。使吾药入口，则死矣。安得为造妙[6]？世之庸医，学方书未知万一，自以为足。吁！可悲哉。(《夷坚志》)

给事毛宏，病伤寒，汗已不解，医与之补剂，补旬日，病大作，盗汗唇裂。召锐诊视，锐曰：伤寒无补法，此余热不解。与芩、连、山栀、石膏之剂，一服即愈。

虞恒德治一人，三月间得伤寒证，恶寒发热，小便淋涩，大便不行。初病时茎中出小精血片，如枣核大。由是众医皆谓房事所致，遂作虚证治而用补中益气等药，七八日后热愈甚(用补而

[1] 面帛　为死者覆面的方形丝帛。
[2] 仵匠　官府检验命案死尸的人。
[3] 若　你。
[4] 趋　快步走。
[5] 若将便旋然　好像要去散步的样子，表示并不着急。便旋，徘徊。
[6] 造妙　达到神妙境界。造，达到。

热愈甚,当思转矣),大渴引饮,胃中满闷,语言错乱。召虞诊视,六脉俱数甚,右三部长而沉滑,左手略平,亦沉实而长。虞曰:此大实大满,证属阳明经,宜大承气汤。众皆惊愕。虞强作大剂,连进二服,大泻后热退气和而愈。十日后,因食鸭肉太多,致复热,来问虞。教用鸭肉烧灰存性,生韭汁调下六七钱,下黑粪一碗许而安。

一人四月间得伤寒证,恶寒(太阳经),发大热而渴(阳明),舌上白胎,三日前身脊(太阳)百节俱痛,至第四日惟胁痛而呕(少阳),自利(三阳合病,皆自下利)。六日来请虞治,诊其脉,左右手皆弦长而沉实(弦长沉实之脉)且数甚。虞曰:此本三阳合病,今太阳已罢,而少阳与阳明仍在。与小柴胡合黄连解毒,服三服,胁痛呕逆皆除,惟热犹甚。九日后渐加气筑[1],痰响声如拽锯,出大汗,退后而身复热愈甚(热复愈甚,脉不变大,故为实症,此际宜法节庵治法),法当死。视其面上有红色(红色而足不冷,面色赤,赤属阳气拂郁在表),洁净而无贼邪之气,言语清亮,间有谵语而不甚含糊,虞故不辞去而复与治。用凉膈散倍大黄,服二服,视其所下仍如前,自利清水,其痰气亦不息,与大承气汤合黄连解毒汤二服,其所下亦如前。虞曰:此盖热结不开而燥屎不来耳(此纯清水,方可断燥屎,然前云舌白胎,亦须细审。白胎为痰,想九日痰喘,身热愈甚,此时舌胎亦黄)。后以二方相间,日三四服,每药又各服至五帖,始得结屎,如肥皂子大者十数枚,痰气渐平,热渐减,至十五日热退气和而愈。或问曰:《伤寒论》谓下后不可再下,连日用此峻剂而获安者,何也?曰:燥屎未下而脉尚实,胡为不可再下?是故为医者不可胶柱而调瑟也。

---

[1] 气筑 气上冲如捣动。筑,捣。

《衍义》[1]：一僧因伤寒发汗不彻，有留热，身面皆黄，多热，期年[2]不愈。医作食黄治之，治不对，病不去。问之，食不减，寻与此药，服五日，病减三分之一，十日减三分之二，二十日病悉去。方用山茵陈、山栀子各三分，秦艽、升麻各四钱，末之，每用三钱，水四合煎及二合，食后温服，以知为度。

朱肱[3]，吴兴人，尤深于伤寒。在南阳，太守盛次仲疾作，召肱视之。曰：小柴胡汤证也。请并进三服，至晚觉胸满，又视之，问所服药安在，取视，乃小柴胡散也。肱曰：古人制㕮咀，剉如麻豆大，煮清汁饮之，名曰汤，所以入经络，攻病取快。今乃为散，滞在膈上，所以胸满而病自如也。因旋制自煮以进，两服遂安。（《夷坚志》）

临安民有因患伤寒而舌出过寸，无能治者，但以笔管通粥饮入口，每日坐于门。一道人见之，咨嗟[4]曰：吾能疗此，顷刻间耳，奈药不可得何？家人闻而请曰：苟有钱可得，当竭力访之。不肯告而去，明日又言之，至于旬。时会中贵人罢直[5]归，下马观病者，道人适至，其言如初。中贵问所须[6]，乃梅花冰片也。笑曰：此不难置。即遣仆驰取以付之。道人屑为末，糁舌上，随手而缩，凡用五钱，病立愈。（《丁志》）

---

〔1〕《衍义》 指《本草衍义》，宋代寇宗奭撰，二十卷。本案见《本草衍义》卷八茵陈蒿条。

〔2〕期年 一周年。期，音 jī。

〔3〕朱肱 宋代医家，字翼中，号无求子，吴兴（今浙江湖州）人。宋哲宗元祐间进士，撰有《南阳活人书》。

〔4〕咨嗟 叹息。

〔5〕罢直 值班供职完毕。直，同“值”，当值。

〔6〕须 通“需”。

袁州天庆观主首〔1〕王自正，病伤寒旬余，四肢乍冷乍热（旬余而四肢乍冷乍热，热深厥深。若属阴，不能乍热），头重气塞（热症。头重亦有属阴，但目下视），唇寒面青（似寒），累日不能食，势甚危。袁唯一医徐生能治此疾，诊之，曰：脉极虚，是为阴证，必服桂枝汤乃可。徐留药而归。未及煮，若有语之曰：当服竹叶石膏汤。王回顾不见，寮中但有一老道士，适入市，只小童在，呼问之曰：恰〔2〕何人至此？曰：无人。自正惑之，急遣邀徐医还视，曰：或教我服此，如何？徐曰：寒燠〔3〕如冰炭。君之疾状已危，果饵前药，立见委顿。他日杀人之谤，非吾所能任也。自为煮桂枝汤一碗，曰：姑饮之，正使〔4〕不对病，犹未至伤生。万一发躁狂眩，旋〔5〕用师所言未为晚。方语次，复闻耳傍人云：何故不肯服竹叶石膏汤？自正益悚〔6〕，俟徐去，即买见成药两帖，付童使煎。又闻所告如初，于是断然曰：神明三告我，殆是赐以更生，安得不敬听？即尽其半，先时头不得举，若戴物千斤，倏尔轻清，唇亦渐暖，咽膈通畅，无所碍。悉服之，少顷汗出如洗，径就睡，及平旦脱然如常。自正为人谨饬〔7〕，常茹素，为人祈祷尽诚，故为神所佑如此。（《庚志》）

程元章，婺源游汀人，与妻皆嗜食鳖。婢梅香主炮饪，每滋味不适口，必挞〔8〕之。尝得一大者，长尺许，方操刀欲屠，睹其伸缩颤悸，为之不忍，指而曰：我寻常烹制少失，必遭笞杖责罚。今放

---

〔1〕 主首　主持寺观事务的僧道。
〔2〕 恰　刚刚。
〔3〕 燠　音 yù，热。
〔4〕 正使　纵使。
〔5〕 旋　旋即。
〔6〕 悚　音 sǒng，恐惧。
〔7〕 谨饬　谨慎小心。饬，音 chì，谨慎。
〔8〕 挞　音 tà，用鞭子或木杖打。

汝不杀，亦不过痛打一顿。遂解缚，置于舍后污池中。池广二丈，水常不竭。程夫妇以鳖肥大，且满意厌饫[1]，既失之，怒甚，杖婢数十。经二年，婢患热疾，发狂奔躁，不纳粥饮，体热昏愦，盖阳证也。家人谓不可疗，舁入池上茅亭，以待绝命。明日，天未晓，闻有扣宅后扉者，谓为鬼物，叱之。婢曰：我是梅香，病已无事，乞令归家。启门，信然，惊问其故。对曰：半夜后髣髴见一黑物，将湿泥草遍罨我身上，环绕三四十匝，便觉心下开豁，四肢清凉，全无所苦，始知独在亭子内。程氏未以为然，迨暮，复使往，效昨夕偃卧，而密伺察之。见巨鳖自池出，衔水藻、浮萍遮覆其体。程不省所以，婢详道本末，云乃涸池取得之鳖。比昔其大加倍，尾后穿窍尚存，于是送诸深溪。程追悔前过，不复食此。乡人相传以为戒。邑医虞仲和亲见其事，为予引霖梦弼言，热证之极，猝未可解者，汲新井水浸衣裳，互熨之为妙。不可谓水族细微，亦能知此，盖阴骘[2]所招云。(《类编》)

一人秋间得伤寒证，已经汗下，不愈，延至月余，耳聋，食入即吐，药下亦吐。此误药已多，脾胃受伤，故食药不纳也，又类百合病。乃以陈皮、白术各三钱，百合二钱，干姜一钱五分，煎饮之，一服即能食不吐。既而因顿食过度复伤，夜不能寐，以消导诸药投之，愈。

一妇人，病伤寒，十五日不更衣，腹胀，脉沉弱。乃以当归九钱，枳壳、桃仁、加酒大黄五六分(妇人以血为主，加枳壳宽大肠，桃仁以通幽门)，一服胀稍减，一日夜连续进四帖，再以蜜枣导之，下黑粪块三四十枚而愈。

---

〔1〕 厌饫　吃饱。饫，音 yù，食过多。
〔2〕 阴骘　神灵暗中佑助，亦即阴德。骘，音 zhì，使……安定。

葛可久治一士人，得伤寒疾，不得汗。比葛往视，则发狂，循河而走（如遇此症，当思阴竭发躁）。葛就捽[1]置水中，使禁不得出，良久出之，裹以重茧，得汗解。

壶仙翁治歙人吴铣，六月病伤寒，七日不解。他医投以补剂，热益甚，不出一夜死矣。铣之亲戚交游乃以问翁，翁曰：晚矣，将奈何？试入探，其舌虽黑不硬（黑舌，有毒者居多，用猪屎治之，已见奇验），两颊虽肿而咽尚通，则可疗也。乃入探视，如翁言。亟往见翁，拜谒于前曰：铣今日之命危于累卵，有先生则活，无先生则弃捐异路[2]，长终而不得反。言未卒，相与嘘唏流涕，悲不能自上。翁曰：人之伤于寒也，四日太阴受之。太阴脉布胃中，络于嗌，故腹满而嗌干，五日少阴受之，少阴脉贯肾，络于肺，系舌本，故口燥舌干而渴。今舌黑不硬，颊肿而嗌尚通，则是经未绝而可活也。于是诊其脉，且应，则为之火剂逐热，一饮汗尽，再饮热去，三饮病已，众皆以为神。

黄十六，病伤寒，发狂谵语，歌笑不伦，手足厥逆（热深厥亦深），身冷而掌有汗。诊其脉，两手沉滑而有力。翁曰：阳胜拒阴，火极而复，反兼胜己之化，亢则害，承乃制也。热胜血菀，故发狂而谵语；火性炎上，故歌笑不伦；阳极则反，故身冷厥逆。泄其血则火除，抑其阳则神宁。乃用桃仁承气汤，下血数升，益以黄连、竹沥、石膏之剂，大汗而解。

郭雍[3]治一人，盛年，恃健不善养，因极饮冷酒食肉，外有所

---

〔1〕 就捽　谓就势抓住。捽，音 zuó，揪住。
〔2〕 异路　人鬼殊途，因称死为“异路”。
〔3〕 郭雍　宋代医家，字子和，洛阳（今河南洛阳）人，撰有《伤寒补亡论》。

感，初得疾即便身凉自利，手足厥，额上冷汗不止，遍身痛，呻吟不绝，偃卧不能转侧，心神俱无昏愦，不恍惚。请医视之，治不力。言曰：此证甚重，而病人甚静（静字细玩），殊不昏愦，身重（寒湿）不能起，自汗自利，四肢厥，此阴证无疑也。又遍身痛，不知处所，出则身如被杖，阴毒证也。当急治之。医言缪悠〔1〕，不可听。郭令服四逆汤，灸关元及三阴交，未知，加服九炼金液丹（一味硫黄），利厥汗证皆少止。稍缓药艾则诸证复出，再急灸治，如此进退者三，凡三日两夜灸千余壮，服金液丹亦千余粒，四逆汤一二斗，方能住灸汤药。阳气虽复而汗不出，证复如太阳病（证复如太阳，当以附子理中汤加石膏，仿《明医杂著》治法），未敢服药（未敢服药稳），以待汗二三日，复大烦躁饮水，次则谵语，瘢出热甚（三日后始烦渴见瘢热甚，当细审瘢之为阳为阴而用药）。无可奈何，复与调胃承气汤，得利，大汗而解。阴阳反覆有如此者，前言烦躁不可投凉药，此则可下证具，非止小烦躁而已，故不同也。

一人年逾五十，五月间因房后入水，得伤寒证。误过服热药，汗出如油，喘声如雷，昼夜不寐，凡数日，或时惊悸发狂（汗出，喘而不寐，果是元虚欲脱之象，不能数日之后反见惊悸发狂之症也），口中气自外出，诸医莫措手。郭诊之，曰：六脉虽沉无力，然昼夜不得安卧，人倦则脉无力耳，细察之，尚有胃气，不涩（《直格》云：脉浮洪而见汗如油，气喘者，死。今脉沉而不涩，所以可救），可治也。夫阳动阴静，观其不得安卧，气自外出，乃阳证也，又误服热药，宜用黄连解毒汤。众皆危之〔2〕，一服，尚未效。或以为宜用大青龙汤。郭曰：此积热之久，病邪未退，药力未至也。再服，病减半，喘定汗止而愈。

---

〔1〕 缪悠　虚妄不实。
〔2〕 危之　为此而忧疑。

一人年二十三，禀气素弱，二月间因食豚肉数片，兼感冒不安，是夜自利腹痛，烦躁不眠（太阴症），次日呕恶不食，连自利二次。午间，请郭往视之，左三部沉而带数，三五不调，右寸关举按皆无，尺沉微，两手头面皆冷，舌有白胎，呕恶不止，身体重，颊赤（颊赤是戴阳）齿露，不食，仍作泻。以附子理中汤，人参用四钱，白术二钱，干姜、甘草各一钱，陈皮八分，生姜汁二匙，灌下，少顷脉之，右寸关隐隐而出，诸症稍定。次日脉近和，颊尚赤，乃以四君加陈皮、黄芩，二剂而愈。

江篁南治一从叔[1]，房后感寒，脉沉而迟，小腹大痛。予以高良姜二钱，姜制厚朴、官桂半之，作一服煎，投之即愈。

一妊妇，夏月得伤寒症，头痛，恶寒身热，心腹胀，气上壅，渴甚食少，背项拘急，唇口干燥。乃以柴胡石膏汤、枳实散二方合与服之，一服而愈。

一壮年，七月间伤寒，人迎脉紧盛，恶寒，肢节痛，指甲青。乃以九味羌活汤去生地、黄芩，加姜、枣、葱白（此方可商。症见指甲青，理宜温散），一服未解，兼腹疼饱闷，再与全方，一服外症悉解，然腹痛膈痞未除，盖五日矣。乃以小柴胡去参、芩、半、枣，加芍药、牡蛎、瓜蒌，亦不应。其人曰：予乃夏间食牛肉颇多，想是食积宿而然。江曰：乃表邪传至胸中，未入于腑，证虽满闷，尚为在表。乃以小柴胡对小陷胸，加枳实、桔梗、大黄一钱同煎，服之，更衣一度，即愈。

一人年四十余，春初因房后伤寒，身热恶寒，头痛（太阳），腹胁

〔1〕 从叔　父亲的叔伯兄弟。

痛(太阴、少阳)。自饮胡椒汤取汗,汗出热不退(热不退,宜细审)。三日后,江诊其脉,浮而洪大(虞案亦自利清水,但脉弦长沉实),且下利清水(虚),咳嗽,乃以葛根汤,麻黄、桂减半,加白术、五味子,得微汗,次早脉稍平,身凉痛减。但泻不甚止,头疼嗽未减,乃以白术、陈皮、五味、川芎、茯苓、干姜、甘草、姜、枣,一服而愈。既而劳复,感寒兼怒,热复作,胁复痛甚,目不欲开,兼之咯痰如桃花脓(琇按:此实胡椒、姜、桂之误)。仲景论曰:呕家有痈脓者,不可治呕,脓尽自愈。惟治其劳复,小柴胡去参、枣,加五味,胁痛减半。但嗽出尚有脓,大小溲如猪血水,口渴甚,夜睡谵语,小柴胡去参、半、枣,加胡黄连(胡连治伤寒咳嗽)、天花粉、茯苓、五味子,出入加减而安。

罗治两案,俱目不欲开,一投炙甘草汤,一投四逆汤,俱用轻重温补之剂。而此案目不欲开,又用小柴胡,信哉伤寒要见症也。东垣治大头天行症,亦目不开,当治毒而愈。

琇按:此乃目胞肿不能开,非不欲开也。

一妇人,患发热,胸中闭塞,骨节烦疼。一医作停食,投小沉香煎一服,大便利下三十余行,随致困笃,热烦愈甚,不省人事。又更医诊,见脉烦热(此句有误),投四苓饮,亦不效。病势危急,又来招诊视,得两寸口脉沉微而伏(大便利下三十余行而烦热愈甚,温补何疑?况脉沉微而伏耶),外证唇口喎斜,足趾微冷,面色赤(似热)而烦热,神昏不食。即与夺命散(按夺命散,没药、血竭、生地、丹皮、干荷叶,乃行瘀之方,恐非是。又夺命散,乃礞石一味),至夜半,胸间得少汗。药虽见效,人犹未苏,复诊,其脉如故。江谓此证始初感寒,合[1]和解,而反用丸药下之太过,遂成阴证似阳。投以通脉四逆汤加人参,四服热渐退,脉稍起,再作四逆加葱白汤,八

---

〔1〕合 应当。

服人始平复，调理半月而愈。

江应宿治休宁潘桂，年六十余，客淳安，患伤寒，亟买舟归。已十日不更衣，身热如火，目不识人，谵语烦躁，揭衣露体，知恶热也，小便秘涩，腹胀，脉沉滑疾。与大柴胡汤，腹中转矢气，小便通，再与桃仁承气汤，大下黑粪，热退身凉而愈。

都事[1]靳相庄，患伤寒十余日，身热无汗，怫郁不得卧，非躁非烦，非寒非痛，时发一声如叹息之状。医者不知何证，迎予诊视。曰：懊憹，怫郁证也。投以栀子豉汤一剂，十减二三，再以大柴胡汤，下燥屎，怫郁除而安卧，调理数日而起。

友人王晓同，寓云中。一仆十九岁，患伤寒发热，饮食下咽，少顷尽吐，喜饮凉水，入咽亦吐，号叫不定。脉洪大浮滑，此水逆证，投五苓散而愈。

知此治法。

率口何姓者，在济患伤寒，后食肉复。医与利药下之，下后身热耳聋，口干不渴，喜漱水，不欲咽，是热在经（热在经妙断）。予视之，曰：此误下亡阴，犹有表证。与小柴胡去半夏，加天花粉、山栀、麦冬、五味、归、芍、生地（稳极），一服减半，四剂良愈。

宿按：医之学，伤寒为难，以其邪气自表入里，六经传变六日，三阴三阳之气皆和，邪气自衰，七日当已。七日不已，谓之过经再传。在表者可汗而已，在里者可泄而已，此大法也。若夫阳盛阴虚，汗之则死，下之则愈，阳虚阴盛，汗之则愈，下之则死，生死在于反掌之间。若医者体认不真，阴阳差互，以寒为热，以实为虚，毫厘

〔1〕都事　官署掌理文书等事的吏员。

有差，千里之谬，轻者困笃，重者必死矣。昔张长沙氏著论，实为百代医方之祖，举世宗之，诚是也。但其方法唯宜用于冬月即时发病正伤寒，其余至春变瘟，至夏变热，又当依温热病例，清凉和解，从乎中治。况江以南温暖之方，正伤寒病百无一二，所以伤寒属内伤者十居八九。丹溪主乎温散，有卒中天地之寒气，有口伤生冷之物，皆以补养兼发散之法，实本《内经》成败倚伏生于动，动而不已则变作，及风雨寒暑不得虚，邪不能独伤人之旨也。盖凡外感寒者，皆先因动作烦劳不已而内伤体虚，然后外邪得入。故一家之中有病有不病者，由体虚则邪入，而体不虚则邪无路入而不病也。是故伤寒为病，属内伤者十居八九（即百十三方中用人参者居多）。世人皆谓伤寒无补法，但见发热，不分虚实，一例汗下，而致夭横者，滔滔[1]皆是也。夫邪之所凑，其气必虚。其法补养兼发散，宜用补中益气汤为主，随所见证加减。气虚热甚者，少加附子，以行参、耆之功。东垣《内外伤》[2]辨甚详。世之病此者为多，但有挟痰、挟外邪者，郁热于内而发者，皆以补元气为主。看所挟而兼用药，寒多者补散，加姜、附，热多者加芩、檗，痰积者加消导，杂合病当杂合治，不必先治感冒。譬如恶寒发热，得之感冒，明是外合之邪。已得浮数之脉，而气口又紧盛，明为食所伤。病者又倦怠，脉重按俱有豁意，而胸膈痞满，牵引两胁，其脉轻取似乎弦，此又平时多怒，肝邪之所为也，细取左尺大而沉弱之体，此又平时房劳之过也。治法宜感冒一节可缓，须视其形色强弱厚薄，且与补中化食行滞，中气一回，伤滞稍行，津液自和，通体得汗，外感之邪自解。医者若不审求，只顾表散外邪，又不究兼见之邪脉，亦不穷问所得之病因与性情，执著巧施杂合治法，将见正气日虚，邪滞不出，皆拙工之过也。

---

〔1〕 滔滔　水奔流，此处形容数量极多。
〔2〕《内外伤》　指《内外伤辨惑论》。

瘟疫

靖康[1]二年春，京师大疫，有异人书一方于斋舍，凡因疫发肿者，服之无不效。其方：黑豆二合，炒令香熟，甘草二寸，炙黄，以水二盏煎其半，时时呷之。（《庚志》）

解毒方。

成化二十一年，新野疫疠大作，死者无虚日。邻人樊滋夫妇，卧床数日矣。余自学[2]来，闻其家人如杀羊声，不暇去衣巾[3]，急往视之。见数人用绵被覆其妇，床下致火一盆，令出汗。其妇面赤，声哑几绝。余叱曰：急放手，不然死矣。众犹不从，乃强拽去被，其妇跃起，倚壁坐，口不能言。问曰：饮凉水否？颔之。与水一碗，一饮而尽，始能言。又索水，仍与之，饮毕汗出如洗，明日愈。或问其故，曰：彼发热数日，且不饮食，肠中枯涸矣。以火蒸之，速死而已，何得有汗？今因其热极，投之以水，所谓水火既济也，得无汗乎？观以火然枯鼎，虽赤而气不升，注之以水则气自来矣。遇此等证者，不可不知。（《梦醒录》）

虞恒德治一妇，年二十九，三月间患瘟疫证，病三日，经水适来，发热愈甚，至七八日病剧，胸中气筑作痛，莫能卧。众医技穷，入夜迎翁治。病者以棉花袋盛托背而坐于床，令婢磨[4]胸不息，六脉俱微，数极而无伦次，又若虾游状。翁问曰：恐下早成结胸耳。主人曰：未也。翁曰：三日而经水行，致中气虚，与下同。乃

---

〔1〕 靖康　宋钦宗年号，公元1126年至1127年。
〔2〕 学　学校。
〔3〕 衣巾　明清时诸生穿戴特制的青领衣和方巾，是秀才身份的标志。
〔4〕 磨　通“摩”，抚摩。

用黄龙汤（人参、大黄、枳实、厚朴、甘草）、四物汤（芎、归、芍、地）、小陷胸汤（川连、枳实、蒌仁），共为一剂，加姜、枣煎服。主人曰：此药何名？虞曰：三合汤也。一服而诸症悉减，遂能卧，再服热退而病全安愈。又因食粥太多而病复热，又作内伤处治，而用补中益气汤出入加减，调理而愈。

汪石山治一人，年弱冠，房劳后忽洒洒恶寒，自汗发热，头背胃脘皆痛，唇赤舌强，呕吐，眼胞青色（风虚）。医投补中益气（不远于病），午后谵语恶热（表），小便长（表未除），初日脉皆细弱而数，次日脉则浮弦而数。医以手按，脐下痛，议欲下之（岂有下理）。遣书来问，汪曰：此疫也（断之曰疫妙）。疫兼两感，内伤重，外感轻耳。脐下痛者，肾水亏也（妙。按痛为实而断为肾虚，明其理耳）。若用利药，是杀之也。古人云疫有补有降有散，兹宜合补降二法以治。用清暑益气汤，除苍术（嫌燥）、泽泻（嫌利）、五味（嫌敛），加生地（补肾）、黄芩、石膏（除恶热谵语），服十余帖而安。

陈斗岩，句曲人也。父病疫，药罔效，精诚祷天。一夕，梦老叟书授蚖蟺水，愈汝父。既觉，莫辨为何物。广咨博访，知为蚯蚓也，捣水饮，疾愈，人咸以为孝感所致。

江应宿治陈氏子，年十七岁，患疫，大渴大热，头痛如破，泄泻频数，六脉洪大。与三黄石膏汤，日进三服，石膏加至一两，三日而愈。

何氏仆，患天行时疫，目不识人，狂言妄语。投以地浆、童子小便，浸白头颈蚯蚓，捣细，新汲井花水滤下清汁，任服一二碗，即知人，三日愈。

万历十六年，南都[1]大疫，死者甚众。余寓鸡鸣[2]僧舍。主僧患疫十余日，更数医，皆云禁饮食，虽米饮不容下咽。病者饥甚，哀苦索食。余曰：夺食则愈[3]，虽有是说，此指内伤饮食者言耳。谚云饿不死伤寒，乃邪热不杀谷，虽不能食，亦不致死。经云安谷则生[4]，况病挟内伤不足之证，禁食不与，是虚其虚，安得不死？强与稀粥，但不使充量，进补中益气汤而愈。若此类者甚众，余未尝禁饮食，而活者不少。每见都城诸公，但说风寒二字，不辨有无内伤虚实，一例禁绝饮食。有二十余日邪气已尽，米饮尚不容入口，而饿死者何限？表而出之，以为习俗之戒。

宿按：经云：冬不藏精者，春必病瘟。是以多感于房劳辛苦之人，安乐者未之有也。一皆触冒四时不正之气而为病焉。大则流行天下，次则一乡，次则一家，悉由气运郁发[5]，有胜有伏，迁正退位之所致也。视斯疾者，其可不推运气而治之乎？仲景无治法，后人用败毒散治，甚得理。切不可作伤寒正治而大汗大下，但当从乎中，而用少阳、阳明二药加减和治，殊为切当。

大头天行

泰和[6]二年四月，民多疫疠，初觉憎寒，壮热体重，次传头面肿盛，目不能开，上喘，咽喉不利(症凶极)，舌干口燥，俗云大头伤寒，诸药杂治，莫能愈，渐至危笃。东垣曰：身半已上，天之气也。

〔1〕 南都 南京，明永乐以后为留都。
〔2〕 鸡鸣 鸡鸣寺，在南京鸡笼山东麓。
〔3〕 夺食则愈 《素问·病能论》："夫食入于阴，长气于阳，故夺其食即已。"
〔4〕 安谷则生：《史记·扁鹊仓公列传》："安谷者过期，不安谷者不及期。"
〔5〕 气运郁发 五行气运郁遏而发，造成自然变异，疾病流行。《素问·六元正纪大论》之"土郁之发"、"水郁之发"、"金郁之发"、"木郁之发"、"火郁之发"可参阅。
〔6〕 泰和 金章宗年号，公元1201年至1208年。

邪热客于心肺之间，上攻头面而为肿耳。乃以芩、连各半两酒炒，人参、陈皮、甘草、元参各二钱，连翘、板蓝根（败毒行瘀）、马勃、鼠粘子各一钱，白僵蚕炒、升麻各七分，柴胡五分，桔梗三分（配方之妙，非后贤所能拟议），为细末，半用汤调，时时服之（心肺为近，小制则服），半用蜜丸，噙化（服法妙），服尽良愈，活者甚众，时人皆曰天方，谓天仙所制也。或加防风、川芎、薄荷、归身细切五钱，水煎，时时稍热服之。如大便燥结，加酒蒸大黄一二钱以利之；肿势甚者，砭针刺之。

罗谦甫治中书右丞姚公茂，六旬有七，宿有时毒，至元戊辰春，因酒再发，头面耳肿而疼，耳前后肿尤甚，胸中烦闷，咽嗌不利，身半以下皆寒，足胫尤甚（热壅于上），由是以床相接作炕，身半以上卧于床，身半以下卧于炕，饮食减少，精神困倦而体痛。命罗治之，诊得脉浮数，按之弦细，上热下寒明矣（若以虚治则误）。《内经》云热胜则肿，又曰春气者病在头，《难经》云畜则肿热，砭射之也〔1〕，盖取其易散故也（急则治标）。遂于肿上约五十余刺，其血紫黑，如露珠之状，顷时肿痛消散（治上热）。又于气海中大艾炷灸百壮（灸法佳），乃助下焦阳虚，退其阴寒。次于三里二穴各灸三七壮，治足胻冷，亦引导热气下行故也（治下寒）。遂处一方，名曰既济解毒汤，以热者寒之。然病有高下，治有远近，无越其制度。以黄芩、黄连苦寒，酒制炒，亦为引用，以泻其上热，以为君；桔梗、甘草辛甘温上升，佐诸苦药以治其热，柴胡、升麻苦平，味之薄者，阴中之阳，散发上热，以为臣；连翘苦辛平，以散结消肿，当归辛温，和血止痛，酒煨大黄苦寒，引苦性上行至巅，驱热而下，以为使。投剂之后，肿消痛减，大便利，再服减大黄。慎言语，节饮食，不旬日良愈。

〔1〕“畜则肿热”句　语出《难经·二十八难》。

橘泉翁[1]治一人，病头面项喉俱肿大，恶寒。医疑有异疮。翁曰：非也。此所谓时毒似伤寒者，丹溪曰五日不治杀人。急和败毒散加连翘、牛蒡子、大黄下之，三日愈。

薛己治少宰[2]李蒲汀，误服发散之药，耗损元气，患处不消，体倦恶寒，食少口干。薛用补中益气加桔梗，用托里消毒散而全愈。

秋官[3]陈同野，元气素弱，脉细微而伏。用参、术、芎、归、陈皮、柴胡、升麻、炙草以升举阳气，用牛蒡、元参、连翘、桔梗以解热毒，二剂，肿顿消而脉亦复矣。设或脉微细而属纯阴，或肿而属纯阳，药之鲜有不误者。

一妇人，溃后肿赤不消，食少体倦，脓清色白。乃脾肺虚也，先月六君加桔梗、芎、归，后用补中益气加桔梗而敛。

一妇人，表散过度，肿硬不食。脉浮大，按之微短，薛辞不治，后果殁。

江篁南治给事中游让溪，嘉靖壬子正月，忽感大头风症，始自颈肿。时师[4]以为外感而误表之，继以为内伤而误补之，面发赤，三阳俱肿，头顶如裂，身多汗，寐则谵语，绵延三日，喘咳势急。其亲汪子际以竹茹橘皮汤，继以川芎茶调散合白虎汤，去人参，服

[1] 橘泉翁　即刘叔渊，元明间医家，号橘泉，吴陵（今属江苏）人，朱丹溪弟子。
[2] 少宰　明清时对吏部侍郎的别称。
[3] 秋官　明清时对刑部尚书的别称。
[4] 时师　时俗之医。

一剂而减。次日用前方，去寒峻药，至晚渐定，耳轮发水泡数个，余肿渐消，独耳后及左颊久不散。又次日，以当归六黄汤为主，加散毒之药，延及二旬，顶巅有块如鸡子大突起未平，及面颊余肿未消，时时头疼，大便稀溏。时二月中旬，江至，诊得左脉浮小而驶[1]，右浮大近快，有勃勃之势[2]。江按脉症，当从火治，以生黄耆八分，白术、薏苡各一钱半，茯苓、片芩各八分，生甘草三分，煎，加童便服。次日脉稍平，然两颊尚赤，早间或觉头痛，盖余火未全杀也，黄耆加作一钱二分，薏苡加作二钱，顶块渐消。以后加生耆二钱，更饮绿豆汤、童溲，五剂而愈。

宿按：阳明邪热兼少阳相火为病，视其病势在何部，随经处治，当缓，勿令重剂过其病所。阳明为邪，首大肿；少阳为邪，出于耳前后。予每治此症，初用凉膈散，继以消毒饮，无不立愈。

沙　附与魏玉横论解㑊书

琇按：原本误解《内经》解㑊为沙证，标题云解㑊，今订正之。

沙病（琇按：张杲《医说》采《叶氏录验方》本文只沙病二字，江氏误标沙症为解㑊，遂妄改叶方原文，云俗名发沙之症，以附会之。今据《医说》订正）江南旧无，今东西皆有之。原[3]其证，医家不载。大凡才觉寒栗似伤寒，而状似疟，但觉头痛，浑身壮热，手足厥冷。乡落多用艾灸，以得沙为良。有因灸脓血迸流，移时而死者，诚可怜也。有雍承节印行此方，云：初得病，以饮艾汤试吐，即是其证。急以五月蚕退纸一片碎剪，安碗中，以碟盖密，以汤泡半碗许，仍以纸封碟缝，勿令透气，良久，乘热饮之，就卧，以厚衣被盖

[1] 驶　迅疾。
[2] 勃勃之势　谓脉来劲强有力。
[3] 原　考察。

之，令汗透便愈。如此岂不胜如火艾枉残害人命，敬之信之。（《叶氏录验方》）

琇按：此条原刻俱改削叶氏原文，今依《医说》订正。

与魏玉横论解㑊书

杭世骏

解㑊二字，不见他书。解即懈，㑊音亦，倦而支节[1]不能振笮，惫而精气不能检摄[2]，筋不束骨，脉不从理；解，解㑊，㑊不可指名，非百病中有此一症也。《内经》言此者凡五，《平人气象论》云：尺脉缓涩，谓之解㑊。王氏注：儜不可名[3]。儜，困弱也。《玉机真藏论》[4]云：冬脉太过，则令人解㑊。此从脉起见也。《刺疟论》云：足少阳之疟，令人身体解㑊，寒不甚，热不甚，恶见人，见人心惕惕然，多汗出甚，此从疟起见也。《刺要论》云：刺骨无伤髓，髓伤则销铄，胻酸，体解㑊然不去矣。《四时刺逆从论》云：夏刺经脉，白气乃竭，令人解㑊。此从刺而究其极也。要皆从四末以起见，如经所言堕怠，小变其辞而意较微渺尔。后世传注有与经发明者又有二：《风论》云：使人怢栗而不能食，名曰寒热怢栗。全元起[5]本作失味，皇甫谧《甲乙经》作解㑊，则怢栗即解㑊之解也。《至真要大论》云：发不远热，无犯温凉。王氏注：不发汗以夺盛阳，则热内淫于四支，而为解㑊不可名也。粗工呼为鬼气要病，久久不已，则骨热髓涸齿干，乃为骨热病。此又究极解㑊之流弊，

---

〔1〕 支节　肢节。支，同"肢"。

〔2〕 检摄　收摄敛藏。检，约束。

〔3〕 儜不可名　困顿不可名状。儜，音 níng，困顿。

〔4〕《玉机真藏论》　"藏"原作"象"，据《素问》篇名改。

〔5〕 全元起　南朝齐梁间人，曾为《素问》作注，为已知最早的《素问》注本，唐代王冰作《黄帝内经素问注》，宋代林亿等校正《素问》，皆曾见其书，宋以后亡佚。

所谓救病于已形也。篁南江氏辑《名医类案》,引《叶氏录验方》,以为俗名发痧之证,于瘟疫、大头天行之后另列一门,武断极矣。发痧,余尝有此,病发必神思躁扰,少腹痛。《灵》《素》未尝言及,特小小患苦耳,与解㑊之义毫不干涉。篁南父子负盛名,而《内经》不读。庸医祖述〔1〕其说,转以欺世,事无害而理则大缪〔2〕矣。足下续案已成,删去此门,庶为稳惬〔3〕,毋令人有误解《内经》之诮〔4〕。荛言〔5〕或可采也。

一嫠妇〔6〕,身肥,常患发痧之证,每用苎麻刮之,即愈,辄与辄发,不出二三日。医用四物等治,反加鼻衄。江以香附、抚芎〔7〕、黄芩、栀子等开郁降火清热之剂,与之数服而愈,不复举。

《名医类案》卷第一终

---

〔1〕 祖述　效法遵循前人的学说或行为。
〔2〕 缪　通"谬",错谬。
〔3〕 稳惬　妥帖恰当。
〔4〕 诮　音 qiào,责备。
〔5〕 荛言　草野之言。
〔6〕 嫠妇　寡妇。
〔7〕 抚芎　江西抚州出产的芎䓖。

卷第二

内伤

琇按：七情之病皆为内伤，兹第以饮食劳倦当之，故所列多庞杂。

淳于意治齐丞相舍人〔1〕奴，从朝入宫，臣意见之食闺门〔2〕外，望其色有病气，臣意即告宦者平。平好为脉，学臣意所，臣意即示之舍人奴病，告之曰：此伤脾气也，当至春膈塞不通，不能食饮，法至夏泄血死（琇按：脾不统血，肝不藏血）。宦者平即往告相曰：君之舍人奴有病，病重，死期有日。相君曰：卿〔3〕何以知之？曰：君朝时入宫，君之舍人奴尽食闺门外。平与仓公立，即示平曰病如是者死。相即召舍人奴而谓之曰：公奴有病否？舍人曰：奴无病，身无痛者。至春果病，至四月泄血死。所以知奴病者，脾气周乘五藏，伤部而交，故伤脾之色也，望之杀然〔4〕黄（土败），察之如死青之兹〔5〕（木贼）。众医不知，以为大虫，不知伤脾。所以至春死病者，胃气黄，黄者土气，土不胜木，故至春死。所以至夏死者，《脉法》曰病重而脉顺清〔6〕者曰内关，内关之病，人不知其所痛，心急然无苦。若加以一病，死中春〔7〕；一愈顺，及一时〔8〕。其所以四

---

〔1〕齐丞相舍人　西汉时齐国丞相的舍人。舍人，高级官员的属官。

〔2〕闺门　城门。

〔3〕卿　对对方的敬爱之称。

〔4〕杀然　憔悴无泽。

〔5〕死青之兹　面色如枯草一般。兹，草席，此指枯草。

〔6〕顺清　和顺而清晰。

〔7〕中春　仲春。中，通“仲”。

〔8〕“一愈顺”句　谓每逢愉悦顺利，便可延长一段时间。愈，通“愉”。

月死者,诊其人时愈顺。愈顺者,人尚肥也。奴之病得之流汗数出,炙于火而以出见大风也。

齐中郎破石病,臣意诊其脉,告曰:肺伤,不治,当后十日丁亥溲血死。即后十一日,溲血而死。破石之病,得之堕马僵石上[1](琇按:跌扑伤肺。肺,娇藏也,而主气。凡受刑甚者,肺叶亦损)。所以知破石之病者,切其脉,得肺阴气,其来散,数道至而不一也,色又乘之(夭白)。所以知其堕马者,切之得番阴脉[2]。番阴脉入虚里,乘肺脉,肺脉散者,固色变也乘之。所以不中期死者,师言曰病者安谷即过期,不安谷则不及期。其人嗜黍,黍主肺,故过期。所以溲血者,《诊脉法》曰病养喜阴处者顺死,喜养阳处者逆死,其人喜自静,不躁,又久安坐,伏几而寐,故血下泄。

王石韦之死后所以见血者,以喜居阴处。

姚僧坦[3]治梁元帝[4],患心腹病,诸医皆请用平药。僧坦曰:脉洪而实,此有宿食,非用大黄,必无瘥理。元帝从之,果下宿食,愈。

沈绎,字诚庄,吴郡人,好学笃行。洪武[5]中,其外舅[6]陈翁谪戍兰州,无子,遂被逮,补军伍。时肃王[7]疾剧,或称诚庄善医,王召令诊视。问平日所嗜,知为乳酪,用浓茶饮数杯而愈。谓

---

〔1〕 僵石上 跌落在石头上。僵,跌倒。
〔2〕 番阴脉 反阴脉。番,同“翻”。
〔3〕 姚僧坦 南朝医家,字法卫,吴兴(今属江苏)人,撰有《集验方》。
〔4〕 梁元帝 南朝梁代皇帝,名萧绎,在位三年。
〔5〕 洪武 明太祖年号,公元 1368 年至 1398 年。
〔6〕 外舅 妻子的父亲,即岳父。
〔7〕 肃王 明太祖第十四子朱楧初封汉王,后改封肃王。

人曰：茶能荡涤膈中之腻也。王神其术，奏授本府良医〔1〕。

罗谦甫治一人，年六十有五，至元戊寅夏日，因劳役饮食不节，又伤冷饮，得疾。医者皆以为四时证，治之不愈。逮〔2〕十日，罗往治之，诊视曰：右手三部脉沉细而微，太阴证也；左手三部脉微浮而弦，虚阳在表也。大抵阴多而阳少。今所苦身体沉重（湿），四肢逆冷（寒），自利清谷，引衣盖覆，气难布息，懒言语，此脾受寒湿，中气不足故也。仲景言：下利清谷，急当救里，宜四逆汤温之。《内经》复有用热远热之戒。口干，但欲嗽水不欲咽，早辰〔3〕身凉而肌生粟，午后烦躁，不欲去衣，昏昏睡而面赤隐隐，红瘢见于皮肤，此表实里虚故也（亦有见瘢为阴盛于内，逼阳于外者，若许学士之治侯辅病是也），内虚则外证随时而变（罗治中风案，以为病邪入于经，则动无常处，症互相出见。此案见瘢，则曰内虚外症随时而变）。详内外之证，乃饮食劳倦，寒伤于脾胃，非四时之证明矣。治病必察其下（博按：《内经》云治病必察其下，谓察其时下之宜也。旧刻以下文有标本字，遂改下为本，谬矣）。今适当大暑之时而得内寒之证，以标本论之，时，标也，病，本也，用寒药则顺时而远本，用热药则从本而逆时。此乃寒热俱伤，必当从乎中治。中治者，温之是也（寒湿之症，又见红瘢，看他从乎中治，温以散之妙，亦见看病以日期为准，标本为凭。此案从乎中治以温。罗治一人泄，脉沉缓而弦，舍时从症，而用姜、附。当因病之轻重缓急而缓急之，不得执成见于我也）。遂以钱氏白术散加升麻，就本方加干葛、甘草解其瘢，少加白术、茯苓以除湿而利小便，人参、藿香、木香和脾胃，进饮食，㕮咀，每服一两，煎服，再服瘢退而利

〔1〕本府良医　明代藩王府设良医所，长官为良医正。
〔2〕逮　到。
〔3〕早辰　早晨。辰，通“晨”。

止，身温而神出。次服异功散、治中汤辛温之剂一二服，五日得平，止药。主人曰：病虽少愈，勿药可乎？罗曰：药，攻邪也。《内经》曰治病以平为期，邪气既去，强之以药，变证随起。不若以饮食调养，待其真气来复〔1〕，此不药而药、不治而治之理存焉。从之，旬日良愈。

博儿赤马刺，年三十余，因猎得兔，以火炙食颇多。抵暮至营，极困倦，渴饮潼乳斗余，是夜腹胀如鼓，疼痛闷乱，卧起不安，欲吐不吐，欲泻不泻(此症不发热，无外感)，手足无所措，举家惊惶。罗诊其脉，气口大二倍于人迎，乃应食伤太阴经之候也，右手关脉又且有力。盖烧肉干燥，因而多食，则致渴饮。干肉得潼乳之湿，是以滂满〔2〕于肠胃，乃非峻急之剂则不能去。遂以备急丸五粒，觉腹中转矢气，欲利不利。复投备急丸五粒，又与无忧散五钱，须臾大吐，又利十余行，皆物与清水相合而下，约二斗余，腹中空快，气渐调。至平旦，以薄粥饮少少与之，三日后再以参、术等药调其中气，七日而愈。此所谓饮食自倍，肠胃乃伤者也。

一妇人，三十余岁，忧思不已，饮食失节，脾胃有伤，面色黎黑〔3〕不泽，环唇尤甚，心悬如饥状(肾虚)，又不欲食，气短而促。大抵心肺在上，行荣卫而光泽于外，宜显而不藏；肾肝在下，养筋骨而强于内，当隐而不见。脾胃在中，主传化精微以灌四傍，冲和而不息，其气一伤则四脏失所。忧思不已，气结而不行，饮食失节，气耗而不足，使阴气上溢于阳中，故黑色见于面(色黑非瘀血)。又经云：脾气通于口，其华在唇。今水反侮土，故黑色见于唇，此阴阳

〔1〕 来复 恢复。
〔2〕 滂满 壅满而相击。滂，水流相击声。
〔3〕 黎黑 黑中带黄。

相反病之逆也。《上古天真论》云：阳明脉衰于上，面始焦。故知阳之气不足，非助阳明生发之剂则无以复其色（博按：原刻脱十四字），故用冲和顺气汤（作湿热郁火治，用升阳之剂，妙）。以葛根一钱五分，升麻、防风各一钱，白芷一钱，黄耆八分，人参七分，甘草四分，芍药、苍术各三分，以姜、枣煎（配方之妙，可师可法），巳午前服，取天气上升之时，使人之阳气易达也，数服而愈。此阴出乘阳治法也。（《卫生宝鉴》）

太常少卿[1]刘叔谦之内[2]李氏，中统[3]三年春，欲归宁[4]不得，又因劳役，四肢困倦，躁热恶寒，时作疼痛，不欲食，食即呕吐，气弱短促，怠惰嗜卧。医作伤寒治之，解表发汗，次日传变，又以大小柴胡之类治之，至十余日后，病愈剧。主家云：前药无效，莫非他病否？医曰：此伤寒六经传变，至再经传尽，当自得汗而愈。翌日，见爪甲微青黑色，足胫至腰如冰冷，目上视而睹不转睛，咽嗌不利，小腹冷气上冲心而痛，呕吐不止，气息欲绝（温救何疑）。罗诊其脉，沉细而微，不见伤寒之证（无六经证）。此乃中气不足，妄将伤寒治之，发表攻里，中气愈损，坏证明矣。乃以辛热之药，附子炮去皮脐、干姜炮各五钱，草豆蔻、炙甘草各三钱，益智仁、白芍药、丁香、藿香、白术各二钱，人参、陈皮、吴茱萸各一钱半，当归一钱，名曰温中益气汤，㕮咀，一两作一服，至夜药熟而不能进，续续灌下一口。饮至半夜，稍有呻吟之声，身体渐温，忽索粥饮，至旦食粥两次，又煎一服投之。至日高，众医皆至，诊之，曰：脉生证回矣。越三日，不更衣，或欲以脾约丸润之。罗曰：前证用

---

〔1〕 太常少卿　太常寺（古时掌管礼乐的最高机关）的副长官。
〔2〕 内　妻子。
〔3〕 中统　元世宗年号，公元 1260 年至 1264 年。
〔4〕 归宁　已婚女子回娘家小住。

大辛热之剂，阳生证回。今若以大黄之剂下之，恐寒不协[1]，转生他证。众以为不然，遂用脾约丸二十丸，至夜下利两行，翌日面色微青，精神困弱，呕吐复作。罗再以辛热前药温之而愈。《内经》曰：寒淫于内，治以辛热，佐以苦甘温[2]。附子、干姜大辛热，助阳退阴，故以为君；丁香、藿香、豆蔻、益智、茱萸辛热，温中止吐，用以为臣；人参、当归、白术、陈皮、白芍、炙甘草苦甘温，补中益气，和血脉，协力用以为佐使也。

真定路总管[3]刘仲美，年逾六旬，宿有脾胃虚寒之证。至元辛巳闰八月初，天气阴寒，因官事劳役，渴而饮冷，夜半自利两行。平旦，罗往诊视，其脉弦细而微，四肢冷，手足心寒，唇舌皆有褐色(青)，腹中微痛，气短，不思饮食。罗曰：《内经》云色青者肝也，肝属木，唇者脾也，脾属土。木来克土，故青色见于唇也。舌者心之官，水挟木势，制火凌脾，故色青见于舌也。《难经》云：见肝之病，则知肝当传之脾，故先实脾土。今脾已受肝之邪矣。洁古先师[4]云：假令五脏胜，各刑己胜，补不胜而泻其胜，重实其不胜，微泻其胜。而以黄耆建中汤加芍药、附子主之。且芍药味酸，泻其肝木，微泻其胜；黄耆、甘草甘温，补其脾土，是重实其不胜；桂、附辛热，泻其寒水，又助阳退阴；饴糖甘温，补脾之不足，肝苦急，急食甘以缓之；生姜、大枣辛甘大温，生发脾胃升腾之气，行其荣卫，又能缓其急。每服一两，依法水煎服，再服而愈。

---

〔1〕不协　于病情不合。

〔2〕"寒淫于内"句　《素问·至真要大论》："寒淫于内，治以甘热，佐以苦辛，以咸泻之，以辛润之，以苦坚之。"

〔3〕总管　元代在全国设一个中书省辖区和十个行中书省，"省"下设"路"，各路以达鲁花赤和总管为长官。

〔4〕洁古先师　李东垣师从张洁古，罗天益又为李东垣弟子，因称张洁古"洁古先师"。

史丞相[1]，年近七旬，至元丁卯秋间，因内伤自利数行，觉肢体沉重，不思饮食，嗜卧，懒言语，舌不知味，腹痛，头亦痛，而恶心。医以通圣散大剂服之，覆以厚衣，遂大汗出，前证不除，反增剧，易数医，四月余不愈（病已久）。罗诊视，得六脉沉细而微弦，不欲食，食即呕吐，中气不调，滞于升降，口舌干燥，头目昏眩，肢体倦怠，足胻[2]冷，卧不欲起。素不饮酒，肢体本瘦，又因内伤自利复汗，是重竭津液，脾胃愈虚，不能滋荣周身百脉，故使然也。非甘辛大温之剂，则不能温养其气。经云脾欲缓，急食甘以缓之，又脾不足者，以甘补之，黄耆、人参之甘补脾缓中，故以为君；形不足者，温之以气，当归辛温，和血润燥，木香辛温，升降滞气，生姜、益智、草豆蔻仁辛甘大热，以荡中寒，理其正气；白术、炙甘草、陈皮甘苦温，乃厚肠胃，麦蘖曲宽肠胃而和中，神曲辛热，导滞消食，为佐使也。名曰参术调中汤，㕮咀一两，姜三片，煎服之，呕吐止，饮食进。越三日，前证悉去。左右曰：前证虽去，九日不更衣，如何？罗曰：丞相年高气弱，既利且汗，脾胃不足，阳气亏损，津液不润也，岂敢以寒凉有毒之剂下之？仲景曰：大发汗后，小便数，大便坚，不可用承气汤。如此虽内结，宜以蜜煎导之。须臾去燥屎二十余块，遂觉腹中空快，上下气调。又以前药服之，喜饮食，但有所伤，则橘皮枳术丸消导之，月余乃平复。丞相曰：病去矣，当服何药防其复来？罗曰：但慎言语，节饮食，不可再药。

许学士治一男子，素嗜酒，因暴风寒衣薄，遂觉倦怠，不思饮食，半月至睡后添发热，遍身疼如被杖，微恶寒。天明脉之，六脉浮大，按之豁豁[3]然，左为甚。许作极虚受风寒治之，人参为君，黄

〔1〕 史丞相　史天泽。参见卷一中风“忠武史公”条注。
〔2〕 胻　音 héng，胫骨上部。
〔3〕 豁豁然　空虚的样子。

耆、白术、当归身为臣，苍术、甘草、陈皮、通草、干葛为佐使，大剂与之。至五帖后，遍身汗如雨，凡三易被，得睡，觉〔1〕来诸证悉平。

滑伯仁〔2〕治一人，病怔忡善忘，口淡舌燥，多汗，四肢疲软，发热，小便白而浊。众医以内伤不足，拟进茸、附。伯仁诊其脉，虚大而数。曰：是由思虑过度，厥阳之火为患耳。夫君火以名，相火以位。相火，代君火行事者也。相火一扰，能为百病，况厥阳乎？百端之起，皆自心生。越人云忧愁思虑则伤心，其人平生志大心高，所谋不遂，抑郁积久，致内伤也。然抱薪救火，望安奚能？遂命服补中益气汤、朱砂安神丸，空心则进小坎离丸，月余而安。

丹溪治一人，腊月因斋素〔3〕中饥而胃寒，作劳，遂发热头疼。与小柴胡汤，自汗神昏，视听不能，脉大如指（脉大为虚），似有力，热不退（冬月而发热头痛自汗，乃太阳中风，宜桂枝汤，不可用小柴胡。脉大如指，视听不能，内伤重而外感轻。求其脉大如指、不能视听之故，恐为小柴胡凉剂激之而然）。与参、术、黄耆、熟附、炙甘草，作大剂服之，一日汗少，二日热减，能视听。初用药至四日，前药中加苍术，与二帖，再得汗热除。乃去苍术、附子，作小剂，服三日而安。

一少年，九月间发热头疼，妄语大渴。医与小柴胡十余帖，热愈甚（九月发热头痛，在太阳症，如何就渴？又非传邪合病，焉有妄语？如是内伤，若用小柴胡，是杀之也）。朱视其形肥，面带白，稍露筋骨，脉弦大而数，左为甚，遂作虚证治之。以苍术为君（妙法），

---

〔1〕觉　音 jiào，睡醒。

〔2〕滑伯仁　即滑寿。参见卷一伤寒"撄宁滑"条注。

〔3〕斋素　持斋茹素。

茯苓、芍药为臣，黄耆为佐，附子一片为使，与二帖而证不减。或谓不当用附子。曰：虚甚，误投寒药。人肥而脉左大于右，事急矣，非附子则参、耆焉能有速效？再与一帖，乃去附子而作大剂，与之五十帖（琇按：谁能耐此），大汗而愈，又自调养，两月平复。

一少年，因劳倦大热而渴，恣饮泉水，次日热退，言视谬妄，自言腹胀，不能转侧，不食，战掉，脉涩而大，右为甚。灸气海三十壮，用白术、黄耆各二钱，熟附五分，与十帖，不效，又增发热而渴，但少进稀粥。丹溪曰：此气欲利而血未应也。于前药去附，加酒当归以和血，有热，加参一钱半，与三十帖而安。

一肥白人，年壮，因劳倦成病，秋间大发热，已服柴胡等药七八帖矣，两手脉洪数而实。观之形色，知其脉本不实，以服凉药所致。因与温补药黄耆附子汤，冷饮二帖，困睡微汗而解，脉亦稍软。继以黄耆术汤，脉渐敛小而愈，是肥白人虚劳多气虚也。

一老人，饥寒作劳，患头疼，恶寒发热（表邪），骨节疼，无汗妄语，时作时止（前证俱属表邪，但时作时止，虚症可知。况一起妄语，又非阳明在腑，内伤可知）。自服参苏饮取汗，汗大出而热不退。至第四日，诊其脉，洪数而左甚。此因饥而胃虚，加以作劳，阳明虽受寒气，不可攻击，当大补其虚，俟胃气充实，必自汗而解。以参、耆、归、术、陈皮、炙甘草，每帖加附子一片，一昼夜尽五帖，至第五日，口稍干，言有次。诸症虽解，热尚未退，乃去附，加芍药，又两日，渐思食精爽，间与肉羹，又三日，汗自出，热退（仍以汗解）。脉虽不散，洪数尚存。朱谓此脉洪当作大论（大则为虚），年高而误汗，此后必有虚证见，又与前药。至次日，自言病以来不更衣凡十三日矣，今谷道虚坐迸痛，努责如痢状不堪，自欲用大黄巴豆等剂。朱曰：大便非实闭，乃气因误汗虚，不得充腹，无力可努（认证精确)。仍用前补药,间以肉汁粥及琐阳粥,与之一日半,浓煎椒葱汤,浸下体(外治法亦佳),方下大软便块(不结硬)五六枚。诊其脉,仍未敛,此气血仍未复(论脉妙)。又与前药两日,小便不通,小腹满闷,颇苦,但仰卧则点滴而出。朱曰:补药未至(目光如电)。于前药倍加参、耆,两日小便方利,又服补药半月而安。治卢兄汗后再发热妄语,治吕仲汗后热不退妄语,治陶明节热退后目不识人,言语谬误,皆用参、耆、归、术等补剂而愈。信哉!谵语多属虚也。

项彦章治一人,病发热恶风而自汗,气奄奄弗属[1]。诸医作伤寒治,发表退热而益增。项诊,阴阳俱沉细(阴脉)且微数(论症宜桂枝汤,然脉当浮缓,今沉细,又无头痛,内伤何疑),处以补中益气之剂。医止之,曰:表有邪而以参、耆补之,邪得补而愈盛,必死此药矣。项曰:脉沉,里病也;微数者,五性之火内扇也;气不属者,中气虚也。是名内伤,经曰损者温之。饮以前药而验。

虞恒德治一人,年三十,因劳倦伤食,致腹痛膜胀,面黄。十日后求诊,得右手气口脉洪盛而滑,右关浮诊虚大而滑,重按则沉实,左寸关亦弦滑而无力,两尺皆虚而伏。虞曰:此中气不足,脾气弱而不磨,当补泻兼施而治。初与补中益气汤二服,次日与枳实导滞丸八十丸,大便去二次。次日又与补中益气汤,如此补一日,泻一日,二十日服补药十帖,导滞丸千数,腹胀退而安。

一人年四十五,正月间路途跋涉,劳倦发热,身体略痛而头不痛。自以为外感而用九味羌活汤,三帖汗出,热不退,前后又服小柴胡汤五六帖,热愈甚。经八日,召虞诊视。至卧榻前,见煎成汤

〔1〕奄奄弗属　气息微弱,不相连属。属,相连。

饮一盏在案。问之,乃大承气汤,将欲饮。切其脉,右三部浮洪略弦而无力,左三部略小,而亦浮软不足。虞曰:汝几自杀。此内伤虚症,服此药大下必死。伊曰:我平生元气颇实,素无虚损证,明是外感无疑也。虞曰:将欲作阳明内实治而下之欤?脉既不沉实,又无目疼鼻干、潮热谵语等证;将欲作太阳表实治而汗之欤?脉虽浮洪而且虚,又无头痛脊强等证。今经八日不应,仍在表,汝欲作何经而治之乎(精切详明)?伊则唯唯[1]不语。以补中益气汤加附子,大剂与之,是夜连进二服。天明往诊,脉略平和。伊言尚未服,仍谓前效,欲易外感退热之药。虞曰:前药再饮二服,不效当罪我。又如前二服,脉证俱减半。伊始曰:我几误矣。去附子,再煎二服与之,热退气和而愈。但体犹困倦如前,服前药二十余帖,始得强健复元而安。

一人三十余,九月间因劳倦发热。医作外感治,用小柴胡、黄连解毒、白虎等汤,反加痰气上壅,狂言不识人,目赤上视,身热如火。众医技穷。八日后虞诊,六脉数疾七八至,右三部豁大无力,左略弦而芤(虚症无疑)。虞曰:此病先因中气不足,又内伤寒凉之物,致内虚发热。因与苦寒药太多,为阴盛隔阳之证,幸元气稍充,未死耳。以补中益气加熟附二钱,干姜一钱,又加大枣、生姜,煎服。众医笑曰:此促其死也。黄昏时服一剂,痰气遂平而熟寐。伊父曰:自病不寐,今安卧,鼾声如平时。至夜半方醒,始识人,而诸病皆减。又如前再与一剂,至天明得微汗,气和而愈。

刘宗序[2]治一妇,六月间劳倦中暑。其兄仰同知[3]喜看方

[1] 唯唯　应答的声音。
[2] 刘宗序　事迹未详,明代俞弁《续医说》卷六载有其治疗陆炳文脾胃受伤的医案。
[3] 仰同知　仰姓的同知。同知,官名,明清时知府、知州的副职。

书，为用六和汤、香薷饮之类，反加虚火上升，面赤身热。后邀刘诊视，六脉疾数，三部豁大而无力。刘曰：此病先因中气不足，内伤瓜果生物，致内虚发热，非六和、香薷所能治。况夏月伏阴在内，重寒相合（所以夏月多此等症），此为阴盛隔阳之症。急用补中益气汤，加附子三钱，干姜一钱，同煎，置冰中浸冷服之，其夜得熟睡，至天明微汗而愈。仰谢曰：伏阴之说，既闻命矣。但不省以药冰之何也？刘曰：此即《内经》热因寒用、寒因热用之义。仰叹服。

张养正〔1〕治苏州闻教谕〔2〕，遘〔3〕羸疾。吴医治之，率用三白汤，无奇效。张至诊治，亦用三白汤。家人曰：前药用之多矣。张正色曰：子勿哓哓。吾用汤，使〔4〕不同。遂投熟附二三片煎，俾服之，即瘥。

薛己治一儒者，素勤苦，恶风寒（表），鼻流清涕（表），寒噤（虚）喷嚏（表）。薛曰：此脾肺气虚，不能实腠理。彼不信，服祛风之药，肢体麻倦（虚），痰涎自出（寒），殊类中风。薛曰：此因风剂耗散元气，阴火乘其土位。遂以补中益气加麦冬、五味治之而愈。

秀才刘允功，形体魁伟，不慎酒色，因劳怒，头晕仆地，痰涎上涌（寒），手足麻痹（麻属气血虚），口干引饮。六脉洪数而虚，乃肾经亏损，不能纳气归源而头晕，不能摄水归源而为痰，阳气虚热而麻痹，虚火上炎而作渴（辨症精确）。用补中益气合六味丸料治之而愈。其后或劳役，或入房，其病即作，用前药，随愈。

---

〔1〕 张养正　事迹未详，此案见明代俞弁《续医说》卷二。

〔2〕 教谕　明清时县学的学官。

〔3〕 遘　遇到，此为罹患。

〔4〕 使　使药。

秀才陈时用，素勤劳，因怒口斜痰盛。脉滑数而虚，此劳伤中气，怒动肝火。用补中益气加山栀、茯苓、半夏、桔梗，数剂而愈。

锦衣杨永兴，形体肥厚，筋骨软痛，痰盛作渴，喜饮冷水。或用愈风汤、天麻丸等药，痰热益甚。服牛黄清心丸，更加肢体麻痹。薛以为脾肾俱虚，用补中益气汤、加减八味丸，三月余而痊。已后连生七子，寿逾七旬。《外科精要》云凡人久服加减八味丸，必肥健而多子，信哉。

琇按：此说不可为训。

一妇年七十五，遍身作痛（不发热而痛，久虚无汗，属火），筋骨尤甚，不能伸屈，口干目赤（火），头晕痰壅，胸膈不利，小便短赤，夜间殊甚，遍身作痒如虫行（身痒阴虚有四症）。用六味丸料加山栀、柴胡治之，诸证悉愈。

一产妇，筋挛臂软，肌肉掣动（亡阳）。此气血俱虚而有热（当参别症合断），用十全大补汤而痊。其后因怒而复作，用加味逍遥散而愈。

一产妇，两手麻木，服愈风丹、天麻丸，遍身皆麻，神思倦怠，晡热作渴，自汗盗汗。此气血俱虚，用十全大补加炮姜数剂，诸症悉退。却去炮姜，又数服而愈。但有内热，用加味逍遥散，数剂而痊。

高光禄，脾胃素虚，因饮食劳倦，腹痛胸痞。误用大黄等药下之，谵语烦躁，头痛喘汗，吐泻频频，时或昏愦。脉大无伦次。用六君加炮姜，四剂而安。但倦怠少食，口干发热，六脉浮数（脉浮数，又非表邪，元气虚也），欲用泻火之药。薛曰：不时发热，是无火也；脉浮大，是血虚也；脉虚浮，是气虚也。此因胃虚，五脏亏损，虚症发见（内虚则外症随时而变）。服补胃之剂，诸症悉退。

徐大尹，因饮食失宜，日晡发热，口干体倦，小便赤涩，两腿酸痛。薛用补中益气汤治之。彼知医，自用四物、黄檗、知母之剂，反头眩目赤，耳鸣唇燥，寒热痰涌，大便热痛，小便赤涩。又用四物、芩、连、枳实之类，胸膈痞满，饮食少思，汗出如水。再用二陈、芩、连、黄檗、知母、麦冬、五味，言语谵妄，两手举拂。屡治反甚，复求。用参、耆各五钱，归、术各三钱，远志、茯神、酸枣仁、炙甘草各一钱，服之，熟睡良久，四剂稍安，又用八珍汤调服而愈。夫阴虚乃脾虚也，脾为至阴，因脾虚而致前证。盖脾禀于胃，故用甘温之剂，以生发胃中元气而除大热，胡乃反用苦寒复伤脾血耶？若前证果属肾经阴虚，亦因肾经阳虚，不能生阴耳。经云无阳则阴无以生，无阴则阳无以化（无阴则阳无以化，不宜六味，滋肾丸妙，何也？肾欲坚，急食苦以坚之），又云虚则补其母，当用补中益气、六味地黄丸（不稳）以补其母，尤不宜用苦寒之药。世以脾虚（脾虚则不可用知、檗）误为肾虚，辄用黄檗、知母之类，反伤胃中生气，害人多矣（知、檗并不伤胃，本草可考）。大凡足三阴虚，多因饮食劳役，以致肾不能生肝，肝不能生火而害脾。土不能滋化，但补脾土，则金旺水生，木得平而自相生矣。

一男子，每遇劳役，食少胸痞，发热头痛，吐痰作渴。脉浮大。薛曰：此脾胃血虚病也。脾属土，为至阴而生血，故曰阴虚。彼不信，服二陈、黄连、枳实、厚朴之类，诸症益甚。又服四物、黄檗、知母、麦冬，更腹痛作呕，脉洪数而无伦次。薛先用六君加炮姜，痛呕渐愈，又用补中益气，全痊。

刘秀才，劳役失宜，饮食失节，肢体倦怠，发热作渴（初起何以即渴），头痛恶寒（明是表症，须辨内伤外感之头痛恶寒。不明此理，徒用温补，死先生言下矣)。误用人参败毒散，痰喘昏愦，扬手掷足，胸间发瘢，如蚊所呐(罗谦甫案亦见红瘢，从乎中治；许学士案亦见红瘢，为阴盛于内，逼阳于外)。薛用补中益气加姜、桂、麦冬、五味，补之而愈。

一儒者，素勤苦，因饮食失节，大便下血，或赤或黯，半载之后，非便血则盗汗，非恶寒则发热。血汗二药，用之无效。六脉浮大，心脾则涩。此思伤心脾，不能摄血归源。然血即汗，汗即血，其色赤黯，便血盗汗，皆火之升降微甚耳；恶寒发热，气血俱虚也。乃午前用补中益气，以补脾肺之源，举下陷之气，午后用归脾加麦冬、五味，以补心脾之血，收耗散之液，不两月而诸症悉愈。

一男子，发热烦渴，时或头痛(此头痛为内伤)。服发散药，反加喘急腹痛，其汗如水，昼夜谵语。此劳伤元气，误汗所致，其腹必喜手按。询之果然。遂与十全大补加附子一钱，服之熟睡，唤而不醒，举家惊惶，及觉，诸症顿退。属内真寒而外假热，故肚腹喜暖，口畏冷物。此乃形气病，气俱不足，法当纯补元气为善。

一男子，饮食劳倦而发寒热，右手麻木(虚)。或误以为疔毒，敷服皆寒凉败毒，肿胀重坠，面色痿黄，肢体倦怠。六脉浮大，按之如无，此脾胃气虚也。询之，果是销银匠，因热手入水梅银，寒凝隧道，前药益伤元气故耳。遂用补中益气，及温和之药煎汤渍手而愈。

一儒者，修左足，伤其大指甲少许，不见血，不作痛，形体如故。后因饮食劳倦，足重坠，微肿痛，或昼睡，或夜寐，其足如故。误服败毒之剂，寒热肿痛。盖脾起于足大指，此是脾气虚弱下陷。用十全大补汤而愈。

谭侍御[1]，但头痛即吐清水，不拘冬夏，吃姜便止，已三年矣。薛作中气虚寒，用六君加归、耆、木香、炮姜而瘥。

一儒者，四时喜极热饮食，或吞酸嗳腐，或大便不实，足指缝湿痒。此脾气虚寒下陷。用六君加姜、桂治之而愈。稍失调，旧患复作，前药加附子钱许，数剂不再举[2]。

一男子，形体倦怠，饮食适可，足指缝湿痒，行坐久则重坠。此中气虚而下陷。用补中益气加茯苓、半夏而愈。

一男子，食少胸满，手足逆冷，饮食畏寒，发热吐痰，时欲作呕。自用清气化痰及二陈、枳实之类，胸腹膨胀，呕吐痰食，小便淋漓。又用四苓、连、檗、知母、车前，小溲不利，诸病益甚。薛曰：此脾气虚寒，无火之症，故食入不消而反出。遂用八味丸补火以生土，用补中益气加姜、桂培养中宫，生发阳气，寻[3]愈。

一男子，每劳肢体时痛（诸痛皆属肝木。痛亦有属邪火者，但此为虚火，宜甘温足矣，不得重用辛热）。或用清痰理气之剂，不劳常痛。加以导湿，臂痛漫肿，形体倦怠，内热盗汗。脉浮大，按之微细，此阳气虚寒。用补中益气，加附子一钱，人参五钱，肿痛全愈，又以十全大补百余剂而安。共服人参十三斤，姜、附各斤余。

琇按：尝见病非姜、附所宜，医以重剂人参入之，多不为患。参能驱驾姜、附，信哉。

---

[1] 侍御　侍御史，掌监察等事。
[2] 举　发作。
[3] 寻　很快。

一妇年四十余，七月间患脾虚中满，痰嗽发热，又因湿面冷茶，吞酸吐呕，绝食。误服芩、连、青皮等药，益加寒热口干，流涎不收，且作渴，闻食则呕（胃虚），数日矣。薛视之，曰：脾主涎，此脾虚不能约制，故涎自出也。欲用人参安胃散。惑于众论，以为胃经实火宿食治之，病日增剧。忽思冬瓜，食少许，顿发呕吐酸水不止，仍服前药，病益甚。复邀薛视之，则神脱脉绝，濒死矣，惟目精〔1〕尚动（此际断要温补）。薛曰：寒淫于内，治以辛热〔2〕，然药莫能进矣。急用盐、艾、附子炒热，熨脐腹以散寒回阳，又以口气接其口气，以附子作饼，热贴脐间，一时许神气少苏。以参、术、附子为末，更以陈皮煎膏，为丸如粟米大，入五七粒，随津液咽下，即不呕。二日后加至十余粒，诸病少退，甘涎不止。五日后渐服煎剂一二匙，胃气少回，乃思粥饮。继投参、术等药（去附子，妙）温补中气，五十余剂而愈。

以上五条，乃脾胃虚寒，阳气脱陷也。

汪石山治一人，年逾五十，过劳怠倦，烦闷，恶食不爽。汪诊之，脉浮小濡缓。曰：此劳倦伤脾也。冬春宜仿补中益气汤例，夏秋宜仿清暑益气汤例。依法受方服之，良愈。

一人年三十余，尝因冒寒发热，医用发表，不愈。继用小柴胡，热炽汗多，遂昏昏愦愦，不知身之所在，卧则如云之停空，行则如风之飘毛（虚极），又兼消谷善饥、梦遗诸症。汪观其形色类肥者，曰：此内火燔灼而然，虚极矣。切其脉，皆浮洪如指，曰：《脉经》云脉不为汗衰者死，在法不治，所幸者脉虽大，按之不鼓，形虽长而色尚

---

〔1〕 精 同“睛”。

〔2〕 “寒淫于内”句 《素问·至真要大论》：“寒淫于内，治以甘热，佐以苦辛，以咸泻之，以辛润之，以苦坚之。”

苍，可救也。医以外感治之，所谓虚其虚，误矣。经云：邪气乘虚而入，宜以内伤为重。遂以参、耆、归、术大剂，少加桂、附，服十余帖，病减十之二三。再除桂、附，加芍药、黄芩，服十余帖，病者始知身卧于床，足履于地，自喜曰：可不死矣。服久果起。

一人年逾五十，患眩晕溲涩，体倦梦遗，心跳，通夜不寐，易感风寒，诸药俱不中病。汪诊之，脉皆浮大或小弱无常。曰：虚之故也。丹溪云肥人气虚，宜用参、耆。又云黑人气实，不宜用之。果从形欤？抑[1]从色欤？汪熟思之，色虽黑而气虚，当从形治。遂以参、耆为君，白术、茯苓、木通为臣，栀子、酸枣仁、麦冬为佐，陈皮、神曲为使，煎服，晨吞六味地黄丸，夜服安神丸，逾年病安。

程篁墩先生，形色清癯，肌肤细白。年四十余，患眩晕，四肢倦怠，夜寐心悸言乱。或用加减四物汤甘寒以理血，或用神圣复气汤辛热以理气，又或作痰火治，或作湿热治，俱不效。汪诊之，脉皆沉细不利，心部散涩。曰：此阴脉也。脾与心必忧思所伤，宜仿归脾汤例，加以散郁行湿之药（此症若不散郁行湿，即投归脾亦不效）。服数帖，病果向安。一夕因懊恼忽变，急请诊视。脉三五不调，或数或止，先生以为怪脉。汪曰：此促脉也（促脉，或痰，或气滞），无足虑。曰：何为而脉变若此？曰：此必怒激其火然也。以淡酒调木香调气散一匕服之，其脉即如常。

一人形长而瘦，色白而脆[2]，年三十余，得奇疾，遍身淫淫循行如虫，或从左脚腿起，渐次而上至头，复下于右脚，自觉虫行有声之状（是阳虚）。召医诊视，多不知其为何病。汪往，诊其脉，浮小

[1] 抑　还是。
[2] 色白而脆　面色白而枯槁无华。脆，枯槁。

而濡，按之不足，兼察形视色，知其为虚证矣。《伤寒论》云：身如虫行，汗多，亡阳也。遂仿此例而用补中益气汤，多加参、耆，以酒炒黄檗五分佐之，服至二三十帖，遂愈。

一人形长苍紫，素善食，喜啖肉，年近六十。时六月伤饥，又被雨湿，既而过食冷物，腹中疼胀，呕吐。次年至期，前病复作。医作伤食，或作冷气，率用香燥消导之药，时作时止。第三年十月病又作，食则胃脘励痛[1]。近来忽吐瘀血如指者三四条，大便溏泻，亦皆秽污，又常屡被盗惊，今犹卧则惊寤。汪诊，左脉沉弱，右脉浮虚，但觉颇弦。次早复诊，左脉濡小无力，右脉虚豁(脉之不常，虚之过也)。令用人参二钱，白术钱半，茯神、当归、生地、黄耆、酸枣仁各一钱，石菖蒲五分，山栀子七分，五帖，觉力健而食进。尚嗳气，失气未除，饮食少味，令人参加作三钱，白术加作二钱，服，愈。

一人年十九，形瘦，面色黄白，三月间微觉身热，五月间因劳伤于酒肉，遂大热膈闷，梦遗盗汗，午后热甚。或作食积，或作阴虚，或作痰火，治皆不应。汪诊之，午间脉皆洪滑。汪曰：食饱之余，脉不定也。来早再诊，脉皆收敛而弱，右脉尤弱。遂以人参三钱，黄耆钱半，白术、麦冬各一钱，黄檗、知母、山楂子各七分，枳实、甘草各五分，煎服，热减汗除，五服。惟梦遗一月或二次三次，令服固精丸五六两，仍令节食，守淡味。病愈后又觉热，前方减甘草，加石膏一钱半，牡丹皮八分。

一妇苍白，不肥不瘦，年逾五十，病舌尖痛(虚火)三年，才劳[2]喉中热痛(虚火)，或额前一掌痛，早起头晕，饮食无味，胸膈

---

〔1〕 励痛 疑为“厉痛”。
〔2〕 劳 作劳。

痞闷。医用消导清热之药，不效。汪诊，右脉濡散无力而缓，左脉比右颇胜，亦近无力。十五年前哭子过甚。遂作忧思伤脾，哭泣伤气，从东垣劳倦伤脾之例，用参、耆各钱半，白术、芍药、天麻各一钱，川芎、元参各七分，甘草、枳实各五分，黄檗、陈皮各六分，煎服，愈。

一儿年十余，色白神怯，七月间发热连日，父令就学，内外俱劳，循至[1]热炽头痛。正合补中益气汤症，失此不治，以致吐泻食少。其父知医，乃进理中汤，吐泻少止，渐次眼合，咽哑不言，昏昧不省人事，粥饮有碍，手常揾住阴囊（虚寒）。为灸百会、尾骶，不应。其父来问，汪曰：儿本气怯，又兼暑月过劳。经曰劳则气耗，又曰劳倦伤脾，即此观之，伤脾之病也。身热者，经曰阳气者烦劳则张[2]，盖谓气本阳和，或烦劳，则阳和之气变为邪热矣；头痛者，经曰诸阳皆会于头[3]，今阳气亢极，则邪热熏蒸于头而作痛也；吐泻者，脾胃之清气不升，浊气不降也；目闭者，盖诸脉皆属于目，而眼眶又脾所主，脾伤不能营养诸脉，故眼闭而不开也；咽哑者，盖脾之络连舌本，散舌下，脾伤则络失养，不能言也（目闭而哑，俱为脾伤，妙）；经曰脾胃者水谷之海，五脏皆禀气于脾，脾虚则五脏皆失所养，故肺之咽嗌为之不利而食难咽，故心之神明为之昏瞀而不知人；常欲手揾阴囊者，盖无病之人，阴升阳降，一有所伤，则升者降，降者升，经曰阴阳反作[4]是也，是以阴升者降，从其类而入厥阴之囊，因阴多阳少，故手欲揾之也。此皆脾胃之病（妙断），经谓土极似木，亢则害，承乃制也。症似风木，乃变象耳。不治脾胃之土而治肝木之风，欲求活难矣。且用参、耆、术各三钱，熟附一

〔1〕 循至　渐至。循，顺着。
〔2〕 阳气者烦劳则张　语出《素问·生气通天论》。
〔3〕 诸阳皆会于头　《灵枢·邪气藏府病形》："诸阳之会，皆在于面。"
〔4〕 阴阳反作　《素问·阴阳应象大论》："清气在下，则生飧泄；浊气在上，则生䐜胀。此阴阳反作，病之逆从也。"

钱，煎至熟，用匙灌半酒杯，候看何如。服后病无进退，连服二三日，神稍清，目稍开，始有生意，食仍难咽。汪诊之，脉皆浮缓，不及四至。汪曰：药病相宜。再可减去附子（病一转即去附子，妙，因时令在七月也）。服之，渐渐稍苏。初，医或作风热施治而用荆、防、芩、连、蚕、蝎之类，或作惊痰而用牛黄、朱砂、轻粉等药，此皆损胃之剂，岂可投之？儿今得生幸耳，实赖其父之知医也。或曰：经云无伐天和，其症又无四肢厥冷，时当酷暑，而用附子何也（此一辨不可少）？汪曰：参、耆无附子无速效，而经亦曰假者反之[1]，正如冬月而用承气之类，此亦舍时从症之意也。

程明祐[2]治闵德病头痛，身热烦懑。他医汗之，热益甚，脉不为汗衰，乃曰：此阴阳交而魂魄离也。程曰：非也。病得之内伤饮食宿滞，泄之可愈已。泄之而安。

吴茭山治一人，患内伤，郁痰气虚。诸医皆作有余之气，遂用四七分气消导之剂服之，气升似火。又以栀子、芩、檗寒凉之剂服之，其患增剧，四体瘦削，早晨气潮若火焚状（用凉药而愈甚，阴覆乎阳也，宜升阳散郁补胃）。吴诊其脉，浮大无力，知气虚而清气下陷故也。法宜甘温退热，遂以补中益气汤倍加参、耆服之，其热渐平，饮食倍进。次以蠲饮枳术丸，服十日，倏然利出郁痰升许（先补胃，后治痰，因脉浮大无力之故）。然后用六味丸入紫河车一具，调理月余而瘳[3]。

一男子，患内伤，微热咳嗽，其人素欠保养，不忌荤酒，日久则

---

〔1〕 假者反之 《素问·五常政大论》："必同其气，可使平也，假者反之。"
〔2〕 程明祐 明代医家，字良吉，号岩泉，歙（今安徽歙县）人，《医学入门·卷首·历代医学姓氏》载有其事。
〔3〕 瘳 音 chōu，痊愈。

卧床矣。吴诊之，两手脉弦。以参苏饮二帖，头目稍清，余热未退。次以滋阴降火汤，未获全效。病家易医治之，医曰：此伤寒误于药也，当得大汗而愈。遂以葱白散大发其汗，其脉愈浮，其热愈炽，日晡阳虚头痛（此后再汗为误）。医尚以风邪未解，仍以清肌解散之药，虚益甚矣。复请吴诊，脉之，弦大虚芤改革，男子则亡汗失精矣。与补中益气汤，数服而安。次以人参养荣汤五十帖，其患遂愈。

江篁南治程钜，患肌热多汗，时昏晕不醒，目时上窜，气短气逆（虚），舌上白胎，腹中常鸣，粒米不入。诊其脉，两手脉皆浮大（大则为虚）而驶带弦。告之曰：虚损内伤症也。病虽剧，不死。盖得之惊恐过劳，又兼使内过食，伤中之过耳。其家曰：信然。钜自楚归，江中遇盗，跃入中流，几死。浮水至岸，衣尽濡，赤身奔驰，风露侵袭。抵家，兼有房劳饮食过度，医用消导剂过多，故至此。江曰：经云汗出而脉尚躁疾者死〔1〕，目直视者死，在法不治。然察脉尚有神，可救也。按此本内伤外感之症，今外邪已去，内伤饮食亦消导无余，惟惊惕房劳失调补，故气虚而汗，又湿热生痰，中气虚，挟痰，故时时晕厥也。法宜补中清痰，因其苦于晕厥，以参、耆、归、术、麦冬、陈皮、五味、柴胡、甘草，一剂投之，晕厥止。但觉气愈逆，咽膈不利（何不用理中汤配二陈、竹沥、厚朴、杏子、归、芍），乃以甘桔汤加贝母煎饮之，咽膈即舒。次日，前方除五味、归，加贝母、元参，晕厥复作，乃以人参二钱，陈皮少许，煎汤，调人乳饮之，觉安。连进数剂，是夜加竹沥、姜汁，即能食粥三次。但觉上焦作疼，又次日苦多汗，以人参、黄耆为君，酸枣仁、浮麦、陈皮、贝母为臣，牡蛎、麻黄根为佐，桂枝、木香少许为使，是夜稍安，脉亦收敛而小。继以补中豁痰安神之剂出入加减，两月而愈。

---

〔1〕 汗出而脉尚躁疾者死 《素问·评热病论》"疾"作"盛"。

陈球七月间行舟，遇风涛惊恐，又因事恼怒（内伤），病胸膈痞满，食少，又澡浴冒风（外感），发热，小溲红。八月初间，医用柴苓汤，痞满益甚，又加自汗。一医用清暑益气汤除人参、黄耆服之，稍宽（此方用得当），然汗益多（汗多则热退），小便黄（小便红变黄亦佳）。江诊视，左脉浮之不应，沉取豁然虚，右寸来促，关损小而驶，两尺沉而无力。先以香附汤吞大安丸，继以参、术补脾为君，酸枣仁敛汗为臣，枳实以泄肝，芍药引金泄木，当归和血润燥，陈皮、厚朴以理气宽胀，川芎、山栀、香附以散郁，茯苓以利水，一剂汗减四之三，胸膈宽，食倍进，夜卧安，次早略觉腹胀，呕吐清痰，遂宽。再与二服，前方加半夏、生姜出入加减，数日而愈。

吴氏子，年三十余，病发热，医用药汗之，不效。又投五积散，其热益甚，兼汗多足冷（似湿温症，但脉不同，身热不壮不同。湿温，脉关前濡，关后急，身微热）。江诊其脉，告曰：此内伤外感也。用参、耆、归、术以补里，防风、羌活以解其表，加山楂以消导之，一服病减半。所以知吴子病者，六脉皆洪大搏指（洪大搏指，作虚而受风寒），气口大于人迎一倍也。既而更医，热复作，且头疼口干鼻衄，谵语昏睡。江曰：此汗多亡阳也。投柴胡桂枝汤（热复作，症见头痛口干，鼻衄谵语，乃阳明在经，投柴胡桂枝汤，妙。不得认鼻衄为热，以血为红汗也。后以生脉饮合柴葛解肌，加入生地、黄芩、白芍，可法）和其荣卫，诸症减半。惟口干不除，乃以麦冬、生地、陈皮、生甘草、茯神、人参、柴胡、白芍、干葛、五味、黄芩，一服食进，诸症皆除。所以知之者，诊其脉，两手皆洪盛，按之勃勃然也。

程氏子，年二十余，禀弱，又使内劳役过度，兼有忧恐之事，忽患手足战摇不定，甚至反张，汗出如雨，常昏晕不知人，一日二十余度(二十余度,虚极),又吃忒[1],饮食难进,面色黎黑。一医作中风治,证益剧。半更时江至,两手战摇,不能诊候,捉执犹不定。略诊之,弦大搏击(似肝脏脉),似真脏之脉。乃以大剂参、耆加白术、陈皮、大附子、天麻、麻黄根之类,一日夜服人参二两,汗少止,昏晕稍疏,诸症稍减。连服补剂三日,四体战始定,脉可按。病虽少回而虚未复,江乃言归,戒以确守前方多服,庶几可愈。数日来迎,书云旧症将复举之状,询之,乃减参、耆大半。江至,则复作如旧,乃仍前倍加参、耆,大剂补之,乃定,服人参三四斤而愈。

孙秀才,患症耳聋(少阳)烦躁(合病),身热谵语(阳明)。医曰:此伤寒少阳症也。服小柴胡,不效。更医,投白虎汤,亦不减,又兼唇干齿燥,舌干倦甚,神思愦愦,且治后事矣。江曰:此内伤症也。以生脉汤加陈皮、甘草,一服舌稍津润,耳稍闻,神思略回,继加白术、柴胡等药出入而愈。所以知之者,切其脉,带结而无力也。

此症身无汗,非风温。但见症如此,而以生脉散治之,为脉结而无力,结为疝瘕积郁。加减药似可商。

族弟,因过饮梦遗,失盖感寒,病头痛发热。医用十神汤发汗,不出。继投生料五积散杂治,不效。予视其面赤,身热头疼,肢节痛,阳缩,气喘促,危急,嘱后事。江曰:此内伤外感证也。以参、术补中,羌、防、葛、姜、葱解表,大附子少许(因阳缩)以回阳,薄暮一服,半更时大汗热退(制附、术和肾气,故得汗而解),即熟睡,二鼓寤而索粥,晓更衣二度,自觉清爽。仍有头眩,口干燥,以四君加归、芎、五味、陈皮、干葛、藿香等出入增减,数服而愈。所以知之者,切其脉,两手皆沉微而右浮滑(琇按:两字皆字糊涂),内伤重

---

〔1〕 吃忒 呃逆。忒,音 tè。

而外感轻也。

江南仲治徐丹成发热，四肢热如火，左胁一点疼痛（伤肝）难当，五日不更衣，小溲赤涩。医作伤寒治，服发散药，不效（无六经见症，妄行散剂）。易医，作疝治，投青皮、枳壳、茴香等药，病增剧。江诊，左脉弦数，重按无力，右脉弦滑，气口紧实，倍于人迎。此非伤寒症，乃内伤，必醉饱强力气竭，肝伤病也。经云：损其肝者缓其中[1]。问其由，乃中途覆舟，尽力救货。时冬寒，忍饥行五十里，遇族人，纵饮青楼，遂得此症。正合经云必数醉若饱以入房。气聚于脾中不得散，脾主四肢，故热如火；酒气与谷气相薄，热盛于中，故热遍于身，内热而溺赤也；酒气盛而慓悍，肾气日衰，阳气独胜，故手足为之热也。用参、术、枸杞（左胁一点痛乃伤肝也，用枸杞以补肝，妙）、炙草甘温缓中，神曲、枳壳、术、蜜、白芥化食行滞（佐枳壳、白芥尤佳，可法可法），一服病减，再服热退。用六味丸以补肝肾之亏损，兼旬而愈。

黄氏子，年十六岁，九月间患疟，五六发，即以常山饮截之，遂止。数日后，夜半因惊恐出汗，遂发热不止（无恶寒症），医仍作疟治，不效。或者认作伤寒，投以消导之剂，增剧，日稍轻，夜热尤重，已经八日矣。召仲视之，诊得六脉浮大无力，按之豁然，外症谵语，不食耳聋。大叫问之：有何苦？则曰：遍身痛，腹中胀，为热所苦（似阳明、少阳合病在经，亦当头痛胸满，今遍身痛而头不痛，腹胀胸不满，断非伤寒，何也？以日轻夜重之热经八日在何经而认作伤寒耶）。投以补中益气汤八帖，不效。复请他医，作内伤饮食，外感

---

〔1〕 损其肝者缓其中 《难经·十四难》："损其肺者益其气，损其心者调其荣卫，损其脾者调其饮食，适其寒温，损其肝者缓其中，损其肾者益其精。此治损之法也。"

风寒，用解表消导二剂，益加大热，如炙如火，昏愦，目不识人，言语谬妄，耳聋无闻。复召仲，仲曰：此内伤不足之症无疑。前药虽未获效，精神渐觉清爽，早间热亦稍轻（长热不退，方是伤寒）。原因疟后脾气大虚，加之寒凉消导之剂复伤元气，药力未至。仍用前方，人参加作三钱，黄耆四钱，炮姜、肉桂各三分，熟附五分（投桂、附，大见神力），与二帖，热减半，耳微闻，言有次。减去桂、附，大剂参、耆，十余剂，小便频，再加益智仁五分而愈。

命门火衰

薛立斋治廷评张汝言，胸膈作痞，饮食难化。服枳术丸，久而形体消瘦，发热口干。脉浮大而微。用补中益气加姜、桂，诸症悉退。惟见脾胃虚寒，遂用八味丸补命门火，不月而饮食进，三月而形充。此症若不用前丸，多变腹胀喘促，腿足浮肿，小便淋沥等症。急用济生加减肾气丸，亦有得生者。

一儒者，虽盛暑喜燃火，四肢常欲沸汤渍之，面赤吐痰，一似实火，吐甚宿食亦出，惟食椒、姜等方快。薛曰：食入反出，乃脾胃虚寒。用八味丸、十全大补加炮姜，渐愈，不月平复。

此症无汗，后滑案为暑邪，宜参看。

一妇饮食少，非大便不实，必吞酸嗳腐。或用二陈、黄连，更加内热作呕。薛曰：东垣有云邪热不杀谷〔1〕，此脾胃虚弱，未传寒中。以六君加炮姜、木香，数剂胃气渐复，饮食渐进。又以补中益气加炮姜、木香、茯苓，数剂全愈。后怒，饮食顿少，元气顿怯，更加发热，脉洪大而虚，两尺如无。益气汤、八味丸，两月余诸症悉

〔1〕杀谷　消化水谷。杀，消磨。

退，愈。

以上三症乃久病，故如此治而愈。

一人因失足划然〔1〕有声，坐立久则左足麻木，虽夏月足寒如冰。嘉靖己亥夏月，因醉睡，觉而饮水复睡，遂觉右腹痞结，以手摩之，沥漉有声，热摩则气泄而止，每每加剧，饮食稍多则作痛泄。医令服枳术丸，不效。甲辰岁，薛诊之，曰：此非脾胃病，乃命门火衰，不能生土，虚寒使之然也。若专主脾胃，误矣。服八味丸而安。

此案可法。

罗工部，仲夏腹恶寒而外恶热，鼻吸气而腹觉冷，体畏风而恶寒，脉大而虚微，每次进热粥瓯许，必兼食生姜汤瓯余，若粥离火食之，腹内即冷。薛曰：热之不热，是无火也〔2〕。当用八味丸壮火之源，以消阴翳。彼不信，乃服四物、元参之类而殁。

陈工部，发热有痰，服二陈、黄连、枳壳之类，病益甚。冬月，薛诊之，左尺微细，右关浮大，重按微弱。曰：此命门火衰，不能生土而脾病。当补火以生土，或可愈也。不悟，仍服前药，脾土愈弱。次年春病笃，复邀薛治。右寸脉平脱，此脾土不能生金，生气绝于内矣。薛不治，曰：经云：虚则补其母，实则泻其子。凡病在子，当补其母，况病在母而属不足，反泻其子，不死何俟？

蒋州判〔3〕，形体魁伟，中满吐痰，劳则头晕，所服皆清痰理气。薛曰：中满者，脾气亏损也；痰盛者，脾气不能运也；头晕者，

〔1〕 划然　描摹失足时的声音。
〔2〕 “热之不热”句　语出《素问·至真要大论》王冰注。
〔3〕 州判　明代知州的佐理之官。

脾气不能升也；指麻者，脾气不能周也。遂以补中益气加茯苓、半夏以补脾土，用八味丸以补土母而愈。后用《乾坤生意》[1]方，云凡人手指麻软，三年后有中风之疾，可预服搜风、天麻二丸以防之。乃朝夕服，以致大便不禁，饮食不进而殁。愚谓预防之理，当养气血，节饮食，戒七情，远房帏[2]可也。若服前丸，适所以招风取中[3]也。

江应宿治朱秀才母，年四十三岁，寡居，患恶寒头疼（内伤），恶心呕吐（寒痰），多汗，易感风寒（表虚）。诊其脉，两尺沉细无力，乃命门火衰，人肥而多郁，脾肺虚寒。治以人参、白术、柴胡、半夏、陈皮、香附、青皮、枳实、干姜、紫苏（四君加疏肝散郁温中之品，亦可法），二剂痰清，恶寒少止，继以八味丸，全愈。

暑

罗谦甫治蒙古百户[4]，因食酒肉，饮潼乳，得霍乱吐泻症，从朝至午精神昏愦。已困急，来告罗。视之，脉皆浮数，按之无力，所伤之物已出矣。即以新汲水半碗调桂苓白术散，徐徐服之，稍得安静。又于墙阴掘地约二尺许，贮以新水，在内搅动，待一时澄定，用清者一杯再调服之，渐渐气调，吐泻遂止，至夜安卧。翌日，微烦渴，遂煎钱氏白术散，时时服，良愈。或曰：用地浆者何也？坤属地，地属阴，土平曰静顺[5]，感至阴之气。又于墙阴贮新汲水，以

---

〔1〕《乾坤生意》 书名，明代朱权撰，二卷，述用药大略、运气、治法等。
〔2〕房帏 此处代指房事。
〔3〕招风取中 招引风邪，自取中风。
〔4〕百户 金元时期世袭军职，为百户所的长官。
〔5〕土平曰静顺 《素问·五常政大论》："木曰敷和，火曰升明，土曰备化，金曰审平，水曰静顺。"

取重阴之气也，阴中之阴能泻阳中之阳，霍乱因暑热内伤所得，故用地浆之意也。

提举[1]父，年近八十，六月中暑毒，霍乱吐泻，昏冒[2]终日，不省人事。时夜参半，请罗视之。脉七八至，洪大有力(暑脉虚大，当作虚论)，头热如火，足冷如冰，半身不遂，牙关紧急。盖年高气弱，当暑气极盛、阳明得令之际，况因动而得之，中暑明矣。非甘辛大寒之剂，不能泻其暑热，坠浮溜之火，安神明也。遂以甘露散甘辛大寒泻热补气，加茯苓以分阴阳，约一两，水调灌之，渐渐省事，诸证悉去。慎言语，节饮食，三日以参术调中汤，以意增减旋服，理正气，逾十日平复。

一仓官，季夏时病胸项多汗(胸项多汗，先伤暑)，两足逆，谵语。医者不晓，杂治经旬。罗诊之，关前濡，关后急，当作湿温治。盖先受暑，后受湿，暑湿相搏，是名湿温。先以白虎加人参汤，次以白虎加苍术汤，头痛渐退(足冷头痛并见，当知此是湿温症)，足渐温，汗渐止，三日愈。此名贼邪，误用药，有死之理。心病，中暑为正邪，中湿得之，从所不胜者，为贼邪。今心受暑而湿邪胜之，水克火，从所不胜是也，五邪之中最逆也。经曰：湿温之脉，阳濡而弱，阴小而急。濡弱见阳部，湿气搏暑也；小急见于阴部，暑气蒸湿也(细心精别)。暑湿相搏，名曰湿温，是谓贼邪也(总宜白虎合五苓为佳)。罗亦素有停饮之疾，每至暑月，两足漐漐未常[3]干，服此药二三服，即愈。

---

〔1〕 提举　宋元在地方设儒学提举司、医学提举司等官署，长官称“提举”。
〔2〕 昏冒　昏厥。冒，通“瞀”，昏厥。
〔3〕 未常　未尝。常，通“尝”。

滑伯仁治一人，病自汗如雨，面赤[1]身热，口燥心烦，盛暑中常[2]帷幕周密。自以至虚亡阳，服术、附数剂，脉虚而洪数，舌上胎黄(脉虚、身热、胎黄，自汗、口燥、心烦，亦难别阴阳。但汗如雨而不畏寒，暑可知。若阴有汗则死)。伯仁曰：前药误矣。轻病重治，医者死之。《素问》云：必先岁气，毋伐天和。术、附其[3]可轻用以犯时令？又云：脉虚身热，得之伤暑。暑家本多汗，加之刚剂，脉洪数而汗甚。乃令撤[4]幔开窗，少顷渐觉清爽。以黄连、人参、白虎三进而汗止大半，诸症亦减。兼以既济汤，渴用冰水调天水散，七日而愈。

孙兆治一人，自汗(阳微厥，故自汗。阴微厥，不得复有外症)，两足逆冷至膝下(似阴症)，腹满(腹满，故先伤湿)，不省人事。孙诊，六脉小弱而急。问其所服药，取视，皆阴病药也。孙曰：此非受病重，药能重病耳。遂用五苓散、白虎汤十余帖，病少苏，再服全愈。或问治法，孙曰：病人伤暑也，始则阳微厥而脉小无力，医谓阴病，遂误药，其病愈厥。用五苓散大利小便则腹减，白虎解利邪热则病愈。凡阴病，胫冷则臂亦冷，渠[5]今胫冷臂不冷，则非下厥上行，所以知是阳微厥也(妙辨)，此症乃先伤湿，后伤暑，为湿温之症也。

丹溪治一人，夏大发热谵语，肢体莫举，喜冷饮，脉洪大(虚)而数。以黄耆、茯苓浓煎如膏，用凉水调服，三四次后昏卧如死，气息如常，次日方醒而愈。

---

〔1〕 面赤 “面”原作“至”，据畊余堂本、鸿文书局本改。
〔2〕 常 原作“宜”，据畊余堂本、鸿文书局本改。
〔3〕 其 同“岂”，难道。
〔4〕 撤 原作“撒”，据文义改。
〔5〕 渠 他，指病人。

一人夏发大热大汗，恶寒战栗，不自禁持[1]，且烦渴。此暑病也。脉虚微细弱而数，其人好赌，致劳而虚。以人参、竹叶作汤，调辰砂四苓散，八帖而安。（恶寒战栗亦有属暑者。但此脉不沉，与少阴反发热不同；烦渴，与少阴引水自救不同。少阴战栗，恶寒无汗者多，少阴引水自救，自利人静而不烦者多，然阴脉俱沉）

项彦章治一人，病甚，诸医皆以为瘵，尽愕束手[2]。项诊之，脉细数而且实。细数者暑也，暑伤气，宜虚，今不虚而反实，乃热伤血，药为之也。家问死期，曰：何得死为？作白虎汤饮之，即瘥。

吴茭山治一妇，冬月偶感患，洒洒恶寒，翕翕发热，恶食干呕，大便欲去不去。诸医皆以虚弱痰饮治之，以二陈、补心等药服，不效。延及半月，吴诊其脉，虚而无力，类乎伤暑。众不然之。究问其病因，其妇曰：因天寒换著绵衣，取绵套一床盖之，须臾烦渴，寒热呕吐，绵延至今耳。吴曰：诚哉，伤暑也。盖绵套晒之盛暑，夹热收入笥[3]中，必有暑气尚未开泄，今人体虚，得之易入，故病如是。其妇曰：然。遂制黄连香薷饮，连进二服而愈。

逢年岁热甚，凡道路城市昏仆而死者，此皆虚人劳人，或饥饱失节，或素有疾，一为暑气所中，不得泄即关窍皆窒，非暑气使然，气闭塞而死也。古方治暑无他，但用辛甘发散疏导，心气与水流行则无害矣（宜姜葱汤调益元散）。崇宁[4]乙酉，吴为书局时，一马夫驰马出局下，忽仆地绝[5]（琇按：此由动而得之，是为中暍）。

---

〔1〕不自禁持　无法把持身体的颤栗。
〔2〕尽愕束手　全都愕然无策。
〔3〕笥　音 sì，装盛衣物的竹器。
〔4〕崇宁　宋徽宗年号，公元 1102 年至 1106 年。
〔5〕绝　昏死不省人事。

急以五苓、大顺散灌之，皆不验。已逾时，同舍[1]王相使取大蒜（辛温）一握，道上热土（补胃）杂研烂，以新水（甘寒）和之，滤去渣，决[2]其齿灌之，少顷即苏。至暮，此仆为吴御马而归，乃知药病相对有如此者。此方本徐州沛县市门忽有板书钉其上，或传神仙救人者。沈存中[3]、王圣美[4]皆著其说，而吴亲验之。（出石林老人《避暑录》）

陈斗岩治伦司成，舟中遇，昏晕不知人，自汗瘛疭。医以为中风。陈曰：人迎脉过盛，病因饮后便凉，痰火妄动，非中风也。以清暑益气汤，一剂而愈。

汪希说治一壮男子，形色苍黑，暑月客游舟回，患呕哕，颠倒[5]不得眠，粒米不入，六日矣，脉沉细虚豁。诸医杂投藿香、柴、苓等药，不效，危殆。汪曰：此中暑也。进人参白虎汤，人参五钱，服下呕哕即止，鼾睡五鼓方醒，索粥。连进二三服，乃减参稍轻，调理数剂而愈。

汪石山治一人，年三十余，形瘦弱，忽病上吐下泻，水浆不入口者七日（若是中寒，该发热厥冷。不见厥冷，故从暑治），自分死矣。汪诊，脉八至而数。曰：当夏而得是脉，暑邪深入也；吐泻，不纳水谷，邪气自甚也。宜以暑治。遂以人参白虎汤进半杯，良久复进一

---

〔1〕同舍　宋代王安石变法，将太学生分为外舍、内舍和上舍，根据年限和学业优劣依次升舍。同舍，与今日同年级意思相近。

〔2〕决　掰开。

〔3〕沈存中　即沈括，宋代钱塘（今浙江杭州）人，字存中，宋神宗熙宁间参与王安石变法，后退隐，撰有《梦溪笔谈》《良方》等。

〔4〕王圣美　即王子韶，宋代太原（今属山西）人，字圣美，进士出身，撰有《字解》。

〔5〕颠倒　神思烦乱。

杯，觉稍安，三服后减去石膏、知母，以人参渐次加作四五钱，黄檗、陈皮、麦冬等随所兼病而佐使，一月后平复。

一人瘦长而脆，暑月过劳，饥饮烧酒，遂病热汗，昏懵语乱。汪视之，脉皆浮小而缓，按之虚豁。曰：此暑伤心劳伤脾也。盖心藏神，脾藏意，二脏被伤，宜有此症。法宜清暑以安心，益脾以宁志意。遂用八物加麦冬、山栀子、陈皮，煎服，十余帖而愈。

江篁南曰：夏月热倒人昏迷闷乱，急扶在阴凉，切不可与冷饮，当以布巾衣物等蘸热汤，覆脐下及气海间，续续以汤淋布巾上，令撒脐腹，但暖则渐醒也。如仓卒无汤处，掬道上热土于脐端，以多为佳，冷则频换也，后与解暑毒。若才热倒便与冷饮，或冷水淋之，即死。又一法，道途无汤处，即掬热土于脐上，仍拨开作窝子，令众人溺于中，以代热汤，亦可取效。解暑，用白虎汤、竹叶石膏汤之类。凡觉中暑，急嚼生姜一大块，冷水送下。如不能嚼，即用水研灌之，立醒。路途仓卒无水，渴甚，急嚼生葱二寸许，和津同咽，可抵饮水二升。

江应宿治岳母，年六十余，六月中旬劳倦中暑，身热如火，口渴饮冷，头痛如破。脉虚豁，二三至一止。投人参白虎汤，日进三服，渴止热退。头痛，用白萝卜汁吹入鼻中，良愈。

湿

寒湿之邪，身黄而不热，体重而不渴。

许学士治一人，病身体痛而黄，喘满头痛，自能饮食（里无病），大小便如常，脉大而虚，鼻塞且烦。许曰：非湿热宿谷相搏，此乃头中寒湿也，不可行茵陈五苓散。仲景云：湿家，病身疼痛，发热，面黄而喘，头痛鼻塞而烦，其脉大，自能饮食，腹中和无病，病在头中寒湿，故鼻塞，纳药鼻中则愈。仲景无方，见《外台》[1]《删繁》[2]，证云：治天行热病，通贯脏腑[3]，沉鼓骨髓之间，或为黄疸，宜瓜蒂散。

瓜蒂一味为末，些少搐鼻内，出黄水即愈。

罗谦甫治征南元帅忒木儿，年近七十，秋间征南，过扬州，时仲冬，病自利，完谷不化，脐腹冷痛，足胫寒，以手搔之，不知痛痒，常烧石以温之，亦不得暖。诊之，脉沉细而微。盖高年气弱，深入敌境，军事烦冗，朝暮形寒，饮食失节，多饮乳酪，履卑湿，阳不外固，由是清湿袭虚，病起于下，故胻寒而逆。《内经》曰：感于寒则受病，微则为咳，盛则为泄为痛。此寒湿相合而为病也，法当急退寒湿之邪，峻补其阳，非灸病不已。先以大艾壮于气海灸百壮，补下焦阳虚；次灸三里各三七壮，治胻寒而逆，且接引阳气，下又灸三阴交，散足受寒湿之邪。遂处方云：寒湿所胜，治以辛热，湿淫于外，平以苦热，以苦发之。以附子大辛热助阳退阴，温经散寒，故以为君；干姜、官桂大热辛甘，亦除寒湿，白术、半夏苦辛，温燥脾湿，故以为臣；人参、草豆蔻、甘草大温中益气，生(原本误干)姜大辛温，能散清湿之邪，葱白辛温，能通上焦阳气，故以为佐。又云：补下治下制以急，急则气味厚，故作大剂服之。不数服，泻止痛减，足胻渐温，调其饮食，十日平复。明年秋过襄阳，值霖雨旬余，前症复作，再依前灸，添阳辅，各灸三七壮，再以前药投之，数服愈。

一人年三十余，形色瘦黑，饮食倍进，食后吐酸，食饭干恶难

---

〔1〕《外台》　即《外台秘要》，唐代王焘撰，四十卷。
〔2〕《删繁》　即《删繁方》，南北朝谢士秦(也作谢士泰)撰，十二卷，已佚。
〔3〕通贯脏腑　“通”上原衍“盖”字，据《备急千金要方》卷十林亿校正、《外台秘要》卷四删。

吞，尝有结痰注于胸中，不上不下，才劳则头晕眼花，或时鼻衄，粪后去红或黑，午后至晚胸膈烦热，眉心时痛，好睡，醒来口舌干苦，盗汗梦遗，脚冷，手及臀尖生脓泡疮（此症有属肝脾郁结者，以加味归脾治之，同四七汤）。医以四物汤凉血剂投之，不效。罗诊之，左脉小弱而数，右脉散弱而数，俱近六至（虚热之病）。曰：症脉皆属阴虚，作阴虚治之，不效何也？此必脾虚湿郁为热而然也。今用滋阴降火，反滋湿而生热，病何由安？宜用参、耆甘温之剂补脾去湿可焉。问曰：丹溪论瘦黑者，鼻衄者，脉数者，参、耆当禁。罗曰：医贵知变，不可执泥。《脉经》云：数脉所主，其邪为热，其症为虚（能食能睡，非虚而兼郁耶？郁则致火，用药之妙亦神矣哉）。遂以人参二钱，黄耆一钱半，白术、麻黄根、生地、茯苓、麦冬各一钱，归身、川芎各八分，黄芩七分，麦芽、厚朴、黄檗、五味，加泽泻、柴胡、青皮、山栀子各七分，甘草五分，服十余帖，胸腹腰脐生小疥而愈。

春夏之交，人病如伤寒，其人汗自出，肢体重痛，转侧难，小便不利，此名风湿，非伤寒也（小便不利，非表症伤寒可知。仲景伤寒第七症，用桂枝加附子汤治冬月正伤寒。此春夏之交，宜五苓散）。阴雨之后卑湿，或引饮过多，多有此症。但多服五苓散，小便通利，湿去则愈。切忌转泻发汗，小误必不可救。初虞世〔1〕云：医者不识，作伤风治之，发汗死，下之死。己未京师大疫，正为此。罗得其说，救人甚多。大抵五苓散能分水去湿耳，胸中有停饮，及小儿吐哯〔2〕，欲作痫，五苓散最妙。

节庵云：肢体肿，不能转侧，额上微汗，恶寒不欲去衣，大便难，小便利，热至日晡而剧，宜羌活冲和微解肌。咽渴，小便不利，

---

〔1〕 初虞世　宋代医家，字和甫，撰有《古今录验养生必用方》《初虞世方》《尊生要诀》等，均佚。

〔2〕 吐哯　即呕吐。哯，音 xiàn，不呕而吐。

五苓散。

中山王知府次子，年十三岁，六月中旬，暴雨方过，地水泛溢，因而戏水，衣服尽湿。母责之，至晚觉精神昏愦，怠惰嗜卧，次日病头痛身热，腿脚沉重（非湿而何）。一女医用和解散发之，闭户塞牖〔1〕，覆以重衾〔2〕，以致苦热不胜，遂发狂言，欲去其衾而不得去，是夜汗至四更（汗），湿透其衾。明日循衣撮空，又以承气汤下之（下），下后语言渐不出，四肢不能收持，有时项强，手足瘛疭，搐急而挛，目左视而白睛多，口唇肌肉蠕动，饮食减少，形体羸瘦。罗视之，具说前由。详之，盖伤湿而失于过汗也。且人之元气，起于脐下肾间动气，周于身，通行百脉。今盛暑之时，大发其汗，汗多则亡阳，百脉行涩，故三焦之气不能上荣心肺（上气不足），心火旺而肺气燋〔3〕。况因惊恐内畜，经曰恐则气下，阳主声，阳既亡而声不出也。阳气者，精则养神，柔则养筋。又曰：夺血无汗，夺汗无血。今发汗过多，气血俱衰，筋无所养，其病为痉，则项强，手足瘛疭，搐急而挛；目通于肝，肝者筋之合也，筋既燥而无润，故目左视而白睛多；肌肉者脾也，脾热则肌肉蠕动，故口唇蠕动，有时而作（有误为筋惕肉瞤而用温者，毫厘千里之别）。经云：肉痿者，得之湿地也。脾热者肌肉不仁，发为肉痿。痿者，痿弱无力运，久为不仁。阳主于动，今气欲竭，热留于脾，故四肢不用。此伤湿过汗而成坏证也。当治时热，益水原，救其逆，补上升生发之气。《针经》曰上气不足，推而扬之，此之谓也。以人参益气汤治之（补中益气汤加白芍、黄檗）。经曰热淫所胜，治以甘寒，以酸收之，人参、黄耆之甘温，补其不足之气而缓其急搐，故以为君；肾恶燥，急食辛以润

---

〔1〕 牖　窗子。

〔2〕 衾　音 qīn，被子。

〔3〕 燋　通“焦”，干枯。

之，生甘草甘微寒，黄檗苦辛寒，以救肾水而生津液，故以为臣；当归辛温，和血脉，陈皮苦辛，白术苦甘，炙草甘温，益脾胃，进饮食，肺欲收，急食酸以收之，白芍之酸微寒，以收耗散之气而补肺金，故以为佐；升麻、柴胡苦平上升，生发不足之气，故以为使，乃从阴引阳之谓也。名曰人参益气汤，水二盏半先浸两时辰，煎至一盏，热服，早食后午食前各一服，投之三日，语声渐出，少能行步，四肢柔和，饮食渐进，至秋而愈。

丹溪治一人，患湿气，背如负二百斤重。以茯苓、白术、干姜、桂心、泽泻、猪苓、酒芩、木通、苍术服，愈。

一少年，素湿热，又新婚而劳倦，胸膈不快，觉有冷饮，脉涩大。因多服辛温大散药，血气俱衰。以苍术、白术、半夏、陈皮各五钱，白芍六钱，龟版七钱半，檗皮、甘草各一钱半，黄芩三钱，缩砂一钱，炊饼丸服，愈。

一人因湿气两胁疼痛，腰脚亦痛，白浊。渗湿汤加参、术、木通、泽泻，防己、甘草、苍术、苍耳、黄檗、知母、牡蛎、龟版、川归、白芍、地黄等分，煎服，愈。

一人湿气，腰似折，胯似冰。以除湿汤加附子（平胃散配附子，妙）、半夏、厚朴、苍术、木香、陈皮、茯苓、牛膝、杜仲、酒芩、猪苓、泽泻、黄檗、知母等分，煎服，愈。

一人湿气，二胯痛，小便不利。当归拈痛汤加滑石、木通、灯心、猪苓、泽泻。

一女子，十七八岁，发尽脱，饮食起居如常。脉微弦而涩，轻重皆同。此厚味成热，湿痰在膈间，复因多食梅酸味，以致湿热之痰随上升之气至于头，薰蒸发根之血，渐成枯槁，遂一时脱落。宜补血升散之药，用防风通圣散去硝，惟大黄三度酒制炒，兼以四物汤酒制，合作小剂，煎以灰汤，入水，频与之。两月余诊其脉，湿热渐解，乃停药，淡味调养，二年发长如初。

琇按：此案重见眉发自落门。

江篁南自治一少年，夏月因以冷水浸两足跟，又坐湿地，患足跟肿痛，不能移步，困卧数月。教以干土坡〔1〕一块，挖一凹如足跟大，炭火烧红，去火，用醋一碗沃之，任其渗干，乃以足跟临土坡，初略悬高薰之，渐渐近之，其下体骨节皆酸快不可言，且有微汗。连换土砖，薰三四日而愈。

江应宿治嘉兴钱举人，每逢阴雨则腰膝沉重，如带千钱，不能步履。人肥而脉沉缓，此湿病也。投茯苓渗湿丸，二陈加苍术、羌活、黄芩而愈。

消渴

莫君锡，不知何许人，大业〔2〕中为太医丞〔3〕。炀帝晚年沉迷酒色，方士〔4〕进大丹〔5〕，帝服之，荡思〔6〕不可制，日夕御

〔1〕 坡 音 jiē，土块。
〔2〕 大业 隋炀帝年号，公元 605 年至 618 年。
〔3〕 太医丞 隋代太医署置太医令二人，太医丞二人。
〔4〕 方士 方术之士，盛于秦汉，后世亦以称道士。
〔5〕 大丹 可使人延年不死的丹药。
〔6〕 荡思 贪淫女色的欲望。

女〔1〕数十人。入夏，帝烦躁，日引饮数百杯而渴不止。君锡奏曰：心脉烦盛，真元大虚，多饮则大疾生焉。因进剂治之，仍乞进冰盘于前，俾上日夕朝望之，亦解烦躁之一术也。

方勺〔2〕（博按：元本误张杲）治提点铸钱〔3〕朝奉郎〔4〕黄沔，久病渴，极疲瘁。方每见，必劝服八味丸。初不甚信，后累治不痊，谩服数两，遂安。或问：渴而以八味丸治之，何也？对曰：汉武帝渴〔5〕，张仲景为处此方（琇按：仲景乃建安时人，方谓其治汉武，不知何本。赵养葵亦仍其误）。盖渴多是肾之真水不足致然，若其势未至于消，但进此剂殊佳，且药性温平无害也。（《泊宅编》）

李东垣治顺德安抚张耘夫，年四十余，病消渴，舌上赤裂，饮水无度，小便数多。李曰：消之为病，燥热之气胜也。《内经》云：热淫所胜，佐以甘苦，以甘泻之。热则伤气，气伤则无润。折热补气，非甘寒之剂不能，故以人参、石膏各二钱半，甘草生炙各一钱，甘寒为君；启元子云滋水之源，以镇阳光，故以黄连三分，酒黄檗、知母、山栀各二钱，苦寒泻热补水为臣；以当归、麦冬、白葵、兰香各五分，连翘、杏仁、白芷各一钱，全蝎一个，甘辛寒和血润燥为佐；以升麻二钱，柴胡三分，藿香二分，反佐以取之，桔梗三钱，为舟楫，使浮而不下也。名之曰生津甘露饮子，为末，汤浸蒸饼和成剂，捻作饼子，晒半干，杵筛如米大，食后每服二钱，抄在掌内，以舌舐之，随津咽下，或白汤少许送下亦可，此治制之缓也。治之旬日，良愈。古人

〔1〕 御女　与女子交合。御，皇帝宠幸后妃或宫人。
〔2〕 方勺　宋代婺州人，字仁盘，自号泊宅村翁，撰有《泊宅编》。
〔3〕 提点铸钱　负责铸造钱币的长官。
〔4〕 朝奉郎　宋代文散官第十五阶。
〔5〕 渴　消渴病。

消渴，多传疮疡，以成不救之疾。此既效，亦不传疮疡，以寿考[1]终。后以此方治消渴诸症，皆验。（《卫生宝鉴》）

蜀医张肱治眉山有揭颖臣者，长七尺，健饮啖，倜傥人也，忽得消渴疾，日饮水数斗，食常倍而数溺。消渴药服之逾年，病日甚，自度必死。张诊脉，笑曰：君几误死矣。取麝香当门子[2]，以酒濡之，作十余丸，取枳枸子为汤饮之，遂愈。问其故，张曰：消渴消中，皆脾衰而肾败，土不胜水，肾液不上溯，乃成此疾。今诊颖臣，脾脉热极而肾不衰，当由酒与果实过度，虚热在脾，故饮食兼人[3]而多饮。饮水既多，不得不多溺也，非消渴也。麝能败酒，瓜果近辄不结；而枳枸即木蜜，亦能消酒毒，屋外有此木，屋中酿酒不熟，以其木为屋，其下酿无味。故以二物为药，以去酒果之毒也。

滑伯仁治一人，患消渴。众医以为肾虚水渴，津不能上升，合附子大丸服之，既服渴甚，旧有目疾兼作，其人素丰肥，因是顿瘦损，仓惶请滑。视之，曰：阴阳之道，相为损益。水不足则济之以水，未闻水不足而以火济之，不焦则枯。乃令屏去前药，更寒剂下之，荡去火毒。继以苦寒清润之剂，竟月[4]平复。

一士人患消渴，服银柴胡一味，愈渴，热甚。加黄连同煎，服后服大补阴丸，不渴体健。

一仕人[5]患消渴，医者断其逾月死。弃官而归，中途一医者

---

〔1〕 寿考　高龄。考，老。
〔2〕 麝香当门子　颗粒状的麝香仁。
〔3〕 兼人　倍于常人。兼，加倍。
〔4〕 竟月　一个月后。
〔5〕 仕人　士人。仕，通“士”。

令急遣人致北梨二担，食尽则瘥。仕者如其言，才渴即啖梨，未及五六十枚而病愈。

汪石山治一妇，年逾三十，常患消渴，善饥脚弱，冬亦不寒（阴虚），小便白浊，浮于上者如油。脉皆细弱而缓，右脉尤弱。曰：此脾瘅也，宜用甘温助脾，甘寒润燥。方用参、耆各钱半，麦冬、白术各一钱，白芍、天花粉各八分，黄檗、知母各七分，煎服，病除。

治商山一人消渴，用丹溪法，缫丝汤饮之而愈。此物属火，有阴之用，能泻膀胱中相火，引气上潮于口。

火 热

琇按：是案所列亦庞杂。

子和曰：一人素饮酒成病，一医用酒癥丸热服后，目睹天地，但见红色，遂成龙火，卒不能救。

一僧三阳蓄热，常居静室，不敢见明，明则头痛如锥，每置冰于顶上，不能解其热，诸医莫辨。用吐汗下三法治之，又以凉药清镇之而愈。

东垣治参政，年近七十，春间病面颜郁赤，若饮酒状，痰稠粘，时眩晕，如在风云中，又加目视不明。李诊，两寸洪大，尺弦细无力。此上热下寒明矣。欲药之寒凉，为高年气弱不任。记先师所论，凡治上焦，譬犹乌集高巅，射而取之。即以三棱针于巅前眉际疾刺二十余，出紫黑血约二合许，时觉头目清利，诸苦皆去，自后不复作。

丹溪治一妇，患心中如火，一烧便入小肠，急去小便，大便随时亦出。如此三年,求治。脉滑数,此相火送入小肠经。以四物加炒连、檗、小茴香、木通(佐使妙),四帖而安。

一人因酒肉发热,用青黛、瓜蒌仁、姜汁,日饮数匙,三日愈。

一人虚损,身如麻木,脚底如火。以柴胡、牛蒡子、川归、白芍、参、术、黄耆、升麻、防风、羌活、荆芥、牛膝,四十帖而愈。

一人每晨饮烧酒数杯,后终日饮常酒,至五六月大发热。医用冰摊心腹,消复增之,内饮以药,三日乃愈。

一人年二十,四月间病发热。脉浮沉皆有不足意,其间得洪数一种,随热进退不时,知非伤寒。因问:必是饮酒过量,酒毒在内。今为房劳,气血虚乏而病作耶?曰:正月间每晨饮烧酒,吃犬肉,近一月矣。遂得病情。用补气血药,加干葛以解酒毒,服一帖微汗。懈怠,热如故,因思是病气与血皆虚,不禁葛根之散,必得枸距子方可解也。偶有一小枝在书册中,加前药内,煎服而愈。

一妇年四十,外则觉冷,内则觉热,身疼头痛,倦怠,脉虚微涩。以川芎、芍药、柴胡各五分,羌活、炒檗、炙草各三分,南星一钱,姜二片,服。

一妇年五十余,满身骨节痛,半日以后发热,至半夜时却退。乃以白术一钱半,苍术、陈皮各一钱,炒檗五分,羌活、木通、通草各三分。

一人因寒月涉水,又劳苦于久疟乍安之余,腿腰痛,渐渐浑身痛,胁痛发热。脉涩,此劳倦乏力也。以黄耆五钱,白术、苍术、陈皮各一钱，人参、炒檗各五分，木通三分，炙甘草二分，煎，下龙荟丸。

一妇午后发热，遍身痛，血少，月经黑色（热），大便闭。以芍药五钱，黄耆、苍术各三钱，炒檗、木通各二钱。

琇按：此案宜入经水门。

以上四方，补兼发散，随所见脉证加减，皆正治法也。

一妇年近二十，发热，闭目则热甚，渴思水解。脉涩而浊溷[1]，此食痰也。以干葛、白术、陈皮、片芩、木通、桔梗、黄连、甘草，下保和丸二十粒。

琇按：宜入痰门。

一男子，因恐发热，心下不安。以南星、茯苓各五钱，朱砂二钱，分作六帖，再用人参、当归、柴胡各三钱，黄芩、川芎、木通各二钱，甘草五分，红花少许，分四帖，水煎，取金银器同煎，热调服。

以上二法，补兼发散，随所见脉证加食积痰药也。

子和治一人，常病目，每服补肝散，以致睛胀，但见窗栏横排，几至丧明。令涌泄五七次，继服凉药，方愈。

琇按：宜入目门。

橘泉翁治武靖侯夫人，病周身百节痛，又胸腹胀，目闭逆冷，手指甲青黑色（此症总不见身热）。医以伤寒主之，七日而昏沉，皆以为弗救。翁曰：此得之大怒，火起于肝。肝主筋，气盛则为火矣，又有痰相搏，故指甲青黑色（不得以指甲青黑断为寒，须合

---

〔1〕 浊溷　脉来混乱不清的样子。溷，音 hùn，混乱。

症脉而治)。与柴胡、枳壳、芍药、芩、连泻三焦火,明日而省[1],久之愈。

一人年十八,病眩晕狂乱(此非伤寒狂)。医以为中风,已而四肢厥冷,欲自投水中(欲投水中,若不细审,竟以为阴竭发躁矣)。医曰:是当用乌、附,庶足以回阳。翁曰:此心脾火盛,阳明内实,用热药则不治。强以泻火解毒之剂,三服愈。

虞恒德治一妇,年四十余,夜间发热,早晨退,五心烦热,无休止时。半年后,虞诊,六脉皆数伏而且牢,浮取全不应。与东垣升阳散火汤(妙,切记此法,今人则竟滋阴降火矣),四服热减大半,胸中觉清快胜前。再与二帖,热悉退。后以四物加知母、黄檗,少佐以炒干姜,服二十余帖,愈。

傅爱川治一人,脉弦细而沉,天明时发寒热,至晚二腿汗出,手心热,甚则胸满拘急,大便实而能食,似劳怯。询之,因怒而得。用大柴胡汤,但胸背拘急不能除。后用二陈治痰,加羌活、防风、红花、黄芩,煎服,愈。

韩飞霞[2]治一都司,头重眼昏,耳聋牙痛,便脚如不著地。医不识为何疾。一日,梳洗毕,腹痛,少间手足俱不能举。韩曰:此火证也,盖素劳心劳形所致。因检《玉机微义》示之,期[3]辛散之剂十帖。恐有消渴痿痹疮疡之患,乃屏喧哗静卧,果十剂耳如人呼,体虮虱发痒成疙瘩,然后头脚始知著落,亟入山静养之。偶以

[1] 省 清醒。
[2] 韩飞霞 即韩丞,明代医家,字天爵,号飞霞子,泸州(今属四川)人,撰有《韩氏医通》。
[3] 期 约定,此为嘱其服用。

事触，怒火一发，遂渴，如欲狂者，一日瓜梨泉水无计。韩曰：此非草木之药可扶矣。遍求人乳，日进十盏，旬余渴减。又偶以事怒，手足不举，如一软物，卧四日，乃服乳无算而瘥。脉之，心经涩。曰：疮作矣，幸不生大毒。患马眼脓疥八，越月乃止。能行步登山，再以驻颜小丹助之，遂复如初。

王仲阳治一妇，壮年，每患头痛腹痛，十指酸痛，心志纷纭，鼻息粗甚，其脉甚大。盖欲近男子不可得也，俗谓之花风。王以凉膈散、青木香丸互换，疏导三五次，更服三黄丸泻三焦之火，数日而愈。曾有火旺遗精者，亦用前丸散而愈。

倪仲贤〔1〕治陈上林实，以劳役得热疾，日出气暄则热，夜及凉雨则否，暄盛则增剧，稍晦则苏〔2〕，如是者二年。倪曰：此七情内伤，脾胃阴炽而阳郁耳。以东垣饮食劳倦法治之，其热旋已。

壶仙翁治文学〔3〕张征伯，病风热不解。时瘟疫大行，他医诊其脉，两手俱伏。曰：此阳证见阴，不治。欲用阳毒升麻汤升提之。翁曰：此风热之极，火盛则伏，非时疫也，升之则死矣。卒投连翘凉膈之剂，一服而解。

薛己治大尹沈用之，不时发热，日饮冰水数碗，寒药二剂，热渴益甚，形体日瘦。尺脉洪大而数，时或无力。王太仆曰：热之不热，责其无火；寒之不寒，责其无水。又云：倏热往来，是无火也；时作时止，是无水也。法当补肾，用加减八味丸，不月而愈。

---

〔1〕倪仲贤　即倪维德，元明间医家，字仲贤，祖籍大梁（今河南开封），后徙吴县（今属江苏），撰有《原机启微》。

〔2〕苏　减轻。

〔3〕文学　汉代察举制度的推荐科目之一。

一人年七十九，仲冬[1]将出，少妾入房，致头痛发热（似伤寒太阳，然以后见症当细别），眩晕喘急，痰涎壅盛，小便频数，口干引饮，遍舌生刺，缩敛如荔枝然，下唇黑裂，面目俱赤，烦躁不寐，或时喉间如烟火上冲，急饮凉茶少解，已濒于死。脉洪大无伦，且有力（见症俱似实火，脉且有力，亦似实，但洪大无伦四字，虚症可知，临症焉可不细心耶），扪其身烙手，此肾经虚火游行于外。投以十全大补，加山茱萸、泽泻、丹皮、山药、麦门冬、五味、附子，一钟熟寝良久，脉症各减三四。再以八味丸服之，诸症悉退。后畏冷物而愈。

此案当求其故，所谓同脉异经也。

一人年六十一，痢后入房，精滑自遗，二日方止，又房劳感寒怒气，遂发寒热，右胁痛连心，胸腹痞，自汗盗汗如雨，四肢厥冷，睡中惊悸，或觉上升如浮，或觉下陷如堕，遂致废寝。或用补药二剂，益甚。脉浮大洪数，按之微细，此属无火虚热。急与十全大补，加山药、山萸、丹皮、附子，一剂，诸症顿愈。

用补剂益甚者，必得温肾而愈。临症者不可不细心。

韩州同[2]，年四十六，仲夏色欲过度，烦热作渴，饮水不绝，小便淋沥，大便秘结（旧刻误通行），唾痰如涌，面目俱赤，满舌生刺，两唇燥裂（假热症），遍身发热，或时身如芒刺而无定处，两足心如火烙，以冰折之作痛（真寒）。脉洪而无伦，此肾阴虚，阳无所附而发于外，非火也（果真火症，焉能作痛？况脉洪无伦耶）。盖大热而甚，寒之不寒，是无水也，当峻补其阴。遂以加减八味丸料一斤，内[3]肉桂一两，以水顿煎六碗，冰水浸冷与饮，半晌已用大半，睡

---

〔1〕 仲冬　冬季的第二个月，即农历十一月。
〔2〕 州同　知州的佐官。
〔3〕 内　同“纳”。

觉而食温粥一碗，复睡至晚。乃以前药温饮一碗，乃睡至晓，食热粥二碗，诸症悉退。翌日畏寒，足冷至膝，诸症仍[1]至。或以为伤寒。薛曰：非也。大寒而甚，热之不热，是无火也，阳气亦虚矣。急以八味一剂，服之稍缓，四剂诸症复退。大便至十三日不通，以猪胆导之，诸症复作，急用十全大补，方应。

举人[2]陈履贤，色欲过度，孟冬发热无时，饮水不绝，遗精不止，小便淋沥。或用四物、芩、连之类，前症益甚，更加痰涎上涌，口舌生疮。服二陈、黄檗、知母之类，胸膈不利，饮食少思。更加枳壳、香附，肚腹作胀，大便不实。脉浮大，按之微细。令朝用四君子，佐以熟地、当归，夕用加减八味丸，更以附子唾津调，搽涌泉穴，渐愈。后用十全大补汤，其大便不通，小腹作胀，此直肠干涩，令猪胆通之，形体殊倦[3]，痰热顿增，急用独参汤而安，再用前药而愈。但劳[4]发热无时，其脉浮洪。薛谓其当慎起居，否则难治。彼以为迂。至次年夏复作，乃服四物、黄檗、知母而殁。

汪石山治一人，年三十余，忽病渴热昏闷，面赤倦怠。汪诊之，脉皆浮缓而弱，两尺尤甚。曰：此得之色欲，药宜温热。其人曰：先生之言诚然也。但病热如此，复加热药，惑矣。汪曰：寒极生热，此证是也。肾虚寒者，本病也；热甚者，虚象也。譬如雷火，雨骤而火愈炽，日出火斯减矣。遂以附子理中汤煎熟冷服，三帖热渴减半。再服清暑益气汤，十帖而安。

一人年逾三十，神色怯弱，七月患热淋，诸药不效。至十一月，

---

〔1〕 仍 相当于“乃”，这才。
〔2〕 举人 科举时代乡试中试者。
〔3〕 殊倦 很是困倦。殊，很。
〔4〕 但劳 只要一劳作。但，只要。

行房方愈。正月复作，亦行房而愈。三月伤寒，咳嗽有痰，兼事烦恼，延至十月少愈。后复作，服芦吸散而愈。但身热不解，因服小便，腹内膨胀，小腹作痛。后又因晚卧，左胁有气触上，痛不能睡，饮食减半，四肢无力，食则腹胀痛或泻，兼胸膈饱闷（脾胃虚），口舌干燥，夜卧盗汗，从腰以下常冷，久坐腰痛脚软，手心常热。诊左手心脉浮数而滑，肾肝二脉沉弱颇缓，右手肺脉虚浮而驶，脾脉偏弦而驶，命门散弱而驶。次日再诊，心肝二脉细软，稍不见驶矣，肾脉过于弱，肺脉浮软，亦不见驶，脾脉颇软，命门过浮略坚（淋症脉）。汪曰：膀胱者，津液之府，气化出焉。淋者，由气馁不能运化，故津液郁结为热而然也。房后而愈者，郁结流利而热自解矣。三月天日和煦，何得伤寒？多由肺气不足，莫能护卫皮毛，故为风邪所袭，郁热而动其肺，以致痰嗽也（始受热中）。得芦吸散而愈者，以辛温豁散痰与热也。嗽止，身热不退者，由嗽久肺虚，虚则脾弱（子盗母气，而母亦虚），脾肺之气不能荣养皮毛，故热作也（讲得分明）。经曰形寒饮冷则伤肺，又曰脾胃喜温而恶寒，今服小便之寒凉，宁不愈伤其脾肺邪？是以腹胀作痛，胁气触上，或泻或汗，种种诸病，皆由损其脾肺也（末传寒中）。时或变易不常者，亦由气血两虚，虚而为盈，难乎有常矣。遂用参、耆各二钱，茯苓、白术一钱，归身、牛膝七分，厚朴、陈皮、木香、甘草各五分，薄桂三分，煎服二十余帖，诸证悉退。后因解头劳倦〔1〕，诸证复作。汪诊脉，与前颇同，但不数不驶耳（脉不见驶，所以补而兼温）。仍用参、耆各三钱，麦冬、归身、厚朴、枳实、甘草、黄耆等剂，愈。

博按：此案原刻略有脱误。

江篁南治一妇，年五十余，因经行遇事恼怒，又哭泣失饥，因而

〔1〕因解头劳倦　因担任“解头”而劳作疲倦。解头，解运税粮的头目。

作战[1],行步乏力,自汗。医用六君子加归、耆、芍、香附六七帖,觉饱闷,加枳壳,汗止,复作身热。乃以参、耆、归、术、茯苓、陈皮、香附、白芍、柴胡、麦冬、姜枣二帖,不效。用归、芍、参、柴、芩、陈、香附、知母、地骨、干葛、石膏、薄荷,一服牙痛止,身微汗,热稍退。既而夜深,身热复作,次早诊得右脉浮数近大,散乱无次,浑浑如涌泉[2],左沉小而驶,亦散乱无伦。症见头汗作疼,肌热,腹中觉饥,然恶心,食不下。以小柴胡加川芎、藿香、扁豆、桔梗、陈皮、香附,一剂遍身微汗,二三次肌热内热减半,呕恶喉疼皆愈,食增。盖邪搏诸阳,津液上凑,则汗见于头,乃邪气在半表半里也。药合症,故效速耳。但云上颚肿辣,食饮不便,盖上属督脉,阳脉之海也,以参、术、归、芍、茯苓、陈皮、香附、黄芩、麦冬、莲实,二剂而安。

琇按:此案未善。

郁

丹溪治一室女,因事忤意,郁结在脾,半年不食,但日食熟菱米枣数枚,遇喜食馒头弹子大,深恶粥饭。朱意[3]脾气实,非枳实不能散,以温胆汤去竹茹,与数十帖而安。

一少妇,年十九,因大不如意事,遂致膈满不食,累月惫甚,不能起坐,已(脾)午(心)间发热面赤,酉(肾)戌(心包)退,夜小便数而点滴,脉沉涩而短小(沉为气滞,涩为血瘀,短小为虚),重取皆有,经水极少。此气不遂而郁于胃口,有瘀血而虚,中宫却因食郁而生痰。遂补泻兼施,以参、术各二钱,茯苓一钱,红花一豆大,带

---

〔1〕战 颤栗。
〔2〕浑浑如涌泉 脉来散乱如水泉涌动。浑浑,水涌动的样子。《素问·脉要精微论》:"浑浑革至如涌泉,病进而色弊。"
〔3〕意 揣度。

白陈皮一钱，浓煎，食前热饮之，少顷药行，与粥半匙，少顷与神祐丸减轻粉、牵牛（减轻粉、牵牛，即小胃丹），细丸如芝麻大，津液咽下十五丸，昼夜二药各进四服，至次日食稍进，第三日热退，面不赤，七日而愈。

一女许嫁〔1〕后，夫经商，二年不归，因不食，困卧如痴，无他病，多向里床睡。朱诊之，肝脉弦出寸口。曰：此思想气结也。药难独治，得喜可解。不然，令其怒。脾主思，过思则脾气结而不食，怒属肝木，木能克土，怒则气升发而冲开脾气矣。令激之，大怒而哭，至三时许，令慰解之。与药一服，即索粥食矣。朱曰：思气虽解，必得喜则庶不再结。乃诈以夫有书〔2〕，旦夕且归。后三月，夫果归而愈。

孙景祥治李长沙学士〔3〕，年三十九，时患脾病，其症能食而不能化，因节不多食，渐节渐寡，几至废食，气渐薾〔4〕，形日就惫。医咸谓瘵也，以药补之，病弥剧。时岁暮，医曰：吾技穷矣。若春木旺，则脾必伤重。会〔5〕孙来视，曰：及春而解。因怪问之，孙曰：病在心火（必左寸洪数之脉），故得木而解。彼谓脾病者，不揣其本故也。公得非有忧郁之事乎？曰：噫！是也。盖是时丧妻亡弟，悲怆过伤，积久成病，非惟医莫之识，而自亦忘之矣。于是尽弃旧药，悉听孙言，三日而一药，不过四五剂，及春果愈。李因叹曰：

---

〔1〕许嫁　允婚，犹今订婚。
〔2〕书　来信。
〔3〕李长沙学士　指李东阳，明代大臣，字宾之，号西涯，祖籍湖广茶陵（今属湖南），明英宗天顺八年进士，官至文渊阁大学士。茶陵属长沙府，因称“李长沙”。
〔4〕薾　音 ěr，羸弱的样子。
〔5〕会　适逢。

医不识病，而欲拯人之危，难矣哉。世之徇名遗实[1]，以躯命托之庸人之手，往往而是。向[2]不遇孙，不当补而补，至于羸惫而莫悟也。(《麓堂文集》)

州监军病悲思，郝允[3]告其子曰：法当得悸即愈。时通守[4]李宋卿御史严甚，监军向所惮也。允与子请于宋卿一造[5]，问责其过失，监军惶怖汗出，疾乃已。(《邵氏闻见录》)

虞恒德治一人，年三十岁，三月间，房事后乘马渡河，遇深渊沉没，幸马健无事，连湿衣行十五里，抵家次日，憎寒壮热，肢节烦疼，似疟非疟之状。医作虚症治，用补气血药，服月余，不效。更医，作瘵治，用四物加知母、黄檗、地骨皮之类，及大补阴丸，倍加紫河车，服至九月，反加满闷不食。雇乳妪，日止饮乳汁四五杯，粒米不入。虞诊视，六脉皆洪缓，重按若牢，右手为甚。虞作湿郁治，用平胃散，倍苍术，加半夏、茯苓、白术、川芎、香附、木通、砂仁、防风、羌活，加姜煎服，黄昏服一帖，一更时又服一帖，至半夜遍身发红丹如瘾疹(湿郁而为热病，邪才透)，片时遂而大汗，索粥，与稀粥二碗，由是诸病皆减，能食。仍与前方，服三帖，后以茯苓渗湿汤倍加白术，服二十帖而安。

琇按：此案宜入湿门。

括苍吴球治一宦者[6]，年七十，少年患虚损，素好服补剂。

---

〔1〕 徇名遗实　追求虚名而轻弃实学。徇，依从。

〔2〕 向　从前，往昔。

〔3〕 郝允　宋代医家，博陵(今属河北)人，撰有《素问笺》。

〔4〕 通守　州郡长官的副职。

〔5〕 造　登门拜访。

〔6〕 宦者　做官的人。宦，做官。

一日，事不遂意，头目眩晕，精神短少。请医调治，遂以前症告之，谓常服人参养荣、补中益气等汤，每帖用人参三五钱，其效甚速。若小可服之，茶汤耳。医者不察，遂以前方倍以人参、熟地，弗效。都以为年高气血两虚，当合固本丸，与汤丸并进，可以速效。服之数服，筋脉反，加以气急。吴诊，其脉大力薄。问有病情，因得之，曰：先生归休[1]意切，当道[2]欲留，岂无抑郁而致者乎？况公有年[3]，气之所郁，医者不审同病异名、同脉异经（二句妙）之说，概行补药，所以病日加也。病者叹曰：斯言深中予病。遂用四七汤，数服稍宽，气血和平，浃旬[4]而愈。

程仁甫治一妇，年二十余，秋生一子，次年春夏经行二次，既而不月，自以为妊，至六七月渐渐内热口渴，八月大热大渴。程未诊视，为用补血安胎之剂，不效。自秋徂[5]冬，连经数医，症渐重。次年二月复诊，六脉沉数，浮取不应，形瘦憔悴，烦热不休，日夜手握铁器，或浸冷水中，一日用茶二十余碗，体倦食少，恶心，吐出如豆沫状，胸滞不快，经闭不行。程思前症，皆火郁于内，不能发泄，故热渴也。经曰火郁发之，是其治也。用升阳散火汤，四剂热去其半，心胸舒畅。继用参、耆、甘、归、芍、地、知、膏、味、麦门、葛、陈生津止渴，气滞加青皮，干呕少加藿香，出入服至五十余剂，更以人参固本丸对坎离丸，每料加鹿角胶三两，五味、桃仁各一两，红花七钱，以为生血之引用也。服二月余，热退，口渴十去七八，口沫清，丸药数料，三年后经行有孕。

---

〔1〕 归休　致仕（退休）归乡。
〔2〕 当道　掌权的人。
〔3〕 有年　年纪大了。年，年岁。
〔4〕 浃旬　刚过一旬。浃，满。
〔5〕 徂　音 cú，到。

钱渐川，幼攻文勤苦，久之抱郁成疾，上焦苦咽闭，中焦苦膈噎烦闷，下焦苦遗浊，极而呕血，几殆，医罔效。顾爱杏分治之，上焦用药清火解毒，食饱服；中焦用药开郁除烦，食后服；下焦用药升降水火，空心服。品不过三四，剂不过五六，病若失。

颐养

张本斯《五湖漫闻》云：余尝于都太仆[1]坐上见张翁，一百十三岁，普福寺见王瀛洲，一百三十岁，毛间翁一百三岁，杨南峰八十九岁，沈石田八十四岁，吴白楼八十五岁，毛砺庵八十二岁。诸公至老。精敏不衰，升降如仪[2]。问之，皆不饮酒。若文衡翁、施东冈、叶如岩耋耄[3]，动静[4]与壮年不异，亦不饮酒。此见酒之不可以沉湎也。

人生类[5]以眠卧为晏息，饮食为颐养。不知睡卧最不可嗜，禅家以为六欲[6]之首，嗜卧则损神气；饮食不可过多，多能抑塞阳气，不能上升。将以养生，实以残生[7]也，君子夙兴夜寐[8]，常使清明在躬[9]，淡餐少食，常使肠胃清虚，则神气周流，阴阳得

〔1〕 都太仆坐上　在都太仆的家里。坐，同“座”。
〔2〕 升降如仪　举止进退符合礼仪。仪，礼仪。
〔3〕 耋耄　高龄。古时称六十岁至八十岁为“耋”，七十岁为“耄”。
〔4〕 动静　起居作息。
〔5〕 类　大率。
〔6〕 六欲　佛教指人眼、耳、鼻、舌、身、意所产生的欲望。
〔7〕 残生　戕害生命。残，戕害。
〔8〕 夙兴夜寐　原为起得早，睡得晚，此为清晨即起，夜静则眠。《诗经·卫风·氓》：“夙兴夜寐，靡有朝矣。”
〔9〕 清明在躬　清和之气充盈体中。躬，身体。《礼记·孔子闲居》：“清明在躬，气志如神。”

位,此最养生之大要。(《推篷寤语》)

孔子曰:人有三死,而非其命也,己自取也〔1〕。夫寝处不时,饮食不节,逸劳过度者,疾苦杀之。(《家语》)

庄子曰:夫畏途者,十杀一人,则父子兄弟相戒,必盛卒徒而后敢出焉,不亦智乎?故人之所畏者,衽席〔2〕之上,饮食之间,而不知戒者,过也。

柳公度年八十九,或问之,曰:吾不以脾胃暖冷物,熟生物,不以元气佐喜怒,气海常温耳。(《唐书》)

医 戒

进士王日休劝医云:医者当自念云:人身疾苦,与我无异。凡来请召,急去无迟。或止求药,宜即发付。勿问贵贱,勿择贫富,专以救人为心,以结人缘,以积己福,冥冥中自有祐之者。若乘人之急,切意求财,用心不仁,冥冥中自有祸之者。吾乡张彦明善医,僧道贫士军兵官员及凡贫者求医,皆不受钱,或反以钱米与之。人若来召,虽至贫亦去。富者以钱求药,不问钱多寡,必多与药,期于必效,未尝萌再携钱来求药之心。病若危笃,知不可救,亦多与好药,以慰其心,终不肯受钱。予与处甚久,详知其人。为医而口终不言

---

〔1〕“人有三死”句 《孔子家语》卷一:“人有三死,而非其命也,行己自取也。夫寝处不时,饮食不节,逸劳过度者,疾共杀之;居下位而上干其君,嗜欲无厌而求不止者,刑共杀之;以少犯众,以弱侮强,忿怒不类,动不量力者,兵共杀之。此三者死非命也,人自取之。”

〔2〕衽席 房事。衽,床席。

钱,可谓医人中第一等人矣。一日,城中火灾,周迴爇尽[1],烟焰中独存其居。一岁牛灾尤甚,而其庄上独全。此神明祐助之明效也。其子读书,后乃预魁荐[2]。孙有二三,庞厚俊爽[3]。亦天道福善[4]之信然也。使其孜孜以钱物为心,失此数者,所得不足以偿所失矣。同门之人,可不鉴哉?若常如是存心,回向净土,必上品生[5]。若因人疾苦而告以净土[6],则易生信心,使复发大愿[7],以广其传,以赎宿谴[8],以期痊愈,必遂所愿。若天年或尽,亦可乘此愿力[9],往生净土。常如是以化人[10],非徒身后上品化生,现世则人必尊敬,而福报亦无穷矣。

《名医类案》卷第二终

---

〔1〕 爇尽　焚烧已尽。爇,音 ruò,烧。
〔2〕 魁荐　乡试或会试第一名。
〔3〕 庞厚俊爽　气度宏厚,才学俊朗。
〔4〕 天道福善　上天福佑善良的人。福,护佑。
〔5〕 "回向净土"句　中国佛教净土宗认为信众只需虔诚念诵阿弥陀佛名号,便可积累功德,最终往生净土。因个人的因行有胜劣,往生之相也有不同,因而又分上、中、下三辈九品。
〔6〕 告以净土　传习净土宗教义和修习方法。
〔7〕 大愿　济度众生的大善誓愿。
〔8〕 宿谴　往昔的罪孽。谴,音 qiǎn,罪过。
〔9〕 愿力　发下大善誓愿并持守不懈而获得的功德。
〔10〕 化人　教化他人。

卷第三

痰

罗谦甫治杨大参，七旬余，宿有风痰，春间忽病头旋眼黑，目不见物，心神烦乱，兀兀[1]欲吐不吐，心中如懊憹状，头偏痛，微肿而赤色，腮颊亦赤色，足胻冷（此足冷因痰火上升）。罗曰：此少壮时好饮酒，久积湿热于内，风痰内作，上热下寒，阴阳不得交通，否[2]之象也。经云治热以寒，虽良工不能废其绳墨而更其道也。然而病有远近，治有重轻。参政年高气弱，上热虽盛，岂敢用寒凉之剂损其脾胃？经云热则砭之。以三棱针约二十余处，刺出紫血如露珠之状，少刻头目清利，诸症悉减。遂处一方，天麻为君，柴胡、黄芩、黄连俱酒制，为臣，以治上热，陈皮辛温，炙甘草甘温，补中益气，为佐，生姜、半夏辛温，治风痰，茯苓甘平，利水，导湿热，引而下行，故以为使（立方可法）。服数服，邪气平而愈。

此案与东垣治火条中案相同。

沧州翁治一人，病寓湖心僧舍，以求治。翁至，其人方饭，坐甫定，即抟炉中灰，杂饭猛噬，且喃喃詈[3]人。命左右掖之，切其脉，三部皆弦，直上下行，而左寸口尤浮滑。盖风留心胞症也，法当涌其痰而凝其神。既涌出痰沫四五升，即熟睡，竟日乃寤，寤则病尽去。徐以治神之剂调之，神完如初。

---

〔1〕兀兀　昏眩的样子。

〔2〕否　《周易》否卦为乾上坤下，表示阳在上，阴在下，阴阳不能交通。

〔3〕詈　音 lì，辱骂。

丹溪治一室女，素强健，六月发烦闷，困惫不食，时欲入井，脉沉细数弱，口渐渴。医作暑病治，不效。又加呕而瘦，手心热，喜在暗处，脉渐伏而妄语（凭脉作暑治亦不谬，但喜在暗处云云，明属风痰）。朱制局方妙香丸（妙香丸方：巴豆、冰片、麝、牛黄、辰砂、腻粉、金箔、黄蜡，蜜丸）如芡实大，井水下一丸，半日大便，药已出矣，病不减。遂以麝香水洗药，以针穿三孔，凉水吞，半日下稠痰数升，得睡，渐愈。因记《金匮》云：昔肥而今瘦者，痰也〔1〕。

一人患痰，血滞不行，胸中有饮。服韭汁三四盏，胸中烦躁不宁，无效。以瓜蒌仁一钱，半夏二钱，贝母三钱，为末，炊饼丸麻子大，姜汤送下。

即抑痰丸。

一人遍身俱是块。块即痰也，二陈加白芥、姜炒黄连，煎服。

一人年五十，形肥味厚，且多忧怒，脉常沉涩。自春来得痰气病，医认为虚寒，率与燥热香窜之剂。至四月间两足弱，气上冲，饮食减。朱视之，曰：此热而脾虚，痿厥之症作矣。形肥而脉沉，未是死症，但药邪太盛，当此火旺，实难求生。且与竹沥下白术膏，尽二斤，气降食进，一月后仍大汗而死。

此案又见第八卷痿症门。

一妇年五十余，素多怒，因食烧酒，次早面浮，绝不思食，身倦怠。脉沉涩，独左豁大。朱作体虚有痰，气为痰所隔，不得降，当补虚利痰药为主（煎六君，香滚痰丸）。每早以二陈加参、术，大剂与，

〔1〕“昔肥而今瘦者”句 《金匮要略·痰饮咳嗽病脉证并治》：“其人素盛今瘦，水走肠间，沥沥有声，谓之痰饮。”

一帖后探令吐出药，辰时与索矩三和汤，三倍加白术，至睡后以神祐丸七粒挠[1]其痰（神祐丸不如滚痰丸佳），如此一月而安。

虞恒德治一妇，四月间因多食青梅，得痰饮病，日间胸膈中大痛如刀锥，至晚胸中痛止，而膝䯒大痛。盖痰饮随气升降故也。一医作胃寒治（胃寒之脉，宜见沉迟或紧，今见洪数而滑，非寒可知），用干姜、良姜、官桂、乌、附、丁、沉辈，及煮胡椒粥间与，病日剧，加之口渴，小水淋沥。虞诊其六脉，洪数而滑。作清痰处治，令其亟烹竹沥，服三日，口不渴，小水亦不淋沥。但胸中与膝互痛如旧，用芦葡子汁研，与半碗，吐痰半升，至夜痛尤甚而厥，正所谓引动其猖狂之势耳（粗工至此，束手无策矣）。次日用参芦一两，逆流水煎服，不吐。又次日苦参煎汤服，亦不吐。又与附子尖、桔梗芦，皆不吐。一日侵晨，藜芦末一钱，麝香少许，酸浆水调与，始得大吐，至次日天明吐方定，前后得痰及稠饮一小桶，其痛如脱，调理而安。

一东南朝贵[2]，素畏热药，病痰，辄云火痰，茹[3]芩、连。一日冬雪寒冽，眩呕以死。韩飞霞以黑附子一片，砒一分，舂入姜汁，劫之大吐[4]，又服暖药而愈。此盖地气束人[5]，岂可拘执自误？况痰生于湿，湿生于寒乎？

吐寒痰之法。

---

〔1〕 挠 搅扰，此为引动。
〔2〕 东南朝贵 指东南之人在朝中担任高官。
〔3〕 茹 食用，此为服用。
〔4〕 劫之大吐 “劫”原作“切”，据畊余堂本、鸿文书局本改。劫，用峻剂攻邪。
〔5〕 地气束人 东南之人在北方做官，发病必受地理气候影响，因此说“地气束人”。束，约束。

会稽徐彦纯治一人，病痰数年不愈。诊其脉，左手微细，右手滑大，微细为寒，滑大为燥。以瓜蒂散涌其寒痰数升，汗出如沃[1]。次以导水丸、禹功散去肠中燥垢，亦数升，人半愈。后以淡剂流湿降火，开胃口，不越月而瘥。

吐下兼行。

盛文纪以医名吴中。有训导[2]病头疼，发热恶寒。初作外感治，或以风治，见热则退热，痛则止痛，或又以气虚治，由是病剧，人事不省，饮食已绝（危哉）。盛诊视，曰：君几误死。法当先去其滞。遂用二陈汤加大黄六七钱，令守者曰：急煎俾服。至夜分[3]左眼若动，肝气乃舒，大泄则有可生之机矣。至夜半时，腹中有声，左眼果开，遗秽物斗许，中有坚硬，如卵之状，竹刀剖视，即痰裹面食也（此症断之痰裹食，非明眼不能）。既而气舒结散，津液流通，即索食矣。众医问故。盛曰：训导公，北人也，久居于吴。饮酒食面，皆能助湿，湿能伤脾，脾土一亏，百病交作。有是病服是药，更何疑焉？众医咸服。

黄师文治一妇人，卧病垂三年，状若劳瘵。诸医以虚损治，不瘥。黄视之，曰：此食阴物时或遭惊也。问之，妇方自省悟，曰：曩[4]者食水团时，忽人报其夫坠水，由此一惊，病延至今，不能愈。黄以青木香丸兼以利药一帖与之，须臾下一块，抉之，乃痰裹一水团耳。当时被惊，怏怏[5]在下而不自觉也。自后安康无恙。

---

〔1〕 沃 浇灌，形容汗出淋漓的样子。

〔2〕 训导 学官名，职分略低于教谕。

〔3〕 夜分 夜半。

〔4〕 曩 往昔。

〔5〕 怏怏 郁闷不乐。

小儿医陈日新,形体尪羸[1],常日病热,至暮尤甚。医以阴虚治,或以痨瘵治,荏苒半载,病势转危。日新谓其父曰:欲得大黄通利大肠,为之一快,虽死无憾。其父从之,遂以导痰汤入硝、黄煎服,自辰至申,下结粪一块如核桃许,抉开视之,乃上元看灯时所食粉饵,因痰裹在外,不能化,由是致热,日渐销铄[2]耳。向使日新不自知医,则终为泉下人矣。谁谓刘、张之法无补于世哉?

钱中立治周训导,年五十,时患痰火之症,外貌虽癯,禀气则厚,性不喜饮。医视脉孟浪[3],指为虚火,用补中益气汤加参、术各五钱,病者服药,逾时反致气喘上升,喘息几殆。钱视,曰:此实火也,宜泻不宜补。痰气得补,火邪愈炽,岂不危殆?先用二陈汤探吐,出痰碗许,其夜安寝。平明[4]仍用二陈去半夏,加朴硝、大黄,下结粪无数,其热始退。更用调理药,旬日始安。吁!不识病机,妄施补泻,鲜有不败事者。

丰城尹莫强中,凡食已辄胸满不下,多方治之,不效。偶家人辈合橘红汤,取尝之,似有味,因连日饮之。一日坐厅事,方操笔,觉胸中有物坠下,大惊目瞪,汗如雨,急扶归,须臾腹疼,下数块如铁弹子,不可闻,自此胸次廓然[5],盖脾之冷积也。其方橘皮去穰取红一斤,甘草、盐各四两,水五碗慢火煮干,焙捣为末,点服。夫莫病经年,药饵多矣,不知功乃在一橘皮。世之所忽,岂可不察哉?又古方以橘皮四两,水五碗慢火煮干,焙捣为末,点服,名曰二贤散,以治痰,特验。(《泊宅编》)

---

〔1〕 尪羸 瘦弱。尪,音 wāng,与“羸”同义。
〔2〕 销铄 消损瘦弱。
〔3〕 孟浪 卤莽粗率的样子。
〔4〕 平明 天刚亮。
〔5〕 廓然 空阔的样子。

吴茭山治一男子，瘦弱，因卧卑湿之地，遂得溢饮之证，头目眩晕，羞日光，寒热时作（痰能作寒热，信然），四肢历节疼痛（四肢历节疼痛，乃湿饮流注关节。合罗案四肢病看之方妙。处以大羌活汤。大羌活汤方：羌活、独活、升麻、灵仙、防风、苍术、当归、甘草、泽泻、茯苓）。医作风治，或作虚治，将及半年，俱不效。吴诊脉，曰：寸口脉沉而滑，两尺弦，此溢饮，湿痰也，但汗吐之。诸医以病者虚羸，当用补法，谓汗吐必死。吴曰：此溢饮，当发其汗。遂以控涎丸一服（控涎丸方：川乌、制半夏、僵蚕、全蝎、甘遂、铁粉、生姜汁打糊为丸，朱砂为衣，姜汤下），却用爆干绵子〔1〕一斗燃之，以被围之，勿令气泄，令患人坐薰良久，倏然吐出黑痰升许，大汗如雨，痛止身轻，其病遂愈。

一妇素有心脾气痛，好烧酒，患举〔2〕则四肢厥冷，每用诸香、附子、姜、桂之属，随服随止。一日，前患复作，遂以前药服之，不安，仍饮烧酒二盏，酒下，腹胁胀满，坐卧不得，下木香槟榔丸一百丸，大便通后，痛稍可，顷间下坠愈痛。向夜，延吴诊视。脉数而有力，知前香燥太过，酒毒因利而发。即以黄连解毒汤入木香少许，二服而安。

琇按：此条不当入痰案。

王中阳治江东富商，自奉〔3〕颇厚，忽患疾，心惊如畏人捕之，闻脂粉气即便遗泄，昼夜坐卧，常欲人拥护方安，甫交睫即阳气不固，遍身红晕紫斑，两腿连足淫湿损烂，脓下不绝，饮食倍常，酬应不倦（非虚可知），累医不效。王诊得六脉俱长，三部九候往来有

〔1〕 绵子　棉子。绵，通“棉”。

〔2〕 患举　病患发作。

〔3〕 自奉　自养，平时的自我保养。

力，两手寸尺特盛，至数迟数不愆[1]。卒难断证，因问之，商曰：某但觉虚弱无力，多惊悸，及苦于下元不固，两腿风疮。侍奉皆赖妇人，而又多欲，不能自禁。奈何治之？王曰：时医必作三种病治，一者治惊悸，二者治虚脱，三者治风疮。以余观之，只服滚痰丸，然后调理。满座愕然。王曰：此系太过之脉，心肾不交（断症妙）。商曰：然则腿脚为风癞乎？王曰：非也。水火亢行，心不摄血，运于下，不能上升，凝于肌肤，日久湿烂，与火炎水滥、神情不宁、精元频泄者，本同标异也。予欲逐去痰毒，然后调理。遂与滚痰丸二次，三日后脉候稍平。再令服之，商曰：某浙产[2]也，家人虑吾体虚，每求补剂。王曰：君连年医药不效，反增剧者，不识虚实，认似为真故也。再令服三次，越五日，其脉和，已不言及惊悸之苦，但求遗泄之药。王用豁痰汤本方加茯苓，煎服月余，诸症悉减，精爽能步。只求治腿疮，更令服豁痰药数剂，用婴幼门泥金膏，以新汲水浓调，厚敷两腿，干则易之，经一时洗去，则热气已衰，皮肉宽皱，然后用杖毒活血之剂治之。

方出《卫生宝鉴》痰症门，泥金膏亦出此书。

一贵妇，忽心腹冷痛，遂吐出宿汁不已，又吐清涎如鸡蛋清之状，一呕一二升许，少顷复呕，诸药不纳，咽唾亦不能顺下（虞恒德治产后吐案合看，吐同症不同）。已经三日，但聪明不昧（三日之后聪明不寐，非虚可知），嘱后事，将就木。王诊，六脉弦细而长（虚症无长脉）。令服滚痰丸三十丸，并不转逆，须臾坐寐，移时索粥食之。次日再进三十丸，更服局方茯苓半夏汤，次日服小儿方白术散，四五日饮食如常而愈。

---

〔1〕 至数迟数不愆　脉搏快慢没有差错，即至数整齐。愆，过错。
〔2〕 浙产　出生于浙地。

一人素清癯骨立，苦满腹冷痛，呻吟之声，撼屋振床，呕吐清汁如鸡蛋清，诸医不效。令服滚痰丸三十粒，即宁睡，更不呕逆。复诊其脉，虽熟寐中亦甚弦数，睡醒仍更呻吟。再投五十丸，其痛休作数四，但不甚大呕，节续如厕〔1〕，略有大便，如水浸猪肉，亦如赤白滞下，小溲少许，皆如丹粉和胶腻，不多，余皆是药汁。迫暮〔2〕，大呕如鸡蛋清水二升，药丸皆如茶脚褐色，仍如前粒粒分晓，痛乃定，熟睡。次日留豁痰汤数帖，令其服罢，仍服白术散而愈。

燕人杨姓者，久患冷气，满腹上攻下注，大痛不堪任，通阵壅上，即吐冷涎半升而止(已见痰症)，每日一作，饮食不进，遂成骨立。医用温补，不效。视其脉，六脉弦长劲急，两畔别有细脉沸然〔3〕而作，状如烂绵。不问患者所苦何症，但以脉言之(弦长劲急)，则有一胸膈臭痰在内。患者曰：然。众医皆作冷气，因补治下元，日久并无少效，某自觉胸中痞闷。但不会北方医〔4〕，今闻此说，令我大快。遂投滚痰丸五十丸，临睡服之(临睡服药方得力)，半夜后吐黑绿冷涎败水无数，次早大便略通，已见败痰。更求今晚之药，再付七十丸，其病如脱。再进一次，令服局方橘皮半夏汤、四君子汤而愈。

李媪，年八十余，卧病日久，心烦，喜怒改常，胸闭不能进食，迷闷展转不安，并无寒热别证(病无寒热而胸迷闷，痰也)。令亲人求治。王曰：彼疾久治不瘥，吾除滚痰丸之外，无法可施。况其年高不食，岂其宜乎？吾固知其可服，但不可多。试以十丸投之，一服

---

〔1〕 节续如厕　过一阵前去厕所一次。如，前往。
〔2〕 迫暮　将近黄昏。迫，接近。
〔3〕 沸然　脉来如水沸腾的样子。
〔4〕 但不会北方医　不曾请北方医生诊病。会，相见。

逐败痰三五斤，如水浸阿胶，顿觉安好。再与三十丸，作三服，即安。更制龙脑膏一料，令其每夜噙睡，无恙五载而终。

一富翁，素强健，忽病喘满，不咳，不吐痰，病日久，腿脚阴囊尽水肿(合治江东商案看之，知腿脚阴囊水肿乃痰使之)，倚卧肩息困极。王曰：非水症也，但胸膈有败痰，宜服滚痰丸。患者曰：非四五人扶持，莫能登溷〔1〕。遂已之。至于针刺放水，备尝诸苦，年余渐瘥。忽吐臭痰，患人抚床大声曰：果中前言。吾不智，以致久患。今则痰败，必成肺痈。急请王来，遂制龙脑膏一剂，服未尽而愈。

方出《养生主论》。

一妇娇弱丰颐，不显言何证，求王诊视。六脉疾数劲急，上大下小，三焦部分搏指之甚。王曰：那得许多热来？其夫笑曰：此言与老医之言何其相背太甚？老医曰：那得许多冷来？故服药衣食并是辛热过暖之事，疑其症益加。今当从先生之言，请为治之。问其见证，曰上壅痰盛，胸闭胁痛，头不能举，口苦舌干，精神烦乱，梦寐恍惚，两颔结核，饮食不美。于是令服滚痰丸八十丸，随时清利，相继三次，服之五七日，一次服九十丸至百丸，每夜噙龙脑膏。然病势日久，兼闻禀赋夙异，遂令服黄连解毒丸，一年方愈。

方出《养生主论》。

汪沈治淮阴杨姓者，患脾虚而痰盛，因服硝、黄过多，致脾胃益惫，疲倦不能下榻，数月危甚。汪诊之，以导痰汤加人参、白术服之，渐愈。

薛己治一儒者，背肿一块，按之则软(软则非毒)，肉色如故，饮

---

〔1〕 溷　音 hùn，同“圂”，厕所。

食如常，劳则吐痰体倦。此脾虚而痰滞。用补中益气加茯苓、半夏，少加羌活（加羌活散郁妙），外用阴阳散，以姜汁调搽而消。后因劳头晕作呕，仍以前药去羌活加蔓荆子而愈。

阁老梁厚斋〔1〕，气短有痰，小便赤涩（肾虚可知），足跟作痛。尺脉浮大，按之则涩，此肾虚而痰饮也。用四物送六味丸，不月而康。仲景云：气虚有饮，用肾气丸补而逐之。诚开后学之矇瞶，济无穷之夭枉。

肾气丸即六味丸。

孟都宪，患气短痰晕，服辛香之剂，痰盛遗尿（肾虚）。两尺浮大，按之如无（前案尺按之涩，此按之如无，皆主补肾），乃肾虚不能纳气归源，香燥致甚耳。用八味丸料，三剂而愈。

孙都宪，形体丰厚，劳神善怒，面带阳色，口渴吐痰，或头目眩晕，或热从腹起（俱似火症，乌知为虚耶）。左三部洪而有力，右三部洪而无力，乃足三阴亏损。用补中益气加麦门、五味及加减八味丸而愈。

立斋兄，体貌丰伟，吐痰甚多，脉洪有力，殊不耐劳，遇风头晕欲仆（脉症似实火，但不耐劳为虚症，又遇风则晕仆，若果实热，断无此症），口舌破裂，或至赤烂。误食姜、蒜少许，口疮益甚。服八味丸及补中益气汤，加附子钱许，即愈。停药月余，诸症复作，以补中益气加麦门、五味，兼服而愈。

---

〔1〕梁厚斋　即梁储，明代大臣，字叔厚，号厚斋，明成化间进士，官至华盖殿大学士、内阁首辅。

笑哭不常

琇按：《素问》：神有余则笑不休，神不足则悲。其有痰者，亦因乎火也。

张子和路逢一妇人，喜笑不休半年矣，诸医治之，术穷。张曰：此易治耳。以食盐二两成块，烧令通红，放冷研细，以河水一大碗煎三五沸，温分三服，须臾探吐，出痰半斗。次服火剂黄连解毒汤，不数日而笑止。

倪维德治一妇，病气厥，笑哭不常，人以为鬼祟所凭〔1〕。倪诊，脉俱沉，胃脘必有积，有所积必作疼。遂以二陈汤导之，吐痰升许而愈。此盖积痰类祟也。

一妓患心疾，狂歌痛哭，裸裎〔2〕妄詈，问之则瞪视默默。脉沉坚而结。曰：得之忧愤沉郁，食与痰交积胸中。涌之，皆积痰裹血。后与大剂清上膈，数日如故。

临淄人，自谓无病，忽觉神思有异，晚歌笑不节。沈宗常曰：此阴火乘肝晚动（阴火乘脾见于书，阴火乘肝见此案），宜以柔剂少加利之。良愈。

四物加大黄泻青丸。

一妇无故悲泣不止。或谓之有祟，祈禳请祷备至，不应。《金匮》有一症云：妇人藏躁，喜悲伤欲哭，象如神灵所作，数欠伸者，

〔1〕凭　附体。
〔2〕裎　音 chéng，裸身。

甘麦大枣汤主之。其方甘草三两,小麦一升,大枣十枚,水六升煮取三升,分温三服,亦补脾气。十四帖而愈。悲属肺,经云在脏为肺,在志为悲,又云精气并于肺则悲是也。此方补脾,盖虚则补母之义也。

厥

琇按:《素问》:阳气衰于下,则为寒厥;阴气衰于下,则为热厥。又三阳三阴皆有厥症。

淳于意治故济北王阿母,自言足热而懑。臣意告曰:热蹶也(琇按:《素问》热厥为酒与谷气相薄)。即刺其足心各三所〔1〕,按之无出血,病旋已。病得之饮酒大醉。(《史记》)

子和治西华季政之,病寒厥,其妻病热厥,前后十余年。其妻服逍遥散十余剂,不效。二人脉皆浮大而无力。政之曰:吾手足之寒,时时渍以热汤,寒不能止。吾妇手足之热,终日沃以冷水而不能已。何也?子和曰:寒热之厥也。此皆得之贪饮食,纵嗜欲。遂出《内经·厥论》证之。政之喜曰:《内经》真圣书也,十余年之疑今而释然。纵不服药,愈过半矣。子和曰:热厥者,寒在上也;寒厥者,热在上也。寒在上者,以温剂补肺金;热在上者,以凉剂清心火。分处二药令服之,不旬日二人皆愈矣。

热用温剂,寒用凉剂,治法之变无逾此。

一少妇,气实多怒,事不如意,忽大叫而欲厥。盖痰闭于上,火起于下而上冲。滑伯仁乃用香附五钱,生甘草三钱,川芎七钱,童便、姜汁炒,煎服。又用青黛、人中白、香附丸服,稍愈。后用吐法,

〔1〕 三所 三处。

乃安。再用导痰汤加姜汁、黄连、香附、生姜，下龙会丸，安。

吕元膺治一僧，病厥，已三日不知人。切其脉，右寸口之阳弦而迟，少阴之脉（左尺）紧而劲，不满四十，动而止，此寒邪乘于肾肝所致，法当以辛甘复其阳。为作汤三升，顿服，遂起对客〔1〕，如不病。然一脏已绝，去此若干日当复病，即死。果验。

丹溪治一妇，病不知人，稍苏即号叫数四而复昏。朱诊之，肝脉弦数而且滑。曰：此怒心所为，盖得之怒而强酒也。诘之，以不得于夫〔2〕，每夜必引满自酌解其怀。朱治以流痰降火之剂，而加香附以散肝分之郁，立愈。

一人平生脚自踝以下常觉热，冬不加绵于上，常自言我资禀壮，不怕冷。朱曰：此足三阴虚，宜断欲事〔3〕，以补养阴血，庶几可免。彼笑而不答。年方十七，痿，半年而死。

刘锡镇〔4〕襄阳日，宠妾病伤寒暴亡。众医云：脉绝，不可治。或言市上卖药许道人有奇术，可用。召之，曰：是寒厥尔，不死也。乃请健卒三十人作速掘坑，炽〔5〕炭百斤，杂薪烧之，俟极热，施荐覆坑〔6〕，舁病人卧其上，盖以毡褥，少顷气腾上如蒸炊，遍体流汗，衣被透湿，已而顿苏如。取药数种调治，即日愈。（《夷坚志》）

---

〔1〕 对客　接待客人。
〔2〕 不得于夫　不合丈夫心意。得，投合。
〔3〕 欲事　房事。欲，色欲。
〔4〕 镇　镇守。
〔5〕 炽　烧燃。
〔6〕 施荐覆坑　用草席盖住坑口。荐，草席。

陈斗岩治一妇人，病厥逆，脉伏，一日夜不苏，药不能进。陈视之，曰：可活也。针取手足阳阴（手阳明大肠合谷穴，足阳明胃厉兑穴），气少回。灸百会穴，乃醒。初大泣，既而曰：我被数人各执凶器逐，潜入柜中，闻小儿啼，百计不能出。又闻击柜者，隙见微明，俄觉火燃其盖，遂跃出。其击柜者针也，燃柜盖者灸也。

郝允治二里妇[1]，一夜中口噤如死状。允曰：血脉滞也。不用药，闻鸡声自愈。一行踸踔辄踣[2]。允曰：脉厥也，当活筋，以药熨之自快。皆验。

游以春治一嫠妇，年三十余，忽午后吐酸水一二碗许，至未时心前作痛，至申痛甚晕去，不省人事，至戌方苏如故，每日如此。医治期年，不愈。游至，用二陈下气之剂，不效。熟思其故，忽记《针经》有云未申时气行膀胱，想有瘀血滞于此经致然。遂用归尾、红花各三钱，干漆五钱，煎服，痛止吐定，晕亦不举[3]。次日复进一帖，前症俱愈。第三日前方加大黄、桃仁饮之，小便去凝血三四碗而痊。

江篁南治一妇，忽如人将冷水泼之，则手足厥冷，不知人，少顷发热，则渐省，一日二三次（虚何疑）。江诊，六脉俱微，若有若无，欲绝非绝。此气虚极之症也。用人参三钱，陈皮一钱，枳壳二分，人参渐加，服参六两而愈。

---

〔1〕 里妇　同乡里的妇女。

〔2〕 行踸踔辄踣　走路时一跳跃就跌倒。踸，音 chěn，踔，音 chuō，皆为跳跃。踣，音 bó，向前跌倒。

〔3〕 举　发作。

一人卧，奄然〔1〕死去，腹中走气如雷，名曰尸厥。用硫黄一两，焰硝五钱，研细，分三服，好酒煎，觉烟起即止，温灌之，片晌再服，遂醒。

江应宿治弟妇，年二十五，寡居，因事忤意忿怒，腹胀如鼓，呕哕，大叫而厥，少顷复苏，昼夜扶立，不能坐卧。医莫能疗，将就木。宿适从外归，闻喊声，问其状，知痰涎闭塞，火气冲逆而发厥耳。急煎姜汤，磨紫金锭，一匕而愈。后旬日遇事忤意，激怒复举，制平胃加姜炒黄连、半夏、香附，米为丸，服半料，不复举矣。

合滑伯仁案同看。

痉

琇按：痓乃痉之讹。有汗为柔痉，无汗为刚痉。痓，痴去声，恶也。痉，擎上声，风强病。

丹溪治一少年，痘疮靥谢后，忽口噤不开，四肢强直，不能屈，时绕脐腹痛一阵，则冷汗如雨，痛定汗止，时作时止。脉极弦紧而急，如真弦状（绕脐痛似实，时作时止为虚，诸紧为寒），知其极勤苦，因劳倦伤血，疮后血愈虚，风寒乘虚而入，当用辛温养血，辛凉散风。芍药、当归为君，川芎、青皮、钓钩藤为臣，白术、甘草、陈皮为佐，桂枝、木香、黄连为使，更加红花少许，煎服，十二帖而安。

妙方，使尤佳。

子和治一妇，年三十，病风搐目眩，角弓反张，数日不食。诸医作惊风、暗风、风痫，治之以南星、雄黄、天麻、乌、附，不效。子和曰：诸风掉眩，皆属肝木。曲直摇动，风之用也。阳主动，阴主静，

〔1〕奄然 忽然。

由火盛制金，金衰不能平木，肝木茂而自病故也（琇按：此论深得痉病肯綮）。先涌风涎二三升，次以寒剂下十余行（治以流痰降火），又以铍针刺百会穴，出血二杯，立愈。

博按：此案旧刻脱误。

虞恒德治一妇，年三十余，身材小琐，形瘦弱，月经后，忽一日发痉口噤，手足挛缩，角弓反张。虞知其去血过多，风邪乘虚而入。用四物汤加防风、羌活、荆芥，少加附子行经，二帖病减半，六帖全安。

瞑目不食

琇按：土败木贼之病。

四明僧奉真，良医也。天章阁待制许元为江淮发运使，奏课〔1〕于京师。方欲入对，而其子病亟〔2〕，瞑而不食，惙惙欲死〔3〕，逾宿矣。使奉真视之，曰：脾已绝，不可治，死在明日。元曰：观其疾势，固知其不可救。今方有事，须陛对〔4〕，能延数日之期否？奉真曰：如此自可。诸脏皆已衰，唯肝脏独过，脾为肝所胜，其气先绝，一脏绝则死。若急泻肝气，令肝气衰则脾少缓，可延三日，过此无术也。乃投药，至晚能张目，精神稍复，啜粥，明日渐苏而能食。元甚喜，奉真笑曰：此不足喜，肝气暂舒耳，无能为也。后三日果卒。（《笔谈》）

---

〔1〕 奏课　向朝廷奏报赋税。课，赋税。

〔2〕 病亟　病情急迫。亟，迫切。

〔3〕 惙惙欲死　"死"字原脱，据《梦溪笔谈》卷十八补。惙惙，音 chuòchuò，困顿的样子。

〔4〕 陛对　入朝应答皇帝的诏问。

人渐缩小

吕缙叔以制诰[1]知颍州,忽得疾,身躯日渐缩小,临终仅如婴儿。古无此疾,终无人识。

正德[2]初,楚人姓潘行三者,身甚肥壮,卒之日,缩如婴儿。人皆莫知其由,后询之,平生服硫,以致如此,始信吕缙叔之事不妄。

大历[3]中,元察为邛州刺史,而州城将有魏淑者,肤体洪壮,年方四十,亲老妻少,而忽中异疾,无所酸苦,但饮食日损,身体日销耳。医生术士,拱手无措。寒暑未周[4],即如婴孩焉,不复能行坐语言,其母与妻,更相提抱。遇淑之生日,家人召僧致斋[5],其妻乃以钗股挟之以哺,须臾能尽一小瓯。自是日加所食,身亦渐长,不半岁乃复其初。察则受与[6]故职,驰驱气力,且无少异,后十余年捍蛮[7],战死于陈。(《集异记》)

人暴长大

皇甫及者,其父为太原少尹[8],甚钟爱之。及生如常儿,至

〔1〕 制诰 即"知制诰",负责为皇帝起草诏书之官。
〔2〕 正德 明武宗年号,公元1505年至1521年。
〔3〕 大历 唐代宗年号,公元766年至779年。
〔4〕 寒暑未周 不到一年。周,周遍。
〔5〕 致斋 供给僧人斋饭。
〔6〕 受与 授予。受,通"授"。
〔7〕 捍蛮 抵御蛮族。蛮,古时对南方少数民族的蔑称。
〔8〕 少尹 府尹的副职。

咸通〔1〕壬辰岁，年十四矣。忽感异疾，非有切肌彻骨之苦，但暴长耳，逾时而身越七尺，带兼数围，长啜大嚼，复三倍于昔矣。明年秋，无疾而逝。(《三水小牍》)

人化为水

歙客经潜山，见蛇腹胀甚，啮一草，以腹磨，顷之胀消。蛇去，客念此草必消胀毒，取置箧中。夜宿旅邸，邻房有过客，为腹胀所苦。客取药，就釜煎一杯，饮之，顷间其人血肉俱化为水，独遗骸骨。急挈装〔2〕而逃。至明，主人不测何为，及洁釜炊饭，则釜遍体成金，乃密瘗〔3〕其骸。既久客至，语其事。(《春渚纪闻》)

卒死

刘太丞，毗陵人。有邻家朱三者，只有一子，年三十余。忽然卒死，脉全无。请太丞治之。取齐州半夏细末一大豆许，纳鼻中，良久身微暖，气更苏，迤逦无事〔4〕(此必痰厥一时)。人问：卒死，太丞单方半夏如何活得死人？答曰：此南岳魏夫人方。(《外台秘要》)

神方，救五绝病：一曰自缢死气绝，二曰墙壁屋崩压死气绝，三曰溺水死气绝，四曰鬼魔死气绝，五曰产乳死气绝，并能救之。问：葛生何授得此神术，能活人命？生曰：我因入山采药，遇白衣人，问曰：汝非葛医生乎？我乃半夏之精。汝遇人有五绝之病，用

---

〔1〕 咸通 唐懿宗年号，公元860年至874年。
〔2〕 挈装 带着行装。挈，提着。
〔3〕 瘗 音yì，埋葬。
〔4〕 迤逦无事 渐渐向愈。迤逦，曲折连绵。

我救治即活。但用我作细末令干，吹入鼻中，即复生矣。

凤纲，汉阳人。常采百草花，水渍之，瓮盛泥封，自正月始，迄九月末，又取瓮埋之百日，煎丸之。卒死者，以药丸纳口中，水下之，立活。时人称为神仙云。(《外传》)

消瘅

琇按：经曰：心移寒于肺，肺消，饮一溲二，死不治。又曰：心移热于肺，传为鬲消。又曰：瘅成为消中。又有脾瘅、胆瘅。

齐章武里曹山跗病，淳于意诊其脉，曰：肺消瘅也，加以寒热。即告其人曰：死不治。适其供养〔1〕，此不当医治。法曰后三日而当狂，妄起行欲走，后五日死。即如期死。山跗病得之盛怒而以接内。所以知山跗之病者，意切其脉，肺气热也。脉法曰：不平不鼓，形弊〔2〕。此五脏高之远数以经病也(琇按：肺为华盖，脏位最高)，故切之时不平而代。不平者，血不居其处(琇按：盛怒接内，则肝伤而不能藏血)；代者，时参击并至，乍躁乍大也。此两络脉绝(琇按：肝肾无气，故脉代)，故死不治。所以加寒热者，言其人尸夺。尸夺者形弊，形弊者不当关灸砭石及饮毒药也。意未往诊时，齐太医先诊山跗病，灸其足少阳脉口，而饮之半夏丸(琇按：误以寒热属少阳)，病者即泄注，腹中虚。又灸其少阴脉(琇按：损肝之腑，损肝之母)，是坏肝刚绝深。如是重损病者气，以故加寒热。所以后三日而当狂者，肝一络连属结绝乳下阳明，故络绝。开阳明脉，阳明脉伤，即当狂走(琇按：热入阳明则发狂，状如伤寒。又血并于阴，阴气并于阳，故为惊狂)。后五日死者，肝与心相去五分，

---

〔1〕 适其供养　满足病人起居饮食的要求。
〔2〕 形弊　形体憔悴。弊，衰败。

故五日尽，尽则死矣。

陈斗岩治一人，当心一块如盘，不肿不疼，但昼夜若火燎，近二年形瘦色黄。医以为劳瘵，为郁火，为湿痰，治皆弗效。陈诊之，曰：左关脉如转豆[1]（琇按：左关脉动，仍是肝火），经曰阳动则病消瘅热中。以清灵丹十余服，心间团圞[2]，汗濈然[3]。又进近百服，一夕心如醉，大汗而愈。

《脉经》曰：五脏脉小，皆为消瘅者，消谷善饥也。与此不同。

痹

琇按：经文论痹甚详，后人昧于病情，故略而不举。

齐王黄姬兄黄长卿家有酒召客，召淳于意。诸客坐，未上食。意望见王后弟宋建，告曰：君有病，往四五日，君腰胁痛，不可俯仰，又不得小溲。不亟治，病即入濡肾[4]。及其未舍五脏，急治之。方今客肾濡，此所谓肾痹也。宋建曰：然。建故[5]有腰脊痛。往四五日天雨，黄氏诸倩[6]见建家京[7]下方石，即弄之，建亦欲效之，效之不能起，即复置之，暮，腰脊痛，不得溺，至今不愈（琇按：肾为作强之官，强力伤之，脏病及腑，膀胱失气化之权，故不得溲）。建病得之好持重。所以知建病者，意见其色，太阳（膀

---

〔1〕 转豆 元代危亦林《世医得效方》卷一："转豆，形如豆周旋展转，并无息数。"

〔2〕 心间团圞 谓原来"当心一块如盘"缩小如圆团。圞，圆。

〔3〕 濈然 汗出的样子。

〔4〕 濡肾 侵染肾脏。濡，浸渍，此为侵染。

〔5〕 故 通"固"，确实。

〔6〕 倩 女婿。

〔7〕 京 方形的大谷仓。

胱)色干,肾部上及界腰以下者枯四分所〔1〕,故以往四五日知其发也。意即为柔汤,使服之,十八日所而病愈。(《史记》)

古者患胸痹者,心中急痛锥刺不得〔2〕。蜀医为胸府有恶血故也。遂生韭数斤捣汁,令服之,即果吐出胸中恶血,遂瘥。又,萧炳〔3〕谓小儿初生,与韭汁灌之,吐出恶血,长则无病,验。韭能归心气而去包中恶气,治胸中也。(《名医录》)

咳嗽

琇按:五脏六腑皆有咳症,症各不同。大抵脏病不已,乃移于腑。《素问》:五气所病,以肺为咳者,肺为金,邪中之则有声,又曰:秋伤于湿,冬生咳嗽。

《衍义》云:有人患气嗽,将期年。或教以橘红、生姜焙干,神曲等分,为末,糊丸如梧桐子大,食后、临卧以米饮送下三十丸,兼旧患膀胱气,缘服此皆愈。

孙兆治一人,病吐痰,顷刻升余,喘咳不定,面色郁黯,精神不快。兆告曰:肺中有痰,胸膈不利,当服仲景葶苈大枣汤(泻中有补)。一服讫,已觉胸中快利,略无痰唾矣。

钱仲阳治一人,病咳,面色青而光,气哽哽。乙曰:肝乘肺,此逆候也。若秋得之可治,今春不可治。其人祈哀,强与药。明日吾药再泻肝而少却,三补肺而益虚,又加唇白,法当三日死。今尚能

〔1〕所 大约。
〔2〕不得 不适。
〔3〕萧炳 唐代兰陵(今属山东)人,号兰陵处士,撰有《四声本草》,已佚。

粥，当过期〔1〕。至五日而绝。

滑伯仁治一妇，妊五月，病嗽痰气逆，恶寒，咽膈不利，不嗜食者浃旬。伯仁诊，其脉浮弦，形体清癯。曰：此上受风寒也。越人云：形寒饮冷则伤肺〔2〕。投以温剂，与之致津液，开腠理，散风寒，而嗽自安矣。

张子和治常仲明，病寒热往来，时咳一二声，面黄无力，懒思饮食，夜寝多汗，日渐瘦削。诸医作虚损治之，用二十四味烧肝散、鹿茸、牛膝，补养二年，口中痰出，下部转虚。戴人断之曰：上实也。先以涌剂吐痰二三升，次以柴胡饮子（柴胡饮子：人参、大黄、黄芩、炙草、归身、白芍、生姜、柴胡）降火益水，一月余复旧。此二阳病也。《内经》云：二阳之病发心脾，不得隐曲〔3〕。心受之则血不流，故女子不月；脾受之则味不化，故男子少精。此二证名异而实同。仲明之病，乃脾受之味不化也。

一男子，年二十余，病劳嗽数年，其声欲出不出。戴人曰：曾服药否？其人曰：家贫，未尝服药。戴人曰：年壮不妄服药者易治。先以苦剂涌之，次以舟车、浚川丸大下之，更服重剂，瘥。

一田夫，病劳嗽，一涌一泄，已减大半，次服人参补肺汤，临卧更服槟榔丸以进食。

一男子，五十余，病伤寒咳嗽，喉中声如鼾。与独参汤，一服而

---

〔1〕过期　延过预定的死期。
〔2〕形寒饮冷则伤肺　语出《难经·四十九难》。
〔3〕“二阳之病发心脾”句　语本《素问·阴阳别论》。隐曲，隐蔽委曲之事。

轻，再服而鼾声除，至三四服，咳嗽亦渐退，凡服参三斤而愈。

梅师[1]治久患暇呷咳嗽，喉中作声，不得眠。取白前捣为末，温酒调服二钱。

《衍义》云：白前保定肺气。

一妇人，患肺热，久嗽，身如炙，肌瘦，将成肺劳。以枇杷叶、木通、款花、紫菀、杏仁、桑白皮等分，大黄减半，各如常制治讫，同为末，蜜丸如樱桃大，食后、临卧含化一丸，未终剂而愈。

丹溪治一人，年五十余，患咳嗽，恶风寒，胸痞满，口稍干，心微痛。脉浮紧而数，左大于右，盖表盛里虚。问其素嗜酒肉，有积，后因接内涉寒，冒雨忍饥，继以饱食酒肉而病。先以人参四钱，麻黄连根节一钱半，与二三帖，嗽止寒除。改用厚朴、枳实、青陈皮、瓜蒌、半夏为丸，与二十帖，参汤送下，痞除。

看他用药先后轻重之法。

一人患干咳嗽，声哑。用人参、橘红各一钱半，白术二钱，半夏曲一钱，茯苓、桑白皮、天冬各七分，甘草、青皮各三分，五帖。后去青皮，加五味二十粒，知母、地骨皮、瓜蒌仁、桔梗各五分，作一帖，入姜煎，再加黄芩五分，仍与四物，入童便、竹沥、姜汁，并炒黄檗，二药昼夜间服，两月声出而愈。

先以六君子加天冬、桑皮、青皮，后配入养阴清火润肺之品，妙。

一壮年，因劳倦不得睡，患嗽，痰如黄白脓，声不出。时春寒，

---

〔1〕 梅师　隋代医僧，号文梅，撰有《梅师集验方》，已佚。

医与小青龙四帖，喉中有血丝，腥气逆上，两日后觉血腥渐多，有血一线自口右边出，一茶顷遂止，昼夜十余次。脉弦大散弱，左大为甚，此劳倦感寒，强以辛甘燥热之剂动其血，不治，恐成肺痿。以参、耆、归、术、芍、陈、草、带节麻黄煎熟，入藕汁服之，二日而嗽止。乃去麻黄，又与四帖而血除。但脉散未收，食少倦甚，前药除藕汁，加黄芩、砂仁、半夏，半月而愈。

一人痰嗽，胁下痛。先以白芥子、姜汁、竹沥、瓜蒌、桔梗、连翘、风化硝、姜，蜜丸，噙化，茶清下。

仇山村[1]，少时尝苦嗽，百药不瘳。有越州学录[2]者，教其取桑条向南嫩者，不拘多少，每条约寸许，用二十一枝，纳于沙石锅中，用水五碗煎至一碗，遇渴饮之，服一月而愈。（仇远《稗史》）

一人嗽，但用香橼去核，薄切片，以酒煮熟，用蜜拌匀，睡起服。

一人事佛甚谨，适苦嗽逾月。夜梦老僧呼，谓之曰：汝嗽只是感寒。吾有方授汝，但用生姜一物，切作薄片，焙干为末，糯米糊丸芥子大，空心米饮下三十丸。觉，如其言，数服而愈。（《癸志》）

张致和治沈方伯[3]良臣，患痰嗽，昼夜不能安寝。屡易医，或曰风，曰火，曰热，曰气，曰湿，汤药杂投，形羸食减，几至危殆。其子求治。张诊脉，沉而濡，湿痰生寒，复用寒凉，脾家所苦，宜用理中汤加附子（谁谓痰症无用附子之法），此土生金之法。其夜遂

---

〔1〕 仇山村　即仇远，宋元间钱塘（今浙江杭州）人，字仁近，自号山村居士，有《金渊集》。
〔2〕 学录　元代各路学校的一种学官。
〔3〕 方伯　明清时对布政使之称。

得贴枕，徐进调理之剂，果安。或曰：痰症用附子何也？殊不知痰多者，戴元礼[1]常用附子疗治之。

出《证治要诀》。

汪石山治一妇，年三十，因夫买妾，过于忧郁，患咳嗽，甚则吐食呕血，兼发热，恶寒，自汗。医用葛氏保和汤，不效。汪诊，其脉皆浮濡而弱，按之无力，晨则近数，午后则缓（午后则缓，故可治）。曰：此忧思伤脾病也。脾伤则气结，而肺失所养，故嗽。遂用麦门冬、片芩以清肺，陈皮、香附以散郁，人参、黄耆、芍药、甘草以安脾，归身、阿胶以和血，数服，病少宽。后每帖渐加参至五六钱，月余而愈。

一人年二十余，病咳嗽，呕血盗汗，或肠鸣作泄，午后发热（此弱症也）。汪切脉，细数无复伦次。因语之曰：《难经》云：七传者，逆经传也。初因肾水涸竭，是肾病矣。肾邪传之于心，故发热而夜重；心邪传之于肺，故咳嗽而汗泄；肺邪传之于肝，故胁痛而气壅；肝邪传于脾，故肠鸣而作泄；脾邪复传之于肾，而肾不能再受邪矣。今病兼此数者，死不出旬日之外矣。果如期而逝。

一人形长，色苍瘦，年逾四十，每遇秋凉，病咳嗽气喘，不能卧，春暖即安，病此十余年矣。医用紫苏、薄荷、荆芥、麻黄等以发表，用桑白皮、石膏、滑石、半夏以疏内，暂虽轻快，不久复作。汪诊之，脉颇洪滑。此内有郁热也，秋凉则皮肤致密，内热不能发泄，故病作矣。内热者，病本也。今不治其本，乃用发表，徒虚其外，愈不能当风寒，疏内，徒耗其津，愈增郁热之势。遂以三补丸加大黄酒炒

[1] 戴元礼 即戴思恭，明代医家，字原礼，号复庵，浦江（今浙江浦江）人，师从朱丹溪，建文帝时任太医院使，撰有《证治要诀》等。

三次、贝母、瓜蒌，丸服，仍令每年立秋以前服滚痰丸三五十粒，病渐向安。

一妇年逾五十，其形色脆弱，每遇秋冬，痰嗽气喘，自汗体倦，卧不安席，或呕恶心。汪诊之，脉皆浮缓而濡。曰：此表虚不御风寒，激内之郁热而然（表虚人皆知之，内有郁热，知之者鲜矣）。遂用参、耆各三钱，麦冬、白术各一钱，黄芩、归身、陈皮各七分，甘草、五味各五分，煎服，十余帖而安。每年冬寒病发，即进此药。次年秋间滞下，腹痛后重，脉皆濡细稍滑。汪曰：此内之郁热欲下也。体虽素弱，经云有故无损[1]，遂以小承气汤利两三行，腹痛稍除，后重未退。再以补中益气汤加枳壳、黄芩、芍药，煎服（先攻后补而兼清），仍用醋浇热砖，布裹坐之而愈。是年遇寒，嗽喘亦不作矣。

一妇产后，咳嗽痰多，昼轻夜重，不能安寝，饮食无味，或时自汗。医用人参清肺汤，嗽愈甚。汪诊之，脉浮濡近驶。曰：此肺热也。令服保和汤，五帖而愈。

一妇怀妊七月，嗽喘不能伏枕，两臀坐久，皮皆溃烂。医用苏子降气汤、三拗汤、参苏饮，俱罔效。汪诊之，右脉浮濡近驶，按之无力，左脉稍和。曰：此肺虚也，宜用补法。遂以人参钱半，白术、麦冬各一钱，茯苓八分，归身、阿胶、黄芩各七分，陈皮、五味、甘草各五分，煎服，六七帖而愈。

一童子，八岁，伤寒咳嗽，痰少面赤，日夜不休。医以参苏饮，数日嗽甚。汪诊之，脉洪近驶。曰：热伤肺也。令煎葛氏保和汤，病如失。

[1] 有故无损 《素问·六元正纪大论》作“有故无殒”。

保和汤方：知母、贝母、天冬、麦冬、款冬、花粉、米仁、杏仁、五味、甘草、兜铃、紫菀、百合、桔梗、阿胶、归身、生地、紫苏、薄荷。

一妇年三十，质脆弱，产后咳嗽痰臭。或作肺痈治，愈剧，延及两脚渐肿至膝，大便溏，小腹胀痛，午后发热，面红气促，不能向右卧（此弱症，脉一数便不治）。汪诊，脉虚小而数。曰：凡咳嗽，左右向不得眠者，上气促下泻泄者，发热不为泻减者，皆病之反也。按此皆原于脾。经曰脾主诸臭，入肺腥臭，入心焦臭，入肝腐臭，自入为秽臭，盖脾不能运行其湿，湿郁为热，酿成痰而臭矣。经曰：左右者，阴阳之道路也。脾虚则肺金失养，气劣行迟，壅遏道路，故咳嗽气促，不能右卧也；脾虚，必夺母气以自养，故心虚发热而见于午也；脾主湿，湿胜则内渗于肠胃为溏泄，外渗于皮肤为浮肿（辨症精确）。今用参、耆、甘草补脾，为君；白术、茯苓渗湿，为臣；麦冬保肺气，酸枣仁以安心神，为佐；陈皮、前胡以消痰下气，为使；用东壁土，以受阳光最多，用之以为引用，盖土能解诸臭，用以补土，亦易为力矣，此取钱氏黄土汤之义也。服一帖，前症略减，病者喜甚。汪曰：未也。数服后无反复，方是佳兆，否则所谓过时失治。后发寒热，真阳脱矣，泄而脚肿，脾气绝矣，何能收救？

一妇人，患症同前，医作肺痈治，而用百合煎汤煮粥食，反剧。汪诊，其脉细弱而缓（缓则可治）。治以参、耆甘温等剂，不数服而愈。此由治之早也。

一人年十九，面白质弱，因劳思梦遗，遂吐血碗许，自是微咳倦弱，后身忽大热出疹，疹愈（郁热发疹，故愈），阴囊痒甚，搓擦水流。敷以壁土，囊肿如盏大，遂去土，以五倍涂少蜜炙，为末敷之，遂愈。因感风寒，其嗽尤甚，继以左右胁痛。汪诊，脉虚而数，见其畏风寒，呕恶倦动，粪溏气促，曰：此金极似火也。夫心属火而藏神，肾属水而藏志，二经俱属少阴而上下相通。今劳思，则神不宁而梦，志不宁而遗，遗则水不升而心火独亢也。肝属木而藏血，其象震，震为雷，心火既亢，则同类相应，引动龙雷之火，载血而越出于上窍矣；肝脉环绕阴器，亦因火扰而痛痒肿胀也；火胜金，故肺经虚而干咳，皮毛为之合，亦为火郁而发疹；大肠为之腑，故亦传导失宜而粪溏；然金虚不能平木，故木火愈旺而凌脾，脾虚则呕恶而食减；经曰壮火食气，脾肺之气为壮火所食，故倦于动作而易感风寒也；经言两胁者阴阳往来之道路也，为火阻碍，则气不利而痛矣。然火有虚有实，有似火而实非火，故经言有者求之，无者求之，虚者责之，实者责之，此治火之大法也。前症之火皆虚，非水湿之可折伏，惟甘温之剂可以祛除，譬之龙雷之火，日出则自潜伏矣。若用苦寒降火，正如雨骤雷烈而火愈炽矣。世医治火，不惟不求之有无虚实，专泥咳嗽吐血皆属阴虚，误服参、耆不救之语，概用滋阴等剂。况此服滋阴已百余帖，而病反增剧，岂可仍以阴虚治之耶？且经言形寒饮冷则伤肺，又谓脾胃喜温而恶寒，今用甘温健其脾，则肺金不虚而咳嗽气促自愈，肝木有制而胁痛吐血自除，虚妄之火亦自熄矣。遂以参、耆各四钱，神曲、山楂各七分，白术、麦冬、贝母各一钱，甘草五分炒，干姜四分（配黑姜妙），煎服十余帖，脉数减，嗽少除，精神稍健。但后又适新婚，不免耗损真阴，将何以制其虚妄之火耶？盖咳属肺金，数脉属火，咳而脉数，火克金也。冬月水旺而见数脉，亦违时也。大凡病见数脉，多难治疗，病久脉数，尤非所宜，故为之深虑耳。

论弱症之案，未有如此篇精切，详明者当熟读而纲领之，临症自有得心应手之快。

薛己治大参[1]李北泉，时吐痰涎，内热作渴，肢体倦怠，劳而

---

〔1〕 大参　明代各省承宣布政使司的参政，为布政使的属官。

足热。用清气化痰，益甚。薛曰：此肾水泛而为痰，法当补肾。不信，更进滚痰丸一服，吐泻不止，饮食不入，头晕眼闭，始信薛言。用六君子汤数剂，胃气渐复。却用六味丸，月余诸症悉愈。

地官〔1〕李北川，每劳咳嗽，薛用补中益气汤，即愈。一日复作，自用参苏饮，益甚，更服人参败毒散，项强口噤，腰背反张。薛曰：此误汗亡津液而变痓矣。仍以前汤加附子一钱，四剂而愈。

司厅陈国华，素阴虚，患咳嗽。以自知医，用发表化痰之药，不应，用清热化痰等药，症愈甚。薛曰：此脾肺虚也。不信，用牛黄清心丸，更加胸腹作胀，饮食少思，足三阴虚症悉见。朝用六君加桔梗、升麻、麦冬、五味，补脾土以生肺金，夕用八味丸，补命门火以生脾土，诸症悉愈。经云：不能治其虚，安问其余？此脾土虚不能生肺金而金病，复用前药而反泻其火，吾不得而知也。

中书〔2〕鲍希伏，素阴虚，患咳嗽。服清气化痰丸及二陈、芩、连之类，痰益甚，更用四物、黄檗、知母、元参之类，腹胀咽哑。右关脉浮弦，左尺脉洪大。薛曰：脾土既不能生肺金，阴火又从而克之，当滋化源。朝用补中益气加山萸、麦冬、五味，夕用六味丸加五味，三月余，喜其慎疾，得愈。

武选〔3〕汪用之，饮食起居失宜，咳嗽吐痰。用化痰发散之药，时仲夏，脉洪数而无力（脉数不时则生恶疮，关内逢芤则内痈作），胸

---

〔1〕 地官　对户部尚书之称。
〔2〕 中书　中书舍人，掌书写诰敕等事。
〔3〕 武选　明代兵部有武选司，掌武官赏罚等事。

满面赤，吐痰腥臭，汗出不止。薛曰：水泛为痰之证，而用前剂，是谓重亡津液，得非肺痈乎？不信，仍服前药，翌日果吐脓，脉数，左三右寸为甚，始信。用桔梗汤一剂，脓数顿止，再剂全止。面色顿白，仍以忧惶。薛曰：此症面白脉涩，不治自愈（白，肺色也；涩，肺脉也。色脉得令，故愈）。又用前药一剂，佐以六味丸治之而愈。

儒者张克明，咳嗽，用二陈、芩、连、枳壳，胸满气喘，侵晨吐痰，加苏子、杏仁，口出痰涎，口干作渴。薛曰：侵晨吐痰，脾虚不能消化饮食；胸满气喘，脾虚不能生肺金；涎沫自出，脾虚不能收摄；口干作渴，脾虚不能生津液。遂用六君加炮姜、肉果温补脾胃，更用八味丸以补土母而愈。

上舍[1]史瞻之，每至春咳嗽，用参苏饮加芩、连、桑、杏，乃愈。一日复发，用前药，益甚，加喉痞（少阴之脉循喉咙）。就治，左尺洪数而无力。薛曰：此肾经阴火刑克肺金，当滋化源。遂以六味丸料加麦冬、五味炒、山栀及补中益气汤而愈。

一男子，夏月咳嗽吐痰，用胃火药，不应。薛以为火乘肺金，用麦门冬汤而愈。后因劳役复嗽，用补中益气加桔梗、山栀、片芩、麦冬、五味而愈。但口干体倦，小便赤涩，日用生脉散而愈。

韩飞霞旅寓北方，夏秋久雨，天行咳嗽头痛，用益元散，葱姜汤调服，应手取效，日发数十斤。此盖甲己土运湿令，痰壅肺气上窍，但泻膀胱下窍而已，不在咳嗽例也。

江篁南治一少年，患咳嗽潮热。诊之，曰：病得之好内。饮以

[1] 上舍 对监生（入国子监读书的生员）之称，也用来称呼一般读书人。

四物减芎，加麦冬、紫菀、阿胶、地骨皮，嗽热良已。既而不谨，复作，他医以寒凉之剂投之，胸痞满，食减下泄。江以甘温助其中气，病旋已。所以知病得之好内者，切其脉芤而驶，真阴损，热内生也。后缓而弱，脾重伤于苦寒也。

江应宿奉叔父方伯之滇南，抵任月余，叔父患痰嗽气喘，不能伏枕，腰痛，大便秘，小溲淋沥，胸膈痞闷，呕吐清水。召官医十余曹〔1〕治之，罔效。素有痰火哮喘病，每遇天寒或饮食起居失宜即举发，动经旬余，不药亦愈。本欲不服药，则痞闷、二便胀急难当。命宿诊之，六脉缓弱无力，右为甚（缓为脾脉，虚而协湿，故宜利小便而投四苓、二陈）。即告之曰：叔父非往昔痰火，此属内伤。盖因科场选士，劳倦伤脾，兼以长途，雨露受湿，湿伤脾，脾气虚则肺金失养，清浊相干，阴阳反作。经曰浊气在上，则生䐜胀，故痞满而呕清水。宜分利阴阳（不得专执升清之说），渗湿利水（因喘而痞，宜利小便）。进四苓散加陈皮、半夏、竹茹，一剂而大小便通利，呕水亦止，是夜伏枕安卧。次早，换六君子加当归、阿胶、牛膝、麦冬、五味，诸症悉除。但觉倦怠，时吐稠浊痰一二口（痰滞肺上窍，宜泻下窍膀胱），再单用六君，倍加参、术，少佐贝母、升麻、麦冬、五味，补脾土调理。叔父笑曰：汝十年之后当以医显。吾几违首邱〔2〕之愿。遂上疏弃官而归。途中日进前药一服，共服三斤余，抵家平复如初。

喘

琇按：《素问》云：肺病者喘咳逆气，肾病者喘咳。盖肺肾为子

〔1〕 十余曹　十余位。曹，辈。

〔2〕 首邱　古时认为狐狸死时必头朝山邱，因以称年老归乡。屈原《哀郢》："鸟飞返故乡兮，狐死必首邱。"

母之脏，又肺主出气，肾主纳气也。

洪迈[1]曰：予淳熙[2]丁未四月有痰疾，因晚对[3]，上宣谕，使以胡桃肉三颗，生姜三片，临卧时服之，毕则饮汤三两呷，又再嚼桃、姜如前数，且饮汤，勿行动，即就枕。既还玉堂，如恩指[4]敬服，旦而嗽止，痰不复作。辑之事亦类此云。（《己志》）

信州老兵女，三岁，因食盐虾过多，齁喘之疾，乳食不进。贫，无可召医治。一道人过门，见病女喘不止，教使取甜瓜蒂七枚，研为粗末，用冷水半茶盏许调，澄取清汁，呷一小呷。如其言，才饮竟，即吐痰涎若胶粘状，胸次既宽，齁喘亦定。少日再作，又服之，随手愈。凡三进药，病根如扫。此药味极苦，难吞咽。谓之曰甜瓜蒂苦，诚然。（《类编》）

罗谦甫治一贵妇，年逾五十，身体肥盛，当八月中，霖雨时行（外伤湿），因过饮酒及潼乳（内伤湿），腹胀喘满，声闻舍外（其症重极），不得安卧，大小便涩滞（气壅于上）。气口脉大两倍于人迎，关脉沉缓而有力（湿甚）。罗思霖雨之湿，饮食之热，湿热太盛，上攻于肺，神气躁乱，故为喘满。邪气盛则实，实者宜下之。为制平气散，加白牵牛二两，半生半熟，青皮三钱，槟榔三钱，陈皮五钱，大黄七钱（利大便而小便亦通）。《内经》曰：肺苦气上逆，急食苦以泄之。故以白牵牛苦寒泻气分湿热，上攻喘满，故以为君；陈皮苦温，体轻浮，理肺气，青皮苦辛平，散肺中滞气，为臣；槟榔辛温，性沉重，下痰降气，大黄苦寒，荡涤满实，故以为使（使亦有重于臣耶？

---

〔1〕 洪迈 宋代人，字景卢，宋绍兴间进士，官至端明殿学士，撰有《容斋随笔》《夷坚志》等。

〔2〕 淳熙 宋孝宗年号，公元 1174 年至 1189 年。

〔3〕 对 臣子入朝应对皇帝询问。

〔4〕 指 通“旨”。

再商之)。为细末,每服三钱,煎生姜汤调下无时,一服减半,再服喘愈。仍有胸膈不利,烦热口干,时时咳嗽,再与加减泻白散,以桑白皮一两,地骨皮、知母、陈皮、青皮、桔梗各五钱,黄芩、炙甘草各三钱,剉如麻豆大,每服五钱,水煎服,数剂良愈。华佗有云:盛则为喘,减则为枯。《活人书》云:发喘者,气有余也。盛而为喘者,非肺气盛也。喘为气有余者,亦非肺气有余也。气盛当认作气虚,有余当认作不足。肺气果盛,又为有余,当清肃下行而不喘,以其火入于肺,衰与不足而为喘焉。故言盛者,非肺气盛也,言肺中之火盛也;言有余者,非言肺气有余也,言肺中之火有余也。故泻肺以苦寒之剂,非泻肺也,泻肺中之火,实补肺也。用者不可不知。

一人六旬余,素有喘症,或唾血痰,平居时则不喘,稍行动则气喘促(今人此症颇多)。急以黄檗知母滋肾丸空心服七八十丸,其症大减。此坎离丸能泄冲脉之火者,故如此效也。

洪辑,居溧阳西寺,事观音甚谨。幼子佛护三岁,病痰喘,医不能治,凡五昼夜不乳食(五昼夜不乳,虚可知),症危。辑忧惶,祷于观音。至中夜,妻梦一妇人自后门入,告曰:何不服人参胡桃汤?觉而语辑,辑洒然[1]悟曰:是儿必活,此盖大士[2]垂救尔。急取新罗人参寸许,胡桃一枚,不暇剥治,煎成汤,灌儿一蚬壳许,喘即定,再进,遂得醒。明日以汤剥去胡桃皮,取净肉入药与服,喘复作。乃只如昨夕法治之,信宿[3]而瘳。此药不载方书,盖人参定喘,而带皮胡桃则敛肺也。

---

〔1〕 洒然 了然而悟的样子。
〔2〕 大士 指观世音菩萨。
〔3〕 信宿 过了两个晚上。信,在外住宿两个晚上。

丹溪治一人，贫劳，秋深浑身热，手足疼如煅，昼轻夜重。服风药愈痛，气药不效。脉涩而数（涩为少血，为瘀，数则为热），右甚于左，饮食如常，形瘦。盖大痛而瘦，非病也。用苍术、酒黄檗各一钱半，生附一片，生甘草三分，麻黄五分，研桃仁九个，煎，入姜汁令辣，热服（一起仍用温散，湿热非温散不行故耳），四帖去附子，加牛膝一钱，八帖后气喘痛略减。意其血虚，因多服麻黄，阳虚被发动而上奔，当补血镇坠，以酸收之。以四物倍川芎、芍药，加人参二钱，五味十二粒，与二帖，喘定。三日后脉减大半，涩如旧，仍痛，以四物加牛膝、参、术、桃仁、陈皮、甘草、槟榔、生姜，五十帖而安。后因负重复痛，食少，前药加黄耆三分，二帖而愈。

一人五七月间喘不得卧，主于肺，麻黄、石膏各二钱，柴胡、桑白皮各一钱，甘草五分，黄芩一钱半，服之，一汗而愈。后以五味、甘草、桑白皮、人参、黄芩，遂安。

一人痰多喘嗽，用白术、半夏、香附、苍术各一两，黄芩、杏仁各半两，姜汁糊丸服。

一妇人，六十八岁，恶寒发热，自四月来（久病）得痰嗽，眠卧不得，食少，心膈痛，口干，其嗽五更烦[1]甚。以白术三钱，芍药二钱半，炒枳壳、麻黄各二钱，片芩一钱半，桔梗、苏梗叶各一钱，木通五分，炙甘草些少，五味二十粒，入竹沥。

一人日病喘，不得卧。肺脉沉而涩，此外有风凉湿气遏内，热不得舒。以黄芩、陈皮、木通各钱半，麻黄、苏叶、桂枝各一钱，黄连、干生姜各五分（姜连并用妙），甘草些少。

---

〔1〕烦 频繁。

一人体虚感寒，发喘难卧。以苍术、白术、麻黄、防风、炒片芩各五分，半夏、枳壳各一钱，桂枝、木通、炙甘草各三分，姜二片同煎，研杏仁五枚。此方半夏为君，兼解表三方，前一方为热多而设，后一方为寒多而设也。

浦江吴辉妻，孕时足肿，七月初旬，产后二日洗浴，即气喘，但坐不得卧者五个月（产后元虚气喘，岂能至五月耶），恶寒，得暖稍宽，两关脉动，尺寸皆虚无，百药不效。朱以牡丹皮、桃仁、桂枝、茯苓、干姜、枳实、厚朴、桑皮、紫苏、五味、瓜蒌实煎汤服之，一服即宽，二三服得卧，其病如失。盖作污血[1]感寒治之也。

滑伯仁治一人，肺气焦满。病得之多欲善饮，且殚营虑，中积痰涎，外受风邪，发则喘喝，痰咳不自安。为制清肺泄满、降火润燥苦辛之剂，遂安。

沈宗常治庐陵人，胀而喘，三日食不下咽矣。视脉无他，问何食饮，对以近食羊脂。沈曰：得之矣。脂冷则凝，温熨之所及也。温之，得利而愈。

天台李翰林，有莫生患喘疾求医。李云：莫生病日久，我当治之。乃取青橘皮一片展开，入江子（江子即巴豆也）一个，以麻线系定，火上烧烟尽存性，为末，生姜汁、酒一钟呷服之，到口便定。实神方也。

程明祐治张丙，患中满气喘。众医投分心气饮、舟车丸，喘益甚。一医曰：过在气虚。以参、耆补之，喘急频死。程诊之，曰：病

〔1〕 污血 瘀血。污，水不流。

得痰滞经络脏腑，否寒生膜胀。投滚痰丸，初服腹雷鸣，再服下如鸡卵者五六枚，三服喘定气平。继以参苓平胃散出入，三十日复故。所以知丙得之痰滞经络者，切其脉沉而滑，痰候也。

虞恒德治一羽士〔1〕，年五十余，素有喘病，九月间得发热恶寒证，喘甚，脉洪盛而似实（此洪盛脉恐为凉药所激而然）。一医作伤寒治，而用小柴胡汤加枳壳、陈皮等药，六日后欲行大承气。一医曰：此伤食也，宜用枳实导滞丸。争论不决。虞视之，二医皆曰：脉实气盛，当泻。虞曰：此火盛之脉，非真实也。观其短气不足以息，当作虚治（《金匮》云：病人无寒热而短气不足以息者，实也。此以虚治，当以意逆，不可徒执古人之法也。何以故？正亦因有寒热也）。而用补中益气汤加麦冬、五味，入附子三分，煎服，二帖脉收敛，四帖而病减轻，六帖全安。

汪古朴治一妇，形肥而长，面色紫淡，产后病喘不能卧，消谷善饥，汗出如洗（楼全善云：产后喘极危，多死也，而况汗出如洗乎？其得生处全在消谷善饥）。汪诊视，曰：此阴虚阳亢，当合东垣、丹溪两法治之。遂以升阳滋阴之剂，旬余而愈。

汪石山治一人，体肥色白，年近六十，痰喘声如曳锯，夜不能卧。汪诊之，脉浮洪，六七至中或有一结。曰：喘病脉洪，可治也。脉结者，痰碍经隧耳，宜用生脉汤加竹沥服之。至十余帖，稍定。患者嫌迟，更医，服三拗汤，犹以为迟，益以五拗汤，危矣。于是复以前方，服至三四十帖，病果如失。

一人年逾六十，病气喘。汪诊之，脉皆萦萦如蛛丝。曰：病不

---

〔1〕 羽士 道士。

出是夜矣。果如期而逝。

一中年男子，久喘，每发时不食数日，声撼四邻，百治不效。脉寸沉伏，关滑。遂于未发时用人参、白术、当归、地黄姜汁制之，瓜蒌实、陈皮、茯苓、黄芩、黄连，干姜些少，煎汤，下青礞石丸，将发时先用神效沉香丸下之，次于前药中加杏仁、枳实、苏叶，倍瓜蒌实，煎服，一月后症减十分之八。后遂守此方，渐安。后凡治数人，以此法加减之，皆效。

一妇人，年五十余，素有嗽病，忽一日大喘，痰出如泉，身汗如油，脉浮而洪，全似命绝之状。令速用麦冬四钱，人参二钱，五味钱半，煎服，一帖喘定汗止，三帖后痰亦渐少。再于前方加瓜蒌实钱半，白术、当归、芍药、黄芩各一钱半，服二十余帖而安。此生脉散之功也。

平江沈伯宁家丰，好内厚味，每年到四九月内必发气喘，抬肩吐痰，脉沉涩而细数。诸医用平肺之药，数年不愈，如此者六七年。用人参生地黄膏，和当归、牛膝、肉苁蓉、枸杞子、五味、知母、黄檗、天麦二冬、元参，末，丸如梧子大，每空心吞百丸，以救肾虚；又用阿魏、黄连、山楂、沉香、牛黄、辰砂、胆星、陈皮、神曲，糊丸梧子大，临卧姜汤送三四十丸，以治厚味。服讫，复用琼玉膏，二剂而安。

江汝洁治一老妇，病虚弱气喘，左身半自头面以下至足发热自汗，单衣被不能耐，右身半自头面以下至足厚衣被不能温，如此三年矣，医药不效。江诊其六脉，举之俱微而略弦，按之略洪而无力，二关脉略胜于二寸。经曰微则为虚，又曰诸弦为饮，又曰洪为阳为热，又曰无力为虚。据此则知风邪入脾，表里阴阳气血俱虚之候作也。经曰治病必求其本，今受风邪，乃木来侵土，又风自太阳而入脾，先当于太阳疏泄以固表，次当养脾而祛木，俾脾无贼邪之患，则血气渐盛，而左热右寒之疾可除也。以石膏、款花蕊各三钱，官桂、甘草半之，研为细末，以管吸入喉中，浓茶送下三四分，嗽喘即止。次日用滋补之剂，白术二钱半，白芍、香附各一钱半，黄耆、陈皮各一钱，甘草三分，水煎服。后除芍药，加人参三钱，数服而愈。

江应宿治朱万里子，年十七岁，因服砒毒，杂进解毒药，并多服泥水，大吐后发喘，抬肩竦体[1]，手足爪甲黑色，气不相续，频死复苏，饮食难进，六昼夜不得眠。时六月中旬，邀宿诊视，脉促而面赤，曰：胃火冲逆。用葱煮麻黄五圣汤，一匕而愈。所谓火郁发之也。

疟

琇按：经曰夏伤于暑，秋必痎疟，然必因风湿之邪而发。

罗谦甫治一人，年逾四十，七月间劳役过饮，午后发热而渴，冰水不能解，早晨稍轻，服药不效。罗诊，其脉弦数。《金匮》云：疟脉自弦，弦数多热。《疟论》曰：瘅疟脉数。素有热气盛于身，厥逆上冲，中气实而不外泄，因有所用力，腠理开，风寒舍于皮肤之内、分肉之间而发，发则阳气盛而不衰，则病矣。其气不及于寒，故但热不寒者。邪气内藏于里而外舍于分肉之间，令人消烁肌肉，故名曰瘅疟。《月令》云：孟秋[2]行夏令，民多瘅疟。动而得之，名曰中暍，以白虎汤加栀子治之。其人远行劳役，暑气有伤，酒热相搏，午后时助，故大热而渴，如在甑中。先以柴胡饮子一两下之，后以白虎加栀子汤，每服一两，数服而愈。

---

〔1〕 竦体　耸身。竦，通“耸”。

〔2〕 孟秋　秋季的第一个月，即农历七月。

滑伯仁治一人,病痁瘠损,饘粥[1]难下咽六十余日,殆甚。脉数,两关尤弦,疾久体瘠而神完。曰:是积热居脾,且滞于饮食,法当下。药再进,疾去其半。复投甘露饮、柴胡、白虎等剂,浃旬而愈。

一妇人疟,寒热涌呕,中满而痛,下利不食,年五十余,殊困顿,医药不效。伯仁诊其脉,沉而迟。曰:是积暑与食伏痰在中,当下之(疟表利里并发,论正治则先表,后重甚则攻里。今以沉迟之脉断为积暑与食伏痰,非明眼不能,亦治法之变)。或曰:人疲倦若是,且下利不食,乌可下?方拟进参、附(或曰云云,世医俱是如此,且引《医贯》为证)。滑曰:脉虽沉迟,按之有力,虽利而后重下迫,不下则积不能去,病必不已。乃以消滞丸药,微得通利,即少快。明日,即加数服之,宿积肠垢尽去,向午即思食。旋以姜、橘、参、苓淡渗和平饮子调之,旬余乃复。

毛崇甫,事母叶夫人极孝,母年六十余,病痁[2]旬余,忧甚,每夕祷于北辰[3],拜且泣。妹立母旁,恍惚闻有告曰:何不服五苓散?持一帖付之,启视皆红色。妹曰:寻常此药,不如是安可服?俄若梦觉,以语兄。两医云:此病盖蕴热所致,当加朱砂于五苓散中,以应神言。才服罢,痁不复作。

有宗室[4]以恩添差,通判常州。郡守不甚加礼,遂苦痁疾,久而弗愈。族人士蘧为钤辖[5],素善医,往问。正话间,痁作而

〔1〕 饘粥 稠粥。饘,音 zhān。
〔2〕 痁 音 shān,疟疾的一种。
〔3〕 北辰 北极星,古人认为有"太一"之神居住。
〔4〕 宗室 国君的宗族。
〔5〕 钤辖 宋代各路、州的高级军官。

颠〔1〕,撼掖不醒,尽室骇惧。蘧云:无伤也。是心中抑郁,阴阳交战,至于损厥,正四将军饮子证也。先令灼艾,灸至四百壮,了无苏意。于是急制药,以一附子火炮,去皮脐,四分之二,诃子四个,炮,去核,陈皮四个全者,洗净,不去白,甘草四两,炙,各自切碎,为四服,水二盏、姜枣各七煎去五之三,持饮病者。初一杯灌之,不纳,至再稍若吞咽,三则倏起坐,四服尽,顿愈,更不复作。一时救急如此,此病痁临发日逐杯并服,无不神效。(《类编》)

丹溪治一贵人,年近六十,形壮色苍味厚,春得痎疟,用劫药,屡止屡作。绵延至冬,来求治。知其痰少,惟胃气未完,天寒欠汗,非补不可。以一味白术末之,粥丸,空腹热汤下二百丸,尽二斤,大汗而愈。如此者多,但略有加减耳。

一人形色俱实,患痎疟而且痢,自恃强健能食,但苦汗出。朱曰:疟,非汗不愈,可虑能食耳。此非痢也,胃热善消,脾病不化,食积与病势甚矣。宜谨节以养胃气,省出入以避风寒,俟汗出透而安。不从所言,寻卒。

一妇病疟,三日一发,食少,经不行已三月,脉无。时冬寒,议作虚寒治,以四物汤加附、茱萸、神曲,丸服。疑误,再诊,见其梳洗言动如常,知果误也(三阴疟亦有实者,《医贯》之论不可拘也)。经不行,非无血,为痰碍;脉无,非血气衰,乃积痰生热,结伏其脉而不见耳。当作湿热治。与三花神祐丸,旬日后食进脉出,带微弦。朱谓胃气既全,不用药,疟当自愈而经行也。令其淡滋味,果应。

一少妇,身小味厚,痎疟月余,间日发于申酉(间日疟疾),头痛

〔1〕颠 通"蹎",昏仆倒地。

身热，口干寒多，喜饮极热辣汤，脉伏，面色惨晦。作实热痰治之（脉伏，喜热汤，无不作虚寒治，此案治法可法），以十枣汤为末，粥丸黍米大，服十粒，津咽，日三次，令淡饮食，半月后大汗而愈。

一人性急，好酒色味厚，适多忧怒，患久疟。忽一日大发热，大便所下臭积，大孔极陷下。此大虚也，脉弦大而浮（发热臭积，脉弦大浮，皆实也，而作极虚治，真妙不可言。须看浮字。久疟之后，又无新客感，而大发热，非虚而何）。遂以瓦磨如钱圆，烧红，投童便中，急取起令干，以纸裹于痛处，恐外寒乘虚而入也。以参、归、陈皮煎汤服，淡味半月而安。

一妇久痢，因哭子变疟。医与四兽饮之类，一日五六作，汗如雨不止，凡两月。朱诊之，脉微数，食少疲甚。盖痢后无阴，悲哀伤气，又进湿热之药，助起旺火，正气愈虚，汗既大出，无邪可治，阴虚阳散，死在旦夕，岂小剂之所能补？遂用参、术各二两，白芍一两，黄耆半两，炙甘草二钱，作大服，浓煎一钟，日服三四次，两日寒热止而愈。

一壮男子，因劳役发嗽，得痎疟，又服发散药，三发后变为发热，舌短，语言不正，痰吼有声。脉洪数似滑（洪数似滑之脉，兼之发热，似乎表里未清，而用独参汤，须看他服发散药之后之变症耳）。先用独参汤加竹沥二蛤壳，后吐胶痰三块，舌本正而言可辨。症未退，后用人参黄耆汤服半月，诸症皆退。粥食调养二月，方能起立而愈。

一老人，疟嗽半年，两尺脉数而有力，色稍枯。盖服四兽饮等剂，中焦湿热下流，伏结于肾，以致肾火上连于肺，疟嗽俱作。参、术、芩、连、升麻、柴胡调中，一二日与黄檗丸（作虚而协热治），两日夜梦交通而不泄。此肾热欲解,故从前阴精窍而走散,无忧也。次日疟嗽皆止。

一富家子,年壮病疟。自卯足寒,至酉分方热,至寅初乃休,一日一夜止苏一时。因思必为接内感寒所致,问,云九月暴寒,夜半有盗,急起,不著中衣[1],当时足冷,十日后疟作。盖足阳明与冲脉合宗筋,会于气街。入房太甚,则足阳明与冲脉之气皆夺于所用,其寒乘虚而入,舍于二经,二经过胫,会足跗上,于是二经之阳气益损,不能渗荣其经络,故病作,卒不得休。因用参、术大补,附子行经,加散寒以取汗,数日不汗,病如前。因思足跗道远,药力难及,再以苍术、川芎、桃枝煎汤,盛以高桶,扶坐,浸足至膝(外治取汗法,亦佳),食顷,以前所服药饮之,汗出通身而愈。

一人年三十余,久疟虚甚,盗汗得嗽,嗽来便热,夜甚。以甘草些少,白术二钱半,防风一钱,人参、黄耆、黄连各五分,干姜二分,数服而愈。

二妇人同病疟。一者面光泽,乃湿在气分,非汗不解,两发汗出而愈。一者面赤黑色,乃暑伤血分(疟赤黑面色为暑),用四物加辛苦寒之剂,二日发唇疮而愈。临病处治,其可执一乎?

虞恒德治二男子,年皆逾四十五,各得痎疟三年矣,俱发于寅申巳亥日,一人昼发于巳而退于申,一人夜发于亥而退于寅。虞曰:昼发者,乃阴中之阳病,宜补气解表,与小柴胡汤,倍加柴胡、人参,加白术、川芎、葛根、陈皮、青皮、苍术;夜发者,为阴中之阴病,宜补血疏肝,用小柴胡合四物,加青皮。各与十帖,教其

〔1〕中衣　内衣。

加姜、枣煎，于未发前二时服，每日一帖，服至八帖，同日得大汗而愈。

胡仲礼者，真州人也，国初[1]以医名，能精其术，遂大闻于时，尤妙太素脉。有病疟者，久莫能止，求视其脉。曰：此疟母也，须百剂方愈。病者归，服药至半，意惮之，中止而病未瘳。他日以问医孙姓者，脉之，曰：此须五十剂乃可。如言而病已。盖孙，其壻[2]即传业于仲礼者。其精如此。

孙琳治张知阁，久病疟，遇热作时如火，年余骨立。医以为虚，投之茸、附，热愈甚。招孙诊视，投小柴胡汤三帖，服之热减十九，又一服脱然[3]。孙曰：是名劳疟，热从髓出，又加刚剂，剥损气血，安得不瘦？盖热不一，有去皮肤中热者，有去脏腑中热者。若髓热，非柴胡不可。北方银州柴胡只须一服，南方力减，故三服乃效，今却可进滋补药矣。

薛已治一妇人，久疟，形体怯弱，内热晡热，自汗盗汗，饮食少思，月事不行。服通经丸，虚症悉具。此因虚而致疟，因疟而致经闭。用补中益气汤及六味丸各百余剂，疟愈而经行矣。

一妇人，久疟，疟作则经不行，形虚脉大，头痛懒食，大便泄泻，小便淋漓，口干唇裂，内热腹膨。皆元气下陷，相火合病（壮火食气）。用补中益气汤治之，寻愈。惟不时头痛，乃加蔓荆子而痛止，又兼用六味丸而经行。

---

〔1〕 国初　国朝之初。古时称本朝为"国朝"。
〔2〕 壻　女婿。壻，通婿。
〔3〕 脱然　形容病愈迅速，如脱衣一般。

一妇人，疟久，兼之带下，发后口干倦甚。薛用七味白术散加麦冬、五味，作大剂，与之恣饮，再发稍可。乃用补中益气加茯苓、半夏，十余剂而愈。凡截疟，薛常以参、术各一两，生姜四两煨熟，煎服，即愈。或以大剂补中益气加煨姜，其功尤捷。

一产妇，患疟，发热作渴，胸膈胀满，遍身作痛，三日不食，咽酸嗳气。此是饮食所伤，脾胃不能消化。用六君加神曲、山楂，四剂而不作酸。乃去神曲、山楂，又数剂而饮食进。其大便不通，至三十五日，计饮食七十余碗，腹始闷，令用猪胆汁导而通之，其粪且甚燥[1]。

琇按：得非燥药过剂耶？妇人令用导法，颇不雅。润以下之，颇为简易。

一产妇，患疟久不愈，百病蜂起。其脉或洪大，或微细，或弦紧，或沉伏，难以名状。用六君子加炮姜二十余剂，脉症稍得。又用参、术煎膏，佐以归脾汤，百余剂而瘥。

冬官[2]朱省庵，停食感寒而患疟。自用清脾、截疟二药，食后腹胀，时或作痛。服二陈、黄连、枳实之类，小腹重坠，腿足浮肿。加白术、山楂，吐食未化。薛曰：食后胀痛，乃脾虚不能克化也；小腹重坠，乃脾虚不能升举也；腿足浮肿，乃脾虚不能运行也；吐食不消，乃脾胃虚寒无火也。治以补中益气，加吴茱萸、炮姜、木香、肉桂，一剂诸症顿退，饮食顿加，不数剂而痊。

一儒者，秋患寒热，至春未愈（久病属虚），胸痞腹胀。用人参

---

〔1〕 甚燥 《女科证治准绳》卷五作“不甚燥”三字。
〔2〕 冬官 对工部尚书之称。

二两，生姜二两煨熟，煎服，寒热即止。更以调中益气加半夏、茯苓、炮姜，数剂元气顿复。后任县尹〔1〕，每饮食劳倦疾作，服前药即愈。

一上舍，每至夏秋，非停食作泻，必疟痢霍乱，遇劳吐痰，头眩体倦，发热恶寒。用四物、二陈、芩、连、枳实、山栀之类，患疟。服止截之药，前症益甚，时或遍身如芒刺然（时身如芒刺，虚而协湿，以茯苓、半夏以渗之）。薛以补中益气加茯苓、半夏，内参、耆各三钱，归、术各二钱，十余剂少愈。若间断其药，诸病仍至。连服三十余剂，全愈。又服还少丹半载，形体充实。

汪石山治老人，年近七旬，形色苍白，劳倦病疟，疟止，胸膈痞闷，恶心痰多，不思饮食，懒倦口苦，头痛，夜梦纷纭，两腿时疮。脉皆浮濡无力，且过于缓。医书云脉缓无力者气虚也，又云劳则气耗，又云劳倦伤脾。脾伤，不能运化精微以养心，故心神为之不宁。宜仿归脾汤例治之。人参二钱，麦冬、白术各一钱，归身、酸枣仁、茯神各八分，黄芩、陈皮各六分，枳实、甘草各五分，川芎七分，煎服，二帖夜卧颇安。但觉后欲吐，或则吞酸吐痰，减去枳实，加山楂七分，吴茱萸二分，服之，仍用参、术、归、芎、山栀、山楂丸服而愈。

博按：此案原刻谬误。

一人年逾四十，形瘦，色紫淡，素劳伤脾。令常服参苓（原刻误者）白术散，获安。住药一年，复劳，饮冷酒不爽，是夜头又被湿，遂致身冷不安，早起面目俱黄。医用零筋草根，酒煎服之，吐泻大作，又加姜煎，则心热膈壅，不进饮食，大便秘结，疟作，胸膈痞塞，粥饮不入，食汤则嗳气，呕逆吐涎，意向甚恶。汪诊，左脉浮涩（原刻濡）

〔1〕县尹　知县。

无力，肝脉颇弦，右肺部濡散，脾部浮微，二部脉皆似有似无，或呼吸相引，又觉应指。曰：此脾虚之极也。初因劳热饮冷，头又被湿，内热因郁，故发为黄。若用搐药以泄上焦湿热，则黄自退。乃用草药酒煎，湿热虽行，而脾气存也几希[1]。且勿治疟，当补脾为急。用人参五钱，橘红一钱，时时煎汤呷之，令其旦暮食粥，以养胃气。彼如所言，旬余乃愈。

一人年逾四十，不肥不瘦，形色苍白，季秋久疟。医用丹剂一丸止之，呕吐不休，粒米不入，大便或泻，面赤妄语，身热。汪诊，脉皆浮而欲绝。仲景云阳病得阴脉者死，今面赤身热妄语，其证属阳，而脉微欲绝，则阴脉矣，此一危也；经曰得谷者昌，失谷者亡，今粒米不入，此二危也；又曰泄而热不去者死，今数泄泻，而面赤身热不除，此三危也。以理论之，法在不治。古人云：治而不愈者有矣，未有不治而愈者也。令用人参五钱，白术二钱，炒米（原刻御米）一钱，橘红（原刻陈皮）八分，煎服，至四帖，始渐有生意。

一人年近三十，形瘦淡紫，八月间病疟。汪诊之，左脉颇和而驶，右脉弱而无力。令用清暑益气汤加减服之，觉胸膈痞闷。遂畏人参，更医，作疟治，而疟或进或退，服截药，病稍增。延至十月，复请汪诊。脉皆浮小而濡带数，右手则尤近不足。曰：正气久虚，邪留不出，疟尚不止也，宜用十全大补汤减桂，加茯苓，倍参。服之，渐愈。

一人年逾三十，形瘦色苍，八月间病疟。或用截药，或用符水，延缠不愈。胸膈痞满，饮食少进，大肠痔血，小便短赤，疟发于夜，寒少热多，自汗。汪诊，左脉濡小而缓，右脉濡弱无力。曰：此久

〔1〕希 少。

疟伤脾也。用人参二钱，白术、归身、茯苓各一钱，芍药八分，黄芩七分，枳实五分，陈皮六分，甘草四分，煎服。后因痔血未止，吞槐角丸而血愈多，仍服前方而血减矣。

一妇面色淡紫，年逾四十，九月病疟，夜发渴多汗，呕吐，粒食不进数日。汪诊，脉皆浮濡而缓，按之无力。遂用人参五钱，橘红八分，甘草七分，白术一钱，煎服，十余帖疟止食进，渐有生意。但大便二十日不通，再诊，右脉浮小无力，左脉沉弱无力，前方加归身一钱，大麻仁钱半，如旧煎服，病除。

一妇年逾三十，瘦长淡紫，六月产，八月疟，疟止，胸膈痞闷，才劳喘咳血，身热脚冷。汪诊，左脉濡缓（原本误弱），右肺部颇洪，关尺二部亦弱。以生地黄、白芍、麦门冬、白术各一钱，阿胶、归身、牡丹皮各七分，人参八分，陈皮五分，煎服一帖，再令热服，泻止膈快。但盗汗而脚软，前方加黄耆钱半，黄檗七分，依前煎服，愈。

一人年三十，形色苍白，因劳感热，九月尽病疟，头痛口渴，呕吐，胸膈痞塞，不进饮食，自汗倦怠，热多寒少。医用截药，病增，饮水即吐。汪诊，脉皆浮大而濡，颇弦。曰：此劳倦伤脾，热伤气之疟也。令用人参三钱，黄耆钱半，白术、麦冬各一钱，枳实五分，山楂七分，归身、黄檗、知母各七分，干姜、甘草各三分（石翁用药，妙在佐使得宜，后学须仿此例），煎服，三帖病减。复劳病作，前方人参加作四钱，服之而安。

一人年三十九，久疟。医用补中益气汤，或止或作，延及半年。因解发结，劳伤咳嗽，医以前方加半夏、五味，遂致喉痛声哑，夜不能寝。请汪视之。右脉浮濡，左脉小弱。曰：经云阴火之动发为喉痹是也。此必色欲不谨，久服参、耆，徒增肺中伏火耳。令以甘桔汤加鼠粘子、蜜炙黄檗，煎服，二帖喉痛除而声出。继服保和汤，五帖而安。

一人年三十余，形瘦淡紫，素劳久疟，三日一发于夜（三阴疟），呕吐，热多寒少，不进饮食，小便频数，气喘咳嗽，日夜打坐，不能伏枕，几月[1]矣，头身骨节皆痛（数月不能伏枕，虚也。然真正虚脱，不能待几月之喘嗽，而况兼症有头身骨节痛耶？此为虚中有实）。医作疟治，病甚，众皆危之。脉皆浮虚缓弱而不甚大（若脉洪大，当作极虚治）。汪以参、术加陈皮、黄檗、枳实、知母、麦冬、北五味，煎服，三帖病退。越二日复病，令用四物加童便服之，则嗽除喘止，始能就卧。再用八物汤除茯苓，加枳实、香附，又用枳术丸加人参、砂仁、归身、黄芩吞服调理，热来常服童便，半年而安。

加减法妙。

一妇形色脆白，年五十余，忧劳，六月背疮。艾灸百余壮，疮散病疟，身热自汗，口渴头晕，呕吐泄泻，不进饮食，寒少热多。自用清暑益气汤，病甚。汪诊，左脉浮微，似有似无，右脉浮小，按之不足。曰：病虽属疟，当作虚治。依方而用清暑益气汤，固与病宜，但邪重剂轻，病不去耳。令以参、术加作五钱，耆三钱，茯苓一钱，陈皮七分，甘草五分，煎服，病退。

一人因冒风病疟，热多寒少，头痛倦怠，食少自汗，已服参苏饮一帖。汪诊之，脉皆浮虚近驶。曰：此虚疟也，非参苏饮所宜。以参、耆、归、术等药煎服，五六帖而愈。且谕之曰：元气素虚，不宜发散。凡遇一切外感，必须以补元气为主，少加发散之药以佐之，

---

〔1〕几月　将近一个月。几，将近。

庶为允当〔1〕。

一妇常患咳嗽，加以疟疾，因左胁有块，疟止有孕，嗽尚不宁，喉干痰少，时或呕吐，出顽痰钟许方止，夜亦如是，常觉热盛，胸膈壅满，背心亦胀，常要打摩。妊已六月，夜半如厕，身忽寒战，厚覆少顷乃愈。越两日，夜半又发寒热如疟，肢节痛，上身微汗，口中觉吐冷气，胸喉如有物碍，心前虚肿，按之即痛，头痛气喘，坐卧不宁。医作伤寒发散，又作痰症而用二陈，不效。汪往视之，脉皆濡而近滑。曰：胃虚血热也（此症亦虚中有实。但断以血热，辨在何处？想因头痛、四肢痛、心前按之痛耶）。先以四君子汤加黄芩、枳壳、麦冬，煎服二三帖，以保胃气。继以四物加槲槲、枳壳、麻仁、大黄，三服下之（非明眼如何敢下），遂滞下后重，虚坐努责，怠倦不食，时或昏闷乱叫，食则胀，不食则饥，四肢痛，脚肿（琇按：此或误下之过）。汪曰：胃虚非汤药所宜。令合枳术丸，加人参、当归、黄芩服，月余诸症悉除，胎亦无损。

一人形瘦色脆，年近三十，四月间腹痛，惟觉气转左边，五日而止。次年四月亦然，八月病疟，间日一发，寒少热多，十余日止。第三年四月八月如旧腹痛疟作，四年五年四月八月亦然。但疟作腹痛，疟止痛止，旬余疟除，又泻痢十余日，泻止疟又作，但不腹痛，五日疟瘥。仲冬感寒，头痛发热，腹及右胁胀痛，气喘溏泻，内黑外红，日夜五六次，内热不减，饮食难进。医用三乙承气汤二帖，继用木香枳术丸，诸症稍定，午后发热愈炽，遇食愈胀，得泻略宽（阴火乘脾），头痛不减。请汪诊视，脉皆浮濡近驶。曰：气属阳，当升，虚则下陷矣。又屡服消克攻下之剂，所谓虚其虚也，安得不胀而频泻乎？经云下者举之，其治此病之谓欤？或曰：胀满者，气有余

〔1〕 允当　中允妥当。

也;积块者,气固结也。经云:结者散之,有余者损之。今有余而补,固结而益,何也(此一辨不可少)?汪曰:人身之气,犹天之风。风性刚劲,扬砂走石,孰能御之?孟子曰至大至刚[1]是也。馁则为物障蔽,反以为病。若能补养以复其刚大之性,则冲突排荡[2],又何胀满不散,积块不行?经曰壮者气行则愈,怯者著而成病[3]是也。盖气之强壮者,则流动充满,或有积滞,亦被冲突而行散,何病之有?气之怯弱,则力小迟钝,一有积滞,不免因循承袭,积著成病。法当升阳益胃。遂以参苓白术散煎升麻汤(妙,神效),调服月余,仍令丸服一料而愈。

一人形瘦色脆,年三十余,八月因劳病疟,寒少热多,自汗体倦,头痛胸痞,略咳而渴,恶食,大便或秘或溏,发于寅申巳亥夜。医议欲从丹溪用血药引出阳分之例治之。汪诊,其脉濡弱近驶,稍弦。曰:察形观色参脉,乃属气血两虚,疟已深入厥阴矣。专用血药,不免损胃,又损肺也。淹延[4]岁月,久疟成劳,何也?自汗嗽渴,而苍术、白芷岂宜例用?恶食胸痞,而血药岂能独理?古人用药立例,指引迷途耳。因例达变,在后人推广之也。遂以补中益气汤加川芎、黄檗、枳实、神曲、麦门冬,倍用参、耆、术,煎服,三十余帖,诸症稍除,疟犹未止。乃语之曰:今当冬气沉潜,疟气亦因之以沉潜,难使浮达,况汗孔亦因以闭塞。经曰疟以汗解,当此闭藏之时,安得违天时以汗之乎?且以参、术、枳实、陈皮、归身、黄芩丸服,胃气既壮,来年二月,疟当随其春气而发泄矣。果如期而安。

---

〔1〕 至大至刚 极其正大而刚强。《孟子·公孙丑上》:“我善养吾浩然之气……其为气也,至大至刚。”

〔2〕 冲突排荡 形容“至大至刚”的正气驱除病邪时的状态。

〔3〕 “壮者气行则愈”句 语本《素问·经脉别论》。

〔4〕 淹延 拖延。淹,久。

一人年三十，形色颇实，初因舟行，过劳受热，咳嗽不已，续又病疟，素有热淋，服药或作或辍。汪诊之，脉皆濡弱近缓，左尺略驶。曰：此热伤气也。肺为气主，气伤肺亦伤矣，故发咳嗽，其疟亦因热而作。令用人参钱半，白术、麦冬、茯苓各一钱，归身、知母各七分，青皮、黄檗、甘草各五分，煎服而安。九月复舟行，过劳伤热，其疟复作，或一日一发，或二日三日一发，或连发二日（无期而发，虚可知），医治不效，仍用前方煎服而安。

一人年三十一，六月中因劳取凉，梦遗，遂觉恶寒，连日惨惨不爽，三日后头痛躁闷（须看三日后三字。少阴亦有头痛，分别阴阳在此）。家人诊之，惊曰：脉绝矣。议作阴症，欲进附子汤，未决。请汪治，曰：阴症无头痛，今病如是，恐风暑乘虚入于阴分，故脉伏耳，非绝脉也。若进附子汤，是以火济火，安能复生？姑待以观其变，然后议药。次日未末申初，果病寒少热多，头痛躁渴，痞闷呕食，自汗，大便或泻或结。脉皆濡小而驶，脾部兼弦。此非寻常祛疟燥烈劫剂所能治。遂用清暑益气汤，减苍术、升麻，加柴胡、知母、厚朴、川芎，以人参加作二钱，黄耆钱半，白术、当归各一钱，煎服，二十余帖而愈。

祁邑二尹〔1〕，北人也，形长魁伟，年逾四十。六月，舟中受热病疟，寒少热多，头痛躁渴，汗多。医用七宝饮治之，不愈。汪诊，其脉浮濡而驶，略弦。曰：此暑疟也。以白虎汤加人参三钱，煎服，十余帖而疟止。

程侍御，形色清脆〔2〕，年四十余，素善饮，病热头痛，恶食泄

---

〔1〕 二尹 对县丞之称。
〔2〕 清脆 瘦而憔悴。

泻，小便短少，午后恶寒发热。医用二陈、平胃、五苓共一服治，不退，反增腰腹拘急。汪诊视，脉皆濡弱颇弦而驶。曰：耗血伤胃，惟酒为甚，复加以时热外伤，其气内外两伤，法当从补。若用草果、槟榔、常山、半夏燥烈之剂，譬之抱薪救火，宁不益其病耶？遂以人参二钱，黄耆钱半，以益皮毛不令汗泄，白术、茯苓、石膏、麦冬各一钱，以导湿热不使伤胃，知母、青皮、神曲、黄芩、归身、川芎、柴胡各七分，以消积滞而和表里，少加甘草三分，煎服，十余帖疟止。后以参苓白术散常服收功。

一人年三十余，八月因劳病疟。请汪诊视，脉皆六至而数无力。曰：古人云：形瘦色黑者，气实血虚也。又云：脉数无力者，血虚也。间日发于午后，亦血分病也。以色脉论之，当从血治。但今汗多，乃阳虚表失所卫，消谷善饥，乃胃虚火乘其土，皆阳虚也。仲景法有凭证不凭脉者，兹当凭证，作阳虚治。以参、耆各三钱，白术、白芍、麦门冬各一钱，归身、生地、甘草各七分，黄檗、知母、陈皮各五分，煎服，二十余帖。若用寻常驱疟劫剂，宁免后艰〔1〕？

博按：旧刻此案脱二句。

石山翁，年逾六十，形质近弱，八九月酷热，时往来休、歙，外有药剂之劳，内有病者之忧，内外弗宁，昼夜不静，至十月初旬疟作，三日午后一发，寒热不甚，喜热恶寒，寒去热来则觉爽矣，口干微渴，临发昏倦嗜卧。左脉沉小而数，右脉浮濡无力，亦近于数，独脾部弦而颇洪，疟去则脉皆大小浮沉相等，惟觉缓弱而已。初服补中益气汤十余帖，病无加减，夜苦盗汗。继服当归六黄汤（先补气血），黄耆每帖四钱，五帖汗止，疟如旧。再服白虎汤（后清暑邪），人参四钱，石膏三钱，知母一钱，甘草六分，米一撮，煎服，十余帖而愈。

---

〔1〕艰　难事，此指变证。

一人瘦长脆白，年三十余，久疟后盗汗自汗过多，加以伤食，吐泻大作，吐止而泻，四日不住，筋惕肉瞤，惊悸梦遗，小便不禁。汪诊，脉皆缓弱，右则略弦而涩。曰：此下多亡阴，汗多亡阳，气血虚也。遂以参、耆为君，白术为臣，山栀、麦冬、牡蛎为佐，酸枣、归身、山楂为使，加以薄桂，煎服，旬余诸症稍退。半年之间，常觉脐下内热一团，烘烘不散，时或梦遗。一医议作热郁，固欲下之。汪曰：此非有余之热，乃阴虚生内热耳。若欲下之，是杀之耳，宜以前方加黄檗，热当自退。果验。

一人年十七八时，因读书忍饥感寒得疟，延缠三年，疟愈。寒气脐左触痛，热熨而散。仍或发或止，后因新娶往县，复受饥寒，似病伤寒，吐，二日夜不止，即服理中汤、补中益气汤、固本丸、补阴丸、猪肚丸，其吐或作或止，饮食少进。续后受饥劳倦，食则饱闷，子至午前睡安略爽，食稍进，午后气升，便觉胀闷，胸膈漉漉水响，四肢微厥，吐水或酸或苦，亦有间日吐者，大便燥结，小便赤短，身体瘦弱，不能起止。汪曰：虽不见脉见证，必是禀赋素弱，不耐饥寒，宜作饮食劳倦为主，而感冒一节且置诸度外。夫气升胀闷触痛者，脾虚不能健运，以致气郁而然。胸膈漉漉水声，谓之留饮。乃用独参汤补养其气血，加姜以安其呕吐，黄檗以降其逆气，初服三帖，脐左痛除，吐止。将人参加作一两，吐又复作。此由补塞太过而无行散佐使故也。人参减作七钱，附五分，炮姜七分，半夏八分，苍术、厚朴各七分，茯苓一钱，服至二十余帖，吐止食进，余病皆减，颇喜肉味。以手揉其肚，尚有水声汩汩，微感寒，腹中气犹微动，或时鼻衄数点，近来忽泻，二日而自止，才住前药，又觉不爽，前方加黄耆四钱，山栀七分，减黄檗，如旧煎服。或曰：吐水或酸或苦，大便闭燥，小便赤短，诸书皆以为热；凡病昼轻夜重，诸书皆为血病。今用姜、附者何也？盖吐水酸苦，由脾虚不能行湿，湿郁为热而水作酸苦也。姜、附性热辛散，湿逢热则收，郁逢热则散，湿收郁散，酸苦自除。大便燥结者，由吐多而亡津液也；小便短少者，由气虚不能运化也。故用人参以养血气，则血润燥除，气运溺通矣。若用苦寒之药，则苦伤血，寒伤气，反增其病矣。日轻夜重为血病者，道其常也。此则不然，虽似血病，实气病也。医作血病而用固本补阴等药，反不解，非血病可知。所以日轻夜重，日则阳得其位而气旺，故病减，夜则阳失其位而气衰，故病重。经曰至于所生而持，自得其位而起〔1〕是也。故病则有常有变，而医不可不达其变也。病将愈，犹或鼻衄数点者，此浮溜之火也。加山栀气味薄者以潜伏之，久当自愈。后闻食母猪肉，前病复作。汪曰：脏腑习熟于药，病亦见化于药，再无如之何矣。

此案宜熟玩。

一人年逾四十，形肥色苍，因劳后入房感风，夜半疟作，自汗，寒少热多，一日一作。医用清脾、小柴胡、四兽等剂，不效，渐至二日或三日一发(三阴疟)。汪诊，左脉浮洪虚豁而数，右脉虚小散数，头眩耳鸣，四肢懒倦，手足麻，大便溏，左胁疟母，时或梦遗(虚无疑矣)。发则呕吐多痰，或辰或午，发至酉戌乃退。每至三十日连发二次，子时发至黎明，其发微，辰时发至酉戌，其发如常。乃用参、耆、归、术、知母、麦冬、厚朴、陈皮，大剂与之，初服一剂，痞块反高，小腹胀痛。汪曰：若药不瞑眩，厥疾不瘳〔2〕，再当服之(此一转非认症真不能)。数帖后，脉觉稍静不数。病者曰：脉平而病不减，何也？汪曰：疟邪已深，非数剂之药旦夕之功所能愈。当久服，待春分阳气发扬，方得全愈。苟惑人言，不惟疟不能止，或痨或鼓，难免后忧。夫疟，因感风暑寒水而作也。经曰：皮肤之外，肠

〔1〕“至于所生而持”句　语出《素问·藏气法时论》。
〔2〕“药不瞑眩”句　如服药后不出现眩晕，疾病就不会痊愈。典出《尚书·说命》。

胃之内，气血之所舍也。气属阳，风暑阳邪而中于气；血属阴，寒水阴邪而中于血。先中阳邪，后中阴邪，则先寒后热；先中阴邪，后中阳邪，则先热后寒。阳邪多，则热多，渴而有汗；阴邪多，则寒多而汗少。气血受邪而居于其舍，悍卫之气运行不息，不受邪也。日行阳二十五度，夜行阴二十五度，每一刻则周身一度，行与邪遇，则邪壅遏其道路，故与相搏而疟作也。搏则一胜一负，负则不与之搏而悍卫无碍，故疟止矣（可知久病后发寒热，忽然无故而止，当思元气脱尽，连寒热不能作耳）。夫邪之盛衰，因气血之盛衰，气血盛邪亦盛，气血衰邪亦衰，久则气血衰，或静养二三日，气血复盛而邪亦盛，悍卫行，与之遇，又复相抗而疟。每三十日连发二次者，盖二十八九三十日，晦日也，阴极阳生之时，夜半微阳始生而力尚弱，故疟发亦轻，辰则阳旺矣，故疟亦重。此疟所感，阳邪居多，故随阳气盛衰而为之轻重。其三日一发，非入于藏也，由气血盛衰而然，非若伤寒之传经也。或曰：邪气既因气血而盛衰，今补其气血，未免邪亦盛矣。曰：邪之所凑，其气必虚。气血未补，终未至于强健。强健，邪无容留矣，经曰邪正不两立是也。

俞子容治岭南〔1〕一大商，病疟，胸中痞闷，烦躁，昏不知人，愿得凉药清利上膈。其症上热下寒，脉沉而微。以生姜、附子作汤，浸冷俾服（温救）。逾时苏醒，自言胸膈疏爽，然不知实用附子也（初疟用附子，人所未知）。若庸工见其胸中痞闷，投以凉药下之，十无一生。然此法惟山岚瘴气所致下体虚冷之人宜施，若暑疟痰疟则别处治可也。

江篁南治曹氏子，年二十余，客归〔2〕，跋涉劳倦，兼受热，饮

---

〔1〕 岭南　五岭以南地区，多指两广地区。
〔2〕 客归　客居归来。

泯水，患疟，每日午先寒后热，多汗。一医为用清脾汤，继用斩鬼丹，吐涎益甚，后二日呕吐不止，乃用人参养胃汤二帖，呕吐如故，兼痰中有血。六月中旬，江视之，脉虚豁。以二陈汤加白芍、白术、扁豆、人参、枳实、山楂、黄连、藿香、姜、枣，出入加减，八剂愈。

一人疟疾，更三医，不可〔1〕。后一医投姜附汤，可而复作，每至午前大寒，寒时面青，手指趾甲俱青（指甲青寒者多，然有一症与痰相搏，亦青黑色，可与大热案橘泉翁治法参看），异状战栗，寒后复热，得汗只凉，瘦削，危甚不可言。江诊，六部脉沉细。先投温脾汤，继进铁煎散三盏，五更下鹤顶丹，至次日午前，以理中汤下黑锡丹一服，如此三日而愈。此乃寒症之药也。

一人疟后，先寒后热。医用清脾汤，又服截疟丹，遂发恶心，吐而复泻（理中汤之用因此），次日鼻衄两三碗，但多烦热，求治。加以小柴胡加半夏、柴胡之类四服，解其荣中之热。次投铁煎散，以祛疟之邪。午前将末理中汤入黄丹，冷水调下，黑锡丹和中压痰镇下（妙理），疟即不来矣。此乃热因寒用、寒因热用之意。

江应宿治李祠部，真阳伤寒变疟，大渴大热，烦躁引饮。都城医投六君加青皮、厚朴、槟榔、草果，十余日不效。召予诊视，六脉洪数微弦。与小柴胡去半夏，加白虎汤，一剂而渴止，再剂热退而愈。予时有仪、扬之行，李问已后当服何药。予曰：公劳伤心脾，将来但恐寤而不寐，宜归脾汤调理。后果烦躁不寐，遣幼官〔2〕往仪召予。至则诸医众论纷纭，将欲下。予止之，曰：胃不和则卧不

〔1〕 不可　不愈。可，病愈。
〔2〕 幼官　对官宦之子之称。

安，岂可妄下？其家人嚣嚣〔1〕，以下为是，竟投下药。予固辞不复往。绵延三月余，弗瘳，遂养病归籍，多方调理而后愈。此盖轻病重治，皆医之过也。

阮上舍患疟，已经三年，或三日一发，或五七日一发，发于午后未申时（诸寒热无期，唯疟有期），背心隐隐寒起战栗，两膝齐冷至足，一二刻寒退热作，烦渴引饮。屡治，或暂止，或半月一月又复作，右胁下一块如杯，行步稍远即觉微痛，乘马劳顿亦作痛。九月初，诊得弦数之脉。投柴胡、桑白皮各五钱，龟甲醋炙二钱，作一服，加煨姜，水煎服，即止。更与四君加柴胡、龟甲，调理月余，间与疟母丸，不复举矣。

夫久疟，乃属元气虚寒。盖气虚则寒，血虚则热，胃虚则恶寒，脾虚则发热，阴火下流则寒热交作，或吐涎不食，泄泻腹痛，手足逆冷，寒战如栗。若误投以清脾、截疟等耗气血药，多致绵延不休。若兼停食，宜用六君、枳实、厚朴；若食已消而不愈，用六君子汤；若内伤外感，用藿香正气散；若内伤多而外感少，用人参养胃汤；若劳伤元气，兼外感，用补中益气加川芎；若劳伤元气，兼停食，补中益气加神曲、陈皮；若气恼兼食，用六君加香附、山栀；若咽酸，或食后口酸，当节饮食；病作时大热躁渴，以姜汤乘热饮之。此截疟之良法也。每见发时饮啖生冷物者，病或少愈，多致脾虚胃损，往往不治。大抵内伤饮食者必恶食，外感风寒者不恶食。审〔2〕系劳伤元气，虽有百症，但用补中益气汤，其病自愈。其属外感者，主以补养，佐以解散，其邪自退。若外邪既退，即补中益气以实其表。若邪去不实其表，或过发表，亏损脾胃，皆致绵延难治。凡此不问阴

〔1〕 嚣嚣 众声喧扰的样子。
〔2〕 审 果真。

阳日夜所发，皆宜补中益气汤，此不截之截也。夫人以脾胃为主，未有脾胃实而患疟痢者。若专主发散攻里，降火导痰，是治其末而忘其本。以前乃治疟之大略，如不应，当分六经表里而治之。

夫疟三日一发，丹溪以发日之辰分属三阴，而药无三阴之别，总用抚芎、当归、红花、苍术、黄檗等药掣起。阳分疟入阴分，由阳虚陷入也，惟宜阳分助气之药，加血药引入阴分，亦可掣起。专用血药，只恐邪愈下陷，何以能掣起哉？

《名医类案》卷第三终

卷第四

霍乱

琇按：谓其病状挥霍闷乱，为邪正交争之病，夏秋多有。

江篁南治从叔，于七月间得霍乱证，吐泻转筋，足冷多汗，囊缩。一医以伤寒治之，增剧。江诊之，左右寸关皆伏不应（吐泻，脉伏无碍），尺部极微，口渴欲饮冷水（足冷囊缩，似属厥阴。口渴，亦似少阴。引水自救，何以辨之？曰：直中阴经，无有上吐转筋多汗症。若少阴，头有汗则死矣）。乃以五苓散与之，觉稍定。向午犹渴，以五苓加麦冬、五味子、滑石投之（足冷囊缩，似宜急温。然口渴饮冷又当清。既非伤寒，故如此治。五苓妙，加药尤妙），更以黄连香薷饮冷进一服，次早脉稍出，按之无根，人脱形，且吃忒，手足厥冷（即当温），饮食不入，入则吐，大便稍不禁。为灸丹田八九壮，囊缩稍舒，手足稍温。继以理中汤二三服，渴犹甚，咽疼，热不解，时或昏沉，乃以竹叶石膏汤投之而愈。

用药圆转，当熟玩之，所谓见病治病。

江应宿治一妇人，六月中旬病霍乱，吐泻转筋。一医投藿香正气散，加烦躁面赤，揭衣卧地。予诊视，脉虚无力，身热引饮。此得之伤暑，宜辛甘大寒之剂泻其火热。以五苓散加滑石、石膏，吐泻定，再与桂苓甘露饮而愈。

凡治霍乱，俱要辛热寒凉并用。

一仆夫，燕京人，纵酒，饮食无节，病霍乱吐泻，转筋烦渴，几殆。时六七月，淋雨昼夜，饮檐溜水数升而愈。《千金方》云：轻者水瘥。此偶合古方。予目击其事,后路途中及六合县,见一人服新汲井花水〔1〕饮之,良愈。

一人病霍乱,欲吐不吐,欲泻不泻,心腹绞痛。脉之沉伏如无。此干霍乱也。急令盐汤探,吐宿食痰涎碗许,遂泻(非吐泻则死,并针刺手足眉心,出血为度),与六和汤而愈。

泻

琇按:内伤外感,俱能作泻,惟虚寒者可温补,余则随症施治,不可执一。

东垣治一人,一日大便三四次,溏而不多(胃泻),有时作泻,腹中鸣,小便黄。以黄耆、柴胡、归身、益智、陈皮各三分,升麻六分,炙甘草二钱(先生得手处在此),红花少许(红花少用,入心养血,补火以生土,引经,妙),作一服,名曰黄耆补胃汤,水二盏煎一盏,稍热食前服之。

一人五更初晓时必溏泄一次,此名肾泄。以五味子二两,吴萸半两(即二神丸),用细粒绿色者,二味炒香熟为度,细末之,每服二钱,陈米饮下,数服而愈。《内经》曰:肾者,胃之关也。关门不利,故聚水而生病也。

东垣云:予病脾胃久衰,视听半失,此阴盛乘阳。加之气短,精神不足,此由弦脉令虚,多言之过,阳气衰弱,不能舒伸,伏匿于阴中耳。又值淫雨阴寒时,人多病泄利,此湿多成五泄故也。一日,体重肢痛,大便泄,并下者三,而小便秘涩。思其治法,按经云:

〔1〕 井花水 清晨初汲的井水。

大小便不利，无问标本，先分利之。又云：治湿不利小便，非其治也。皆当利其小便，必用淡味渗泄之剂利之，是其法也。噫！圣人之法，虽布在方册〔1〕，其不尽者可以意求耳。今客邪寒湿之淫从外而入里，以暴加之〔2〕。若从以上法度，用淡渗之剂，病难即已。是降之又降，是益其阴而重竭其阳，则阳气愈削，而精神愈短矣。是阴重强，阳重衰，反助其邪也。故必用升阳风药。以羌活、独活、柴胡、升麻各一钱，防风根半钱，炙甘草半钱，煎，稍热服。大法云寒湿之胜，助风以平之，又曰下者举之，得阳气升腾而去矣，又云客者除之，是因曲而为之直也。夫圣人之法，可以类推，举一而知百也。若不达升降浮沉之理而概施治，其愈者幸〔3〕也。

为后学广开方便之门。

子和治一人，泻利不止如倾。众以为寒，治近二十载（非虚寒可知）。脉之，两寸皆滑。子和不以为寒，所以寒者，水也。以茶调散涌寒水五七升，又以无忧散泻水数十行（当有所去，下乃愈），次以淡剂利水道，后愈。此通因通用法也。

一僧脏腑不调，三年不愈。此洞泻也，以谋虑不决而致。肝主谋虑，甚则乘脾，脾湿下行。乃上涌痰半盆，又以舟车丸、浚川散下数行，仍使澡浴出汗，自是日胜一日，又常以胃风汤、白术散调之。

郝允治夏英公〔4〕，病泄，太医皆为中虚。郝曰：风客于胃则

---

〔1〕方册　用木版书写的文献。
〔2〕以暴加之　以暴戾之势侵害人体。暴，暴戾。
〔3〕幸　通“倖”，侥幸。
〔4〕夏英公　即夏竦，宋代江州德安（今属江西）人，字子乔，官至枢密使，封英国公。

泄(名言),殆藁本汤证也。夏骇曰:吾服金石等药无数,泄不止,其敢饮藁本乎?郝强进之,泄止。(《邵氏闻见录》)

丹溪治一老人,右手风挛多年(积痰见症)。九月内患泄泻,百药不效。右手脉浮大洪数,此太阴经有积痰,肺气壅遏,不能下降大肠,虚而作泻,当治上焦(治上焦妙)。用萝卜子擂,和浆水、蜜,探之而吐大块胶痰碗许,随安。

一富儿,面黄,善啖易饥,非肉不食,泄泻一月。脉大。以为湿热,当脾困而食少,今反形健而多食不渴,此必疳虫也。验其大便,果有蛔,令其治虫而愈。至次年夏初复泻,不痛而口干。朱曰:昔治虫而不治疳故也。以去疳热之药,白术汤下,三日而愈。后用白术为君,芍药为臣,川芎、陈皮、黄连、胡黄连,入芦荟为丸,白术汤下。禁肉与甜瓜,防其再举。

一老人,味厚伤脾,常脾泄。芍药酒炒一两,白术炒二两,神曲一两,山楂一两五钱,黄芩五钱,炒半夏一两汤泡,为末,荷叶饭丸。

一老人,禀厚形瘦,夏末患泄泻,至秋深治不愈,神不悴[1],溺涩少不赤,脉涩颇弦,膈微闷,食减(前案因手风挛,见浮大洪数之脉,以吐而愈泻。此案脉涩颇弦,因膈微闷而用吐,可见不凭在脉)。因悟曰:必多年沉积,澼在肠胃。询之,嗜鲤鱼,三年无一日缺。朱曰:此痰积在肺,肺为大肠之脏,宜大肠之不固也,当澄其源而流自清。以茱萸、陈皮、青葱、蔍苜根、生姜浓煎,和砂糖,饮一碗,探吐痰半升如胶,利减半。次早又饮之,又吐半升,利止。与平胃散加白术、黄连调理,旬日而安。

---

[1] 神不悴 精神不衰。悴,衰弱。

一人性狡躁[1]，素患下疳疮，或作或止。夏初患自利，膈微闷。医与理中汤，闷厥而苏。脉涩，重取略弦而数。朱曰：此下疳之深重者。与当归龙会丸去麝，四帖而利减。又与小柴胡去半夏，加黄连、白芍、川芎、生姜，数帖而愈。

脉与前案同涩弦，仅多数耳，外症膈微闷亦同，而治法各别，宜细玩之。

一人暴气脱而虚顿，渴，不知人，口眼俱闭，呼吸甚微，殆欲死。急灸气海，饮人参膏十余斤而愈。

焿按：此案疑误入此。

吕沧洲治一人，病下利完谷。众医咸谓洞泄寒中，日服四逆、理中等，弥剧。诊其脉，两尺寸俱弦长，右关浮于左关一倍（脾入逆肝），其目外眦如草滋[2]。脉浮色青，非风而何？盖知肝风传脾，因成飧泄，非脏寒所致。饮以小续命汤，减麻黄，加白术，三五升痢止。续命非止痢药，饮不终剂而痢止者，以从本治故也。

一夫人，病飧泄弥年。医以休息利，治之苦坚辛燥之剂，弗效。时秋半，脉双弦而浮（浮弦为风）。曰：夫人之病，盖病惊风，非饮食劳倦所致也。肝主惊，故虚风自甚，因乘脾而成泄。今金气正隆尚尔，至明春病将益加。法当平木之太过，扶土之不及，而泄自止。夫人曰：侬[3]寓南闽时，平章[4]燕公以铜

---

〔1〕 性狡躁　生性凶暴躁妄。《淮南子·主术训》："狡躁康荒，不爱民力，驰骋田猎，出入不时。"

〔2〕 草滋　也作"草兹"，色青而无光泽。

〔3〕 侬　音 nóng，吴地人自称。

〔4〕 平章　金元时中央政府有平章政事，职位次于丞相。元代行中书省有平章政事，为地方高级长官。

符[1]密授,因失心惧,由是疾作。公言信然。以黄犉牛[2]肝和以攻风健脾之剂服之,逾月泄止。

滑伯仁治一人,暑月患中满泄泻,小便赤,四肢疲困,不欲举,自汗微热,口渴,且素羸瘠。众医以虚劳,将峻补之。伯仁诊视,六脉虚微。曰:此东垣所谓夏月中暑,饮食劳倦,法宜服清暑益气汤。投三剂,而病如失。

项彦章治南台治书[3]郭公,久患泄泻,恶寒,见风辄仆,日卧密室,以毡蒙其首,炽炭助之,出语吚吚如婴儿。诸医作沉寒痼冷治,屡进丹、附,不时验[4]。项诊其脉,告曰:此脾伏火邪,湿热下流,非寒也。法当升阳散火,以逐其湿热。乃煮升麻、泽泻、柴胡、羌活等剂,而继以神芎丸。郭曰:予苦久泄,今复利之,恐非治也。项曰:公之六脉浮濡而弱,且微数,濡者湿也,数者脾有伏火也。病由湿热,而且加之以热剂,非苦寒逐之不可。法曰通因通用,吾有所试矣。顷之,利如木屑者三四出,即去毡及炭,病旋已。

黄子厚治一富翁,病泄泻弥年。礼致子厚,诊疗浃旬,不效。子厚曰:予未得其说。求归。一日读《易》,至乾卦天行健[5],朱子有曰:天之气运行不息,故阁[6]得地在中间。如人弄碗珠,只运动不住,故在空中不坠,少有息则坠矣。因悟向者富翁之病乃气

〔1〕铜符 铜制的虎形兵符,后指官印。
〔2〕犉牛 黄毛黑唇的牛。犉,音 chún。
〔3〕南台治书 元代江南诸道行御史台的属官。
〔4〕不时验 不能依时取效。
〔5〕天行健 《周易·乾卦·象传》:"天行健,君子以自强不息。"
〔6〕阁 同"搁",承受。

不能举，为下脱也。又作字，持水滴[1]吸水，初以大指按滴上窍则水满筒，放之则水下溜无余。乃豁然悟曰：吾能治翁症矣。即往，至则为治，艾灸百会穴（督脉穴），未三四十壮而泄泻止矣。

妙法。

虞恒德治一人，泄泻日夜无度，诸药不效。偶得一方，用针沙、地龙、猪苓三味，共为细末，生葱捣汁，调方匕，贴脐上，小便长而泻止。

一人吐泻三日，垂死。为灸天枢（胃穴）、气海（任穴）二穴，立止。

石山治一人，于幼时误服毒药泄痢后，复伤食腹痛，大泄不止。今虽能饮食，不作肌肤[2]，每至六七月，遇服毒之时，痛泄复作，善饥多食，胸膈似冷，夜间发热，嗜卧懒语，闻淫欲言盗汗阳举，心动惊悸，喉中有痰，小便不利，大便或结或溏，遇食则呕吐泻泄。脉皆濡弱而缓，右脉略大，尤觉弱，次日左脉三五不调，或一二至缓，三五至驶，右脉如旧缓弱。左脉不调者，此必淫欲动其精也；右脉尤弱者，由于毒药损其脾也。理宜固肾养脾。遂以人参钱半，白术、茯苓、芍药、黄耆、麦冬各一钱，归身、泽泻各八分，黄檗、知母、山楂各七分，煎服，旬余而安。

博按：此案旧刻微误。

一人年五十余，形色苍白，五月间与人争辨，冒雨劳役受饥，且有内事，夜半忽病，发热恶食，上吐下泻，昏闷烦躁，头身俱痛（此症

[1] 水滴 古时写字时用来贮水的器具。
[2] 不作肌肤 不能充养肌肤。

头身俱痛,症之不可恃也如是夫),因自发汗,汗遂不止。遗书云脉皆洪数。汪曰:脉果洪数,乃危症矣。盖吐泻内虚,汗多表虚,兼之脉不为汗衰[1],亦不为泻减,在法不治。但古人云治而不活者有矣,未有不治而活者。令用人参五钱以救里,黄耆五钱以救表,白术三钱,干姜七分,甘草五分,以和中安胃,白茯苓一钱,陈皮七分,以清神理气(用理中汤),水煎,不时温服一酒杯,看其病势如何。服至六七帖,则见红斑(吐泻之后见斑),而四肢尤甚,面赤,身及四肢胀闷,告急于汪。汪曰:斑症自吐泻者多吉,为邪从上下出也。但伤寒发斑,胃热所致。今此发斑由胃虚,而无根失守之火游行于外也。可补而不可泻,可温而不可凉(妙断,宜详味之)。若用化斑汤、升麻、元参之类,则死生反掌矣。仍令守前方,服十余帖,诸症悉减,斑则成疮,肢肿亦消而愈。

博按:此案旧刻脱误。

一孩孟秋泄泻,昼夜十数度。医用五苓散、香薷饮、胃苓汤加肉蔻,罔效。汪曰:此儿形色娇嫩,外邪易入,且精神倦怠,明是胃气不足而为暑热所中,胃虚挟暑,安能分别水谷?今专治暑而不补胃,则胃愈虚,邪亦著而不出。经曰壮者气行则愈,怯者著而成病是也。令浓煎人参汤饮之,初服三四匙,精神稍回,再服半盏,泄泻稍减,由是继服数次,乳进而病愈。

虞雍公并甫[2],绍兴[3]间自渠州守召至行在[4],憩北郭外

---

[1] 脉不为汗衰 《素问·评热病论》:“有病温者汗出,辄复热而脉躁疾,不为汗衰,狂言不能食……病名阴阳交,交者死也。”

[2] 虞雍公并甫 即虞允文,字彬甫,隆州仁寿人,南宋大臣,官至左丞相兼枢密使,封雍国公。按“并甫”当是“彬甫”之误。

[3] 绍兴 宋高宗年号,公元1131年至1162年。

[4] 行在 即“行在所”,皇帝因事离开京城所到之地。

接待院。因道中冒暑，得泄痢连月。重九〔1〕，梦至一处，类神仙居，一人被服如仙官，延之坐，视壁间有韵语药方一纸，读之数遍。其词曰：暑毒在脾，湿气连脚。不泻则痢，不痢则疟。独炼雄黄，蒸饼和药。甘草作汤，服之安乐。别作治疗，医家大错（用之已见奇验）。梦回，尚能记，即录之，盖治暑泄方也。如方服，遂愈。

乾道〔2〕中，江西有一士人赴调都下，游西湖。民间一女子，明艳动人，求之于其父母，重币不纳。归家，不复相闻。又五年，赴调，寻旧游，茫无所睹，怅然空远〔3〕。忽遇女子于中途，呼揖问讯，甚喜，扣其徙舍之由。女曰：我久适人〔4〕，夫坐〔5〕库事，系狱未解。子能过我茶否？士欣然并行，过旅馆。女曰：此可栖止，无庸至吾家。留半岁，将欲挟以偕逝〔6〕。女始敛衽〔7〕曰：向自君去，忆念之苦，感疾而亡。今非人也，无由陪后乘〔8〕。但阴气侵君深，当暴泻，宜服平胃散，补安精血。士闻语惊惋〔9〕，曰：药味皆平，何得功效？女曰：中用苍术，去邪气乃为上品。（《夷坚志》）

有人每日早起须大泻一行，或时腹痛，或不痛。空心服热药，亦无效。后一智者察之，令于晚食前更进热药，遂安。如此常服，竟无恙。盖暖药虽平旦空服，至晚药力已过，一夜阴气何以敌之？

---

〔1〕 重九　农历九月九日，即重阳日。
〔2〕 乾道　宋孝宗年号，公元 1165 年至 1173 年。
〔3〕 怅然空远　因事远人去而感到惆怅。
〔4〕 适人　嫁为人妻。
〔5〕 坐　因……而获罪。
〔6〕 挟以偕逝　带着女子一起远走。
〔7〕 敛衽　行礼。衽，衣袖。古时向人行礼要整理衣袖，以示恭敬。
〔8〕 陪后乘　古时贵族出时从臣的车马在后，称“后乘”，此处表示做你的妻子而追随于身后。
〔9〕 惊惋　惊叹。惋，音 wǎn，叹息。

于晚间再进热药，则一夜暖药在腹，遂可以胜阴气。凡治冷疾，皆如此例。

有人久患泄泻，以暖药补脾及分利小水，百法治之，不愈。医诊之，心脉独弱。以益心气药、补脾药服之，遂愈。盖心，火也；脾，土也。火生土，脾之旺赖火之燥（此少火生气之说）。心气不足，则火不燥脾，土受湿，故令泄泻。今益心补脾而又能去湿，岂有不效者？

有人患泄泻，作冷、作积、作心气不足治之，及服硫黄、附子甚多，皆不效。因服火枕丸而愈。此肠胃有风冷也。胃风汤兼服暖药，亦佳。

有人患脾泄，诸治不瘥，服太山老李炙肝散而愈。乃白芷（升胃）、白术、白芍（平肝）、桔梗四味也。（《医余》）

欧阳文忠公[1]常患暴下，国医不能愈。夫人云：市人有此药，三文一帖，甚效。公曰：吾辈脏腑与市人不同，不可服。夫人使以国医药杂进之，一服而愈。召卖者厚遗[2]之，求其方。但用车前子一味为末，米饮下二钱匕。云：此药利水道，不动真气。水道利，清浊分，谷脏自止矣。（《良方》）

一男子，夜数如厕。或教以生姜一两碎之，半夏汤洗，与大枣各三十枚，水一升，磁瓶[3]中慢火烧为熟水，时时呷之，数日便

---

〔1〕 欧阳文忠公　即欧阳修。欧阳修死后谥“文忠”，故称。
〔2〕 遗　音 wèi，赠送礼物。
〔3〕 磁瓶　瓷瓶。磁，地名，即磁州（今河北磁县），宋代有窑，产瓷器，时人称为“磁器”，后指瓷器。

愈。盖半夏今人惟知去痰，但不言益脾，盖能分水故也。脾恶湿，湿则濡而困，困则不能制水，经曰湿胜则泻是也。

程明祐治一人，下泄，勺水粒米不纳，服汤药即呕。程诊之，曰：病得之饮酒。脾恶湿，汤药滋湿矣。以参、苓、白术和粳米为糕，食之，病旋已。所以知其人湿得之饮酒过多，切其脉濡缓而弱，脾伤于湿也。

薛立斋治进士刘华甫，停食腹痛，泄黄吐痰。服二陈、山栀、黄连、枳实之类，其症益甚。左关弦紧(诸紧为寒)，右关弦长，乃肝木克脾土。用六君加木香治之而愈。若食已消而泄未已，宜用异功散以补脾胃。如不应，用补中益气升发阳气。凡泄利色黄，脾土亏损，真气下陷，必用前汤加木香、豆蔻温补。如不应，当补其母，宜八味丸。

光禄柴黼菴，善饮，泄泻腹胀，吐痰作呕，口干。此脾胃之气虚。先用六君加神曲，痰呕已止。再用补中益气加茯苓、半夏，泻胀亦愈。此症若湿热壅滞，当用葛花解酲汤分消其湿。湿既去而泻未已，须用六君加神曲实脾土，化酒积。然虽因酒而作，实缘脾土虚弱，不可专主湿热。

钱可久，素善饮，面赤痰盛，大便不实。此肠胃湿痰壅滞。用二陈、芩、连、山栀子、枳实、干葛、泽泻、升麻，一剂吐痰甚多，大便始实。此后日以黄连三钱泡汤，饮之而安。但如此禀厚不多耳。

薛己治一儒者，善饮，便滑溺涩，食减胸满，腿足渐肿。症属脾肾虚寒。用加减金匮肾气丸，食进肿消。更用八味丸，胃强脾健而愈。

一羽士，停食泄泻，自用四苓、黄连、枳实、曲糵，益甚。薛曰：此脾肾泄也，当用六君加姜、桂送四神丸。不信，又用沉香化气丸一服，卧床不食，咳则粪出，几至危殆。终践薛言，愈。盖化气之剂峻厉猛烈，无经不伤，无脏不损，岂宜轻服？

一人年六十，面带赤色，吐痰口干，或时作泻。春就诊，谓薛曰：仆之症，或以为脾经湿热痰火作泻，率用二陈、黄连、枳实、神曲、麦芽、白术、柴胡之类，不应，何也？薛脉之，左关弦紧，肾水不能生肝木也；右关弦大，肝木乘脾土也。此乃脾肾亏损，不能生克制化，当滋化源。不信，薛谓其甥朱太守阳山曰：令舅不久当殒于痢。次年夏，果患痢而殁。

长洲朱绍，患肝木克脾土，面赤生风，大脏燥结，炎火冲上，久之遂致脏毒下血，肠鸣溏泻，腹胀喘急，驯[1]至绝谷，濒殆。诸医方以枳实、黄连之剂投之，辗转增剧。薛诊之，曰：此脾肾两虚，内真寒而外虚热，法当温补。遂以人参、白术为君，山药、黄耆、肉果、姜、附为臣，茱萸、骨脂、五味、归、苓为佐，治十剂，俾以次服。诸医皆曰：此火病也，以火济火，可乎？服之浃旬，尽剂而血止，诸疾遄已[2]。先是三年前，先生过绍，谓曰：尔面部赤风，脾胃病也，不治将深。绍怠缓以须[3]疾发，又惑于众论，几至不救。

罗山人治王厚宇一婢，年三十余，长夏患泄泻身凉，四肢厥冷，昼夜数次，皆完谷不化，清水如注，饮食下咽，即泄出不变，已经六七日。一医用药不效，谓肠直，症在不治。请罗视之，六脉沉伏无

---

〔1〕 驯　逐渐地。

〔2〕 遄已　很快痊愈。遄，音 chuán，迅速。

〔3〕 须　等待。

力而涩，乃脾虚受湿，为肝木所乘，乃五泄之一，非怪证也。法当健脾疏风燥湿，升提其下陷之气。以五苓散加苍术、羌活、防风、炮姜、半夏、厚朴、芍药（加药妙），一服十去七八。再以二陈加二术、砂仁、白芍、厚朴、曲蘖，调理数剂而安。

程仁甫治一妇人，七十岁，清闲厚味，六月患吐泻腹痛，口渴倦怠，三日夜不止。先医用藿香正气散，不效。程诊，六脉滑数不匀。曰：暑令西照，受热明矣；吐泻三日夜，脾胃伤矣。用六君去甘草，加麦芽、山楂、姜连、藿香、乌梅，煎熟，徐徐服之，再用香连丸，顿止。

江篁南治一人，病泻困倦，胸满胀。江切其脉，告曰：此寒凉伤脾胃也。以四君加陈皮、香附、山楂、枳实、姜、枣、莲实，数剂而安。病者曰：某尝夏秋患滞下，已而作泻腹痛，医以茱萸、补骨脂作丸，服三四两，不效。更医，以三黄丸，服过五两，食减。又更一医，以菊花、芩、连等药投之，一日作七八度，遂病如是。所以知其人脾胃伤者，六脉浮大，而右关尤甚也。

论脉妙。

江应宿治余氏仆，年十七岁，五月初患泄泻，至六月骨瘦如柴，粒米不入者五日矣，将就木。诊其脉，沉细濡弱而缓。告其主曰：湿伤脾病也。用五苓散加参、术各三钱，不终剂而索粥，三剂而愈。

黄水部新阳公，患脾肾泄十余年，五鼓初必腹痛，数如厕，至辰刻共四度，巳午腹微痛而泄，凡七八度，日以为常，食少，倦怠嗜卧。诊得右关滑数，左尺微弦无力，此肾虚而脾中有积热病也。投黄连枳术丸，腹痛除，渐至天明而起。更与四神丸、八味丸，滋其化源，半年饮食倍进而泄愈矣。

痢

琇按：经名肠澼，又名滞下，亦内伤外感兼有之候。

唐贞观〔1〕中，张宝藏为金吾长史〔2〕。尝因下直〔3〕归栎阳，路逢少年畋猎〔4〕，割鲜野食。倚树叹曰：张宝藏身年七十，未尝得一食酒肉如此者，可悲哉。旁有僧指曰：六十日内官登三品，何足叹也？言讫不见。宝藏异之，即时还京师。太宗苦气痢，诸治不效。即下诏问殿庭左右，有能治者重赏之。宝藏曾困其疾，即具疏，以乳煎荜拨方，上服之，立瘥。宣下宰臣，与五品官。魏征〔5〕难之，逾月不进拟。上疾复发，问左右曰：吾前饮乳煎荜拨有功。复命进之，一啜又平。因思曰：尝令与〔6〕进方人五品官，不见除授，何也？征惧，曰：奉诏之际，未知文武二吏〔7〕。上怒曰：治得宰相不妨〔8〕，已授三品官，我天子也，岂不及汝耶？乃厉声曰：与三品文官。授鸿胪寺卿，时正六十日矣。其方，每服用牛乳半升，荜拨三钱匕，同煎减半，空腹顿服。（《独异志》）

东垣治一老仆，面尘脱色，神气特弱，病脱肛日久，服药未效，复下赤白脓痢，作里急后重，白多赤少，不任其苦。求治，曰：此非肉食膏粱，必多蔬食，或饮食不节，天气虽寒，衣盖犹薄。不禁而肠

〔1〕 贞观　唐太宗年号，公元627年至649年。
〔2〕 金吾长史　“史”原作“上”，据《太平广记》卷一百四十六改。
〔3〕 下直　当值归来。直，当值。
〔4〕 畋猎　打猎。畋，音tián。
〔5〕 魏征　唐代大臣，字玄成，巨鹿下曲阳（今河北晋县）人，以能直谏著称，官至侍中。
〔6〕 与　原脱，据《太平广记》卷一百四十六补。
〔7〕 未知文武二吏　不知是授予文官还是武职。
〔8〕 不妨　无所妨碍，即病愈。

头脱下者，寒也；真气不禁，形质不收，乃血滑脱也。此乃寒滑，气泄不固，故形质下脱也（妙断）。当以涩去其脱而除其滑，微醋之味固气上收，以大热之剂而除寒补阳[1]，以补气之药升阳益气。用御米壳去蒂萼蜜炒、橘皮，以上各五分，干姜炮六分，诃子煨去核七分，为细末，都作一服，水二盏煎减半，空心热服。

从来痢无止法，此案当玩神色及日久未效句，可悟医理之无方体也。

一人肠澼下血，另作一派，其血唧出有力而远射，四散如筛。肠[2]中血下行，腹中大作痛，乃阳明气冲，热毒所作也，当升阳，去湿热，和血脉。以陈皮二分，熟地、归身、苍术、秦艽、桂各三分，生地、丹皮、生甘草各五分，升麻七分，炙甘草、黄耆各一钱，白芍一钱五分，名曰升阳去热和血汤，作一服，水四盏煎至一盏，空心稍热服。

一人肠澼下血，色紫黑，腹中痛，腹皮恶寒。右关弦，按之无力，而喜热物熨之，内寒明矣。以肉桂一分，桂枝四分，丹皮、柴胡、葛根、益智仁、半夏各五分，归身、炙甘草、黄耆、升麻各一钱，白芍一钱半，干姜少许，名曰益智和中汤，都作一服，水三盏煎至一盏，温服。

一人太阴阳明腹痛，大便常泄，若不泄即秘而难，见在[3]后传作湿热毒，下鲜红血，腹中微痛，胁下急缩。脉缓而洪弦，中之下得之，按之空虚。以苏木一分，藁本、益智各二分，熟地、炙甘草三分，当归身四分，升麻、柴胡各五分，名曰和中益胃汤，作一服，空心温服。

---

〔1〕补阳　“补”原作“水”，据《兰室秘藏》卷下改。
〔2〕肠　原作“春”，据《兰室秘藏》卷下改。
〔3〕见在　现在。见，同“现”。

一人因伤冷饭，水泄，一夜十数行，变作白痢，次日其痢赤白，腹中疠痛，减食热躁，四肢沉困无力。以生黄芩三分，当归身四分，肉桂、炙甘草各五分，猪苓、茯苓各六分，泽泻一钱，白芍一钱半，苍术、生姜、升麻、柴胡各二钱，分作二服，食前稍热服。

海藏治杨师，三朝〔1〕三大醉，至醒发大渴，饮冷水三巨杯，次又饮冷茶三碗，后病便鲜血，四次约一盆。先以吴茱萸丸，翌日又与平胃五苓各半散，三服血止，复变白痢。又与神应丸四服，白痢乃止，其安如初。或曰：何为不用黄连之类以解毒，所用者温热之剂？海藏曰：若用寒凉，其疾大变，难疗。寒毒内伤，复用寒药，非其治也。况血为寒所凝，浸入肠间而便下，得温乃行，所以用温热，其血自止。经曰治病必求其本，此之谓也。胃既温，其血不凝而自行，各守其乡也。

《衍义》云：有一男子暑月患血痢，医妄以凉药逆治，专用黄连、阿胶、木香治之。此药始感便治则可，今病久肠虚，理不可服。逾旬，几至委顿。故曰理当别药〔2〕，知是论之，诚在医之通变矣，循经则万无一失。引此为例，余皆仿此。暑月久血痢不用黄连，阴在内也。

宋孝宗〔3〕尝患痢，众医不效，德寿〔4〕忧之。过青宫〔5〕，偶

〔1〕三朝　三天。

〔2〕理当别药　宋代寇宗奭《本草衍义》卷二："夫人有贵贱少长，病当别论；病有新久虚实，理当别药。"

〔3〕宋孝宗　南宋皇帝，名赵昚，公元1163年至1189年在位。

〔4〕德寿　指宋高宗。宋高宗于1163年禅位于赵昚，退居德寿宫，因以"德寿"称之。

〔5〕青宫　太子之宫，即东宫。

见小药肆，遣使问其能治痢否，对曰专科，遂宣之。请得病之由，语以食湖蟹多，故致此疾。遂令诊脉，曰：此冷痢也。遂进一方，用莲藕一味不拘多少，取新采者为佳，细捣取汁，以热酒调服，捣时用金杵臼，酒调服数次而愈。德寿大喜，就以金杵臼赐之，仍命擢医官，人呼为金杵臼严防御家云。（仇远《稗史》）

参政陆公容，尝于客座闻一医者云酒不宜冷饮，陆颇讶之，谓其未知丹溪之论而云然耳。二三年后秋间，陆偶得痢疾，延此医治之。云：公得非多饮冷酒乎？陆以实告，谓信丹溪之论，暑月常饮冷醇酒。医云：丹溪但知热酒之为害，而不知冷酒之为害尤甚也。服药数剂而止。

罗谦甫治廉台王千户〔1〕，年四十五，领兵镇涟水。此地卑湿，因劳役过度，饮食失节，至秋深疟痢并作，月余不愈，饮食全减，形羸瘦。仲冬舆疾归，罗诊，脉弦细而微如蛛丝，身体沉重（湿也），手足寒逆（寒也），时复麻痹（虚），皮肤痂疥如疠风之状，无力以动，心腹痞满，呕逆不止。皆寒湿为病久淹（断之寒湿，妙，宜细玩之），真气衰弱，形气不足，病气亦不足。《针经》云：阴阳皆不足也，针所不为，灸之所宜。《内经》曰：损者益之，劳者温之。《十剂》云补可去弱，先以理中汤加附子，温养脾胃，散寒湿；涩可去脱，养脏汤加附子，固肠胃，止泻痢。仍灸诸穴，以并除之。经云府会太仓，即中脘也，先灸五七壮，以温养脾胃之气，进美饮食；次灸气海百壮，生发元气，滋荣百脉，充实肌肉；复灸足三里，胃之合也，三七壮，引阳气下交阴分，亦助胃气；后灸阳辅（足少阳胆穴）二七壮，接续阳气，令足胫温暖，散清湿之邪。迨月余，病气去，神完如初。

〔1〕 千户　金元时世袭军职。

有人患痢，赤白兼下，或纯白纯赤，百药不愈者，病久服药已多。治痢多用毒药攻击，致脏气不和，所以难愈。史载之〔1〕用轻清和气药与之，遂愈。屡试有验（病久百药不愈，所以清补取效。若初起，则又当别论）。其方用罂粟壳蜜炙、人参、白术、茯苓、川芎、甘草、炙黄耆等分，为细末二钱，水一盏，生姜、枣、乌梅半个，煎八分，温，不拘时。

宪宗赐马总治泻痢腹痛方：以生姜和皮切碎如粟米大，用一大盏，并芽茶相等，煎服之。元祐〔2〕二年，文潞公〔3〕得此疾，百药不效，用此方而愈。

丹溪治一小儿，八岁，下痢纯血。作食积治，用苍术、白术、黄芩、白芍、滑石、茯苓、甘草、陈皮、神曲煎汤，下保和丸。

一人患痢后甚逼迫，正合承气症。朱曰：气口脉虚，形虽实而面黄稍白，必平昔过饱胃伤。遂与参、术、陈皮、芍药等补药十余帖，三日后胃气稍完，与承气汤二帖而安。若不先补，虽愈未免瘦惫。

一人患痢，善食易饥。朱曰：当调补自养，岂可恣味戕贼？令用熟萝卜吃粥调理而安。

一人患痢，久不愈，脉沉细弦促，右为甚，日夜数十行，下清涕，

---

〔1〕 史载之 北宋医家，名堪，字载之，眉州（今四川眉山）人，撰有《史载之方》。

〔2〕 元祐 宋哲宗年号，公元1086年至1194年。

〔3〕 文潞公 即文彦博，字宽夫，介休（今属山西）人，北宋大臣，官至同中书门下平章事，封潞国公。

有紫黑血丝，食少。朱曰：此瘀血痢也。凡饱食后疾走，或极力叫号，殴跌，多受疼痛。大怒不泄，补塞太过，火酒火肉，皆致此病。此人以非罪受责故也。乃以乳香、没药、桃仁、滑石，佐以木香、槟榔、神曲，糊丸，米饮下百丸，再服，大下秽物如烂鱼肠二三升，愈。此方每用之，不加大黄则难下。

一老人，面白，脉弦数，独胃脉沉滑，因饮白酒作痢，下淡水脓血，腹痛，小便不利，里急后重。参、术为君，甘草、滑石、槟榔、木香、苍术为佐使，煎汤，下保和丸三十粒，次日前症俱减，独小便未利，以益元散服之而愈。

一人饮水过多，腹胀，泻痢带白。用苍术、白术、厚朴、茯苓、滑石，煎汤，下保和丸。

一人年逾五十，夏间患痢，腹微痛，所下褐色，后重频并，食减，或微热。脉弦而涩，似数且稍长，喜不浮大，两手相等，神气大减。朱曰：此忧虑所致，心血亏，脾气弱耳。以参、术为君，归身、陈皮为臣，川芎、白芍、炒茯苓为佐使，时暄热甚，少加黄连，二日而安。

一壮年，奉养厚，夏秋患痢，腹大痛。或令单煮干姜，与一帖痛定，屡痛屡服之而定，八日服干姜三斤。左脉弦而稍大似数，右脉弦而大稍减，亦似数，重取似紧。朱曰：必醉饱后食寒凉太多，当作虚寒治之。因服干姜多，以四物去地黄，加参、术、陈皮、酒红花、茯苓、桃仁，煎，入姜汁饮之，一月而安。

一妇年近四十，秋初尚热，患痢，腹隐痛，夜重于日，全不得卧（虚），食减，口干不饮，已服灵砂二帖矣，两手脉皆涩，且不匀，惫甚，饮食全减。用四物汤倍加白术为君，陈皮佐之，十帖愈。以上三症乃大虚寒者，若因其逼迫而用峻剂，岂不误哉？

一人年五十，质弱多怒，暑月因怒后患痢，口渴，自饮蜜水，病缓，数日后脉稍大不数。令以参术汤调益元散饮之，痢减。数日后倦甚，发咳逆，知其久下阴虚，令守前药，痢尚未止，以炼蜜与之。众欲用姜、附。朱谓：阴虚，服之必死，待前药力到自愈。又四日，咳逆止，痢除。

滑伯仁治二婢子，七八月间同患滞下。诊视，一婢脉鼓急，大热喘闷。曰：此婢不可疗。一婢脉洪大而虚软，微热（热虽微，亦当解表），且小便利。滑曰：此婢可治。即下之，已而调以苦坚之剂。果一死一愈。

一妇盛暑患洞泄，厥逆恶寒，胃脘当心而痛，自腹引胁，转为滞下，呕哕不食。人以中暑霍乱疗之，益剧。撄宁生论其脉，三部俱微短沉弱，不应呼吸，曰：此阴寒极矣，不亟温之，则无生理。《内经》虽曰用热远热，又曰有假其气，则无禁也〔1〕。于是以姜、附温剂三四进，间以丹药，脉稍有力，厥逆渐退。更服姜、附七日，诸症悉去。遂以丸药除其滞下，而脏腑自安矣。

刘宗序治一富人，年三十，时七月间，患血痢，日夜百余度（日夜百余度，即当温补），肚腹中疞痛。医悉用芩、连、阿胶、粟壳之剂，皆不效，反增剧。刘脉之，曰：脾胃受伤，若用寒凉，病安得愈？投以四君子汤加干姜、附子，其夕病减半，旬日而愈。或问其故，刘

---

〔1〕"有假其气"句　《素问·六元正纪大论》："木郁达之，火郁发之，土郁夺之，金郁泄之，水郁折之……有假其气，则无禁也，所谓主气不足，客气胜也。"

曰：病者夏月食冰水瓜果太多，致令脾胃伤冷，血不行于四肢八脉，渗入肠胃间而下。吾所用附子、干姜，补中有发，散其所伤冷毒，故得愈也。王汝言〔1〕《杂著》有云：芩、连、芍药，为痢疾必用之品。岂其然乎？此脾胃伤冷致痢，禁用寒凉也。

傅滋〔2〕治一人，年近四十，患下血。或以痔治，百方不效。询之，因厚味所致，因悟此必食积也。遂以保和丸加白术服之（加白术即大安丸），渐愈。后又治数人，皆验。

有人日饮酒，遂成酒痢，骨立不食，但饮酒一二盏，痢作几年矣。因与香茸丸，一两服遂止，盖麝能治酒毒也。

壶仙翁〔3〕治四川高太守命妇〔4〕，病滞下，腹痛腰胀。召翁，诊其脉，曰：此气血滞郁而然，当调经和气，经调气和则痢自止。所以知其病者，切其脉沉而滞，循其尺，尺涩。沉滞则气不和，涩则精血伤，病得积菀而强食，故气血俱伤。乃投以四物、五苓、木香，痛少止，倍当归，经通而滞下已。

虞恒德治一人，年五十，夏秋间得痢疾月余，服药而少愈，秽积已尽，但糟粕不实，昼夜如厕六七次，兼脱肛不安，又半月，诸药不效。虞以祖方，用池塘中鳖一个，如法修事，多用生姜、米糯作羹，入砂糖一小块，不用盐、酱，熟煮，吃一二碗，三日不登厕，大肠自此实矣，肛门亦收而不脱。盖此症缘脾土受虚，致肺与大肠俱失化源

〔1〕王汝言　即王纶，参见卷一中风"王节斋"条注。
〔2〕傅滋　明代医家，字时泽，号浚川，浙江义乌人，撰有《医学集成》。
〔3〕壶仙翁　未详。按南朝范晔《后汉书·方术列传·费长房》有"壶公"，事涉神异，"壶仙翁"或是后人托名。
〔4〕命妇　得到朝廷封号的妇女，一般为官员的母亲或妻子。

之所滋养，故大肠不行收令也，此母令子虚耳。鳖乃介虫，属金有二，性温，能补脾肺。又况肺恶寒，先得芩、连等寒凉之味已多，今用生姜之辛以补肺金，用砂糖之甘以补脾土，肺气既实，其大肠亦随而实，故得以行收令也。

一妇病滞下，昼夜五十余起，后重下迫，且妊九月。众医率为清暑散滞，痛苦尤甚。滑诊之，曰：须下去滞。众以妊难之。滑曰：经云：有故无损，亦无损也。动则正产。乃以消滞导气丸药进之，得顺利，再进滞去。继以清暑利溲苦坚之剂，病愈而孕果不动，足月乃产。

徐可豫治会稽老铁桢，病寒疾，十七日变滞下，一昼夜百余度。他医视疾，曰：元气脱矣。已而徐切脉，告曰：顷吾于西门视一剧证，其脉与公等，然公七日当起，彼不出三日当殂[1]。遂投剂，至期果获平复，而越三日者殂矣。

汪石山治一妇，病痢瘦弱，久伏枕，粥食入胃即腹痛呕吐，必吐尽所食乃止，由是粒食不下咽者四十余日。医皆危之。汪诊，曰：病与脉应，无虑也。不劳以药，惟宜饲以米饮，使胃常得谷气，白露节后症当获安。如期果愈。

一妇人，年逾五十，病痢半载余。医用四物、凉血之剂及香连丸，愈增，胃脘腹中痛甚，里急后重，下痢频并，嗳气，亦或咳嗽，遍身烦热。汪诊之，脉皆细弱而数。曰：此肠胃下久而虚也。医用寒凉，愈助降下之令，病何由安？经云：下者举之，虚者补之。以参、术为君，茯苓、芍药为臣，陈皮、升麻为佐，甘草为使，研末（研末

---

〔1〕殂　音cú，死。

妙，胃虚非煎剂所宜），每服二钱，清米饮调下，一日二次或三次，乃安。

一人八月患滞下，医用调胃承气、大承气汤下之，不利。汪视之，面色痿黄，食少无味，大便不通，惟后重甚痛，脉皆细弱近滑（细弱为气，滑为气滞），右脉觉弱。汪曰：此气滞，非血滞也。医用硝、黄利血，宜其气滞于下而愈不通矣。遂令吞黄连（清热）阿胶（养血）丸，再用莲子、升麻（提气）、白芍、黄芩、枳壳（行滞）、归身煎服而安。后用白术、人参各二两，白芍、陈皮、山楂各一两，为末，粥丸，常服调理。

石山兄，年逾六十，苍古素健，九月患滞下，自用利药三帖，病减。延至十月，后重未除，滞下未止。诊之，脉皆濡散颇缓。初用人参二钱，归身、升麻、白芍、桃仁、黄耆各一钱，槟榔五分，煎服，后重已除。再减桃仁、槟榔，加白术钱半，滞下亦定。惟粪门深入寸许近后尾闾穴旁内生一核如梅，颇觉胀痛不爽。汪曰：此因努责，气血下滞于此，耐烦数日，脓溃自安。果如所言。后服槐角丸，痔痛如故。仍用人参三钱，归、耆、升麻等剂而愈。

一人病滞下，腹痛后重，日夜四五十行。诊之，脉皆濡弱近驶（驶为血热）。曰：此热伤血也。以四物加槟榔、大黄，下之四五行，腹痛稍减，后重不除。仍用前方除大黄，服十余帖，继吞香连丸，获安。

吴茭山〔1〕治一妇，长夏患痢，痛而急迫，其下黄黑色。诸医以薷苓汤，倍用枳壳、黄连，其患愈剧。吴诊其脉，两尺紧（诸紧为

〔1〕 吴茭山　即吴球，参见卷一中热“吴球”条注。

寒)而涩(涩为血少),知寒伤荣也。问其病由,乃行经之时因渴饮冷水一碗,遂得此症。盖血被冷水所凝,瘀血归于大肠,热气所以坠下。故用桃仁承气汤内加马鞭草、元胡索(何以不加桂),一服,次早下黑血升许,痛止脏清。次用调脾活血之剂,其患遂痊。此盖经凝作痢,不可不察也。

此案奇,有下痢色如墨者。

俞子容[1]治王一山,年六十余,因多食蟹,蓄毒在脏,秋患大便脓血,日夜三四十度。医率用止血之剂,不效。延及半载,气血渐弱,饮食渐减,肌肉渐瘦,服热药则腹愈痛,血愈下,服凉药则泻注.诸医技穷(如遇此症,温凉不效,当思调元化毒)。俞治之,遂用人参一两,椿白皮五钱,甘草一钱半,一服病减十之五,二服饮食如常,脉息平和矣。

薛己治一妇人,五月患痢,日夜无度(虚),小腹坠痛,发热恶寒。用六君子汤送香连丸,二服渐愈。仍以前汤送四神丸,四服全愈。至七月中,怠惰嗜卧,四肢不收,体重节痛,口舌干燥,饮食无味,大便不实,小便频数,洒淅恶寒,凄惨不乐。此脾肺之虚,而阳气寒不伸也。用升阳益胃汤而痊。

少宗伯[2]顾东江,停食患痢,腹痛下坠。或用疏导之剂,两足肿胀,饮食少,体倦,烦热作渴。脉洪数,按之微细。以六君加姜、桂各二钱,吴萸、五味各一钱,煎熟,冷服之,睡觉而诸症顿退,再剂全退。此假热而治之以假寒也。

---

〔1〕 俞子容 即俞弁,明代医家,字子谷,号守约居士,长洲(今江苏苏州)人,撰有《续医说》《脉证方要》。

〔2〕 少宗伯 对礼部侍郎之称。

太常边华泉公，呕吐不食，腹痛后重。自用大黄等药一剂，腹痛益甚，自汗发热，昏愦脉大（虚）。用参、术各一两，炙甘草、炮姜各三钱，升麻一钱，一服而苏。又用补中益气加炮姜，二剂而愈。

廷评〔1〕曲汝为，食后入房，翌午腹痛，去后似痢非痢，次日下皆脓血，烦热作渴，神思昏倦。用四神丸，一服顿减。又用八味丸料加五味、吴萸、骨脂、肉蔻，二剂全愈。

非痢必大小便牵痛，如无大小便牵痛，初起岂有投四神丸之理？此案不过指学者之迷耳。因例变通，在乎人之神明，不然是死于立斋先生言下矣。

通判汪天锡，年六十余，患痢，腹痛后重，热渴引冷，饮食不进。用芍药汤，内加大黄一两，四剂稍应。仍用前药，大黄减半，数剂而愈。此等元气，百无一二。

此说在膏粱自奉者则然，非可以概天下之病也。

一老人，素以酒乳同饮，去后似痢非痢，胸膈不宽。用痰痢等药，不效。薛思本草云酒不与乳同饮，为得酸则凝结，得苦则行散。乃以茶茗为丸，时用清茶送三五十丸，不数服而瘥。

一老妇，食后因怒患痢，里急后重。属脾气下陷。与大剂六君加附子、肉蔻、煨木香各一钱，吴茱萸五分，骨脂、五味各一钱五分，二剂诸症悉退。惟小腹胀闷，此肝气滞于脾也，与调中益气加附子、木香五分，四剂而愈。后口内觉咸，此肾水泛，与六味地黄丸，二剂顿愈。

此等治法，何由真知其属脾气下陷？不明言所以然之故，实足

---

〔1〕 廷评　大理寺的属官，掌平决诏狱。

以误后学。

薛母年八十，仲夏患痢，腹痛作呕，不食，热渴引汤，手按腹痛稍止。脉鼓指（即鼓指已属虚，况八十之老人耶）而有力，真气虚而邪气实也。急用人参五钱，白术、茯苓各三钱，陈皮、升麻、附子、炙甘草各一钱，服之，睡觉索食，脉症顿退，再剂而安。此取症不取脉也。凡暴病，毋论其脉，当从其症（亦有暴病当从脉者）。石阁老太夫人〔1〕，其年岁脉症皆同，彼乃专治其痢，遂致不起。

方荫山治一小儿，八岁，患滞下，每夜百度，食入即吐。乃以熟面作果，分作二片，以一片中空之，用木鳖子三个去壳，捣如泥，加麝香三厘，填入果心，贴脐上，外以帕系定，用热鞋熨之（噤口痢外治神方），待腹中作响，喉中知有香气，即思食能进，是夜痢减大半，二三日渐愈。后以此法治噤口痢，多验。

江篁南治吴元静，患痢腹痛。用煎药下二次，又用巴豆丸更下二次，即觉怕风不安（下后，非又感冒也，然何以怕风？曰：肺、大肠为表里，里虚则表亦虚，故怕风。虽然，药中必配解表之品）。五日后诊之，脉左三部俱弦，右关浮弱而涩，证见恶风自汗，肢节痛（似表症），里急后重。用参、耆、归、术、枳壳、槟榔、砂仁、山楂、陈皮、防风、甘草、扁豆、神曲、芩、连、木香，加姜一片，一服遂不畏风，汗止，腹疼顿除，后重亦减，二服而愈。

江应宿治许翰林颍阳公令叔，年六十三岁，患血痢，三越月，四肢面目浮肿，血水淡如苋菜汁，漏下不知，诸药不效，粒米不进者五日。诊其脉，沉细代绝（沉细代绝，岂有不用温补之理）。即告之

---

〔1〕太夫人　对别人母亲的敬称。

曰：六脉代绝，而少阴脉久久如蛛丝至者，胃中有寒湿也。寒湿伤脾，脾虚则不能摄血归源而下行，胃寒则不能食也。投人参、白术各二钱，为君，茯苓、泽泻、木瓜各八分，为臣，以补脾渗湿，当归五分和血，炮姜、附子为佐，散寒湿，甘草、升麻举下陷之元气，一匕而饮食进，再饮而血减。用樗根白皮、人参等分为丸，每空心滚水送三五十丸，三服而愈。

呕 吐

琇按：经曰：诸逆冲上，皆属于火症。用燥热，极宜详慎。

钱仲阳[1]治王子，病呕泄，他医以刚剂，加喘焉。乙曰：是本中热，脾且伤，燥之将不得前溲。与之石膏汤。王不信，谢去。信宿寖剧[2]，竟如言而效。

滑伯仁治一妇，病反胃，每隔夜食饮，至明日中昃皆出，不消化。他医悉试以暖胃之药，罔效。滑视，脉在肌肉下（即沉），且甚微而弱。窃揆[3]众医用药，于病无远，何至罔效？心歉然[4]未决。一日读东垣书，谓吐证有三，气、积、寒也。上焦吐者从于气，中焦吐者从于积，下焦从于寒。脉沉而迟，朝食暮吐，暮食朝吐，小溲利，大便秘，为下焦吐也。法当通其秘，温其寒，复以中焦药和之。滑得此说，遂复往视，但大便不秘，专治下焦，散寒。以吴萸、茴香为君，丁、桂、半夏为佐，服至二三十剂，而饮食晏如。所谓寒淫所胜，平以辛热是也。

---

〔1〕 钱仲阳　即钱乙，宋代医家，字仲阳，祖籍钱塘（今浙江杭州），后迁郓州（今山东东平），撰有《小儿药证直诀》等。

〔2〕 寖剧　逐渐加重。寖，音 jìn，逐渐。

〔3〕 揆　音 kuí，度量。

〔4〕 歉然　不满足或惭愧。

丹溪治一人，年五十余，因湿气，呕吐酸水如醋，素饮酒。以二陈汤加白术、苍术、砂仁、藿香、黄连，二帖而安。

一少年，好酒，每早呕吐。以瓜蒌、贝母、栀子（炒）、石膏（煅）、香附、南星、神曲（炒）、山楂一两，枳实、姜黄、萝卜子、连翘、石碱半两，升麻二钱半，神曲糊丸服。

项彦章[1]治建康万夫长[2]廉君病，医投姜、桂，愈甚。诊其脉，告曰：此得之酒，病当哕作声，食入即出，而后溲不利（此关格病）。廉曰：然。予生平所嗜烧酒。乃进葛花解酲加黄芩，饮三升所，势减。众医以药性过寒，交沮[3]之。项以论不协，辞去，叹曰：实实而虚虚，过二月当入鬼录[4]矣。果验。所以知廉病者，切其脉，细数而且滑，数为热，滑为呕，为胃有物。酒性大毒大热，而反以热剂加之，是以火济火也。且溲秘为阳结，今反治，故二月死也。

史载之治朱思古，眉州人，年三十岁得疾，不能食，闻荤腥即呕，惟用大铛旋煮汤，沃淡饭，数数食之。医莫能治。史曰：俗辈不卖医经，而妄欲疗人之疾，可叹也。君之疾，正在《素问》经中，名曰食挂。凡人之肺，六叶舒张而盖，下覆于脾，子母气和则进食。一或有戾，则肺不能舒，脾为之敝，故不嗜食。遂授一方，清气润肺为治，服之三日，病者鼻闻肉味觉香，取啖之甚美。此事宋人载于传记。余考之岐黄书，皆无食挂之说，或记者假托耳，或史公大言以欺世欤？皆未可知也。

---

〔1〕 项彦章　即项昕，元代医家，字彦章，晚号抱一翁，东嘉（今浙江永嘉）人，撰有《脾胃后论》等。

〔2〕 万夫长　金元时的世袭军职。

〔3〕 沮　音 jǔ，阻止。

〔4〕 入鬼录　死亡。鬼录，鬼的名籍。

虞恒德治一妇，年将三十，产后因食伤，致胃虚不纳谷，四十余日矣，闻谷气则恶心而呕，闻药气亦呕。求治，虞曰：药不能入口，又将何法以治之乎？恳求不已。遂用人参、白术、茯苓各一钱，甘草二分，陈皮、藿香、砂仁各五分，炒神曲一钱，十年以上陈仓米一合，顺流水二大盏煎沸，泡伏龙肝，研细搅浑，放澄清，取一盏，加姜、枣同煎前药至七分，稍冷服（看他用药轻重之法）此药，遂纳而不吐。别以陈仓米煎汤，时时咽之，日进前药二三服，渐能吃粥而安。后以此法治十数人，悉验。

汪石山治一人，年三十，形瘦淡紫，才觉气壅，腹痛背胀则吐，腹中气块翻动，嘈杂数日，乃吐黑水一盥盆，而作酸气，吐后嗳气，饮食不进，过一二日方食，大便二三日不通，小便一日一次，常时难向右卧（此症不同于弱症），午后怕食，食则反饱胀痛，行立坐卧不安，日轻夜重。二年后，汪诊之，脉皆浮弦细弱。曰：此脾虚也。脾失健运，故气郁而胀痛。吐黑水者，盖因土虚不能制水，故膀胱之邪乘虚而侮其脾土，经曰以不胜侮其所胜是也。酸者，木之所司，脾土既虚，水挟木势而凌之焉。医作痰治而用二陈刚剂，则脾血愈虚；又作血治而用四物柔剂，则是以滞益滞；又作热治而用黄连解毒，则过于苦寒；又作气治而用丁、沉、藿香，则过于香燥。俱不中病（辨驳精切详明）。遂以人参三钱，黄耆一钱半，归身一钱，香附、陈皮、神曲各七分，黄芩、甘草各五分，吴萸三分，煎服。旬余，又犯油腻，病作如前而尤重，仍以前方加减，或汤或丸散，服至半年而愈。

薛己治大司马王浚川〔1〕，呕吐宿滞，脐腹痛甚，手足俱冷，脉

〔1〕王浚川　即王廷相，字子衡，号浚川，仪丰（今河南兰考）人。明弘治间进士，官至兵部尚书。

微细。用附子理中丸，一服愈甚。脉浮大，按之而细，用参附汤，一剂而愈。

用而愈甚，复投而愈，始信药力有轻重耳。今人用而不愈，即不肯再投矣，欲其疾之瘳也，难哉。

赵吏部[1]文卿，患呕吐不止，吐出皆酸味。气口脉大于人迎二三倍。速[2]薛投剂，薛曰：此食郁在上，宜吐，不须用药。乃候其吐清水，无酸气，寸脉渐减，尺脉渐复，翌早吐止，至午脉俱平复，不药自愈。

一儒者，场屋不利，胸膈膨闷，饮食无味。服枳术丸，不时作呕；用二陈、黄连、枳实，痰涌气促；加紫苏、枳壳，喘嗽腹胀；加厚朴、腹皮，小便不利；加槟榔、蓬术，泄泻腹痛。悉属虚寒，用六君加姜、桂，二剂不应，更加附子一钱，二剂稍退，数剂十愈六七，乃以八味丸，全愈。

博按：此案旧刻脱误。

一上舍，呕吐痰涎，发热作渴，胸膈痞满。或用清气化痰降火，前症益甚，痰涎自出。薛曰：呕吐痰涎，胃气虚寒；发热作渴，胃不生津；胸膈痞满，脾气虚弱。须用参、耆、归、术之类，温补脾胃，生发阳气，诸病自退。渠不信，仍服前药，虚症悉至。复请治，薛曰：饮食不入，吃逆不绝，泄泻腹痛，手足逆冷，是谓五虚。烦热作渴，虚阳越于外也；脉洪大，脉欲绝也。死期迫矣。或曰：若然，殒于日乎？夜乎？薛曰：脉洪大，殒于昼。果然。

---

〔1〕吏部　古时中央六部之一，此指吏部任职者。
〔2〕速　敦请。

薛母太宜人，年六十有五，春三月，饮食后偶闻外言忤意，呕吐酸水，内热作渴，饮食不进，惟饮冷水。气口脉大无伦，面色青赤，此胃中湿热郁火。投之以药，入口辄吐。第三日吐酸物，第七日吐酸黄水，十一日吐苦水，脉益洪大，仍喜冷水（此症得生，以有郁火耳，故喜冷水）。以黄连煎汤，冷饮少许，至二十日加白术、茯苓，至二十五日加陈皮，三十七日加当归、炙甘草，至六十日始进清米饮半盏，渐进薄粥饮，调理得愈。

一妇人，吞酸嗳腐，呕吐痰涎，面色纯白。或用二陈、黄连、枳实之类，加发热作渴，肚腹胀满。薛曰：此脾胃虚损，末传寒中。不信，乃作火治，肢体肿胀如蛊。以六君加附子、木香治之，胃气渐醒，饮食渐进。虚火归经，又以补中益气加炮姜、木香、茯苓、半夏兼服，全愈。

一妇人，久患心腹疼痛，每作必胸满呕吐，厥逆面赤，唇麻咽干，舌燥，寒热不时而脉洪大（此症与脉，自当作虚治）。众以痰火治之，屡止屡作。迨至春，发热频甚，用药反剧。有欲用参、术等剂，或疑痛无补法。薛诊而叹曰：此寒凉损真之故，内真寒而外假热也。且脉息弦洪有怪状，乃脾气亏损，肝脉乘之而然，惟当温补其胃。遂与补中益气加半夏、茯苓、吴萸、木香，一服而效。

一妇人，年三十余，忽不进饮食，日饮清茶三五碗，并少用水果，三年矣，经水过期而少。薛以为脾气郁结，用归脾加吴萸，不数剂而饮食如常。若人脾肾虚而不饮食，当以四神丸治之。

一妇人，年逾二十，不进饮食二年矣，日饮清茶果品之类，面部微黄浮肿，形体如常，仍能履步，但体倦怠。肝脾二脉弦浮，按之微而结滞。薛用六君子加木香、吴萸，下痰积甚多（用六君子而见痰积甚多,得生在此),饮食顿进,形体始瘦。卧床月余,仍服六君之类而安。

焜按:以上二案但云不进饮食,并无呕吐之症,何以入此?

一人粥食汤药皆吐不停,灸手间使(手间使穴,手厥阴穴也,在掌后三寸,用同身寸法)三十壮。若四肢厥,脉沉绝不至者,灸之便通。此起死之法。(《千金方》)

江篁南治一妇人,患呕吐,粒米不入者六日矣,兼头眩,胸膈如束而不纾[1]。诊其脉,沉弦而驶,且无力(王中阳治吐痰呕症,用滚痰丸,因脉长。此脉无力,作虚而协痰。症不同,脉亦不同),此属中气虚,挟痰郁耳。以人参三钱,陈皮、川归各一钱,加乌药炒、人乳、竹沥、姜汁,一服膈纾,如解其束,二服吐止能食,十剂而安。

江应宿治一妇人,年近四十,小产后呕吐不食,发寒热。他医作疟治,反增剧。宿诊之,脉浮数,按之无力,此虚症(虞恒德案亦产后,症无寒热,亦作虚治)。投六君加姜汁炒山栀,煎调木香散,呕吐止,热不退,用当归养血丸、补中益气而愈。

噎 膈

齐王中子诸婴儿小子病,召臣意诊。切其脉,告曰:气膈病。病使人烦懑,食不下,时呕沫。病得之心忧,数忔[2](忔,音疑乞反)食饮。意即为之作下气汤以饮之,一日气下,二日能食,三日即病愈。所以知小子之病者,诊其脉,心气也,浊躁而经也,此络阳病

〔1〕 纾 宽缓。
〔2〕 忔 音 yì,厌憎。

也。《脉法》曰：脉来数，病去难而不一者，病主在心。周身热，脉盛者，为重阳。重阳者，遏[1]（遏，音唐，荡也）心主，故烦懑。食不下则络脉有过，络脉有过则血上出，血上出者死。此悲心所生也，病得之忧也。（《史记》）

脉法妙。

华佗道见一人，病噎，嗜食而不得下，家人车载欲往就医。佗闻其呻吟，驻马往，语之曰：向来道旁有卖饼者，蒜齑大酢，从取三升饮之，病当自瘥。即如佗言，立吐蛇一条，悬之车边，欲造佗。佗尚未还，佗家小儿戏门前，迎见，自相谓曰：客车旁有物，必是逢我翁也。疾者前入，见佗壁北悬此蛇以十数。（《佗传》）

吴廷绍[2]，为太医令。烈祖[3]因食饴，喉中噎，国医皆莫能愈。廷绍尚未知名，独谓当进楮实汤。一服，疾失去。群医默识之，他日取用，皆不验。或扣之，答曰：噎因甘起，故以楮实汤治之。（《南唐书》）

一村夫，因食新笋羹，咽纳间忽为一噎，延及一年，百药不效。王中阳[4]乃以荜拨、麦芽炒、青皮去穰、人参、苦梗、柴胡、白蔻、南木香、高良姜、半夏曲，共为末，每服一钱，水煎热服。次日病家来报，曰：病者昨已病极，自己津唾亦咽不下，服药幸纳之，胸中沸然[5]作声，觉有生意，敢求前剂。况数日不食，特游气未尽，拟待就木，今得此药，可谓还魂散也。王遂令其捣碎米煮粥，将熟，即入

〔1〕 遏 音 dàng，通“荡”，冲击。
〔2〕 吴廷绍 五代时南唐医家，曾任太医令。
〔3〕 烈祖 五代时南唐的开创者李昪，庙号烈祖。
〔4〕 王中阳 元代有王中阳，名珪，号洞虚子，撰有《泰定养生主论》。
〔5〕 沸然 水声喧腾的样子。

药，再煎一沸，令啜之，一吸而尽，连服数剂，得回生，因名曰还魂散。后以之治七情致病，吐逆不定，面黑目黄，日渐瘦损，传为噎症者，多验，但忌油腻鱼腥粘滑等物。

《外台》载昔幼年经患此病，每食饼及羹粥等，须臾吐出。正观〔1〕中，许奉御〔2〕兄弟及柴、蒋等时称名医，奉敕令治，穷其术不能疗，渐至羸惫，危在旦夕。忽一卫士云：服驴溺极验（黄瘅服牛尿，效亦同）。旦服二合，后食惟吐一半，晡时又服二合，人定〔3〕时食粥，吐即定。迄至次日午时，奏之大内。五六人患翻胃，同服，一时俱瘥。此溺稍有毒，服时不可过多。盛取，及热服二合。病深，七日以来服之，良验。（《本事方》）

孙道秘传翻胃方：州钤辖苦此病，危甚，孙为诊之，数服愈。其法：用一附子，去其盖，刳中使净，纳丁香四十九粒，复以盖覆之，线缚定，著置银石器中，浸以生姜自然汁，及盖而止，慢火煮干，细末一钱匕，糁舌上，漱津下。若烦渴，则徐食糜粥。忌油腻生冷。累试累验。（《类编》）

《广五行记》治噎疾：永徽中，绛州有僧，病噎数年，临死遗言，令破喉视之。得一物，似鱼而有两头，遍体悉是肉鳞，致钵中，跳跃不止，以诸味投钵中，须臾化为水。时寺中刈〔4〕蓝作靛〔5〕，试取少靛置钵中，此虫绕钵畏避，须臾化为水。是人以靛治噎疾，多效。

〔1〕正观　即贞观，唐太宗年号，公元627年至649年。宋代人为避宋仁宗赵祯名讳，改“贞”为“正”。

〔2〕许奉御　即许胤宗，参见卷一中风“许胤宗”条注。

〔3〕人定　亥时，晚上九时至十一时。

〔4〕刈　音yì，割草。

〔5〕靛　音diàn，靛青，用蓼蓝叶泡水调和与石灰沉淀制成的蓝色染料。

(《良方》)

丹溪治一少年,食后必吐出数口,却不尽出,膈上时作声,面色如平人。病不在脾胃而在膈间,其得病之由,乃因大怒未止辄食面,故有此症。想其怒甚则死血菀于上,积在膈间,碍气升降,津液因聚,为痰为饮,与血相搏而动,故作声也。用二陈加香韭汁、萝卜子,二日以瓜蒂散、败酱吐之,再一日又吐,痰中见血一盏。次日复吐,见血一钟而愈。

一中年妇人,中脘作痛,食已乃吐,面紫霜色。两关脉涩,乃血病也,因跌仆后中脘即痛。投以生新血、推陈血之剂,吐血片碗许而愈。

一中年妇人,反胃,以四物汤加带白陈皮、留尖桃仁、去皮生甘草、酒红花,浓煎,入驴尿以防生虫,与数十帖而安。

一人勤劳而有艾妻[1],且喜酒,病反胃半年。脉涩不匀,重取大而无力,便燥,面白形瘦,精血耗故也。取新温牛乳细饮之,每次尽一杯,昼夜五七次,渐至八九次,半月便润,月余而安。然或口干,盖酒毒未解,间饮以甘蔗汁少许。一云先与六君子汤加附子、大黄、甘蔗汁,饮之便润。乃以牛乳饮之,二月而安。

一人年四十,病反胃二月,不喜饮食,或不吐,或吐涎裹食出,得吐则快。脉涩,重取弦大,因多服金石房中药所致。时秋热,以竹沥、御米(御米即罂粟米,治反胃)为粥,二三啜而止。频与之,遂不吐。后天气稍凉,以流水煮粥,少入竹沥与之,间与四物加陈皮

---

〔1〕 艾妻 美貌的妻子。艾,美丽。

益其血,月余而安。

一人咽膈间常觉物闭闷,饮食妨碍。脉涩稍沉,形色如常,以饮热酒所致。遂用生韭汁,每服半盏,日三服,至二斤而愈。

一人不能顿食,喜频食,一日忽咽膈壅塞,大便燥结。脉涩似真脏脉,喜其形瘦而色紫黑,病见乎冬,却有生意。以四物汤加白术、陈皮浓煎,入桃仁十二粒研,再沸,饮之,更多食诸般血以助药力,三十帖而知,至五十帖而便润,七十帖而食进,百帖而愈。

一人食必屈曲,下膈梗涩微痛。脉右甚涩而关沉,左却和,此污血在胃脘之口,气因郁而为痰,必食物所致。询,其去腊日〔1〕饮刮剁酒三盏。遂以生韭汁半盏冷饮,细呷之,尽二斤而愈。

以上三人皆滞血致病,而脉涩应之,乃噎膈之渐也。

一人止能吃稀粥一匙,即可下膈,若杂吃一菜,则连粥俱吐,起居如常。用凉膈散加桔梗服。

虞恒德治一人,年五十余,夏秋间得噎症,胃脘痛,食不下,或食下良久复出,大便燥结,人黑瘦甚。右关前脉弦滑而洪,关后略沉小,左三部俱沉弦,尺带芤,此中气不足,木来侮土,上焦湿热郁结成痰。下焦血少,故大便燥结;阴火上冲吸门,故食不下。用四物以生血,四君以补气,二陈以祛痰,三合成剂,加姜炒黄连、枳实、瓜蒌仁(六君、四物合小陷胸汤,可法),少加砂仁,又间服润肠丸,或服丹溪坠痰丸,半年服前药百帖而全愈。

〔1〕 去腊日　去年腊日。古时以冬至后的第三个戌日为“腊日”。佛教传入后,以腊月初八日为释迦牟尼成道日,为“佛腊日”。

一妇年近五十，身材略瘦小，勤于女工，得膈噎症半年矣，饮食绝不进，而大便结燥不行者十数日，小腹隐隐然疼痛。六脉皆沉伏。以生桃仁七个令细嚼，杵生韭汁一盏送下（作血瘀治），片时许病者云：胸中略见宽舒。以四物六钱，加瓜蒌仁一钱，桃仁泥半钱，酒蒸大黄一钱，酒红花一分，煎成正药一盏，取新温羊乳汁一盏，合而服之，半日后下宿粪若干，明日腹中痛止，渐可进稀粥而少安。后以四物出入加减，合羊乳汁，服五六十帖而安。

古朴治一人，患噎，人咸意其不起。古朴视，以此正合丹溪胃口干槁之论例五膈宽中平胃散，病在不治。若能滋阴养血，补脾开胃，加之竹沥以清痰，人乳以润燥，庶或可生。其家依法治之而愈。

汪石山治一人，形瘦而苍，年逾五十。诊其脉，皆弦涩而缓，尺脉浮而无根。曰：尺脉当沉反浮，所主肾水有亏，其余脉皆弦涩而缓者，弦脉属木，涩为血少，缓，脾脉也。以脉论之，此系血液枯槁，而有肝木凌脾，非膈则噎也。问之，胸膈微有碍。曰：不久膈病成矣。病成，非药可济。后果病膈而卒。

一人瘦长而色青，性刚急，年三十余，病反胃，每食入，良久复出，又嚼又咽，但不吐耳。或作气治而用丁香、藿香，或作痰治而用半夏、南星，或作寒治而用姜、附，俱罔效。汪脉之，皆缓弱稍弦。曰：非气非痰，亦非寒也，乃肝凌脾之病。经云：能合色脉，可以万全〔1〕。君面青性急，肝木盛也；脉缓而弱，脾土虚也。遂用四君子汤加陈皮、神曲，少佐姜炒黄连以泄气逆，月余愈。

一人年逾六十，形色紫，平素过劳好饮，病膈，食至膈不下，则

---

〔1〕“能合色脉”句　语出《素问·五藏生成》篇。

就化为浓痰吐出，食肉过宿吐出，尚不化也，初卧则气壅不安，稍久则定。医用五膈宽中散、丁沉透膈汤，或用四物加寒凉之剂，或用二陈加耗散之剂，罔效。汪诊之，脉皆浮洪弦虚。曰：此大虚症也。医见此脉，以为热症而用凉药，则愈助其阴而伤其阳。若以为痰为气而用二陈香燥之剂，则益耗其气而伤其胃，是以病益甚也。况此病得之酒与劳，酒性酷烈，耗血耗气，莫此为甚。又加以劳伤其胃，且年逾六十，血气已衰，脉见浮洪弦虚，非吉兆也。宜以人参三钱，白术、归身、麦冬各一钱，白芍八分，黄连三分，干姜四分，黄芩五分，陈皮七分，香附六分，煎服，五帖脉敛而膈颇宽，饮食亦进矣。

吴茭山治一妇人，患宿痰呕吐。作噎膈治，以陈皮、海粉、枳实、白术、香附、半夏曲，愈。后以清气化痰丸常服，其患不复举矣。

江应宿治一老妇，近七旬，患噎膈，胃脘干燥。属血虚有热。投五汁汤，二十余日而愈。其方：芦根汁、藕汁、甘蔗汁、牛羊乳、生姜汁少许，余各半盏，重汤煮温，不拘时徐徐服。

咳逆

咳逆连属不绝，俗谓之呃忒是也。哕者，即干呕也。胃气逆为干呕，呃逆是肺病。戴复菴云：伤寒发呃，或有热症杂病发呃，本属虚寒。

壶仙翁治乡进士[1]许崇志，病餢逆，医以雄黄烟熏其鼻，倏然目暗（火症），热剧甚。召翁诊之，曰：此得怒气伤肝，肝气上逆而餢（木挟相火，直冲清道）。经云：木郁达之。即投以涌剂，更为

〔1〕 乡进士 参加乡试中试者，即举人。

之疏肝平气，数服而愈。所以知崇志病者，切其脉，左关沉而弦，右寸微而数，沉弦为郁，微数为热郁不行，故病餲逆。此怒气所生也。

丹溪曰：诸逆冲上，皆属于火，然亦有数者不同，或痰，或食，或汗吐下后，或中气大虚，或阳明失下，或痢后胃虚，阴火上冲清道，宜细阅《准绳》治法。

有病霍乱吐痢垂困，忽发咳逆，半月间遂至危殆。一医云：凡伤寒及久病得咳逆，皆恶候。投药不效者，灸之愈。遂令灸之，火至肌，咳逆随定。元丰〔1〕中，予〔2〕为鄜延经略使〔3〕。有幕官〔4〕张平序病伤寒，已困，咳逆甚，气已不属〔5〕。忽记灸法，试令灸之，未食顷遂瘥。其法：乳下一指许（足阳明乳根穴），正与乳相直，骨间陷中。妇人即屈乳头度之，乳头齐处是穴。艾炷如小豆大，灸三壮，男左女右，只一处，火到肌即瘥。若不瘥，则多不救矣。

灸法。

丹溪治一老人，素厚味，有久喘病，作止不常。新秋患痢，食大减，数日咳逆作。脉豁大（痢见呃逆从补，况脉大耶？仲景云：大则为虚），以其形瘦，可治，用参术汤下大补丸以补血，至七日而安。

一女子，年逾笄〔6〕，性躁味厚，暑月因大怒而咳逆（怒见呃逆，治痰从吐），每作一声则举身跳动，神昏，凡三五息一作。脉不

---

〔1〕 元丰 宋神宗年号，公元1078年至1086年。
〔2〕 予 原作“壶”，据《苏沈良方》卷五改。予，指沈括。
〔3〕 经略使 宋代各路设经略安抚使，掌军事、行政事务。
〔4〕 幕官 幕僚。
〔5〕 不属 不相接续。属，接续。
〔6〕 笄 笄礼，古时女子十五岁行笄礼，将头发绾成髻，以簪插定，表示成年。

可诊，视其形气实，以人参芦二两煎饮，大吐顽痰数碗，大汗，昏睡一日而安。

虞恒德治一人，病伤寒阳明内实。医以补药治之而成，发咳逆。十日后召虞诊，其脉长而实大。与大承气汤大下之，热退而咳亦止。

伤寒阳明内实失下。

一人得伤寒症，七日热退而咳，连声不绝，举家彷徨。召虞诊，其脉皆沉细无力，人倦甚。以补中益气汤作大剂，加炮姜、附子一钱，一日三帖，兼与灸气海（任穴）、乳根（胃穴）三处，当日咳止，脉亦充而平安。

胃虚。

吕元膺[1]治一人，病哕十余日。诸医以附子、丁香等剂疗之，益甚。切其脉，阳明大而长，右口之阳数而躁。因告之曰：君之哕，即古之咳逆，由胃热而致。或者失察，反助其热，误矣。饮以竹茹汤，未终剂哕止。

胃火。

《宝鉴》[2]治一人，中气本弱，病伤寒八九日。医见其热甚，以凉药下之，又食梨三枚，痛伤脾胃，四肢冷，时发昏愦。脉动而中止，有时自还，乃结脉也。心亦悸动，咳逆不绝（丹溪云：此症唯伤寒痢疾胃气虚衰为至重），色变青黄，精神减少，目不欲开，蜷足，恶

〔1〕吕元膺　即吕复，元明间医家，名复，字元膺，晚号沧州翁，撰有《内经或问》《灵枢经脉笺》等，均佚。

〔2〕《宝鉴》　即《卫生宝鉴》，元代罗天益撰，二十四卷，补遗一卷。

人语。以炙甘草、生姜、桂枝、人参、生地、阿胶、麦门冬、麻仁、大枣，水煎，再服而愈。

伤寒下后。

吞酸 吐酸

琇按：酸乃肝味，是症多由肝经火郁，如食物遇郁蒸则易酸也。

丹溪治一人，因心痛久，服热药多，兼患吞酸。以二陈汤加芩、连、白术、桃仁、郁李仁、泽泻服之，累涌出酸苦黑水如烂木耳者。服久，心痛既愈，酸仍频作，有酸块自胸膈间筑上[1]，咽喉甚恶，以黄连浓煎，冷，俟酸块欲上，与数滴饮之，半日许下数次而愈，乃罢药，淡粥调之一月。时已交春节旬余，中脘处微胀急，面带青，气急喘促，时天尚寒，盖脾土久病衰弱，木气行令，此肝凌脾也，急以索矩六和汤与之，四日而安。

薛已治一儒者，面色痿黄，胸膈不利，吞酸嗳腐。恪服理气化痰之药，大便不实，食少体倦。此脾胃虚寒。用六君加炮姜、木香，渐愈。更兼用四神丸而元气复。此症若中气虚弱者，用人参理中汤，或补中益气加木香、干姜，不应，送左金丸或越鞠丸；若中气虚寒，必加附子，或附子理中汤，无有不愈。

一上舍，饮食失宜，胸腹膨胀，嗳气吞酸。以自知医，用二陈、枳实、黄连、苍术、檗皮之类，前症益甚，更加足指肿痛，指缝出水。薛用补中益气加茯苓、半夏，治之而愈。若腿足浮肿或焮肿，寒热呕吐，亦用前药。

〔1〕筑上　向上如捣动的样子。筑，捣。

痞 满

琇按：案中与后肿胀亦无甚区别。

东垣治一贵妇，八月中，先因劳役饮食失节，加之忧思，病结痞，心腹胀满，旦食则不能暮食，两胁刺痛（琇按：两胁刺痛，终是木气乘土）。诊其脉，弦而细。至夜，浊阴之气当降而不降，䐜胀尤甚。大抵阳主运化，饮食劳倦（琇按：先生平生只主此四字），损伤脾胃，阳气不能运化精微，聚而不散，故为胀满。先灸中脘，乃胃之募穴，引胃中生发之气上行阳道，又以木香顺气汤助之，使浊阴之气自此而降矣。

滑伯仁治一人，病肺气焦满。视之，曰：病得之多欲善饮，且殚营虑，中积痰涎，外受风邪，发为喘喝痰咳，不能自安。为制清肺泄满、降火润燥、苦辛等剂而愈。

一人苦胸中痞满，愦愦若怔忡状，头目昏痛，欲吐不吐，忽忽〔1〕善忘，时一臂偏痹。脉之，关以上溜而滑，按之沉而有力。曰：积饮滞痰，横于胸膈。盖得之厚味醇酒，肥腻炙煿，蓄热而生湿，湿聚而痰涎宿饮皆上甚也。王冰云：上甚不已，吐而夺之。治法宜吐。候春日开明，如法治之，以物探吐喉中，须臾大吐异色顽痰如胶饴者三四升，一二日更吐之三四次，则胸中洞爽矣。

罗谦甫治真定赵客，六月间乘困伤湿面，心下痞满，躁热时作，卧不安。宿于寺中，僧以大毒热药数十丸，下十余行，痞稍减。越

〔1〕忽忽　失意的样子，此为神思恍惚。

日困睡，为盗劫其赀〔1〕，心动，遂躁热而渴，饮水一大瓯，是夜脐腹胀痛，僧再以前药复下十余行，病加困笃，四肢无力，躁热，身不停，喜冷水，米谷不化，痢下如烂鱼肠脑，赤水相杂，全不思食，强食则呕，痞甚于前，噫气不绝，足胻冷，小腹不任其痛。罗诊，脉浮数，八九至，按之空虚。曰：予溯流寻源，盖暑热已伤正气，以有毒大热之剂下之，一下之后，其所伤之物已去而无余矣，遗巴豆之气，流毒于肠胃间，使呕逆而不能食，胃气转伤而然。及下脓血无度，大肉脱下，皮毛枯槁，脾气弱而衰矣；舌上赤涩，口燥咽干，津液不足，下多亡阴之所致也。阴既已亡，心火独旺，故心胸躁热，烦乱不安。经曰：独阳不生，独阴不长，夭之由也。遂辞去。易一医，不审脉究原，惟见痞满，即以枳壳丸下之，病添喘满，利下不禁而死。《金匮》云：不当下而强下之，令人开肠洞泄，便溺不禁而死。此之谓也。

虞恒德治一人，年三十余，身材肥盛，夏秋间因官差劳役，至冬得痞满症，两胁气攻，胸中饱闷，不能卧，欲成胀满症。历数医，皆与疏通耗散之药，不效。十一月初旬，虞诊，两手关前皆浮洪而弦涩，两关后脉皆沉伏。此膈上有稠痰，脾土之气敦阜〔2〕，肝木郁而不伸，当用吐法，木郁达之之理也。奈值冬月降沉之令，未可行此法，且与豁痰，疏肝气，泻脾胃敦阜之气。用平胃散加半夏、青皮、茯苓、川芎、草龙胆、香附、砂仁、柴胡、黄连、瓜蒌仁等药，病退十之三四。待次年二月初旬，为行倒仓法。安。

石山治一人，年逾三十，病中满，朝宽暮急，屡医不效。汪诊

〔1〕 赀　音 zī，财物。

〔2〕 敦阜　土高而厚，用以形容脾气属土。《素问·五常政大论》："土曰敦阜。"唐代王冰注："敦，厚也；阜，高也。土余，故高而厚。"

视，脉浮小而弦，按之无力。曰：此病宜补。人参二钱，白术、茯苓各一钱，黄芩、木通、归尾、川芎各八分，栀子、陈皮各七分，厚朴五分，煎服。且喻之曰：初服略胀，久则宽矣。彼疑气无补法。汪曰：此俗论也。气虚不补，则失其健顺之常，痞满无从消矣。经曰塞因塞用，正治此病之法也。服之，果愈。

一人长瘦体弱，病左腹痞满，谷气偏行于右，不能左达，饮食减，大便滞。汪诊，其脉浮缓而弱，不任寻按。曰：此土虚木实也。用人参补脾，枳实泄肝，佐以芍药引金泄木，辅以当归和血润燥，加厚朴、陈皮以宽胀，兼川芎、山栀以散郁，服十余帖，稍宽。因粪结，思饮人乳。汪曰：恐大便滑耳。果然。遂停乳，仍服前药，每帖加人参四五钱。后思香燥物。曰：脾病气结，香燥无忌也（琇按：香燥无忌，与前润燥矛盾）。每日因食燥榧（琇按：榧何尝燥）一二十枚，炙蒸饼十数片，以助药力，年余而安。

项彦章治一人，病胸膈壅满，甚笃，昏不知人。医者人人异见。项以杏仁、薏苡之剂灌之，立苏。继以升麻、黄耆、桔梗消其胀，服之逾月，瘳。所以知其病者，以阳脉浮滑，阴脉不足也。浮为风，滑为血聚，始由风伤肺，故结聚客于肺。阴脉之不足，则过于宣逐也。诸气本乎肺，肺气治[1]则出入易，菀陈除，故行其肺气而病自已。

江汝洁治程秋山，夏末因腹内有滞气，医用硝、黄之类下之，遂成胀满之症。江诊，其脉右关举按弦缓无力，余脉弦缓，按之大而无力。经曰：诸弦，为饮为劳为怒。又曰：缓而无力为气虚。又曰：大而无力为血虚。又曰：胀满者，浮大则吉。据脉论症，则知弦为木，缓为土，木来侵土，热胀无疑也。且此时太阴湿土主令，少

---

〔1〕治　安宁条畅。

阳相火加临，湿热太盛，疾渐加剧，急宜戒怒，却厚味，断妄想，待至五气[1]阳明燥金主令，客气燥金加临，疾渐减，可治。须大补脾土，兼滋肺金，更宜补中行湿。以薏苡三钱，白术、莲肉各二钱，人参、茯苓、山药各一钱，赤豆一钱半，水煎热服，一服是夜能转动，次早即视见脐，二服胀消大半。

州守王用之，先因肚腹膨胀，饮食少思，服二陈、枳实之类，小便不利，大便不实，咳痰腹胀。用淡渗破气之剂，手足俱冷。此足三阴虚寒之症。用金匮肾气丸，不月而康。

一男子，胸膈痞闷，专服破气之药。薛曰：此血虚病也。血生于脾土，若服前药，脾气弱而血愈虚矣。不信，用内伤药，吐血而殁。

肿 胀

琇按：《灵枢》十二经皆有胀病。

丹溪治一人，嗜酒，病疟半年，患胀满，脉弦而涩，重取则大，手足瘦，腹状如蜘蛛。以参、术为君，当归、芍药、川芎为臣，黄连、陈皮、茯苓、厚朴为佐，生甘草些少，日三次饮之，严守戒忌，一月后汗而疟愈，又半月小便长而胀退。

一人年四十余，嗜酒，大便时见血，春患胀，色黑而腹大，形如鬼状。脉涩而数，重似弦而弱。以四物加芩、连、木通、白术、陈皮、厚朴、生甘草，作汤服之，近一月而安。

---

〔1〕 五气　即“五之气”，一年中主气的第五气，为阳明燥金之气，主秋分至小雪。参阅《素问·六微旨大论》。

一人因久病心痛咽酸，治愈后，至春中脘微胀，面青气喘。意谓久病衰弱，木气凌脾，以索矩三和汤而安。

琇按：此案与吞酸首条之尾同。

一女子，禀厚，患胸腹胀满。自用下药，利十数行，胀满如故。脉皆大，按则散而无力。朱曰：此表证反攻里，当死，赖质厚，时又在室，可救，但寿损矣。以四物汤加参、术、带白陈皮、炙甘草煎服，至半月后尚未退。自用萝卜种煎浴二度，又虚其表，稍增，事急矣。前方去芍药、地黄，加黄耆，倍白术，大剂浓煎饮之，又以参、术为丸吞之，十日后如初病时。又食难化而自利，以参、术为君，稍加陈皮为佐，又与肉豆蔻、诃子为臣，山楂为使，粥丸吞之，四五十帖而安。

一人因久疟腹胀，脉微弦，重取涩，皆无力。与三和汤，三倍术，入姜汁，数帖而疟愈，小便利，腹稍减。随又小便短，此血气两虚，于前方入人参、牛膝、归身尾，大剂百帖而安。

俞仁叔年五十，患鼓胀，自制禹余粮丸服之。诊其脉，弦涩而数。曰：此丸新制，锻炼之火邪尚存，温热之药太多，宜有加减，不可徒执其方（琇按：据脉乃阴虚内热而为膜胀，误服燥石以死，与中热门内仓公论齐王侍医正同）。俞叹曰：今人不及古人，此方不可加减。服之一月，口鼻见血而死。

琇按：可为泥古之鉴。

项彦章治一女，腹痛，胀如鼓，四体骨立。众医或以为娠，为蛊，为瘵也。诊其脉，告曰：此气薄血室。其父曰：服芎、归辈积岁月，非血药乎？曰：失于顺气也。夫气，道也；血，水也。气一息不运，则血一息不行。经曰气血同出而异名，故治血必先顺气，俾经隧得通而后血可行。乃以苏合香丸投之，三日而腰作痛，曰：血欲行矣。急治芒硝、大黄峻逐之，下污血累累如瓜者可〔1〕数十枚而愈。其六脉弦滑而且数，弦为气结，滑为血聚，实邪也，故气行而大下之。又一女病，名同而诊异。项曰：此不治，法当数月死。向者钟女脉滑，为实邪，今脉虚，元气夺矣。又一女子病亦同，而六脉独弦。项曰：真脏脉见，法当逾月死。后皆如之。

茶商李，富人也，啖马肉过多，腹胀。医以大黄、巴豆治之，增剧。项诊之，寸口脉促而两尺将绝。项曰：胸有新邪，故脉促，宜引之上达，今反夺之，误矣。急饮以涌剂，且置李中坐，使人环旋，顷吐宿肉（琇按：吐法奇）。仍进神芎丸，大下之，病去。

徐希古治游击将军杨洪疾于口外，蛊满喘甚。方春木令王，土受伐，金不能制，当补中气，毋事疏利。议不与众合。药至百五十余帖，乃效，遂渐平复。

徐可豫治郭推府，腹膜胀，体弱瘠，足不任身。徐诊脉，曰：病始弗剧，殆医过耳。病由怒伤肝，肝伤在法当补，补而元气完，邪必自溃。医不知此，泄以苦寒剂，下虚不收，浊气干上，故愈泄病愈炽。犹幸脉未至脱，非缓以旬月，不能也。既投药，渐平复。

虞恒德治一族兄，素能饮酒，年五十，得肿胀病，通身水肿，腹胀尤甚，小便涩而不利，大便滑泄。召虞治，虞曰：若戒酒色盐酱，此病可保无危。不然，去生渐远。兄曰：自今日戒起。予以丹溪之法，而以参、术为君，加利水道、制肝木、清肺金等药，十帖而小水长，大便实，肿退而安。又半月，有二从弟〔2〕平日同饮酒者曰：不

〔1〕 可 大约。
〔2〕 从弟 堂弟。

饮酒者，山中之鹿耳。我与兄，水中之鱼也。鹿可无水，鱼亦可以无水乎？三人遂痛饮，沉醉而止。次日病复作如前，复求治。虞曰：不可为矣。挨过一月而逝。

一人得肿胀病，亦令戒前四事，用前法，服药五十帖而愈，颇安五年。一日叹曰：人生不食盐酱，与死等尔。遂开盐，十数日后旧病大作，再求治，不许，又欲行倒仓法。虞曰：脾虚之甚，此法不可行于今日矣。逾月，膨胀而死。虞用丹溪之法治肿胀，愈者多矣，不能尽述，特书此二人不守禁忌者，以为后人病此者之元龟〔1〕。

傅滋治一人，能大餐，食肉必泄，忽头肿，目不可开，膈如筑，足麻至膝，恶风，阴器挺长。脉左沉，重取不应，右短小，却和滑。令单煮白术汤，空心服，探吐之（琇按：阳明风热症也，以盛于上，故宜吐之）。后以白术二钱，麻黄、川芎各五分，防风三分，作汤，下保和丸五十丸，吐中得汗，上截居多，肿退眼开，气顺食进。以前方去麻黄、防风，加白术三钱，木通、甘草各五分，下保和丸五十丸，五日而安。

一妇素多怒，因食烧肉，面肿不食，身倦。脉沉涩，左豁大。此体虚有痰，所隔不得下降，当补虚利痰为主。每早以二陈加参、术，大剂与之，探出药（琇按：亦用吐法）。辰时后用三和汤，三倍术，睡后以神祐丸七丸，挠其痰，一月而安。

壶仙翁治瓜洲赵按察〔2〕，病膜胀不能食，溲遗血。众医以为热，下以大黄之剂，神乏气脱而不能寐。召翁，诊其脉，告曰：病得

〔1〕 元龟　借鉴。元龟，即大龟，龟版可以占卜，因以表示借鉴。
〔2〕 按察　掌管刑名的官员。

之劳伤心血，久则脾胃俱伤。所以知按察之病者，切其脉时，左寸沉，右寸过左一倍，两关弦涩，尺反盛不绝。盖烦劳不胜则逆郁而不通，不通则不能升降而作䐜胀，䐜胀则不食，肉沸而不下，则关橐闭而溲且不输，故溲遗血。乃和以八补之剂，兼五郁之药，不数日而愈。越三月后复作，如前治，立除。

琇按：此案再见第九卷“淋闭”门第一页。

薛已治儒者，痢后两足浮肿，胸腹胀满，小便短少。用分利之剂，遍身肿，兼气喘（非水肿而分利之，则气愈伤而喘作）。薛曰：两足浮肿，脾气下陷也；胸腹胀满，脾虚作痞也；小便短少，肺不能生肾也；身肿气喘，脾不能生肺也。用补中益气汤加附子而愈。半载后，因饮食劳倦，两目浮肿，小便短少，仍服前药，顿愈。

钦天监〔1〕台官张景芳，成化〔2〕丁酉七月间，领朝命往陕西秦邸〔3〕兴平王治葬。张至中途，偶得腹胀之疾，医莫能疗。寓居卧龙寺，待尽而已。抵夜，见庞眉〔4〕一叟忽过访，自云能治此疾。延视两手脉，即口授一方，以杏仁、陈皮、海螵蛸等分，为细末，佐以榖树叶、槐树叶、桃枝各七件，至翌日正午时汲水五桶，煎三四沸，至星上时再煎一沸，患者就浴，令壮人以手汤中按摩脐之上下百数，少时转矢气，病即退矣。张如其法，黎明此老复至，病去十之七八矣。酬以礼物，俱不受。是夕肿胀平复，此老更不复见矣，或谓张景芳遇仙云。（《客座新闻》）

象山县村民有患水肿者，咸以为祟，讯之卜者，卜者授以此方，

〔1〕　钦天监　官署名，掌观察天象，推算节气，制定历法。
〔2〕　成化　明宪宗年号，公元1464年至1487年。
〔3〕　秦邸　秦王的藩邸。
〔4〕　庞眉　眉毛黑白杂色。

良效。用田螺、大蒜、车前草和研为膏，作大饼，覆于脐上，水从便旋而出，数日顿愈。

琇按：此方又治大小便不通，见"淋闭"门。

一人客游维扬[1]，患腹胀，百药无效，反加胃呕，食减尪羸。有一泽医[2]自谓能治此疾，躬煎药饵以进，服之便觉爽快，熟寐逾时，溲溺满器，肿胀渐消，食知其味矣。因访其方。曰：客，富商也，酒色过度，夏多食冰浸瓜果，取凉太过，脾气受寒，故有此证。医复用寒凉重伤胃气，是失其本也，安能去病？吾以丁香、木香、官桂健脾和胃，肺气下行，由是病除，无他术也。若泽医，亦可谓有识鉴矣。

一人病气蛊，四肢不浮，惟腹膨胀大，戴原礼所谓蜘蛛病是也。进泄水之剂，病转剧。时值炎暑，或进以清暑益气。当煎药时，偶堕蜘蛛，腐熟其中，童子惧责，潜去蜘蛛，寻以药进，病者鼻闻药香，一啜而尽，少间腹中作声，反覆不能安枕，家人疑药之误用然也，既而溲溺斗许，腹胀如削，康健若平日矣。此偶中者，故志之。(《续医说》)

汪石山治一人，年逾四十，春间患胀。医用胃苓汤及雄黄敷贴法，不效。汪诊视，脉皆缓弱无力。曰：此气虚中满也。曾通利否？曰：已下五六次矣。曰：病属气虚，医顾下之，下多亡阴，是谓诛罚无过也。故脉缓，知其气虚；重按则无，知其阴亡。阳虚阴亡，药难倚仗，八月水土败时实可虑也。病者曰：不与药，病不起耶？尝闻胀病脐突不治，肚上青筋不治，予病今无是二者，可虑谓何？汪曰：然。但久伤于药，故且停服。言归，如期而殁。

琇按：病不可治，则勿与药，业医者宜知之。

---

〔1〕维扬　扬州。
〔2〕泽医　草泽医。

一妇形弱瘦小，脉细濡近驶，又一妇身中材颇肥，脉缓弱无力，俱病鼓胀，大如箕，垂如囊，立则垂坠，遮拦两腿，有碍步履。汪视之，曰：腹皮宽縋[1]已，定非药可敛也，惟宜安心寡欲，以保命耳。后皆因产而卒。或曰：病患鼓胀，有孕谓何？汪曰：气病而血未病也。产则血亦病，阴阳两虚，安得不亡？又一妇瘦长苍白，年五十余，鼓胀如前，颇能行立，不耐久远，越十余年无恙。恐由寡居，血无所损，故能久延。

一妇年逾四十，瘦长善饮。诊之，脉皆洪滑。曰：可治。《脉诀》云：腹胀浮大，是出厄[2]也。得湿热太重，宜远酒色，可保终吉。遂以香连丸，令日吞三次，每服七八十丸，月余良愈。

一人年三十余，酒色不谨，腹胀如鼓。医用平胃散、广茂[3]溃坚汤，罔效。汪诊，脉皆浮濡近驶。曰：此湿热甚也。痛远酒色，庶或可生。渠谓甚畏煎药。汪曰：丸药亦可。遂以枳术丸加厚朴、黄连、当归、人参，荷叶烧饭丸，服一月，果安。越三月余，不谨，复诊之，曰：无能为矣。脐突长二尺余，逾月而卒。

夫脐突寸余者有矣，长余二尺者，亦事之异，故志之。

一人年三十余，病水肿，面光如胞，腹大如箕，脚肿如槌，饮食减少。汪诊之，脉浮缓而濡，两尺尤弱。曰：此得之酒色，宜补肾水。家人骇曰：水势如此，视者不曰通利，则曰渗泄，先生乃欲补之，水不益剧耶？曰：经云水极似土，正此病也。水极者，本病也；似土者，虚象也。今用通利渗泄而治其虚象，则下多亡阴，渗泄耗

---

[1] 縋　音 zhuì，本义为系在绳子上放下去，此为下垂。
[2] 出厄　脱离灾厄。厄，灾祸。
[3] 广茂　莪术。

肾，是愈伤其本病而增土湿之势矣。岂知亢则害、承乃制之旨乎？遂令空腹服六味地黄丸，再以四物汤加黄檗、木通、厚朴、陈皮、参、术，煎服十余帖，肿遂减半，三十帖而愈。

江篁南治一富妇，因夫久外不归，胸膈作胀，饮食难化，腹大如娠，青筋露，年五十四，天癸未绝，大便常去红。六脉俱沉小而驶，两寸无力。与二术、参、苓、陈皮、山楂、薏苡、厚朴、木香，煎服七剂，腹觉宽舒。继以补中除湿、开郁利水出入调理，两月而愈。

乙巳初夏，家君〔1〕因久喘嗽，痰中见血，忽小溲短少，小腹作胀，皮肤浮肿。思经云肺朝〔2〕百脉，通调水道，下输膀胱，又云膀胱者州都之官，津液藏焉，气化则能出矣，是小溲之行由于肺气之降下而输化也。今肺受邪而上喘，则失降下之令，故小溲渐短，以致水溢皮肤而生肿满。此则喘为本而肿为标，治当清金降气为主，而行水次之。以白术、麦冬、陈皮、枳壳、苏子、茯苓、黄芩、桔梗、猪苓、泽泻、桑皮、苏梗出入，数服而安。

予次儿素食少，五月间因多食杨梅，至六月遍身面目浮肿，腹亦膨胀。用苍、白二术土炒为君，木通、赤茯苓、泽泻为臣，半夏、陈皮、大腹皮、桑白皮、白芍、桔梗为佐，苏梗、厚朴、草果为使，加姜，水煎，一日二服，其渣汁加水煎第二服，每日用紫苏、忍冬藤、萝卜种煎水，浴一次，服四日，肿胀消十之八。乃用参苓白术散，以生紫苏煎汤调，日服二次。小水黄，加木通煎汤煎药，六帖去紫苏，加木瓜、滑石，最后加连翘、栀子，八帖全愈。

《名医类案》卷第四终

---

〔1〕 家君 向人称自己的父亲。
〔2〕 朝 原作“潮”，据《素问·经脉别论》改。

卷第五

癥瘕

齐中尉[1]潘满如病少腹痛，臣意诊其脉，曰：遗积瘕也。臣意即谓齐太仆[2]臣饶、内史[3]臣繇曰：中尉不复自止于内，则三十日死。后二十余日，溲血死。病得之酒且内。所以知潘满如病者，臣意切其脉深小弱，其卒然合，合也，是脾气也。右脉口气至紧小，见瘕气也。以次相乘，故三十日死。三阴俱搏者如法，不俱搏者决在急期，一搏一代者近也。故其三阴搏，溲血如前止。(《史记》)

临菑女子薄吾病甚，众医皆以为寒热笃，当死，不治。臣意诊其脉，曰：蛲瘕。蛲瘕为病，腹大，上肤黄粗，循之戚戚然[4]。臣意饮以芫花一撮，即出蛲可数升，病已，三十日如故。病蛲得之于寒湿，寒湿气宛笃[5]不发，化为虫。臣意所以知薄吾病者，切其脉，循其尺，其尺索刺粗，而毛美奉发[6]，是虫气也。其色泽者，中藏无邪气及重病。(《史记》)

博按：此案重见“诸虫”门。

隋有患者，尝饥而吞食，则下至胸便即吐出。医作噎疾、膈气、

---

〔1〕 中尉　官名，掌京师治安警卫。

〔2〕 太仆　官名，掌马政。

〔3〕 内史　官名，掌著作简册，策命诸侯及卿大夫，爵禄废置。

〔4〕 循之戚戚然　用手抚摩则病人痛苦畏缩。戚戚然，忧惧的样子。

〔5〕 宛笃　郁结深重，不能发散。宛，通“郁”。

〔6〕 毛美奉发　《医说》引作“毛焦拳发”，近正。

翻胃三候治之，无验。有老医任度视之，曰：非三疾，盖因食蛇肉不消而致，但揣心腹上，有蛇形也。病者曰：素有大风，常求蛇肉食，风稍愈，复患此疾矣。遂以芒硝、大黄合而治之，微泄利则愈，乃知蛇瘕也。(《名医录》)

乾德[1]中，江浙间有慎道恭，肌瘦如劳，唯好食米，阙[2]之则口中清水出，情似忧思，食米顿便如常，众医莫辨。后遇蜀僧道广，以鸡屎及白米各半合共炒，为末，以水一盏调，顿服，良久，病者吐出如米形，遂瘥。《病原》[3]谓米瘕是也。

徐文伯善医术。宋明帝[4]宫人患腰痛牵心，发则气绝。众医以为肉瘕。文伯视之，曰：此发瘕也。以油灌之，即吐物如发，稍引之，长三尺，头已成蛇，能动，悬柱上，水沥尽，唯余一发而已，遂愈。

《唐书》曰：甄权[5]弟立言[6]善医。时有尼明律，年六十余，患心腹膨胀，身体羸瘦，已经二年。立言诊其脉，曰：腹内有虫，当是误食发为之耳。因令服雄黄，须臾吐一蛇，如小手指，唯无眼，烧之犹有发气，其疾乃愈。(《太平御览》)

---

[1] 乾德　宋太祖年号，公元963年至967年。

[2] 阙　同“缺”。

[3] 《病原》：指《诸病源候论》，隋代巢元方撰，五十卷。

[4] 宋明帝　南朝刘宋皇帝，名刘彧，465年至472年在位。

[5] 甄权　隋唐间医家，许州扶沟(今河南扶沟)人，撰有《脉经》《针经钞》《明堂人形图》等。

[6] 立言　即甄立言，隋唐间医家，甄权之弟，撰有《本草音义》《古今录验方》等。

《异苑》[1]曰：章安有人元嘉[2]中啖鸭肉，乃成瘕病，胸满面赤，不得饮食。医令服秫米，须臾烦闷，吐一鸭雏，身喙翅皆已成就，唯左脚故缀昔所食肉，遂瘥。(《太平御览》)

《志怪》[3]曰：有人得瘕病，腹昼夜切痛。临终，敕其子曰：吾气绝后，可剖视之。其子不忍违言，剖之，得一铜酒铊[4]，容数合许。华佗闻其病而解之，便出巾栉[5]中药以投，即消成酒焉。

博按：毋论事涉怪诞，不足征信，世安有剖父腹以验病之理？此案可删。

景陈弟长子拱，年七岁时，胁间忽生肿毒，隐隐见皮里一物，颇肖鳖形，微觉动转，其掣痛不堪。德兴古城村外有老医见之，使买鲜虾为羹以食。咸疑以为疮毒所忌之味，医竟令食之，下腹未久，痛即止。喜曰：此真鳖癥也。吾求其所好以尝试之尔。乃制一药如疗脾胃者，而碾附子末二钱投之，数服而消。明年病复作，但如前补治，遂绝根。(《类编》)

昔有人共奴俱患鳖瘕，奴前死，遂破其腹，得白鳖，仍故活。有人乘白马来看鳖，白马遂尿，随落鳖上，即缩头，寻以马尿灌之，即化为水。其主曰：吾将瘥矣。即服之，遂愈。(《续搜神记》)

昔人患癥瘕死，遗言令开腹取之，得病块干硬如石，文理有五色。人谓异物，窃取削成刀柄。后因以刀刈三棱，柄消成水，乃知

---

〔1〕《异苑》 志怪小说，南朝刘敬叔撰，多载灵异之事。
〔2〕元嘉 南朝宋文帝年号，公元424年至453年。
〔3〕《志怪》 《隋书·经籍志》著录《志怪》四种，皆为志怪小说。
〔4〕铊 同"锴"，一种容器。
〔5〕巾栉 手巾与梳子，此为手巾。

比药可疗癥瘕也。(《本草》)

一人患蛇瘕,常饥,食之即吐。乃蛇精及液沾菜上,人误食之,腹内成蛇,或食蛇亦有此症。用赤头蜈蚣一条炙,为末,分二服,酒下。

一人患鳖瘕,痛有来止,或食鳖即痛。用鸡屎一升炒黄,投酒中浸一宿,焙,为末,原浸酒调下。

一人好饮油,每饮四五升方快意,乃误吞发入胃,血裹化为虫也。用雄黄五钱,水调服。

石藏用,蜀人,良医也,名盛著。一士人尝因承檐溜盥手,觉为物触入指爪中,初若丝发然,既数日,稍长如线,伸缩不能如常,始悟其为龙伏藏也,乃扣治疗之方于石。石曰:此方书所不载也,当以意去之。归可末蜣螂,涂指,庶不深入胸膜,冀他日免震厄之患〔1〕。士人如其言,后因迅雷,见火光遍身,士人惧,急以针穴〔2〕指,果见一物自针穴跃出,不能灾。

桓宣武〔3〕有一督将,因时行病后虚热,便能饮复茗,必一斛二斗乃饱,裁〔4〕减升合,便以为大不足。后有客造之,更进五升,乃大吐一物出,如升大,有口,形质缩皱,状似牛肚。客乃令置之盆中,以斛二斗复茗浇之,此物吸之都尽而止。觉小胀,又增五升,便

〔1〕 震厄之患 古时以为龙能兴风雨雷电,此人因"龙伏藏",因此有"震厄之患"。震,在八卦为雷。
〔2〕 穴 刺。
〔3〕 桓宣武 即桓温,东晋大将,掌兵权,曾主持北伐,死后谥"宣武"。
〔4〕 裁 通"才"。

悉浑然从口中涌出，既吐此物，遂瘥。或问之：此何病？答曰：此病名斛茗瘕。（《续搜神记》）

《齐谐记》〔1〕云：江夏安陆县隆安〔2〕中有人姓郭名坦，得天行病后，遂大善食，一日消斗米，家贫不能给，行乞于市。一日大饥不可忍，人家后门有三畦薤，因窃啖之，尽两畦，便大闷极，卧地，须臾大吐，吐一物如龙，因出地渐小。主人持饭出食之，不复食。因撮饭著所吐物之上，即消而成水，此病寻瘥。（东坡《物类相感志》）

永徽〔3〕中，崔爽者每食生鱼三斗乃足，一日饥，作鲙未成，忍饥不禁，遂吐一物如虾蟆，自此不复能食鲙矣。（《宣室志》）

有黄门〔4〕奉使交广〔5〕回，周顾谓曰：此人腹中有蛟龙。上惊，问黄门曰：卿有疾否？曰：臣驰马大庾岭时，大热，困且渴，遂饮水，觉腹中坚痞如石。周以硝石及雄黄煮服之，立吐一物，长数寸，大如指，鳞甲具。投之水中，俄顷长数尺，复以苦酒沃之，如故，以器覆之，明日已生一龙矣。上甚惊讶。（《明皇杂录》）

褚澄〔6〕治李道念，有冷疾（元本误痰）五年，众医不瘥。澄为诊脉，谓曰：汝病非冷非热，当是食白瀹〔7〕鸡子过多所致。令取蒜一升，煮服之，始一服，吐一物如升，涎裹之，动，开看是鸡雏，羽

〔1〕《齐谐记》 志怪小说，南朝东阳无疑撰。
〔2〕隆安 晋安帝年号，公元397年至401年。
〔3〕永徽 唐高宗年号，公元650年至655年。
〔4〕黄门 宦官。
〔5〕交广 交州（包括越南北部、中部及我国广西部分地区）和广州。
〔6〕褚澄 南朝医家，字彦道，阳翟（今河南禹县）人，撰有《杂药方》，早佚，今传有《褚氏遗书》。
〔7〕瀹 音 yuè，煮。

翅爪距具足，能行走。澄曰：此未尽。更服所余药，又吐得如向者有十三头，而病都瘥。(《南史》)

《证治要诀》[1]云：一人病癥瘕腹胀，纯用三棱、莪术，以酒煨服，下一物如黑鱼状而愈。或加入香附子，用水煎，多服取效。

一人自幼好酒，片时无酒，叫呼不绝，全不进食，日渐羸瘦。或执其手缚柱上，将酒与看而不与饮，即吐一物如猪肝入酒内，其人自此遂恶酒。

潘璟，字温叟，名医也。虞部[2]员外郎[3]张咸之妻孕五岁，南陵尉富昌龄妻孕二岁，团练使[4]刘彝孙妾孕十有四月，皆未育。温叟视之，曰：疾也，凡医妄以为有孕尔。于是作剂饮之。虞部妻堕肉块百余，有眉目状；昌龄妻梦二童子，色漆黑，仓卒怖悸，疾去；彝孙妾堕大蛇，犹蜿蜒不死。三妇皆无恙。(《夷坚志》)

琇按：此案重见第十一卷"娠症"门。

镇阳有士人嗜酒，日尝数斗，至午夜，饮兴一发则不可遏。一夕大醉，呕出一物如舌，视无痕窍，至欲饮时，眼偏其上，矗然而起。家人沃之以酒，立尽，至常日所饮之数而止。遂投之猛火急爆，裂为十数片，士人由是恶酒。

汾州王氏得病，右胁有声如虾蟆，常欲手按之，不则有声，声相

---

[1] 《证治要诀》 明代戴元礼撰，十二卷。
[2] 虞部 古时工部下设有虞部司，掌京城、苑囿、山泽草木及菜蔬、薪炭供应及畋猎等事。
[3] 员外郎 中央六部各司主官的副职。
[4] 团练使 掌地方军事的武官。

接。群医莫能辨，诣留阳山人赵峦诊之。赵曰：此因惊气入于脏腑，不治而成疾，故常作声。王氏曰：因边水行次[1]，有大虾蟆跃高数尺，蓦作一声，忽惊叫，便觉右胁牵痛，自后作声尚似虾蟆也，久未瘥。峦乃诊王氏脉，右关脉伏，结积病也，故正作积病治，用六神丹，泄下青涎类虾蟆之衣，遂瘥。(《名医录》)

昔有患者，饮食如故，发则如癫，面色青黄，小腹胀满，状如妊孕。医诊其脉与证皆异，而难明主疗。忽有一山叟曰：闻开皇[2]六年灞桥有患此病，盖因三月八日边水食芹菜得之。有识者曰：此蛟龙病也。为龙游于芹菜之上，不幸食之而病也。遂以寒食饧，每剂五合，服之数剂，吐出一物，形虽小而状似蛟龙，且有两头，获愈。

句容县佐史[3]能啖鲙至数十斤，恒食不饱。县令闻其善啖，乃出百斤。史快食至尽，因觉气闷，久之，吐一物状如麻鞋底。令命洗出，安鲙所，鲙悉成水，医莫能名之。令小吏持往扬州卖之，冀有识者。诫之：若有买者，但高举其价，看至几钱。有胡[4]求买，增价至三百贯文，胡辄还之。初无酬酢[5]，人谓胡曰：是句容县令家物。问：此是何物？胡云：是销鱼之精，亦能销腹中块病。人患者，以一片如指端，绳系之，置病所，其块即销。我本国太子少患此病，王求愈病者，赏之千金。君若见卖，当获大利。令竟卖半与之。(《广异记》)

---

〔1〕 边水行次　沿河行止。次，止歇。
〔2〕 开皇　隋文帝年号，公元581年至600年。
〔3〕 佐史　地方官署内书佐和曹史的统称。
〔4〕 胡　胡人。
〔5〕 酬酢　主人向客人敬酒为“酬”，客人向主人敬酒为“酢”，后以指应酬交谈。

和州刘录事[1]者,大历[2]中罢官,居和州旁县。食兼数人,尤能食鲙,尝言鲙味未尝果腹。邑客乃网鱼百余斤,会于野庭[3],观其下箸。刘初食鲙数碟,忽似小哽,因嗀出[4]一骨珠子,大如豆,乃置于茶瓯中,以碟覆之。食未半,怪覆瓯碟倾侧,举视之,向骨珠子已长数寸如人状,座客共观之,随视而长,顷刻长及人。遂捽[5]刘,因相殴流血,良久各散走。一循厅之西,一转厅之左,俱及后门,相触,翕成一人[6],乃刘也,神已痴矣,半日方能语。访其所以,皆不省之。刘自是恶鲙。(《酉阳杂俎》)

戴人治王宰妻,病胸膈不利,用痰药,一涌而出雪白虫一条,长五六寸,有口鼻牙齿,走于涎中。病者忿而断之,中有白发一茎。按永徽中,破一物,其状如鱼,即所谓生瘕也。

嘉靖[7]中,长洲邹表妻患小腹下左生一块,形如梅李,久之吐出,始则腐溃若米粞[8]之状,中则若蚬肉之状,以指捻开,则有长发数条在其内。名医竟不能治,遂至不起。夫蛇发等瘕,往往载于方书,或偶因食物相感,假血而成,理或有之,不可指为妄诞也。

山东民间妇人一臂有物,隐然肤中,屈信[9]如蛟龙状。妇喜

---

〔1〕 录事 州县官署的下级吏员。
〔2〕 大历 唐代宗年号,公元 766 年至 779 年。
〔3〕 野庭 郊野驿站。
〔4〕 嗀出 吐出。嗀,音 hù,呕吐。
〔5〕 捽 音 zuó,揪住。
〔6〕 翕成一人 两人聚合成一人。翕,音 xī,聚合。
〔7〕 嘉靖 明世宗年号,公元 1522 年至 1566 年。
〔8〕 粞 音 xī,碎米。
〔9〕 屈信 蟠曲。

以臂浸盆中。一日，雷电交作，自牖出臂〔1〕，果一龙擘云〔2〕而去。（《霏雪录》）

积 块

罗谦甫治真定王用之，年二十九岁，病积，脐左连胁如覆杯，腹胀如鼓，多青络脉，喘不能卧。时值暑雨，加之自利完谷，日晡潮热，夜有盗汗，以危急求治。罗视之，脉得浮数，按之有（疑无）力。谓病家曰：凡治积，非有毒之剂攻之则不可。今脉虚弱如此，岂敢以常法治之？遂投分渗益胃之剂，数服而清便自调。继以升降阴阳，进食和气，而腹大减，胃气稍平，间以削之，月余良愈。先师〔3〕尝曰：洁古有云：养正积自除。譬之满座皆君子，纵有小人，自无所容。今令真气实，胃气强，积自除矣。洁古之言，岂欺我哉？《内经》云：大积大聚，衰其大半而止。满实中有积气，大毒之剂尚不可过，况虚中有积者乎？此亦治积之一端也。邪正虚实，宜精审焉。

丹溪治一妇，性急多劳，断经一月，小腹有块偏左，如掌大，块起即痛盛，腹渐肿胀，夜发热，食减。其脉冬间得虚微短涩，左尤甚。初与白术一斤，和白陈皮半斤，作二十帖煎服，以三圣膏贴块上，经宿块软，再宿则块近下一寸，旬日食进，痛热减半。又与前药一料，加木通三两，每帖加桃仁九个而愈。

一人年六十，素好酒，因暑忽足冷过膝，上脘有块如拳，引胁痛，不可眠，食减不渴。已服生料五积散三帖，脉沉涩数小而右甚，

〔1〕 自牖出臂 将胳膊伸出窗外。牖，窗户。
〔2〕 擘云 驱开云雾。擘，分开。
〔3〕 先师 指李东垣。罗谦甫为李东垣弟子，时李东垣已逝，因称“先师”。

便赤。用大承气汤,大黄减半而熟炒,加黄连、芍药、川芎、干葛、甘草,作汤,以瓜蒌仁、半夏、黄连、贝母为丸,吞之,至二十帖,足冷退,块减半,遂止药,半月而愈。

一妇因经水过多,每服涩药,致气痛,胸腹有块十三枚,遇夜痛甚。脉涩而弱,此因涩药,致败血不行。用蜀葵根煎汤,再煎参、术、青皮、陈皮、甘草梢、牛膝,入元明粉少许,研桃仁,调热服二帖,连下块二枚。以其病久血耗,不敢顿下,乃去葵根、元明粉服之,块渐消而愈。

一妇形瘦色嫩,味厚,幼时以火烘湿鞋,湿气上袭,致吐清水吞酸。服丁香热药,时作时止,至是心疼,有痞块,略吐食。脉皆微弦,重似涩,轻稍和。与左金丸二十四粒,姜汤下三十余次,食不进。朱曰:结已开矣,且止药。或思饮,少与热水,间与青六丸,脉弦,渐添困卧,著床近四旬。与人参酒、芍药汤引金泻木,渐思食。苦大便秘,以生芍药、陈皮、桃仁、人参为丸与之,蜜导,便通食进,半月而安。

一妇因哭子后胸痞,有块如杯,食减,面淡黄黪黑[1],惫甚,脉弦细虚涩,日晡发寒热。知其势危,补泻兼用,以补中益气汤随时令加减,与东垣痞气丸相间服之,食前用汤,食后用丸,必汤多于丸也,一月寒热退,食稍进。仍服前药,二月后,忽夜大寒热,至天明始退,其块如失。至晚,手足下半节皆肿,遂停药数日。忽夜手足肿如失,天明块复有而小一晕,以二陈汤加白术、桔梗、枳实,服半月而安,次年生子。

---

〔1〕 黪黑　黑中带青。黪,音 cǎn,浅青黑色。

一妇年四十余，面白形瘦，性急，因忤意，乳房下贴肋骨间结一块，渐长，掩心微痛，膈闷食减，口苦。脉微短涩，知其经亦不行，思其举动如常，尚有胃气。以琥珀膏贴块，以参、术、芎、归，佐以气药，二百余帖，并吞润下丸，脉涩减渐充，经行紫色。用前汤丸，加醋炒三棱，佐以抑青丸，块消一大半，食进。朱令其止药，待来春木旺区处。次夏块复作，大于旧，脉平和略弦，自言食饱后则块微痛闷，食行却自平。知其因事激也，以前补药加炒芩，佐以木通、生姜，去三棱，吞润下丸，外贴琥珀膏，半月经行而块散。此是肺金为火所铄，木邪胜土，土不能运，清浊相干，旧块轮郭〔1〕尚在，因气血未尽，复浊气稍留，旧块复起也。补其正气，使肺不受邪，木气平而土气正，浊气行而块散矣。

一婢色紫稍肥，性沉多忧，年四十，经不行三月矣，小腹当中有一气块，初如栗，渐如盏，脉涩，重取却有，按之痛甚，扪之高半寸。与千金硝石丸四五次，忽乳头黑且有汁〔2〕，恐孕也。朱曰：涩脉无孕。又与三五帖，脉稍虚豁。知药峻〔3〕矣，令止前药，与四物汤，倍加白术，佐以陈皮，三十帖，俟脉完〔4〕，再与硝石丸数次，块消一晕〔5〕，止药。又半月，经行痛甚，下黑血半升，内有如椒核者数十粒，已消一半。累求药，不与，待其自消（琇按：即大积大聚，衰其大半而止之义）。至经行三次，每下小黑块，乃尽消。凡攻击之药，有病即病受之，邪轻则胃受伤矣。夫胃气，清纯中和者也，惟与五谷肉菜果相宜。药石皆偏胜之气，虽参、耆性亦偏，况攻击者

---

〔1〕 轮郭　轮廓。郭，通“廓”。

〔2〕 有汁　“有”字原脱，据《格致余论·病邪虽实胃气伤者勿使攻击论》补。

〔3〕 峻　原作“竣”，据《格致余论·病邪虽实胃气伤者勿使攻击论》改。

〔4〕 俟脉完　《丹溪心法治要》卷七“完”作“充”。

〔5〕 一晕　一圈。晕，日月周围的光圈，此为周回一圈。

乎？此妇胃气弱，血亦少，若待块尽而却药，则胃气之存者几希矣。

一人作劳饮酒醉卧，膈痛，饥而过饱，遂成左胁痛，一块如掌，按之甚痛，倦怠不食。脉细涩沉弱不数，此阴滞于阳也。以韭汁、桃仁七枚，服三次，块如失。痛在小腹，块如鸡卵，以童便研桃仁十余粒，又以韭饼置痛处熨之，半日前后，大便通而安。

一人茶癖，用石膏、黄芩、升麻为末，砂糖水调服，愈。

一人爱饮茶，用白术、石膏、片芩、芍药、薄荷、胆星为末，砂糖调膏，津液化下。

一人年近三十，旧因饱食牛肉豆腐，患呕吐，即次饮食不节，左胁下生块，渐大如掌，痛发则见，痛止则伏，其人性急，脉弦数，块上不可按，按之愈痛，时吐酸苦水。或作肾气治。朱曰：非也。此足太阴有食积与湿痰。遂投烧荔枝核二枚，炒山栀五枚去皮，炒枳核十五枚去壳，山楂九枚，炒茱萸九枚，人参一钱，细研，取急流水一盏煎沸，入生姜汁令辣，食前通酒热服，与六帖，吐二帖，服四帖。与此药且止其痛，却与消块药，用半夏末六钱，皂角六个，黄连半两，炒石碱二钱，另研，右以皂角水煮取汁，拌半夏末，晒干，同为末，以糖球膏为丸胡椒大，每服百丸，姜汤下，数日愈。

一人正月发痧，因此有块在脐边，或举发，起则痛，伏则不痛，有时自隐痛。自灸脐中。脉甚弦，右手伏，重按则略数。此蕴热，因春欲汗解，而气弱不能自发为汗，复郁，又因食不节，热挟食，所以成块。宜以保和丸二十、温中丸二十、抑青丸二十，白术木通三棱汤下之。

一妇死血食积痰饮成块在胁，动作雷鸣，嘈杂眩晕，身热时作时止。以台芎〔1〕、山栀炒、三棱、莪术，并醋煮，桃仁去皮尖、青皮、麦皮面各五钱，黄连一两，半用吴萸炒，半用益智炒，去萸、益不用，山楂、香附各一两，萝卜子一两半，炊饼丸服。

一妇血块如盘，有孕，难服峻药。以香附四两醋煮（治气），桃仁一两去皮尖（治血），海石二两醋煮（软坚），白术一两（补），神曲糊丸（消）。

刘仲安治真定总兵董公之孙，年二十余，病癖积，左胁下硬如覆手，肚大青筋，发热肌热，咳嗽自汗，日晡尤甚，牙疳臭恶，宣露出血，四肢困倦，饮食减少，病甚危。刘先以沉香二钱，海金砂、轻粉各一钱，牵牛末一两，为末，研独头蒜如泥，丸如桐子大，名曰沉香海金砂丸，每服五十丸，煎灯草汤送下，下秽物两三行。次日以陈皮、萝卜子炒各半两，木香、胡椒、草豆蔻去皮、青皮各三钱，蝎梢去毒二钱半，为末，糊丸梧子大，每服米饮下三十丸，名曰塌气丸。服之十日，复以沉香海金砂丸再利之，又令服塌气丸，如此互换，服至月余，其癖减半，百日良愈。

御医盛启东，永乐〔2〕中，东宫妃〔3〕张氏十月经不通，众医以为胎而胀。一日，上谓曰：东妃有病，往视之。东宫以上命医也，导之惟谨。既诊，出复命。使具病状，晚若何，早若何，一如见。妃闻之，曰：朝廷有此名医，不早令视我，何也？出而疏方，皆破血之剂。东宫视之，大怒，曰：好御医！早晚当诞皇孙，乃为此方何也？

---

〔1〕　台芎　浙江天台山出产的芎䓖。
〔2〕　永乐　明成祖年号，公元1403年至1424年。
〔3〕　东宫妃　太子的正妻。

遂不用。数日病益剧，乃复诊之。曰：再后三日，臣不敢药矣。仍疏前方，乃锁之禁中。家人惶怖，或曰死矣，或曰将籍没〔1〕家矣。既三日，红棍〔2〕前呼，赏赐甚盛。盖妃服药，下血数斗，疾遂平。既而上亦赐之，曰：非谢医，乃压惊也。（《文恪公笔记》）

屯田郎中〔3〕张諲妻，年四十余，而天癸不至。潘温叟察其脉，曰：明年血溃乃死。既而果然。（《能改斋漫录》）

琇按：此条重见"经水"门。

一兵官，食粉多成积，师以积气丸、杏仁相半，细研，为丸五丸，熟水下，数服愈。今厨家索粉与掉粉，不得近杏仁，近之则烂，可征也。

虚 损

罗谦甫治建康道按察副使奥屯周卿子，年二十有三，至元戊寅春间，病发热，肌肉消瘦，四肢困倦，嗜卧盗汗，大便溏，多肠鸣，不思饮食，舌不知味，懒言，时来时去，约半载余。罗诊，脉浮数，按而无力，正应浮脉歌云脏中积冷荣中热，欲得生津要补虚。先灸中脘，乃胃之经〔4〕也，使引清气上行，肥腠理；又灸气海，乃生发元气，滋荣百脉，长养肌肉；又灸三里，乃胃之合穴，亦助胃气，撤上热，使下于阴分。以甘寒之剂泻热火，佐以甘温，养其中气，又食粳米、羊肉之类固其胃气。戒以慎言语，节饮食，惩忿窒欲，病气日减，数月气得平复，逮二年，肥甚倍常。或曰：世医治虚劳病，多用

〔1〕籍没　登记并没收其家产，包括家属、奴仆等，古时对谋反、谋叛等大罪的一种惩罚。
〔2〕红棍　一种仪仗。
〔3〕屯田郎中　官名，掌屯种、薪炭等事。
〔4〕经　原作"纪"，据《卫生宝鉴》卷五改。

苦寒之剂,君用甘寒之剂。羊肉助发热,人皆忌之,今食之而效。何也?罗曰:《内经》云:火位之主,其泻以甘。《藏气法时论》云:心苦缓,急食酸以收之,以甘泻之。泻热补气,非甘寒不可。若以苦寒泻其土,使脾土愈虚,火邪愈甚。又云:形不足者,温之以气;精不足者,补之以味。劳者温之,损者益之。补可去弱,人参、羊肉之类是已。先师亦曰:人参能补气虚,羊肉能补血虚之病。食羊肉,胡以疑为?或者曰:洁古[1]之学,有自来矣。

丹溪治一人,体长,露筋骨,体虚而劳,头痛楚,自意不疗,脉弦大兼数。寻以人参、白术为君,川芎、陈皮为佐,服至五月余,未瘳,以药力未至耳。自欲加黄耆。朱弗许。翌日头痛顿愈,但脉微盛,又膈满不饥而腹胀。审知其背加黄耆也,遂以二陈加厚朴、枳壳、黄连以泻其卫,三帖乃安。是瘦人虚劳多气实也。

琇按:症本虚,固当补,然瘦人气实,纯用气药,即不耆亦必胀满。参、术继以枳、朴,先补后泻,理亦无碍。第先生素重养阴,此案何以独否。

一老人,头目昏眩而重,手足无力,吐痰相续,脉左散大而缓,右缓大不及左,重按皆无力,饮食略减而微渴,大便四日始一行。医投风药。朱曰:若是,至春必死。此大虚症,宜大补之。以参、耆、归、芍、白术、陈皮浓煎,下连檗丸三十粒,服一年后,精力如丁年[2]。连檗丸,姜汁炒,姜糊为丸,冬加干姜少许。

一人肥大苍厚,因厚味致消渴,以投寒凉药。愈后,以黄雌鸡

---

〔1〕 洁古 即张元素,金代医家,字洁古,易州(今属河北)人,撰有《医学启源》《脏腑标本寒热虚实用药式》等。
〔2〕 丁年 青壮年。丁,强壮。

滋补，食至千数，患膈满呕吐。医投丁、沉、附子之剂，百帖而愈。值大热中，恶风，怕地气，乃堆糠铺簟[1]，蔽风而处，动止呼吸言语皆不能。脉四至，浮大而虚。此内有湿痰，以多饮燥热药，故成气散血耗，当夏令法当死，赖色苍厚，胃气攸在。以参、术、耆熬膏，煎淡五味子汤，以竹沥调服，三月诸症悉除。令其绝肉味，月余平复。因多啖鸡卵，患胸腹膨胀，自用二陈汤加香附子、白豆蔻，其满顿除。乃令绝肉味，勿药自安。

虞恒德治一人，年五十余，体略瘦。十年前得内伤挟外感证，一医用发表疏利之剂十日余，热退而虚未复，胸中痞满，气促眩晕。召虞，治以补中益气汤，间与东垣消痞丸、陈皮枳实白术丸等药，调理而安。但病根未尽除而住药，故眩晕或时举，不甚重。至次年，因跋涉劳苦，又兼色欲之过，眩晕大作。历数医，皆与防风、荆芥、南星、半夏、苍术去风散湿消痰之剂，病弥笃，一日厥十数次，片时复苏，凡转侧即厥，不知人事。举家惶惑，召虞治。诊其六脉，皆浮洪而濡。虞曰：此气血大虚之症，幸脉不数而身无大热，不死，但恐病愈后尚有数年不能下榻。病者曰：苟得寓世，卧所甘心。投大补气血药，倍人参、黄耆，或加附子引经，合大剂，一日三帖，又煎人参膏及作紫河车丸、补阴丸之类间服，调理二月，服煎药二百余帖，丸药三五料，用人参五六斤，其厥不见，饮食如故，但未能下榻耳。次年，闻王布政汝言[2]往京师，道经兰溪，以舟载候就诊。王公曰：此症阴虚，风痰上壅，因误多服参、耆，故病久不愈。建方以天麻、菊花、荆芥、川芎等清上之药（琇按：方仍大错），亦未收效，止药。后越五六年方起，而步履如初。不思昔日病剧而藉参、

---

[1] 簟 供坐卧用的竹席。

[2] 王布政汝言 即王纶，参见卷一中风“王节斋”条注。又，王纶曾任湖广、广西布政使，因称“王布政”。

耆等药之功，遂以王公之语咎虞为误矣。

琇按：不峻养营，未尝非误。

东阳治一人，发大汗，战栗鼓掉，片时许发躁热，身如火焚，又片时许出大汗如雨，身若冰冷，就发寒战如前，寒后又热，热后复汗，三病继作，昼夜不息。庠生[1]卢明夫与作疟症治，不效。召虞诊，右手阳脉数而浮洪无力，阴脉略沉小而虚，左三部比右差小，亦浮软。虞曰：此阳虚症也。用补中益气汤，倍参、耆，减升、柴一半，加尿浸生附子一钱半，炒黄檗三分，干姜、薄桂各五分，大枣一枚，同煎服，一服病减三之一，二服减半，四服寒热止而身尚有微汗，减去桂、附、干姜一半，服二帖，全愈。

薛己治州守王用之，先因肚腹膨胀，饮食少思。服二陈、枳实之类，小便不利，大便不实，咳嗽腹胀；用淡渗破气之剂，手足俱冷。此足三阴虚寒之症也。用金匮肾气丸，不月而康。

一富商，饮食起居失宜，大便干结，常服润肠等丸，后胸腹不利，饮食不甘，口干体倦，发热吐痰。服二陈、黄连之类，前证益甚，小便滴沥，大便泄泻，腹胀少食；服五苓、瞿麦之类，小便不通，体肿喘嗽。用金匮肾气丸、补中益气汤而愈。

一男素不善调摄，唾痰口干，饮食不美。服化痰行气之剂，胸满腹胀，痰涎愈甚；服导痰理脾之剂，肚腹膨胀，二便不利；服分气利水之剂，腹大胁痛，不能睡卧；服破血消导之剂，两足皆肿。脉浮大，不及于寸口。朝用金匮加减肾气丸，夕用补中益气汤，煎送前丸，月余诸症渐退，饮食渐进。再用八味丸、补中汤，月余自能转

〔1〕庠生　各府、州、县生员的统称。庠，学校。

则，又两月而能步履。却服大补汤、还少丹，又半载而康。后稍失调理，其腹仍胀，服前药即愈。

琇按：阅此及前案，世之庸医一何夥耶？一逆再逆，甚至三四，其去死也几希矣。求治者可不慎欤？

一妇患痰热，治者多以寒凉，偶得小愈，三四年屡进屡退，于是元气消烁。庚子夏，遍身浮肿，手足麻冷，日夜咳嗽，烦躁引饮，小水不利，大肉尽去，势将危殆。薛诊，脉洪大无伦，按之如无，此虚热无火，法当壮火之源，以生脾土。与金匮肾气丸料服之，顿觉小水溃决如泉，俾日服前丸及大补汤而愈，三四年间无恙。一日，因哀悲动中，前证复作，体如焚燎，口肉尽腐，胸腹胀满，食不下咽者四日。投以八味二服，神思清爽。服金匮肾气丸料加参、耆、归、术，未竟而胸次渐舒，陡然思食，不三日而病去五六矣。嗣后，日用前二丸间服，逾月而起。至秋深复患痢，又服金匮肾气丸加参、耆、归、术、黄连、吴萸、木香，痢遂止。但觉后重，又用补中益气加木香、黄连、吴萸、五味，数剂而全愈。

汪石山治一人，年逾七十，忽病瞀昧，但其目系渐急，即合眼昏懵如瞌睡者，头面有所触，皆不避，少顷而苏，问之，曰不知也，一日或发二三次。医作风治，病转剧。汪诊，其脉结止，苏则脉如常，但浮虚耳。曰：此虚病也。盖病发而脉结者，血少气劣耳。苏则气血流通，心志皆得所养，故脉又如常也。遂以大补汤去桂，加麦冬、陈皮而安。三子俱庠生，时欲应试而惧。汪曰：三年之内可保无恙，越此非予所知。果验。

一妇年逾三十，形色脆白，久病虚弱。汪诊治十余年，不能尽去其疾（琇按：纯是营气大损、上盛下虚、水干木燥之病，凭仗参、耆、术、草，虽百年犹未能尽去其疾）。一日，复诊之，左则似有似无，右则浮濡无力。汪曰：畴昔〔1〕左脉不若是，今倏反常，深为可惧。越三日诊之，两手脉皆浮濡，惟右则略近于驶而已。乃知脉之昨今异状者，由虚然也。近患头眩眼昏，四肢无力，两膝更弱，或时气上冲胸，哽于喉中，不得动转，则昏懵口噤，不省人事，内热口渴，鼻塞食减，经水渐少。汪用参三钱，归身、白术、麦门冬各一钱，黄耆钱半，黄檗七分，枳实五分，甘草四分，煎服。若缺药日久，前病复作，服之仍安。

一人年逾三十，质弱而色苍，初觉右耳时或冷气呵呵如箭出，越两月余，左耳气出如右（琇按：肾水虚也），早则声哑，胸前有块攒热（琇按：卧则火聚于上也），饭后声哑稍开，攒热暂息（琇按：起则火下降也），少间攒热复尔。或嗽恶酸水，小溲频赤，大溲溏泄，虽睡熟亦被嗽而寤，呕恶二三声，胸腹作胀，头脑昏痛不堪，时或热发，浑身疼痛，天明前症少息，惟攒热弗休，且近来午后背甚觉寒，两腿麻冷（琇按：交阴分，火上升也）。用参二钱半，茯苓、麦冬、白术各一钱，黄连、甘草、枳实各五分，贝母、归身各一钱，白芍八分，煎服，寻愈。

一人年逾三十，神色清减，初以伤寒过汗，嗣后两足时冷，身多恶寒，食则易饥，日见消瘦，频频梦遗，筋骨疼痛，久伏枕榻。医用滋阴降火，罔效。汪视，左脉浮虚而缓，右则浮弦而缓。此阳虚耳。病者曰：易饥，善食，梦遗，似属阴虚。若作阳虚而用参、耆，恐益〔2〕予病。汪曰：古人谓脉数而无力者，阴虚也；脉缓而无力者，阳虚也。今脉浮虚弦缓，则为阳虚可知。以症论之，病属阴虚，阴虚则热发，午后属阴，则午后当遍身热发恶寒，揭胸露手，蒸蒸热闷

〔1〕 畴昔　过去。畴，从前、以往。
〔2〕 益　加重。

烦躁矣。兹患是症俱无，何以认为阴虚？夫阳虚则恶寒恶风，虽天暖日融，犹畏出门庭。今患两足时冷，身多恶寒，皆阳虚之验，又汗多亡阳，非阳虚而何？食则易饥者，非阴虚火动也。盖脾胃以气为主，属阳，脾胃之阳已虚，又泻以苦寒属阴之药，故阳愈虚而内空竭，须假谷气以扶助之，是以易饥而欲食，虽食亦不生肌肉也。经曰饮食自倍，肠胃乃伤，又曰饮食不为肌肤，其此之谓欤？梦遗，亦非特阴虚。经曰：阳气者，精则养神，柔则养筋。今阳既虚，则阳之精气不能养神，心以藏神，神失所养，飘荡飞扬而多梦；阳之柔气不能养筋，肝主筋以藏魂，筋失所养则浑身筋骨因以疼痛，魂亦不藏。故梦寐弗宁，安得而不遗乎？经曰气固形实，阳虚则不能固而精门失守，此遗之所以频而不禁也。经曰肾者胃之关也，今若助阳以使其固，养胃以守其关，何虑遗之不止？乃以参、耆各二钱，白术一钱，甘草五分，枳实、香附、山楂、韭子各五分，煎服半载，随时令寒暄升降而易其佐使，调理乃安。

旧刻脱误。

仁和县一吏，早衰病瘠，齿脱不已。从货药道人得一单方，独碾生硫黄为细末，实猪脏中，水煮脏烂，碾细，宿蒸饼丸，大如梧桐子，随意服，两月后饮啖倍常，步履健。年逾九十，略无老态，执役如初。因从邑宰〔1〕入村，醉食牛血，遂洞下数十行，所泄若金水，嗣是尫悴，不日寻卒。李巨源得其事于临安人。内医官管范尝与王枢使言之，王谓惟闻猪肪脂能制硫黄，兹用脏，尤为有理。(《类编》)

琇按：石药多燥烈，阴虚内热人服之，必贻大患，慎之。

江篁南治一妇，以恼怒患瘵嗽，潮热自汗，肌体瘦损，屡药罔

---

〔1〕 邑宰 知县。

效。脉浑浑如泉涌[1]，右寸散乱，数而且紧。以参、耆、归、术、茯苓、陈皮、甘草、白芍、半夏、曲、香附、圆眼肉，四帖，自汗十愈八九，起立觉有力，痰嗽减半。惟口内干热，前方半夏换贝母，出入调理，寻愈。

江应宿治周三者，祁门人也，年近三十，潮热咳嗽，咽哑。诊之，六脉弦数。周故以酒豪，先年因醉后呕血，是年又复呕血数升，遂咳不止，百治不应，肌食递减，烦躁喘满。予与四物，换生地，加贝母、丹皮、阿胶、麦冬、五味，煎服，加生蔗汁一小酒杯，姜汁少许，嗽渐止。食少，再加白术、茯苓、人参，食渐进。夜噙太平丸，晨服六味丸，加枸杞、人参、麦冬、五味，为丸，两月嗽止，半年肥白如初。

劳瘵

葛洪[2]曰：鬼疰者，是五尸之一。疰又挟诸鬼邪为害，其病变动，有三十六种至九十九种。大略使人寒热淋沥，沉沉默默，不的知所苦，无处不恶，累年积月，渐就沉滞，以至又传旁人，乃至灭门。觉如是候者，急取獭肝一具，阴干杵末，服方寸匕，日三，未愈再作。《肘后》云：此方神良。

宣和[3]间，天庆观一法师行考召[4]极精严。时一妇人投状，述患人为祟所附。须臾召至，附语云：非我为祸，别是一鬼，亦因病人命衰为祟耳。渠今已成形，在患人肺为虫，食其肺系，故令

[1] 脉浑浑如泉涌　语本《素问·脉要精微论》。浑浑，水涌动的样子。
[2] 葛洪　东晋丹阳句容（今属江苏）人，字稚川，号抱朴子，撰有《抱朴子》《肘后百一方》等。
[3] 宣和　宋徽宗年号，公元 1119 年至 1125 年。
[4] 考召　一种道教法术，谓行法召神，拘捕拷问为害的鬼神精邪。

吐血声嘶。师掠[1]之：此虫还有畏忌否？久而无语，再掠之良久，云：容某说。惟畏獭爪屑，为末，以酒服之，则去。患家如其言而得愈。此予所目见也，究其患亦相似。獭爪者，殆獭肝之类欤？（《本事方》）

一妇染瘵疾，骎[2]剧。偶赵道人过门，见而言曰：汝有瘵疾，不治谓何？答曰：医药罔效耳。赵曰：吾得一法，治此甚易。当以癸亥夜二更，六神[3]皆聚之时，解去下体衣服，于腰上两旁微陷处，针灸家谓之腰眼，直身平立，用笔点定，然后上床，合面而卧，每灼小艾炷七壮，劳虫或吐出，或泻下，即时平安，断根不发，更不传染。如其言，获全。（《类编》）

袁州寄居武节郎[4]李应，本相州法司，尝以吏役事韩似夫枢密。兵火后，忽于宜春见之，云：从岳侯军得官，今闲居于此。从容问其家事，潸然泪下。曰：某先有男女三人，长子因买宅，入久空无人所居之室，忽觉心动，背寒凛凛，遂成劳瘵之疾。垂殆，传于次女。长子既殁，女病寻亟[5]。继又传于第三子，同一证候。应大恐，即祷于城隍神，每日设面饭以斋云水[6]，冀遇异人。数日，因往市中开元寺，门前有一人衣俗士服，自称贫道，踵足而呼曰：团练！闻宅上苦传尸劳，贫道有一药方奉传。同入寺中，问其姓名，不答，授云云[7]，应即取笔书之。道人言欲过湖南，应留之

---

〔1〕掠　拷问。
〔2〕骎　音 qīn，渐渐。
〔3〕六神　道教认为人体五脏及胆皆有主宰之“神”，合称“六神”。
〔4〕武节郎　宋代武官第三十八阶。
〔5〕亟　病重。
〔6〕云水　行游的僧道。
〔7〕云云　如此这般。

饭，辞，赠之钱，不受。临歧[1]又言：此药以天灵盖、虎粪内骨为主，切须仔细寻觅。青蛇脑如无亦可。服药前一日，须盛享[2]城隍神，求为阴助[3]。应以其事颇异，如其言治药。既成，设五神位，具饮馔十品以享城隍，又别列酒食以犒饮阴兵[4]，仍于其家设使者一位于病榻之前。服药食顷，脏腑大下，得虫七枚，色如红爊肉[5]，腹白，长约一寸，阔七八分，前锐后方，腹下近前有一口，身之四周有足若鱼骨，细如针，尖而曲，已死。试取火焚之，以铁火箸扎刺，不能入。病势顿减，后又服一剂，得小虫四枚，自是遂安。今已十年，肌体悦泽，不复有疾。道人后竟不来。其药用天灵盖三钱，酥炙黄色，为末；秤虎粪内骨一钱，人骨为上，兽骨次之，杀虎，大肠内取者亦可用，同青蛇脑小豆许或绿豆许同酥涂炙，色转为度，无蛇脑，只酥炙亦得；鳖甲极大者醋炙黄色，为末，一两，九肋者尤妙；安息香半两，桃仁一分，去皮尖研，以上为末，绢筛过；槟榔一分，别为细末；麝香一钱，别研；青蒿取近梢者四寸，细剉六两；豉三百粒；葱根二十一个，拍破；东引桃、李、柳、桑枝各七茎，粗如箸头大，各长七寸，细剉；枫叶二十一片，如无亦得；童便半升；先将青蒿、桃李柳桑枝、枫叶、葱、豉，以官省升量水三升，煎至半升许，去滓，入安息香、天灵盖、虎粪内骨、鳖甲、桃仁，与童便同煎，取汁去滓，有四五合，将槟榔、麝香同研均，调作一服。早晨温服，以被盖出汗。恐汗内有细虫，以帛拭之，即焚此帛。相次须泻，必有虫下。如未死，以大火焚之，并弃长流水内。所用药切不得令病人知，日后亦然。十余日后气体复元，再进一服，依前焚弃，至无虫而止。此药如病者未亟，可以取安；如已亟，俟其垂死，则令次已

[1] 临歧　将要分手时。歧，岔道。
[2] 享　用物品进献鬼神供其享受。
[3] 阴助　阴神的帮助。古时以城隍主人间生死，为阴神。
[4] 阴兵　古时认为阴间有十殿阎罗，部下有驱使的阴兵。
[5] 红爊肉　一种肉食。爊，音 āo，把食物埋在灰火中煨熟。

传染者服之。先病者虽不可救,后来断不传染。韩枢密孙卢帅亚卿传。(《百一选方》)

丹溪治一人,久嗽吐红,发热消瘦。众以为瘵,百方不应。朱视之,脉弦数,日轻夜重。用倒仓法而愈,次年生子。

越州镜湖邵氏女,年十八,染瘵疾累年,刺灸无不求治,医莫效。渔人赵十煮鳗羹与食,食觉内热,病寻愈。今医家所用鳗鱼煎,乃此意也。

有人得劳疾,相因染,死者数人。取病者纳棺中钉之,弃于水,永绝传染之患。流之金山,有人异之,引岸开视,见一女子犹活,因取置渔舍,多得鳗鱼食之,病愈,遂为渔人之妻焉。(《稽神录》)

一人劳伤而得瘵疾,渐见瘦瘠。用童便二盏,无灰酒一盏,以新磁瓶贮之,纳全猪腰子一对于内,密封泥,日晚以慢火养熟,至中夜止,五更初更以火温之,发瓶饮酒,食腰子,一月而愈。后以此治数人,皆验。此盖以血养血,全胜金石草木之药也。(《琐碎录》)

一女子,十余岁,因发热咳嗽喘急,小便少,后来成肿疾,用利水药得愈。然虚羸之甚,遂用黄耆建中汤,日一服,一月余遂愈。盖人禀受不同,虚劳,小便白浊,阴脏人服橘皮煎、黄耆建中汤,获愈者甚众,至于阳脏人,不可用暖药。虽建中汤不甚热,然有肉桂,服之稍多,亦反为害。要之用药当量其所禀,审其冷热,而不可一概用也。(《医余》)

琇按:此金科玉律。凡治病皆当取法,不特虚劳一症也。

睦州杨寺丞[1]有女，事郑迪功[2]，苦有骨蒸内热之病，时发外寒，寒过内热附骨，蒸盛之时，四肢微瘦，足趺肿[3]。其病在脏腑中，众医不瘥。适处州吴医，只单石膏散，服后体微凉如故。其方出《外台秘要》。只用石膏，研细十分似面，以新汲水和服方寸匕，取身无热为度。(《名医录》)

无锡游氏子，少年耽于酒色，旋得疾，久而弗愈，势危甚。忽语其家人曰：常见两女子服饰华丽，其长才三四寸，每缘吾足而行，冉冉在腰而没。家人以为祟。一日，名医自远而至，家人扣之。医曰：此肾神也。肾气绝则神不守舍，故病者见之。(《癸志》)

一人患劳瘵二年，一日无肉味，腹痛不可忍。其家恐传染，置于空室，待自终。三日无肉食，或惠[4]鸡子，病人自煎食，将熟，忽打喷嚏，有红线二尺许自鼻入铫，遂以碗覆煎死之，自此遂安。

汪石山治一人，年逾三十，形瘦色脆，过于房劳，病怠惰嗜卧，食后腹痛，多痰，觉自胃中而上，又吐酸水，肺气不清，声音不亮。已数更医，或用补阴、消导等剂。汪诊之，脉皆细濡无力，约有七至。问曰：热乎？曰：不觉。曰：嗽乎？夜间数声而已。曰：大便何如？近来带溏，粪门旁生一疖，今已溃脓，未收口耳。曰：最苦者何？夜卧不安，四肢无力而已。汪曰：脉病不应。夫脉数主热，今觉不热，乃内蒸骨髓欤？或正气已竭，无复能作热欤？据证似难起矣。何以故？虚劳，粪门生疖，必成痿疮。脉不数者尚不可为，

[1] 寺丞　官府中的佐吏。
[2] 事郑迪功　嫁给郑迪功为妻。
[3] 肿　原作"踵"，据《妇人大全良方》卷五引《名医录》改。
[4] 惠　赠送。

况脉数乎？盖肺为吸门[1]，司上；大肠为肛门，司下。肺与大肠，腑脏相通，况肺为气主，阳气当升，虚则下陷，所谓物极则反也。今病内热燔灼，肺气久伤，故下陷肛门而生疖瘘，肺伤极矣，非药能济。月余寻卒。

琇按：余尝治二人，一少年，一老者，皆劳嗽失音，已数月余。投以集灵膏加减，至数十剂，皆下发痔而愈。或问其故，曰：无他脏病，移腑则轻耳。然与石翁所论不同。

江少微治邑人方信川子，年三十余，因劳役失饥，得潮热疾，六脉弦数，宛然类瘵疾，但日出气暄则热，天色阴雨夜凉则否，暄盛则增剧，稍晦则热减，已逾二年。江曰：此内伤脾胃，阴炽而阳郁耳。以补中益气汤加丹皮、地骨。嗽喘，更加阿胶、麦冬、五味子而愈。

宿按：劳瘵乃精竭血虚、火盛无水之症，脉多弦数，潮热，咳嗽，咯血，若肉脱、脉细数者不治。经云：心本热，虚则寒；肾本寒，虚则热。又云：心虚则热，肾虚则寒。当分别阴阳虚实。心肾虚而寒者，是气血正虚，以其禀赋中和之人，暴伤以致耗散真气，故必近于寒，宜温补以复元气；心肾虚而热者，是气血之偏虚也，以其天禀性热血少之人，贪酒好色，肾水不升，心火不降，火与元气不两立，一胜则一负，故致于热也，苟非滋阴养血，凉肝补肾，则阳愈亢而成劳极偏虚之症矣。或有挟外感邪热，致烁阴血枯涸者，固不可用参、耆甘温之药。若产后血虚，及劳心用力失血，饮食失调，暴伤血虚之症，非血虚本病，亦正虚之类也，又兼温补其气。阳虚者挟寒之症，阴虚者挟热之候，内伤者暴损元气，虚损者累伤气血，积损成劳，病已极矣，虽良工鲜能善其后矣。

---

[1] 吸门 《难经·四十四难》载人有飞门、户门、吸门、贲门、幽门、阑门、魄门，一般以会厌为“吸门”。

汗

东垣治一人，二月天气阴雨寒湿，又因饮食失节，劳役所伤，病解之后汗出不止，沾濡数日，恶寒，重添厚衣，心胸间时烦热，头目昏瞶上壅，食少减。此乃胃中阴火炽盛，与外天雨之湿气峻然，二气相合，湿热大作，汗出不休，兼见风邪，以助东方甲乙。以风药去其湿，甘寒泻其热。羌活胜湿汤：以炙甘草、生芩、酒芩、人参、羌活、防风、藁本、独活、细辛、蔓荆子、川芎各三分，黄耆、生甘草、升麻、柴胡各半钱，薄荷一分，作一服，水煎。

一人别处无汗，独心孔一片有汗。思虑多则汗亦多，病在用心，名曰心汗，宜养心血。以艾煎汤调茯苓末服之。

刘全备治一男子，惊恐自汗。曾服麻黄根、黄耆、牡蛎等药，不效。用白芷一两，辰砂半两，为细末，每服二钱，酒调下。因其不能饮，用茯神麦冬调下而愈，盖此药能敛心液故也。

虞恒德治一人，得内伤虚症，发热，自汗如雨不止。服补中益气汤十数帖，不效。虞以前方加减，每帖用蜜制黄耆一钱半，人参一钱，白术、甘草、陈皮各七分，当归、白芍各一钱，升麻、柴胡各一分，加桂枝三分，麻黄根七分，浮小麦一撮，炮附子三分，三帖而汗止，热亦退，寻安。

严州山寺有旦过僧〔1〕，形体羸瘦，饮食甚少，夜卧遍身出汗，迨旦衾衣皆湿透，如此二十年，无复可疗，惟待毙耳。监寺僧曰：

---

〔1〕 旦过僧　前夕来投宿，次日清晨即离去的僧人。

吾有药绝验,为汝治之。三日,宿疾顿愈。遂并以方授之,乃桑叶一味,乘露采摘,烘焙干,为末,二钱,空腹温米饮调。或值桑落,用干者,但力不及新耳。按本草亦载桑叶止汗,其说可证。(《辛志》)

一人血气衰弱,羸瘦,大汗如雨不止,诸医弗效。以十全大补汤倍加参、耆,以童便制过附子,一剂即效,数剂全愈。(《医鉴》)

不 汗

《晋书》曰:张苗雅〔1〕好医术,善消息诊处。陈廪邱得病,连服药发汗,汗不出。众医云:发汗不出者死。自思可蒸之,如中风发温气于外,迎之必得汗也。复以问苗。云:曾有人疲极汗出,卧簟中冷,得病苦增寒,诸医与散四日,发其汗者八次,汗不出,乃烧地,布桃叶于上蒸之,即得大汗,便于被下傅粉粉身,极燥乃起,即愈。廪邱如其言,果瘥。

便 浊 附便数

丹溪治张子元,气血两虚,有痰,痛风时作,阴火间起,小便白浊,或赤带下。用青黛、蛤粉、樗皮、滑石、干姜炒、黄檗炒,为末,神曲糊丸,仍用燥药。

一人便浊半年,或时梦遗,形瘦。作心虚治,以珍珠粉丸合定志丸服,效。

一妇年近六十,形肥味厚,中焦不清,积为浊气,流入膀胱,下

〔1〕雅 很。

注白浊。浊气即是湿痰。用二陈汤加升麻、柴胡、苍术、白术，四帖浊减半。觉胸满，因升麻、柴胡升动胃气，痰阻满闷，用二陈加炒曲、白术以泄其满。素无痰者，升动不闷。兼以青黛、樗皮、蛤粉、黄檗炒、干姜、滑石，为末炒，神曲糊丸服之。

一人便浊而精不禁，用倒仓法，有效。

一妇人，上有头风鼻涕，下有白带。用南星、苍术、酒芩、辛夷、川芎炒、黄檗、滑石、半夏、牡蛎粉。

东垣治一妇人，带漏久矣，诸药不效。诊得心胞尺脉微。其白带下流不止，崩中者，始病血崩，久则血少，复亡其阳，故白浊之物下流不止。如本经血海将枯，津液复亡，枯干不能滋养筋骨，以本部行经益津液，以辛热之气味补其阳道，生其血脉，以苦寒之药泄其肺而救上热伤气。以人参、白葵花四分，橘皮五分，生黄芩细研、郁李仁去皮尖研、炙甘草、柴胡各一钱，干姜细末二钱，除黄芩外，水煎，将熟入芩，热服，愈。

吕沧洲[1]治一妇，年盛嗜酒，且善食，忽疾作，肌肉顿消骨立。诊其脉，则二手三部皆洪数，而左口尤躁疾。曰：此三阳病。由一水不能胜五火，乃移热于小肠，不癃则淋。其人曰：前溲如脂者已数日。语未竟，趋入卧内漩[2]，及索其溺器以视，则如饪釜置烈火，涌沸不少休。吕以虎杖、滑石、石膏、黄檗之剂清之，痛稍却，而涌沸犹尔也。继以龙脑、神砂，末，蘸之以椑柹[3]，食方寸

〔1〕 吕沧洲　即吕复，参见卷四痞满“吕元膺”条注。
〔2〕 漩　指小便。
〔3〕 椑柹　柹的一种，果实小，色青黑。

匕，沸辄止。

南安太守松江张汝弼，曾患渴疾白浊，久服补肾药，皆不效。一日，遇一道人，俾服酒蒸黄连丸，其疾顿瘳。其制法：以宣黄连〔1〕一斤，去须，煮酒浸一宿，置甑上累蒸至黑，取出晒干，为细末，蜜丸桐子大，日午临卧酒吞三十丸。脏毒下血者亦治。

汪石山治一人，年逾三十，季夏日午，房后多汗，晚浴又近女色，因患白浊。医用胃芩汤，加右眼作痛。用四物汤入三黄服之，睡醒口益加苦，又加左膝肿痛。仲冬，不药浊止，渐次延至背痛，不能转侧，日轻夜重，嚏则如绳束缚腰胁，痛楚不堪，呵气亦应背痛，或时梦遗。次年正月，汪诊之，脉皆缓弱无力，左脉缓而略滑。曰：此脾肾病也。夫缓，脾脉也，缓弱无力，脾虚可知；左脉滑者，血热也。遂以人参、黄耆各二钱，茯苓、白术（博按：汪案原无白术）、归身、麦冬各一钱，牛膝、神曲、陈皮、黄檗各七分，甘草、五味各五分，煎服三十余剂，仍以龟版、参、耆、黄檗各二两，熟地、山茱萸、枸杞（博按：汪案原无枸杞）、杜仲、归、茯、牛膝各一两，丸服，寻愈。

博按：此案旧刻脱二十一字。

一男小便日数十次，如稠米泔，色亦白，神思恍惚，瘦悴食减。以女劳得之。服桑螵蛸散，未终剂寻愈。安神魂，定心志，治健忘，小便数，补心气，其方：螵蛸、远志、菖蒲、龙骨、人参、茯神、当归、龟甲（醋炙）各一两，为末，每服二钱，夜卧人参汤调。（《本草衍义》）

一人脬气不足〔2〕，小便频数，日夜百余次。用益智仁、天台

---

〔1〕 宣黄连　宣州黄连，宣州（今属安徽）出产的黄连。

〔2〕 脬气不足　膀胱气虚。脬，音 pāo，膀胱。

乌药大如臂者等分，俱为末，药酒煮山药打糊，为丸如梧桐子大，名之曰缩泉丸，卧时用盐酒下五七十丸。

薛已治大司徒[1]许函谷，在南银台时，因劳发热，小便自遗，或时不利。薛作肝火阴挺，不能约制，午前用补中益气加山药、黄檗、知母，午后服地黄丸，月余诸症悉退。此症设服燥剂而频数，或不利，用四物、麦冬、五味、甘草；若数而黄，用四物加山茱萸、黄檗、知母、五味、麦冬；若肺虚而短少，用补中益气加山药、麦冬；若阴挺痿痹而频数，用地黄丸；若热结膀胱而不利，用五淋散；若脾肺燥不能化生，用黄芩清肺饮；若膀胱阴虚，阳无以生而淋沥，用滋肾丸（博按：此段原刻脱去二十四字）；若膀胱阳虚，阴无以化而淋涩，用六味丸；若转筋，小便不通，或喘急欲死，不问男女孕妇，急用八味丸，缓则不救；若老人阴痿思色，精不出而内败，小便道涩痛如淋，用加减八味丸料加车前、牛膝；若老人精已竭而复耗之，大小便道牵痛，愈痛愈欲便，愈便则愈痛，亦治以前药，不应，急加附子；若喘嗽吐痰，腿足冷肿，腰骨大痛，面目浮肿，太阳作痛，亦治以前药；若痛愈而小便仍涩，宜用加减八味丸，以缓治之可也。

司徒边华泉，小便频数，涩滞短赤，口干吐痰。此肾经阳虚热燥，阴无以化。用六味、滋肾二丸而愈。

司马李梧山，茎中作痛，小便如淋，口干吐痰。此思色精降而内败。用补中益气、六味地黄，寻愈。

考功[2]杨朴菴，口舌干燥，小便频数。此膀胱阳燥阴虚。先

---

〔1〕 大司徒　对户部尚书之称。
〔2〕 考功　明清吏部有考功司，掌文官之处分及议叙等。

用滋肾丸以补阴，而小便之频数愈，再用补中益气、六味地黄以补肺肾而安。若汗多而小便短少，或体不禁寒，乃脾肺气虚也。

博按：此案旧刻脱误。

商主客，素膏粱，小便赤数，口干作渴，吐痰稠粘。右寸关数而有力，此脾肺积热，遗于膀胱。用黄芩清肺饮调理脾肺，用滋肾、六味二丸滋补肾水，寻愈。

一儒者，发热无时（旧刻脱无时二字），饮水不绝，每如厕小便涩痛，大便牵痛。此精竭复耗所致。用六味丸加五味及补中益气，且其自守谨笃，寻愈。若肢体畏寒，喜热饮食，用八味丸。

大尹[1]顾荣甫，尾闾[2]痒而小便赤涩。左尺脉洪数，属肾经虚热，法当滋补。渠不然其言，乃服黄檗、知母等药，年许高骨肿痛，小便淋沥，肺肾二脉洪数无伦。薛曰：子母俱败，鲜克济矣。已而果卒。

一男子，左尺涩结，右寸洪数。薛曰：此诚可虑，盖肺金不能生肾水故尔。果至季冬，茎道涩痛如淋，愈痛愈欲便，愈便则愈痛而殁。

遗　精

丹溪治一人，虚损盗汗，遗精白浊。用四物加参、术、黄耆、知母、黄檗、牡蛎、牛膝、杜仲、五味，煎服，寻愈。

〔1〕大尹　对地方长官之称。
〔2〕尾闾　海水所归之处，此指尾骨或相应部位。

一人虚损，小便中常出精血。以四物加山栀、参、术、麦冬、黄檗、木通、车前子、茯苓。

一人年六十五，精滑常流。以黄檗、知母、蛤粉、山药、牡蛎，饭丸梧桐子大，盐汤下八十丸。

一人潮热精滑，八物加黄檗、知母、牡蛎、蛤粉。

东垣治一人，年三十余，病脚膝痿弱，脐下尻臀皆冷，阴汗臊臭，精滑不固。群医治以茸热之药，罔效。李脉之，沉数有力。曰：此因醇酒膏粱，滋火于内，逼阴于外，复投热药，反泻其阴而补其阳，真所谓实实虚虚也。以滋肾丸、黄檗、知母（酒洗，焙）各一两，肉桂五分，丸梧桐子大，汤下百丸。大苦寒之剂，制之以急，寒因热用，引入下焦，适〔1〕其病所，以泻命门相火。再服而愈。

虞恒德治一人，病遗精潮热，卧榻三月矣。虞脉之，左右寸关皆浮虚无力，两尺洪大而软。投补中益气加熟地、知母、黄檗、地骨皮，煎下珍珠粉丸，外做小篾笼一个，以笼阴茎，勿使搭肉，服药三十余帖，寻愈。

丹溪治一人，年二十余，夜读至四五鼓，犹未就枕，故卧，茎一有所著，精随而遗，不著则否，饮食减而倦怠少气。夫何故？盖用心过甚，二火俱起，夜弗就枕，血不归肝则肾水有亏，火乘阴虚入客下焦，鼓〔2〕其精房，则精不得聚藏而走失矣。因玉茎著物，犹厥气客之，故作接内之梦。于是上则补心安神，中则调理脾胃，提掣

〔1〕适　到达。
〔2〕鼓　搅扰。

其阴，下则益津，生阴固阳，不三月而疾如失。

一老人，年六十岁，患疟而嗽。多服四兽饮，积成湿热，乘于下焦，已岌岌乎殆矣。朱诊之，尺数而有力。与补中益气加凉剂，三日与黄檗丸，及早尺数顿减。询其有夜梦否，曰：有之，幸不泄尔。是盖老年精衰，因无以泄，为大热结于精房，得泄火益阴之药，其火散走于阴器之窍，疾可瘳矣。再服二日，又梦，其疟嗽全愈。

一人每夜有梦，朱连诊二日，观其动止，头不仰举，但俯视不正，必阴邪相著。叩之，不言其状。询其仆，乃言至庙，见侍女，以手抚摩久之，不三日而寝疾〔1〕。令法师入庙，毁其像，小腹中泥土皆湿，其疾随瘳。此则鬼魅相感耳。

一男子，至夜脊心热而梦遗。用珍珠粉丸、猪苓丸，遗止。终服紫雪，脊热毕除。

一男子，脉洪，腰热遗精。用沉香和中丸下之，导赤散泻其火而愈。乃知身热而遗者，热遗也。按：沉香和中丸，即王仲阳之滚痰丸。

丹溪壮年有梦遗症，每四十五日必一遗（琇按：必遇立春、春分及立夏、夏至等节）。累用凤髓丹、河间秘真丸，效虽少见，而遗终不除。改用远志、菖蒲、韭子、桑螵蛸、益智、酸枣仁、牡蛎、龙骨、锁阳等，为丸服之，寻愈。

一男子，丁年梦遗，群医以珍珠粉丸，罔效。亦以远志、菖蒲等

〔1〕 寝疾　卧病。

剂投之，应手而愈。

一壮男子，梦遗白浊，少腹有气冲上，每日腰热，卯作酉凉，每腰热作则手足冷，前阴无气来耕，腰热退则前阴气耕，手足温，又且多下气，暮多噫时振，隔一旬二旬必遗。脉旦弦搏而大，午洪大（琇按：木火为病），知其有郁滞也。先用沉香和中丸大下之，次用加减八物汤下滋肾丸百粒。若稍与蛤粉等涩药，则遗与浊滋甚，或一夜二遗，遂改用导赤散大剂并汤服之，遗浊皆止。

有二中年男子，皆梦遗，医或与涩药，反甚，连遗数夜。乃先与神芎丸大下之，继制猪苓丸服之，皆得痊。

一武官，便浊，精滑不禁，百药罔效，用倒仓法而愈。于此见梦遗属郁滞者多矣。

吴球治一男子，因病后用心过度，遂成梦遗之患，多痰瘦削。群医以清心莲子饮，久服无效。吴诊，脉紧涩，知冷药利水之剂太过，致使肾冷精遗而肾气独降，故病益剧。乃以升提之法，升坎水以济离火，降阳气而养血滋阴，次用鹿角胶、人乳填补精血，不逾月而愈。

木渎吴姓者，病精滑，百药勿疗。或授以一术，但以胁腹缩尾闾，闭光瞑目，头若石压之状，即引气自背后直入泥丸[1]，而后咽归丹田，不计遍数，行住坐卧皆为之，仍服保真丸，及半载，颜色悦泽，病不复作矣。此术亦可以疗头风。（《席上辅谈》）

---

〔1〕 泥丸　脑神。

盛启东[1],永乐戊子夏,治郁文质遗精,形体羸弱,兼痰嗽交作,日夕不能休。群医治之,转剧。盛视之,曰:此阳脱也。急治则生,缓则死,非大料重剂则不能瘳。于是以附子、天雄,佐以参、苓、白术,日加数服,夜则减半,自秋徂冬,所服附子约百余枚,厥疾乃瘥。

有人梦遗精,初有所见,后来虽梦无所感,日夜常常走漏。作心气不足,服补心药,罔效;作肾气虚治,亦罔效。医问患者觉脑冷否,应之曰:只为脑冷。服驱寒散,遂安。盖脑者,诸阳之会,髓之海,脑冷则髓不固,是以遗漏也。宜先去脑中风冷,脑气冲和,兼服益心肾药,无不瘳者。(《医余》)

王中阳治一石工,丁年忽病头目不利,肩背拘急,合目即便泄精,四肢沉困,不欲执作,梦寐不宁。每作虚治,罔效。王治之,使其翘足而坐,则其股足随气跳跃,如脉六动,其脉亦过位,长实有力。遂用凉膈散、青木香丸互换,疏导三五次,更服三黄丸,数日寻愈。

汪石山治一人,年四十余,溲精久之,神不守舍,梦乱心跳。用清心莲子饮,罔效。取《袖珍方》治小便出髓条药服之,又服小菟丝子丸,又服四物加黄檗,亦罔效。汪诊之,一日间其脉或浮濡而驶,或沉弱而缓。曰:脉之不常,虚之故也。其症初因肾水有亏,以致心火亢极乘金,木寡于畏而侮其脾,此心脾肾三经之病也。理宜补脾为主,兼之滋肾养心,病可疗也。方用人参为君,白术、茯神、麦冬、酸枣仁、山栀子、生甘草为佐,莲肉、山楂、黄檗、陈皮为使,其他

[1] 盛启东 即盛寅,明代医家,吴江(今属江苏)人,名寅,字启东,明永乐间为御药院供御,撰有《医经秘旨》。

牡蛎、龙骨、川芎、白芍、熟地之类，随其变症而出入之。且曰：必待人参加至五钱，病脱。其人未信。服二十余日，人参每服三钱，溲精减半矣。又月余，人参加至五钱，寻愈。

江篁南治一壮年，患遗精，医用滋阴降火剂，罔效。一医用牡蛎、龙骨等止涩药，其精愈泄。又服芩、连、檗、山栀等药百五十余帖，兼服小便二百余碗，又或作痰火治，或作湿热治，俱罔效，盖经年余矣。二月间，请江诊视，左脉浮濡无力，右寸浮散近驶，两尺尤弱，不任寻按。其人头晕，筋骨酸疼，腰痛畏风，小便黄，腹中时鸣。以熟地黄、远志为君，当归身、桑螵蛸、人参为臣，石莲子肉、白茯苓为佐，石菖蒲、甘草为使，十余帖后精固。惟筋骨犹酸，小便犹黄，腹或至晚犹鸣，煎剂再加黄檗，兼服补阴丸加人参、鹿茸、菟丝子、桑螵蛸、茯神之类，两月而愈。

夫梦遗有三：有因用心积热而泄，有因多服门冬、茯神、车前、知母、黄檗冷利之剂而流泄者，有久遗玉门不闭肾气独降而泄者。治法：积热者清心降火，冷利者温补下元，肾气独降者升提肾水，使水火自交，而坎离之位定矣。

山阴戴文训，少年患梦遗，服固精丸而愈。用狗头骨一个煅存性，用粳米饭为丸如梧桐子大，朱砂、金箔为衣，每服五六十丸。

麻木

东垣治一妇，麻木，六脉中俱得弦洪缓相合，按之无力，弦在其上，是风热下陷入阴中，阳道不行。其证闭目则浑身麻木，昼减夜甚，觉而目开则麻木渐退，久则止，惧而不睡，身体重，时有痰嗽，觉胸中常是有痰而不利，时烦躁，气短促而喘，肌肤充盛，饮食、大小便如常，惟畏麻木不敢合眼为最苦。观其色脉形病，相应而不逆。

经曰：阳病瞑目而动轻，阴病闭目而静重。又云：诸病皆属于目。《灵枢》曰：开目则阳道行，阳气遍布周身，闭目则阳道闭而不行，如昼夜之分。知其阳衰而阴旺也。且麻木为风，皆以为然，细校之则有区别耳。久坐而起，亦有麻木，喻如绳缚之人，释之觉麻作，良久自已。以此验之，非有风邪，乃气不行也。不须治风，当补肺中之气，则麻木自去矣。如经脉中阴火乘其阳分，火动于中而麻木，当兼去其阴火则愈矣；时痰嗽者，秋凉在外，湿在上而作也，宜以温剂实其皮毛；身重脉缓者，湿气伏匿而作也，时见躁作，当升阳助气益血，微泻阴火，去湿，通行经脉，调其阴阳则已，非脏腑之本有邪也。遂以补气升阳和中汤主之，黄耆五钱，人参三钱，炙甘草四钱，陈皮二钱，当归身二钱，生草根一钱（去肾热），佛耳草四钱，白芍三钱，草豆蔻一钱半（益阳退寒），黄檗一钱（酒洗，除湿泻火），白术二钱，苍术钱半（除热调中），白茯苓一钱（除湿导火），泽泻一钱（用同上），升麻一钱（行阳明经），柴胡一钱，右吹咀，每服三钱，水二大盏煎至一盏，去渣，稍热服，早饭后午饭前服之，至八帖而愈。

一人年七旬，病体热麻，股膝无力，饮食有汗，妄喜笑，善饥，痰涎不利，舌强难言，声嗄〔1〕不鸣，身重如山。李诊脉，左手洪大而有力，是邪热客于经络之中也。二臂外有数瘢，问其故，对以燃香所致。李曰：君病皆由此也。夫人之十二经，灌溉周身，终而复始。盖手之三阳，从手表上行于头，加以火邪，阳并于阳，势甚炽焉，故邪热妄行，流散于周身而为热麻。《针经》曰：胃中有热则虫动，虫动则胃缓。胃缓则廉泉开，故涎下；热伤元气，而沉重无力；饮食入胃，慓悍之气不循常度，故多汗；心火盛，则妄喜笑；脾胃热，则消谷善饥；肺经衰，则声嗄不鸣。仲景云：微数之脉，慎不可灸。焦枯伤筋，血难复也。君奉养以膏粱之味，无故而加以火毒，热伤

〔1〕 嗄　音 shà，声嘶。

于经络而致此病明矣。《内经》曰：热淫所胜，治以苦寒，佐以苦甘，以甘泻之，以酸收之，当以黄檗、知母之苦寒为君，以泻火邪，壮筋骨；又肾欲坚，急食苦以坚之，黄耆、生甘草之甘寒，泻热补表，五味子酸，止汗，补肺气之不足，以为臣；炙甘草、当归之甘辛，和血润燥，柴胡、升麻之苦平，行少阳、阳明二经，自地升天，以苦发之者也，以为佐（博按：原方尚有苍术、藁本二味），吹咀，同煎，取清汁服之。又缪刺四肢以泻诸阳之本，使十二经络相接而泄火邪，不旬日而愈。遂命其方曰清阳补气汤。

烺按：右二案较原刻加详。

一人五月间两手指麻木，怠惰嗜卧。此热伤元气也。以补中益气汤减白术、陈皮、川归，加白芍、五味，遂安。

一人四肢麻木，乃气虚也，四君子加天麻、麦冬、黄耆、川归，大剂服之，愈。

一人年四十余，面目十指俱麻木。乃气虚也。以补中益气加木香、附子、麦冬、羌活、防风、乌药，服之，愈。

罗谦甫治中书左丞张仲谦，年三十余，正月在大都〔1〕，患风证，半身麻木。一医欲汗之。罗曰：治风当通因通用，法当汗。但此地此时虽交春令，寒气犹存，汗之则虚其表，必有恶风寒之证。张欲速瘥，遂汗之，觉体轻快而喜，数日复作。谓罗曰：果如君言，官事烦剧，不敢出门，如之何？罗曰：仲景云：大法夏宜汗，阳气

〔1〕 大都 元代国都，即今北京。

在外故也。今时阳气尚弱，初出于地，汗之则使气亟夺〔1〕，卫气失守，不能肥实凑理〔2〕，表上无阳，见风必大恶矣。《内经》曰：阳气者，卫外而为固也。又云：阳气者，若天与日，失其所则折寿而不彰。当汗之时犹有过汗之戒，况不当汗而汗者乎？遂以黄耆建中汤加白术服之，滋养脾胃，生发荣卫之气，又以温粉扑其皮肤，待春气盛，表气渐实即愈矣。《内经》曰化不可伐，时不可违，此之谓也。

吴茭山治一妇，夏月取风凉，夜多失盖，因得冷风入骨，两足麻木，疼痛不已。服祛风止痛药，不效。与大防风汤数服，其疾渐瘳，仍以乌头粥服，三晨而愈。

薛己治大尹刘孟春，素有痰，两臂顿麻，两目流泪。服祛风化痰药，痰愈甚，臂反痛不能伸，手指俱挛（琇按：火极似风，祛之而愈煽火盛生痰，化之而转剧，势所必然）。薛曰：麻属气虚，因前药而复伤，肝火盛而筋挛耳。况风自火出，当补脾肺，滋肾水，则风自息，热自退，痰自清。遂用六味地黄丸、补中益气汤，不三月而愈。

汪石山治一妇，或时遍身麻痹，则懵不省人事，良久乃苏。医作风治，用乌药顺气散，又用小续命汤，病益甚。汪诊之，脉皆浮濡缓弱。曰：此气虚也。麻者，气馁行迟，不能接续也，如人久坐膝屈，气道不利，故伸足起立而麻者是也。心之所养者血，所藏者神，气运不到，血亦罕来，由心失所养而昏懵也。用参、耆各二钱，归身、茯苓、麦冬各一钱，黄芩、陈皮各七分，甘草五分，煎服而愈。

---

〔1〕 亟夺　迅速耗伤。亟，音 jí，急促。《素问·四气调神大论》："冬三月，此谓闭藏……去寒就温，无泄皮肤，使气亟夺。"

〔2〕 凑理　腠理，凑，通"腠"。

江应宿治一人，年逾六十，患十指麻木不仁二年矣。医作痰治风治，罔效。一日，因忧思郁怒，卧床月余，目不交睫，饮食减少，腹中如束缚不安。宿诊之，六脉沉细无力。此大虚证也。投八味丸，令空心服，日则服归脾汤倍加参、耆，二三服而诸症渐减，睡卧安宁，月余服过煎药三十余帖，丸药六七两而愈，十指亦不复麻木矣。但行走乏力，如在砂中。予曰：病虽愈而元气尚未复，当服参苓白术散与前丸。惑于人言，用理中丸。一日，因大怒，病复作。一医投附子理中汤，烦躁，身热如火，不旬日而殁。或曰：此病先因附子而愈，后因附子而亡，何也？予曰：余乃壮火之源，以生脾土，故效；彼用之不当，孤阳飞越而亡。

琇按：此症古人虽有气虚则麻、血虚则木之分，然属肝肾为病者十居八九。尝见服祛风逐痰而毙者固多，服阳刚燥剂而毙者亦复不少。盖麻木即中风之渐，薛己谓风由火出，一言蔽之矣。临症者从此体会，庶几活人。

寒　中

罗谦甫治真定府武德卿，年四十六岁，因忧思劳役，饮食失宜，病四肢体冷，口鼻气亦冷，额上冷汗出，时发昏愦，六脉如蛛丝。一作风证，欲以宣风散下。罗因思钱氏《小儿论》制宣风散，谓小儿内伤脾胃，或吐或泻，久则风邪陷入胃中而作飧泄，散中有结，恐传慢惊，以宣风散去风邪。《内经》云久风为飧泄，正此谓也。今形证乃阴盛阳虚，苦寒之剂非所宜也。《内经》云：阴气有余，则多汗身寒。又云：阴盛身寒，汗出，身常清，数栗而寒，寒而厥。又云：阴盛生内寒。岐伯曰：厥气[1]上逆，寒气即于胸中而不泻，不泻则温气去，寒独留，故寒中。东垣解云：此脾胃不足，劳役形体，中焦

〔1〕 厥气　逆乱之气。《素问·阴阳应象大论》："厥气上行，满脉去形。"

营气受病，末传寒中，惟宜补阳。遂以理中汤加黑附子，每服五钱，多用葱白煎羊肉汤，取清汁一大盏，调服之，至夕四肢渐温，汗出少。夜深再服，翌日精神出，六脉生，数服而愈。

郝允诊太常博士[1]杨日宣，病寒，允曰：诊君之脉，首震而尾息，尾震而首息，在法为鱼游虾戏，不可治。不数日死。

徽庙[2]常苦脾疾，国医药，罔效。召杨介[3]，诊视讫，进药，上问：何药？介对曰：大理中丸。上曰：朕服之屡矣，不验。介曰：臣所进汤药，佐使不同，陛下之疾，以食冰太过得之，今臣以冰煎此药，欲已受病之源。果二服而愈。

恶 寒

丹溪治一壮年，恶寒，多服附子，病甚。脉弦而似缓。以江茶入姜汁、香油些少，吐痰一升，减绵衣大半。又与防风通圣散去麻黄、大黄、芒硝，加地黄、当归，百帖而安。知其燥热已多，血伤亦深，须淡食以养胃，内观以养神，则水可升，火可降。必多服补血凉血药乃可，否则内外不静，肾水不生，附毒必发。彼以为迂，果疽发背死。

一老妇，形肥肌厚，夏恶寒战栗，喜啖热御绵，多汗。已服附子三十余，浑身痒甚。脉沉涩，重取稍大，知其热甚而血虚也。以四物汤去芎，倍地黄，加白术、黄耆、炒黄檗、生甘草、人参，每帖二两

〔1〕 太常博士　官名，太常寺的属官，掌祭祀、礼乐等事。
〔2〕 徽庙　即宋徽宗。
〔3〕 杨介　宋代医家，字吉老，泗州（今江苏盱眙）人，曾绘《存真环中图》，撰有《四时伤寒总病论》。

重。方与一帖，腹大泄，目无视，口无言，知其病热深而药无反佐之过也。以前药热炒，盖借火力为向导，与一帖利止，四帖精神回，十帖全愈。

一女子，恶寒。用苦参一钱，赤小豆一钱，韭水探吐，后用川芎、苍术、南星、黄芩，酒糊丸，服。

一人形瘦色黑，素多酒不困，年半百，有别馆[1]。一日，大恶寒发战，自言渴，却不饮。脉大而弱，右关稍实略数，重取则涩，此酒热内郁不得外泄，由表热而下虚也。黄耆二两，干葛一两，煎饮之，大汗而愈。

一妇人，年五十余，形瘦面黑，喜热恶寒，六月两手脉沉而涩，重取似数。三黄丸下以姜汤，每三十粒，三十次微汗而安。

一人年十七，家贫多劳，十一月病恶寒而吐血，两三日六脉紧涩，一月后食减中痞。医投温胆汤、枳壳汤，三日后发热口干，不渴有痰。曰：此感寒也。询之，八日前曾于霜中渡水三四次，心下有悲泣事，腹亦饥。遂以小建中汤去芍药，加桔梗、陈皮、半夏，四帖而愈。

一人嗜酒，因暴风寒衣薄，遂觉倦怠，不思食者半月，且发狂，身如被杖，微恶寒。诊其脉，皆浮大，按之豁豁然，左为甚。朱作极虚受风寒治之，以人参为君，黄耆、当归、白术为臣，苍术、甘草、陈皮、通草、葛根为佐使，大剂与之，一日后遍身汗出如雨，凡三易被，得睡，觉来诸症悉除。

琇按：与前案俱感寒表症。

〔1〕别馆　别墅，此指私蓄姬妾之所。

祝仲宁治一贵妇，病恶寒，日夜以重裘覆其首，起，跃入沸汤中不觉。医以为寒甚。祝持之，曰：此痰火上腾，所谓阳极似阴者，非下之，火不杀〔1〕。下，经宿而撤裘，呼水饮之，旬日气平，乃愈。

滑伯仁治一人，七月病发热。或令服小柴胡汤，升发太过，多汗亡阳，恶寒甚，筋惕肉瞤。视其脉，微欲绝。以真武汤七八服，稍愈，服附子八枚而痊。

吴茭山治一妇，患筋骨肢节疼痛及身背头痛，两尺脉弦，憎寒如疟，每以散风止痛，罔效。后以四物入羌活、防风、秦艽、官桂，数服而愈。

直阁将军〔2〕房伯玉，患冷疾，夏日常复衣〔3〕。张嗣伯〔4〕为诊之，曰：卿伏热，应须以水发之，非冬月不可。至十一月，寒甚，令二人夹捉伯玉，解衣坐石上，取冷水从头浇之，彭彭有气〔5〕，俄而起。伯玉曰：热不可忍。乞冷饮，嗣伯以水与之，一饮一斗，遂瘥。

一妇人，长病经年，世谓寒热注病者。冬十一月中，华佗令坐石槽中，平旦〔6〕用寒水汲灌，云当满百。始七八灌，会战欲死，灌者惧，欲止，佗令满数。将至八十灌，热气乃蒸出，嚣嚣〔7〕高二三

〔1〕“非下之”句　如不用下法，火不能除。杀，消除。
〔2〕直阁将军　宿卫宫廷的军官。直阁，值勤于宫中殿阁。
〔3〕复衣　穿着多层衣服。衣，穿着。
〔4〕张嗣伯　当是“徐嗣伯”。徐嗣伯，字叔绍，南朝医家，撰有《风眩方》。
〔5〕彭彭有气　彭彭作气鼓之声。彭彭，象声词。
〔6〕平旦　天刚亮时，约相当于寅时（三时至五时）。
〔7〕嚣嚣　喧扰声，此处形容热气蒸腾的样子。

尺。满百灌，佗乃使燃火温床，厚覆良久，汗洽出，著粉汗燥，便愈。（《三国志》）

夏文庄公〔1〕，性豪侈，禀赋异人，才睡则冷如僵，一如逝者，既觉，须令人温之，良久方能动。人有见其陆行，两车相并，载一物巍然。问之，乃绵帐也，以数十斤绵为之。常服仙茅、钟乳、硫黄，不可胜纪，晨朝每服钟乳粥。有小吏窃之，疽发不可救。（《笔谈》）

吴篁池治一人，年三十余，产后患虚症恶寒（琇按：必误服阳药所致），口不能言，手足不能动，饮食颇进，大小溲如常，多汗。治用参、耆大剂，加桂枝，每剂或一钱二钱三钱，量病势轻重出入。服药一年半，时值暑月，恶风寒愈甚，御绵复衣，口已能言，手足能动，但恶风寒不去。乃令人强扶出风凉处坐，用凉水强浸手足，口含冷水。初甚怯，良久能耐觉安，渐至暖至热，热渐甚，乞冷饮。乃以凉水顿饮之，复衣顿除，如常而愈。

按：经曰：恶寒战栗，皆属于热。又曰：禁栗如丧神守，皆属于火。《原病式》〔2〕曰：病热甚而反觉自冷，此为病热实，非寒也。丹溪曰：古人遇战栗之症，有以大承气汤下燥粪而愈者。恶寒战栗，明是热症，但虚实有别。观数说，而恶寒治法可想矣。

恶　热

李东垣治一人，目赤，烦渴引饮。脉七八至，按之则散，此无根之脉。用姜、附加人参服之，愈。

---

〔1〕夏文庄公　即夏竦，北宋大臣，官至枢密使、同中书门下平章事，死后谥“文庄”。

〔2〕《原病式》　即《素问玄机原病式》，金代刘完素著。

玉田隐者治一人,得热病,虽祁寒[1]亦以水精[2]浸水,轮取握手中。众以为热,曰:此寒极似热,非真热也。治以附子,愈。

按:以上治例,皆阴阳幽显之奥,水火征兆之微。学者深求《内经》之旨,则造化之理可得而明矣。

热 气 病

齐中御府长信病,淳于意入诊其脉,告曰:热病气(琇按:旧刻误气病)也。然暑汗,脉少衰,不死。曰:此病得之当浴流水而寒甚,已则热。信曰:唯[3],然。往冬时为王使于楚,至莒县阳周水,而莒桥梁颇坏,信则揽车辕,未欲渡也,马惊,即堕,信身入水中,几死,吏即来救信,出之水中,衣尽濡,有间而身寒,已,热如火,至今不可以见寒。意即为之液汤火齐逐热,一饮汗尽,再饮热去,三饮病已。即使服药,出入二十日,身无病者。所以知信之病者,切其脉时,并阴。《脉法》曰:热病,阴阳交者死。切之不交,并阴。并阴者,脉顺清而愈,其热虽未尽,犹活也。肾气有时间浊,在太阴脉口而希[4],是水气也。肾固主水,故以此知之。失治一时,即转为寒热。(《史记》)

沈宗常治孔侍郎[5],当晨体如燔,绝饮食。医益以为热。常独谓热,宁可泄以暑药,佐之温以益脾,愈。

《名医类案》卷第五终

---

〔1〕 祁寒 天气严寒。祁,大。
〔2〕 水精 水晶。
〔3〕 唯 应答声。
〔4〕 希 同“稀”。
〔5〕 侍郎 中央六部长官的副职。

卷第六

首　　风 附头晕　头痛

菑川王〔1〕病，召臣意诊脉。曰：蹶上为重，头痛身热，使人烦懑。臣意即以寒水拊其头，刺足阳明脉左右各三所，病旋已。病得之沐发未干而卧。诊如前，所以蹶，头热至肩。（《史记》）

又见尸蹶门。

魏王〔2〕操苦头风，作辄心乱目眩。华佗针膈（膈上痰），随手而愈。（《魏志》）

有人每头眩则头不得举，目不能视，积年。华佗悉解其衣，且倒悬，头去地者三寸，以濡布拭体令周匝，视诸脉尽出五色，仍命其徒以铍刀〔3〕决脉，五色尽，视赤血出，乃下，膏摩被覆，汗出周匝，以葶苈散饮之，旋愈。（《三国志》）

一人稚年气弱，于气海、三里穴时灸之。及老成，热厥头痛，虽严冬喜朔风〔4〕吹之，其患辄止，少处暖及近烟火，其痛辄作。此灸之过也。东垣治以清上泻火汤，寻愈。

一妇人，畴昔有脾胃之症，烦躁间显，胸膈不利而大便秘结。

---

〔1〕 菑川王　西汉同姓王，封地在今山东寿光境。

〔2〕 魏王　即曹操。汉献帝建安二十一年（216），曹操由魏公晋封魏王。

〔3〕 铍刀　即铍针，古时九针之一。参见《灵枢经·九针十二原》。

〔4〕 朔风　北风。三国阮籍《咏怀》诗："朔风厉严寒，阴气下微霜。"

时冬初，外出晚归，为寒气拂郁，闷乱大作。此火不得伸故也。医漫投疏风丸，大便行而其患犹尔。继疑药力微，益以七八十丸，下两行，而其患犹尔，且加吐逆，食不能停，痰甚稠粘而涌吐不已，眼黑头旋，心恶烦闷，气促，上喘无力，心神颠乱，兀兀不休，口不欲言，目不欲开，如坐风云中（虚），头痛难堪，身若山重（湿），四肢厥冷（寒），寝不能安。夫前证胃气已损，复两下之，则重虚其胃而痰厥头痛作矣。以白术半夏天麻汤。

方载丹溪。

近代曹州观察判官申光逊，言家本桂林，有官人孙仲敖寓居于桂，交广人也。申往谒之，延于卧内，冠簪相见。曰：非慵于巾栉[1]也，盖患脑痛尔。即命醇酒升余，以辛辣物，洎[2]胡椒、干姜等屑，仅半杯，以温酒调。又于枕函中取一黑漆筒，如今之笙项，安于鼻窍，吸之至尽，方就枕，有汗出表，其疾立愈。盖鼻饮，蛮獠[3]之类也。（《玉堂闲话》）

罗谦甫治柏参谋，年逾六旬，春患头痛，昼夜不得休息。询其由，云近在燕京，初患头昏闷微痛，医作伤寒解之，汗后其痛弥笃，再汗之，不堪其痛矣（虚），遂归。每过郡邑，必求治疗，医药大都相近。至今痛不能卧，且恶风寒而不喜饮食。罗诊之，六脉弦细而微，气短促，懒言语。《内经》云春气者病在头，年高气弱，清气不能上升头面，故昏闷尔。且此症本无表邪，汗之过多，则清阳之气愈受亏损，不能上荣，亦不得外固，所以头痛楚而恶风寒，气短弱而憎饮食。以黄耆钱半，人参一钱，炙甘草七分，白术、陈皮、当归、白芍

---

〔1〕 巾栉　懒惰于洗脸梳头。

〔2〕 洎　音 jì，浸润。

〔3〕 蛮獠　古时对南方少数民族的不公正称呼。

各五分，升麻、柴胡各三分，细辛、蔓荆子、川芎各二分，名之曰顺气和中汤，食后进之，一饮而病减，再饮而病却。

定方君臣佐使之妙，可以类推。

吕元膺诊一贵者，两寸俱浮弦。夫浮为风，弦为痛，且两寸属上部。告之曰：明公他无所苦，首风乃故病也。盖得之沐而中风，当发先一日则剧，剧必吐而后已。渠曰：然。余少年喜沐，每迎风以晞发〔1〕，故头痛之疾因之而起，诚如公言。乃制龙脑芎犀丸，遂瘳。

戴人治一妇，头偏痛五七年，大溲燥结，双目赤肿，眩晕(实)。凡疗头风之药，靡所不试，且头受针灸无数。戴人诊之，急数而有力，风热之甚也。此头角痛是三焦相火之经，乃阳燥金胜也。燥金胜，乘肝则肝气郁，肝气郁则气血壅，气血壅则上下不通，故燥结于中，寻至失明。以大承气汤投之，入河水煎二两，加芒硝一〔2〕两，顿使饮三五服，下泄如汤，且二十余行。次服七宣丸、神功丸以润之，菠菱葵菜猪羊血以滑之，三剂外，目豁首轻，燥泽结释而愈。按：此所以治之，症既已多年不解，岂非风湿热三气郁滞胶固而然耶？故其所施之法虽峻，而于中病之情则得也。

祝仲宁治耿祭酒〔3〕，病头晕，翕翕发热，淅淅恶寒。医以为感冒，投辛甘发汗之剂，汗出不已，腹满作渴，谵语发瘢。医继以为暑所中。祝曰：此非一时寒暑可致，乃积湿热在足阳明、太阴经，故疹乃见。投以除湿热、补脾胃、泻阴火之剂，寻愈。

---

〔1〕 晞发 吹干头发。晞，晒干，此为吹干。
〔2〕 一 原字坏，据《儒门事亲》卷七补。
〔3〕 祭酒 国子监(国家最高学府)的长官。

秦鸣鹤[1]，侍医也。高宗苦风眩头重，目不能视，召鸣鹤诊之。鹤曰：风毒上攻，若刺头出少血，即愈矣（实）。天后[2]自帘中怒曰：此贼可斩。天子头上岂试出血处耶？上曰：医之议病，理也，不加罪。且吾头重闷，甚苦不堪，出血未必不佳。命刺之。鸣鹤刺百会及脑户出血（脑户禁刺，非明眼明手不能）。上曰：吾眼明矣。言未竟，后自帘中称谢曰：此天赐我师也。赐以缯宝[3]。

裕陵[4]传王荆公[5]偏头痛禁中秘方：用生莱菔汁一蚬壳，仰卧，注鼻中，左痛则注之右，右痛则注之左，或注之左右皆可。数十年患，皆二注而愈。荆公云曾愈数人矣。

俞子容治一妇人，年逾五旬，病头痛，历岁浸久（虚）。有治以风者，有治以痰者，皆罔效。脉之，左沉，寸沉迟而芤。曰：此气血俱虚也。用当归二两，附子三钱，一饮报效，再饮其病如失。

薛已治尚宝[6]刘毅斋，怒则太阳作痛（虚）。用小柴胡加茯苓、山栀以清肝火，更用六味以生肾水，更不复作。

一人旧服芎䓖，医郑叔能见，谓之曰：芎䓖不可久服，多令人暴亡。后其人无疾而卒。又一妇以脑风而久服芎䓖，其死亦如之。张杲云此二事皆渠所目击者。（《笔谈》）

---

〔1〕 秦鸣鹤　唐代医家，为唐高宗侍医，善针灸之术。
〔2〕 天后　“天”原作“太”，据《旧唐书·高宗纪》改。
〔3〕 缯宝　缯衣与珠宝。缯，音 zēng，丝帛。
〔4〕 裕陵　指宋神宗，宋神宗死后葬“永裕陵”，因称。
〔5〕 王荆公　即王安石，王安石在宋神宗熙宁间推行新法，封荆国公。
〔6〕 尚宝　明代设尚宝监，掌御玺、符牌、印章等。

洁古治一人，病头痛旧矣，发则面颊青黄（厥阴），晕眩，目慵张而口懒言（似虚症），体沉重（太阴），且兀兀欲吐。此厥阴（肝）、太阴（脾）合病，名曰风痰头痛（痰）。以局方玉壶丸治之，更灸侠溪穴（足少阳胆穴），寻愈。

子和治一僧，头热而痛，且畏明，以布圜其巅上，置冰于其中，日数易之。此三阳蓄热故也（热）。乃灼炭火于暖室，出汗涌吐，三法并行，七日而瘥。

一妇人，患偏头痛，一边鼻塞，不闻香臭，常流清涕，或作臭气一阵。治头痛之药，靡所不试，罔效，人莫识其病，有以为脑痈者。一医云：但服局方芎犀丸。不数十服，忽作嚏涕，突然出一铤稠脓，疾愈。

一人患头风，自颐下左右有如两蚯蚓徐行入耳，复从耳左右分上顶，左过右，右过左，顶上起疙瘩二块，如猪腰然，前后脑如鼓声冬冬然，冷痛甚，须重绵帕包裹，疼甚，四肢俱不为用（冷痛疼甚，四肢不为用，似乎虚寒症，不知属乎实毒，须细心临症），医效罔奏。后得一方，用四物各一钱，皂角刺一钱，萆薢四两，猪肉四两，作一服，水六碗煎四碗，去渣，其药汁并肉作三四次服，服至二十剂减十之三，四十剂减十之六，百剂乃安。愚详此证，非头风也。其人曾患霉疮，头块坟起〔1〕，皆轻粉结毒，故萆薢为君（用萆薢，非熟读本草，不知其妙），四物养血，皂刺为引用，多服取效也。

江篁南治从婶，年四十，冬月产后，以伤寒发热自汗，两太阳痛，上连于脑，彻痛甚，日夕呻吟，不得安寝。以补中益气汤加蔓荆

〔1〕 坟起 隆起。

子、川芎、当归、细辛少许，一服痛减，再服乃安。

翟文炳治陆母，年七十，头响耳鸣，顶疼目眩，面麻腮肿，齿苏唇燥，口苦舌强，咽肿气促，心惊胆怯，胸满痰滞，胁肿腰痛，足软膝疼，已二年矣。近一月来至不得眠，惟人扶而坐，稍稍攲卧[1]即垂绝。翟诊视，知气挟肝火而然。先与抑青丸一服，即时熟睡，醒后诸症如失。仍服补中益气，调理而痊。

程文彬治一妇人，患头风，虽盛暑必以帕蒙其首，稍止，略见风寒，痛不可忍，百药不效。盖因脑受风寒，气血两虚，气不能升，故药不效。令病人口含冷水仰卧，以生姜自然汁少许灌入鼻中，其痛立止（妙法）。遂与防风、羌活、藁本、川芎、甘草，数服而愈。

江少微每治火症头痛，用白萝卜心自然汁（王荆公法），吹入鼻中，即止。有兼眼目不明者，加雄黄细末调匀，如左患滴右耳，右患滴左耳。又有头风兼眉骨痛者，用活龟一个，用新瓦二片，置龟于中，四围盐泥固济，烈火煅出青烟为度，待冷，去肠壳，用四足并腹肉，入小口瓶封固。如遇此症，先吹萝卜汁，次以龟末吹入鼻，即愈（妙方）。又，予每劳役失饥则额头痛，用补中益气汤，立愈。

心脾痛 即胃脘痛

琇按：是症多有肝木挟火，上乘于胃。时师不察，类以香燥投之，暂愈复作，致成关格、劳瘵者多矣。

东垣治一妇人，重娠[2]六个月，冬至因恸哭，口吸风寒，忽病

〔1〕 攲卧 斜躺或侧卧。攲，音qī，倾斜。
〔2〕 重娠 怀孕。

心痛不可忍，浑身冷气欲绝。曰：此乃客寒犯胃，故胃脘当心而痛。急与草豆蔻、半夏、干生姜、炙甘草、益智仁之类。或曰：半夏有小毒，重娠服之，可乎？曰：乃有故而用也。岐伯曰：有故无殒，故无殒也。服之，愈。

罗谦甫治江淮漕运使〔1〕崔君长子，年二十五，体丰肥，奉养膏粱，时有热证。友人劝食寒凉物，因服寒药。至元庚辰秋病疟，久不除，医投以砒霜等药，新汲水送下，禁食热物，疟病不除，反加吐利，脾胃复伤，中气愈虚，腹痛肠鸣，时复胃脘当心而痛，屡易医，罔效。至冬还家，百疗不瘥。延至四月间（疟病久），因劳役烦恼，前症大作。罗诊之，脉弦细而微（弦主痛，微细则为虚寒），手足稍冷，面色青黄而不泽，情思不乐，恶烦冗，食少，微饱则心下痞闷，呕吐酸水，发作疼痛，冷汗时出，气促闷乱不安，须人頰相抵〔2〕而坐，少时易之。《内经》云：中气不足，溲为之变，肠为之苦鸣。下气不足，则为痿厥心悗。又曰：寒气客于肠胃之间，则卒然而痛，得炅〔3〕则已。炅者热也，非甘辛大热之剂则不能愈。乃制扶阳助胃汤，方以炮干姜钱半，人参、豆蔻仁、炙甘草、官桂、白芍各一钱，陈皮、白术、吴茱萸各五分，黑附子炮去皮二钱，益智仁五分，作一服，水三盏，姜三片，枣二枚，食前温服，三服大势皆去，痛减过半。至秋，先灸中脘三七壮，以助胃气，次灸气海百余壮，生发元气，滋荣百脉。以还少丹服之，则善饮食，添肌肉，润皮肤。明年春，灸三里二七壮，乃胃之合穴也，亦助胃气，又引气下行。春以芳香助脾，复以育气汤加白檀香平治之，戒以惩忿窒欲，慎言节食，一年而平复。

---

〔1〕 江淮漕运使　元代设江淮都漕运使司，长官为漕运使。
〔2〕 頰相抵　谓两侧夹持，如马鞍之状。
〔3〕 炅　音 jiǒng，热。

滑伯仁治一妇人，盛暑洞泄（里），厥逆恶寒（表），胃脘当心而痛，自腹引胁，转为滞下，呕哕不食。医以中暑霍乱疗之，益剧。脉三部俱微短沉弱，不应呼吸。曰：此阴寒极矣。不亟温之，则无生理（舍时从症）。《内经》虽曰用热远热，又曰有假其气，则无禁也。于是以姜、附温剂三四进，间以丹药，脉稍有力，厥逆渐退。更服姜、附七日，众症悉去。遂以丸药除其滞下而安。

先固其原，乃攻其邪。

丹溪治一人，以酒饮牛乳，患心疼年久，饮食无碍（非大虚寒），虽盛暑饮食身无汗（身无汗而大便或秘结，非寒可知）。医多以丁、附治之，羸弱食减，每痛，以物拄之，脉迟弱弦而涩（迟弱似虚寒，弦主痛，涩属血虚，若但主脉而不合症，则用丁、附矣），大便或秘结或泄（有饮），又苦吞酸。时七月，以二陈汤加芩、连、白术、桃仁、郁李仁、泽泻，每旦服之，屡涌出黑水若烂木耳者。服至二百余帖，脉涩渐退，至数渐添，纯弦而渐充满。时冬暖，意其欲汗而血气未充，以参、耆、归、芍、陈皮、半夏、甘草服之，痛缓，每旦夕一二作。乃与麻黄、苍术、芎、归、甘草等药，才下咽，忽晕厥，须臾而苏，大汗痛止。

从盛暑身无汗用药，仍以汗解，奇。用药次第之妙，不可不知。

许文懿公[1]因饮食作痰，成心脾疼，后触冒风雪，腿骨痛。医以黄牙岁丹、乌、附等药治十余年，艾灸万计。又冒寒而病加，胯难开合，脾疼时胯痛稍止，胯痛则脾疼止。初因中脘有食积痰饮，续冒寒湿，抑遏经络，气血不行，津液不通，痰饮注入骨节，往来如潮，涌上则为脾疼，降下则为胯痛（辨症精确在此）。须涌泄之，时

〔1〕许文懿公　即许谦，元代理学家，字益之，自号白云山人，东阳（今属浙江）人，死后谥“文懿”，撰有《读书丛说》等。

秋深，而以甘遂末一钱入猪腰子内，煨食之（煨肾散方），连泄七行，次早足便能步（下之见效）。后呕吐大作，不食烦躁，气弱不语（似乎虚）。《金匮》云：病人无寒热而短气不足以息者，实也（此一转难极，非细心审症不能）。其病多年郁结，一旦泄之，徒引动其猖狂之势，无他制御之药故也。仍以吐剂达其上焦，次第治及中下二焦，连日用瓜蒂、藜芦、苦参，俱吐不透而哕躁愈甚。乃用附子尖三枚，和浆水与蜜，饮之，方大吐膏痰一大桶。以朴硝、滑石、黄芩、石膏、连翘等一斤，浓煎，置井中，极冷饮之，四日服四斤（此等用药，非神明不能）。后腹微满，二溲秘（用凉药而二溲秘，为实），脉歇至于卯酉时。夫卯酉为手足阳明之应（手阳明大肠在卯，足少阴肾在酉），此乃胃（胃乃肾之关）与大肠有积滞未尽，当速泻之（俗医看歇至脉，则云元气脱矣。歇至属积滞者有之，但有时候）。群医惑阻，乃作紫雪，二日服至五两，神思稍安，腹亦减安。后又小溲闭痛，饮以萝卜子汁半盂，得吐，立通。又小腹满痛，不可扪摸（实症），神思不佳，以大黄、牵牛等分，水丸，服至三百丸，下如烂鱼肠二升许，神思稍安。诊其脉不歇，又大溲迸痛，小腹满闷，又与前丸百粒，腹大绞痛，腰胯重，眼火出，不言语，泻下秽物如柏油条一尺许，肛门如火，以水沃之。自病半月，不食不语，至此方啜稀粥，始有生意，数日平安。自呕吐至安日，脉皆平常弦大。次年行倒仓法，全愈。

合痰症虞恒德案看方妙。

一童子，久疟方愈，十日而心脾疼，六脉伏，痛稍减时气口紧盛（气口紧盛，伤于食），余皆弦实而细。意其宿食，询之，果伤冷油面食。以小胃丹（久疟之后，元气已虚，小胃丹太峻）津咽十余粒，禁饮食三日，凡与小胃丹十二次，痛止。后与谷太早，忽大痛连胁，乃禁食，亦不与药。盖宿食已消，新谷与余积相并而痛，若再药攻，必伤胃气，所以不与药。又断食三日，至夜心嘈索食，先以白术、黄连、陈皮为丸，热汤下八九十丸，以止其嘈。此非饥也，乃余饮未了，因气而动，遂成嘈杂耳。若与食，必复痛。询其才饥，必继以膈间满闷，今虽未甚快，然常思食。又与前丸子，一日夕不饥而昏睡，后少与稀粥，减平日之半两日。嗣后禁其杂食，半月而安。

一妇因久积忧患后心痛，食减羸瘦，渴不能饮（气分），心与头更换而痛，不寐，大溲燥结。与四物汤加陈皮、甘草百余帖（亦稳），未效。朱曰：此肺久为火所郁（病久属郁火），气不得行，血亦蓄塞，遂成污浊。气壅则头痛，血不流则心痛，通一病也。治肺当自愈。遂效东垣清空膏例，以黄芩细切，酒浸透，炒赤色，为细末，以热白汤调下，头稍汗，十余帖汗渐通身而愈（以汗解，奇）。因其膝下无汗，瘦弱脉涩，小溲数，大溲涩，当补血以防后患，以四物汤加陈皮、甘草、桃仁、酒芩服之。

一妇春末心脾疼，自言腹胀满，手足寒过肘膝，须绵裹火烘，胸畏热，喜掀露风凉（亦属郁火），脉沉细涩，稍重则绝，轻似弦而短，渴喜热饮（血分），不食。以草豆蔻（辛温）丸三倍加黄连（苦寒）、滑石、神曲为丸，白术为君，茯苓为佐，陈皮为使，作汤下百丸，服至二斤而愈。

一老人，心腹大痛，昏厥，脉洪大，不食。不胜一味攻击之药，用四君加川归、沉香、麻黄服，愈。

虞恒德治一男子，年三十五，胃脘作痛久矣，人形黄瘦，食少，胸中常若食饱。求治，与加味枳术丸，不效，而日渐大痛，叫号声彻四邻，自分死矣。与桃仁承气汤（若非大痛叫号，承气断不可用，此症亦急则治标之故），作大剂与之，连二服，大下瘀血四五碗许，困倦不能言者三日。教以少食稀粥，渐次将理而安。

琇按：瘀血不下，定成血膈。幸其人尚少壮，可用承气，否则以四物入桃仁、红花、五灵脂、归尾、酒大黄、韭汁为妥。

福唐梁绲，心脾疼痛，数年不愈，服药无效。或教事佛。久之，梦神告曰：与汝良剂，名一服饮。可取高良姜（逐寒）、香附子（散气）等分，如本条修制，细末二钱，温陈米饮送下，空心服为佳，不烦再服。已而果验。后常以济人，皆效。《类编百一选方》云：二味须各炒，然后合和，同炒即不验。

张思顺，盛夏调官都城，苦热，食冰雪过多，又饮木瓜浆，积冷于中，遂感脾疼之疾，药不释口，殊无退证。累岁日斋一道人。适一道人曰：但取汉椒二十一粒，浸于浆水碗中一宿，漉出，还以水浆吞之（引经佐使妙用，可以触类），若是而已。张如所戒，明日，椒才下腹即脱然，更不复作。

崔元亮《海上方》治一切心疼，无问久新，以生地黄一味，随人所食多少捣取汁，搜面作馎饦，或合冷淘（冷淘即角子类）食之，良久当利，下虫长一尺许，头似壁宫（壁宫即守宫），后不复患。

刘禹锡[1]《传信方》：贞元[2]十年，通事舍人[3]崔抗女患心疼，垂气绝。遂作地黄冷淘食之，便吐一物，可方一寸以来，如虾蟆状，无目足等，微似有口。盖为此物所食，自此顿愈。面中忌用盐。（《本事方》）

---

〔1〕 刘禹锡　唐代彭城（今江苏徐州）人，字梦得，唐德宗贞元九年进士，唐顺宗永贞间参与王叔文变法，贬连州刺史，有《刘梦得集》，另辑有《传信方》。

〔2〕 贞元　唐德宗年号，公元785年至804年。

〔3〕 通事舍人　太子的属官。

汪石山治一妇人，年三十余，性躁多能，素不孕育，每啜粥，畏饭，时或心痛。春正忽大作，或作气而用香燥，或作痰而用二陈，或作火而用寒凉（琇按：治法俱左）。因粪结，进润肠丸，遂泄不禁（前许文懿公案进凉泻药而便反秘，此进润肠丸而泻不禁，虚实可知矣），小便不得独行，又发寒热，热则咳痰不止，寒则战栗鼓颔，肌肉瘦削，皮肤枯燥，月水不通，食少恶心，或烦躁而渴，或昏昏嗜卧，或小腹胀痛，诸治罔效。汪诊，右脉浮大弦数（非外感而脉浮大，虚无疑。但宜黄耆建中汤，不宜分利。或配入升麻、柴胡、青皮、神曲），左脉稍敛而数，热来左右脉皆大而数（博按：旧刻脱此句），寒来脉皆沉微，似有似无。经言脉浮为虚，脉大必病进。丹溪谓脉大如葱管者，大虚也，经又谓弦脉属木，见于右手，肝木乘脾土也。又以数脉所主为热，其症为虚；左脉稍敛者，血分病轻也。今患素畏饭者，是胃气本弱矣；心痛即胃脘痛，由脾虚不运，故胃脘之阳不降（博按：旧刻此句误），郁滞而作痛也；泻泄不禁，小便不得独行者，盖阳主固，且经言膀胱者津液之府，气化则能出矣，今阳虚不固于内，故频泄也，膀胱气虚不化，故小便不得独行也；又寒热互发者，盖气少不能运行而滞于血分，故发热，血少不得流利而滞于气分，故发寒，仲景曰阳入于阴则热、阴入于阳则寒是也；寒则战栗鼓颔者，阴邪入于阳明也，热则咳嗽不已者，阳邪入于阴分也，此则阴阳两虚，故相交并而然也；肌肉瘦削者，盖脾主身之肌肉，脾虚食少，故瘦削也；皮肤枯燥者，经曰脾主于胃行其津液，脾虚不能运行津液灌溉于肌表，故枯燥也；月水不通者，经曰二阳之病发心脾，男子少精，女子不月，二阳，手足阳明，肠与胃也，阳明虚则心脾皆失所养而血不生，故不月也；食少恶心，躁渴嗜卧，皆脾胃所生之症也；小腹胀痛者，乃阳虚下陷使然也，经曰阳病极而下是也。乃用人参五钱，黄耆四钱，白术三钱，为君，升麻八分，茯苓一钱，猪苓、泽泻各七分，为臣，苍术五分，香附七分，为佐，归身七分，麦冬一钱，为使，煎服，三帖不效（比案不效之故，当细心参阅王海藏离珠丹、钱仲阳安神丸并气不化气走治法三条，及甘露散为迫津液不能停，当致津液之说）。一医曰：此病不先驱邪，一主于补，所谓闭门留贼。一曰：此属阴虚火动，今不滋阴降火而徒补气，将见气愈盛，火愈炽矣。其夫告汪曰：每日扶之，似身渐重，皮枯黑燥，恐不济矣。汪曰：仲景有曰：泄利不止，五脏之阴虚于内；寒热互发，六腑之阳虚于外。是则内外两虚，在法不治，所恃者年尚壮，能受补而已。然补药无速效，今服药不满四五剂，奈何遽责以效乎？因令勉服前药六七帖，寒已除，但热不减，汗出不至足。令壶盛热水，蒸其足，汗亦过于委中矣。续后前症渐减，始有生意。追思医谓不先去邪者，因其寒热往来也。然去邪不过汗吐下三法，今病自汗吐痰泄利三者备矣，再有何法之可施乎？且病有实邪，有虚邪，虚可补而实可泻。今病属虚而以实邪治之，所谓虚虚之祸也。一谓当滋阴降火，因其月事不通，病发于夜也。且服降火药，遂小腹胀而大便泄，是不宜于此矣。殊不知滋阴降火皆甘寒苦泻之剂，今病食少泄利，明是脾虚，且脾胃喜温而恶寒，今泥于是，宁不愈伤其胃而益其泄乎？吁！危哉！故不得不辨。

博按：此案旧刻脱误。

江汝洁治会中夫人，病心气痛甚剧，医治不效。江视其症，乃心脾疼也。夫心主血，脾裹血，二经阴血虚生内热耳。以阿胶一钱五分，滋二经之虚，白螺蛳壳火煅一钱五分，以泻二经之火，二味为末，好酒调服一二盏，即愈。

匡掌科夫人，年三十余，病胃脘连胸胁痛，日轻夜甚，两寸关弦滑有力。医皆以积滞凝寒，用发散及攻下之剂，不效，继用铁刷散、四磨饮等方，并莫应，及用汤水，皆吐而不纳，经日不食，痛益甚（非痰而何）。一医谓五灵脂、没药素用有效，试用酒调，病者到口便吐，随吐出绿痰两碗许，痛即止，纳饮食。此盖痰在膈上，攻下之不

去,必得吐法而后愈。(《医统》)

江篁南治一妇,患心脾疼,弱甚。医以沉香、木香磨服之,其痛益增,且心前横痛,又兼小腹痛甚。其夫灼艾灸之,痛亦不减。江以桃仁承气汤去芒硝投之,一服而愈。

江应宿治中年男子,患心脾痛,积十年所,时发则连日呻吟,减食。遍试诸方,罔效。诊之,六脉弦数(弦数为火郁)。予曰:此火郁耳。投姜汁炒黄连、山栀泻火,为君,川芎、香附开郁,陈皮、枳壳顺气,为臣,反佐以炮姜从治(反佐妙),一服而愈。再与平胃散加姜炒黄连、山栀、神曲,糊丸,一料刈[1]其根,不复举矣。

予长子,年三十二岁,素饮食无节,性懒于动作。丙戌秋,从予自燕都抵家,舟行饱餐,多昼寝,有时背胀,腹微痛。初冬过苏州,夜赴酒筵后,脱衣用力,次早遂觉喉口有败卵臭,厌厌成疾,瘦减,日吐酸水,背胀腹痛。一日忽大痛垂死,欲人击打,又炒热盐熨之,稍宽快,顷刻吐紫黑血二碗许,连日不食,食入即吐,痛止即能食(生机在此),食饱又复痛,诸药不应,递发递愈。六脉弦而搏指,此食伤太阴,脾虚气滞。与香砂橘半枳术丸,灸中脘、夹脐、膏肓,禁饱食,两月而愈。

腹痛

华佗治一人,病腹中攻痛十余日,鬓发堕落。佗曰:是脾半腐,可刳腹治也。使饮药令卧,破腹就视,脾果半腐坏,以刀断之,割去恶肉,以膏敷之,即瘥。(《独异志》)

---

[1] 刈 割草,此为去除。

元丰中，丞相王郇公〔1〕小腹痛不止。太医攻治，皆不效。凡药至热如附子、硫黄、五夜叉丸之类，用之亦不瘥。驸马张都尉令取妇人油头发，烧如灰，细研筛过，温酒调二钱（此治阴虚），即时痛止。（《良方》）

罗谦甫治真定一士人，年三十余，肌体本弱，左胁下有积气，不敢食冷物，觉寒则痛，或呕吐清水，眩晕欲倒，目不敢开，恶人烦冗，静卧一二日及服辛热之剂则病退。延至初秋，因劳役及食冷物，其病大作，腹痛不止，冷汗自出，四肢厥冷，口鼻气亦冷，面色青黄不泽，全不得卧，扶几而坐，又兼咳嗽，咽膈不利，与药则吐，不得入口。无如奈何，遂以熟艾半斤，白纸一张铺于腹上，纸上摊艾令匀，又以憨葱〔2〕数枝批作两片，置艾上数重，再以白纸覆之，以慢火熨斗熨之，冷则易之（外治法妙）。觉腹中热，腹皮暖不禁，以绵三襜〔3〕多缝带系之，待冷方解。初熨时得暖则痛减，大暖则痛止，至夜得睡。翌日，再与对症药服之，良愈。

《内经》云：寒气客于小肠募原之间，络血之中，血涩而不得注于大经，血气稽留不得行，故宿昔而成积也。又寒气客于肠胃，厥逆上出，故痛而呕也。诸寒在内作痛，得炅则痛立止。

李子豫治豫州刺史许永之弟，患心腹痛十余年，殆死。忽一日夜间，闻屏风后有鬼，谓腹中鬼曰：明日李子豫从此过，以赤丸杀汝，汝其死矣。腹中鬼曰：吾不畏之。于是使人候子豫。豫果至，未入门，患者闻腹中有呻吟声，及子豫入视，鬼病也。遂以八毒赤丸与服（方见鬼疰门），须臾腹中雷鸣彭转〔4〕，大下数行，遂愈。

---

〔1〕 王郇公 即王珪，宋仁宗时任宰相，后封郇国公，因称。
〔2〕 憨葱 藜芦。
〔3〕 以绵三襜 用丝帛围裙之类折叠三层。襜，音 chān，围裙。
〔4〕 彭转 气转而作声。

今八毒丸方是也。(《续搜神记》)

虞恒德治一妇,年五十余,小腹有块,作痛二月余。一医作死血治,与四物加桃仁等药,不效,又以五灵脂、元胡索、乳香、没药、三棱、莪术等丸服,又不效。其六脉沉伏,两尺脉绝无。予曰:乃结粪在下焦作痛耳,非死血也(可见死血脉必短涩。两尺绝无而断为结粪亦奇)。用金城稻藁[1]烧灰,淋浓汁一盏服之,过一时许,与枳实导滞丸一百粒催之,下黑粪如梅核者碗许,痛遂止。后以生血润肠之药十数帖,调理平安。

一男子壮年,寒月入水网鱼,饥甚,遇凉粥食之,腹大痛,二昼夜不止。医与大黄丸,不通,与大承气汤,下粪水而痛愈甚。诊其六脉,沉伏而实,面青黑色(青黑为寒,得温即行)。虞曰:此大寒症,及下焦有燥屎作痛。先与丁附治中汤一帖,又与灸气海穴二十一壮,痛减半。继以巴豆(巴豆行寒积)、沉香、木香作丸如绿豆大,生姜汁送下五粒,下五七次而愈。

丹溪治一老人,腹痛,不禁下者,用川芎、苍术、香附、白芷、干姜、茯苓、滑石等剂而愈。

一人于六月投渊取鱼,至秋深雨凉,半夜小腹痛甚,大汗。脉沉弦细实,重取如循刀责责然[2]。与大承气汤加桂二服,微利痛止。仍连日于申酉时(申酉为足太阳、少阴)复痛,坚硬不可近,每与前药,得微利,痛暂止。于前药加桃仁泥,下紫黑血升余,痛亦

---

〔1〕 稻藁 稻草。藁,同"槁",禾秆。

〔2〕 责责然 形容脉来劲急,无柔和之象。《素问·玉机真藏论》:"真肝脉至,中外急,如循刀刃,责责然如按琴瑟弦。"

止。脉虽稍减，而责责然犹在，又以前药加川附子，下大便五行（亦得温即行），有紫黑血如破絮者二升而愈。又伤食，于酉时复痛，在脐腹间，脉和，与小建中汤，一服而愈。

一少年，自小面微黄，夏间腹大痛。医与小建中汤加丁香三帖，不效，加呕吐清汁。又与十八味丁沉透膈汤二帖，食全不进，困卧，痛无休止，如此者五六日，不可按。又与阿魏丸百粒，夜发热，不得寐，口却不渴。脉左三部沉弦而数实，关尤甚，右沉滑数实。遂与大柴胡加甘草四帖下之，痛呕虽减，食未进。与小柴胡去参、芩，加芍药、陈皮、黄连、甘草，二十帖而愈。

加减法妙。

一妇年四十，患腹隐痛，常烧砖瓦熨之，面胸畏火气，六脉和，皆微弦，苦夜不得寐，悲忧一年。众作心病治，遂觉气复自下冲上。病虽久，形不瘦，此肝受病也（脾主肌肉，病在肝不瘦）。与防风通圣散吐之，时春寒，加桂（木得桂而和），入姜汁调之，日三四次。夏稍热，与当归龙胆丸，间与枳术丸，一月而安。

一人中脘作疼，食已口吐血，紫霜色。二关脉涩，乃血病也，跌仆而致。治以生新去陈之剂，吐出片血碗许而安。

吴茭山治一妇，患脐下虚冷腹痛。用川芎、归身、炙芍、炒延胡、丁皮、干姜，服之，效。

张至和，吴郡人，精于医。尝治人腹疾，为庸医误用热药，张知不可疗，辞之。其人别延周济广，不再药而愈。乃遣从者市肴羞〔1〕，故

〔1〕羞 美味。

令迁路经张门。张问之,曰:吾主疾愈,置以谢周某者。张笑曰:亟回家,此当大便下脓,若[1]恐不及见矣。果然。

程明祐治王汝恭,夜御内,诘旦[2]煎寒[3]腹痛。医投五积散,热甚,又投十神汤、小柴胡,遂聩。程教以饮水。一医曰:病得之入房,内有伏阴,复投以水,必死。及一饮,腹不痛,再饮至一斗,病已(非神明者不能,治法不可为训)。所以知汝恭当饮水而解者,切其脉,阳盛格阴,热入厥阴也。

汪石山治一人,年五十余,形瘦而黑,理疏而涩[4],忽腹痛,午后愈甚。医曰:此气痛也。治以快气之药,痛益加。又曰:午后血行于阴分,加痛者,血滞于阴也。以四物加乳、没服之,亦不减。汪诊之,脉浮细而结,或五七至一止,或十四五至一止。经论止脉渐退者生,渐进者死。今止脉频则反轻,疏则反重,与《脉经》实相矛盾。汪熟思少顷,曰:得之矣。止脉疏而痛甚者,以热动而脉速(为病脉,属邪盛);频而反轻者,以热退而脉迟故耳(为本脉,属元虚)。病属阴虚火动无疑(热动脉速,非止疏也,因脉速而止不觉耳,热退脉迟,而止脉愈觉频耳。前为邪盛之脉,后为元虚之脉)。且察其病起于劳欲,劳则伤心而火动,欲则伤肾而水亏。以参、芍补脾为君,熟地、归身滋肾为臣,黄檗、知母、麦冬清心为佐,山楂、陈皮行滞为使,人乳、童便出入加减,惟人参加至四五钱,遇痛进之,则愈。或曰:诸痛与瘦黑人及阴虚火动,参、耆在所当禁,今用之顾效,谓何?曰:药无常性,以血药引之则从血,以气药引之则从气,佐之以热则热,佐之以寒则寒,在人善用之耳。况人参不特

---

〔1〕 若 你。
〔2〕 诘旦 清晨。
〔3〕 煎寒 为寒所煎迫,与“恶寒”义近。
〔4〕 理疏而涩 肤理粗疏而燥涩。

补气，亦能补血，故曰气血弱当从长沙而用人参是也（东垣治中汤，人参同干姜用，亦谓里虚则痛，补不足也）。所谓诸痛禁用参、耆者，以暴病形实者言耳。若年高气血衰弱，不用补法，气何由行？痛何由止？经曰壮者气行则愈是也。

一人体弱色脆，常病腹痛，恶寒发热，呕泄蜷卧，时或吐虫，至三五日或十数日而止。或用丁、沉作气治，或用姜、附作寒治，或用削克作积治，或用燥烈作痰治，俱不效。诊其脉，皆濡小近驶（数）。曰：察色诊脉观形，乃气虚兼郁热也。遂用参、耆、归、术、川芎、茯苓、甘草、香附、陈皮、黄芩、芍药，服之而安。或曰：诸痛，不可用参、耆并酸寒之剂，今犯之，何也？曰：病久属郁，郁则生热。又气属阳，为表之卫，气虚则表失所卫而贼邪易入，外感激其内郁，故痛大作。今用甘温以固表，则外邪莫袭，酸寒以清内，则郁热日消，病由是愈。

博按：此案原刻脱误。

一人面色苍白，年四十六，素好酒色犬肉，三月间因酒，兼有房事，遂病左腹痛甚，后延右腹，续延小腹以及满腹皆痛，日夜叫号，足不能伸，卧不能仰，汗出食阻（此案终无身热表症）。自用备急丸，利二三行而随止，痛仍不减（医见利之痛不止，决疑虚症）。汪诊，其脉皆细驶，右脉颇大于左，独脾脉弦而且滑，扶起诊之，右脉亦皆细数。恐伤酒肉，用二陈加芩、楂、曲、糵，进之不效。再用小承气汤，仍不利。蜜枣导之，仍不利。乃以大承气汤利二三行，痛减未除（凡此治法，皆急则治标，不然痛安能减）。令其住药，只煎山楂汤饮之，次日烦躁呕恶，渴饮凉水，则觉恶止爽快。诘朝〔1〕诊脉，皆隐而不见（见此症总属痛伤元气，脉亦不见），四肢逆冷，烦

---

〔1〕 诘朝　义同“诘旦”，清晨。

躁不宁，时复汗出。举家惊愕，疑是房后阴症，拟进附子理中汤。汪曰：此治内寒逆冷也。《活人书》云：四逆无脉，当察症之寒热。今观所患，多属于热，况昨日脉皆细数，面色近赤，又兼酒后而病，六脉虽绝，盖由壮火食气也。四肢者诸阳之末，气被壮火所食，不能营于四肢，故脉绝而逆冷也。此类伤暑之症，正合仲景所谓热厥者多，寒厥者少，急用大承气汤下之之类。向虽下以大承气，其热尚未尽，难以四逆汤症与比。今用附子热药，宁不助火添病耶？如不得已，可用通脉四逆汤，尚庶几焉，以其内有童便、猪胆汁监制，附毒不得以肆其虐也。连进二服，脉仍不应，逆冷不回，渴饮烦躁，小便不通，粪溏反频，腹或时痛。更进人参白虎汤二帖（白虎汤如何敢用），躁渴如旧。更用参、术各三钱，茯苓、麦冬、车前各一钱，五味、当归各五分，煎一帖，脉渐见如蛛丝。汪曰：有生意矣，仲景论绝脉，服药微续者生，脉暴出者死是也。左手足亦略近和，不致冰人，右手足逆冷如旧，但口尚渴，便尚溏，一日夜约十余度，小便不通。汪曰：渴而小便不利者，当利其小便（此非伤寒发热，以痛为准，以渴为凭，故曰利其小便。倘伤寒发热而用此案为法，何异痴人说梦）。遂以天水散冷水调服，三四剂不应，再以四苓散加车前、山栀，煎服二帖，小便颇通。但去大便而小便亦去，不得独利。汪曰：小便未利，烦渴未除，盖由内热耗其津液也；大便尚溏者，亦由内热损其阳气，阳气不固而然也。遂用参、术各三钱，茯苓钱半，白芍、车前、门冬各一钱，山栀七分，五味五分，连进数服，至第九日，逆冷回，脉复见，诸症稍减，渐向安。

琇按：是症外无寒热，因利而渴而厥而躁汗，遂乃寒热杂进，幸而不死，必其人元气素强，否则参、苓、麦、味缓不及矣。

一妇人，年近五十，病腹痛，初从右手指冷起，渐上至头，头如冷水浇灌而腹大痛，则遍身大热，热退则痛止（非石翁不能讲明此症），或过食，或不食，皆痛，每常或一年一发，近来二三日一发，远不过六七日。医用四物加柴胡、香附，不应。更医，用四君、木香、槟榔，亦不应，又用二陈加紫苏、豆蔻，又用七气汤等剂，皆不应。汪诊，脉皆微弱，似有似无，或一二至一止，或三五至一止，乃阳气大虚也（凭脉断症）。独参五钱，陈皮七分，煎服，十数帖而愈。夫四肢者诸阳之末，头者诸阳之会，经曰阳虚则恶寒，又曰一胜则一负，阳虚阴往乘之则发寒，阴虚阳往乘之则发热。今指稍逆冷，上至于头，则阳负阴胜可知矣。阳负则不能健运而痛大作，痛作而复热者，物极则反也。及其阴阳气衰，两不相争则热歇，痛亦息矣。况脾胃多气多血经也，气能生血，气不足则血亦不足。仲景曰血虚气弱以人参补之，故用独参汤服，而数年之痛遂愈矣。

江篁南治一妇，年四十余，常患腹疼，先从心前痛小腹，既而腰俞尽痛，兼吐清水，或吐食，每吐而后愈，合眼则觉麻木（食入反出，是无火也；合眼麻木，阳虚而气不行也），其经水将行之前腰腹作痛，行或带紫凝结（赤带），兼有白带，或一月再至（虚）。初用二陈合四物，除地黄，加乌药、香附，三服不验。乃投东垣当归附子汤，四服稍愈，遂加分两作丸服之（当归附子汤：治脐下冷痛，赤白带下。当归二分，炒盐三分，蝎梢、升麻各五分，甘草六分，柴胡六分，黄檗少许，附子一钱，干姜六分）。

中气亏损　心腹作痛

薛己治唐仪部〔1〕，胸内作痛月余，腹亦痛。左关弦长，右关弦紧，此脾虚肝邪所乘。以补中益气汤加半夏、木香，二剂而愈，又用六君子汤二剂而安。此面色黄中见青。

〔1〕仪部　古时礼部有仪部司，长官为仪部司郎中。

李仪部常患腹痛，以补中益气加山栀，即愈。一日因怒肚腹作痛，胸胁作胀，呕吐不食。肝脉弦紧，此脾气虚弱，肝火所乘。仍用前汤吞左金丸，一服而愈。此面色黄中见青兼赤。

太守朱阳山，因怒腹痛作泻，或两胁作胀，或胸乳作痛，或寒热往来，或小便不利，饮食不入，呕吐痰涎，神思不清。此肝木乘脾土。用小柴胡加山栀子、炮姜、茯苓、陈皮、制黄连（黄连、吴茱萸等分，用热水拌湿，罨二三日，同炒焦，取连用），一剂即愈。

阳山之内，素善怒，胸膈不利，吐痰甚多，吞酸嗳腐，饮食少思，手足发热，十余年矣。所服非芩、连、枳实，即槟、苏、厚朴。左关弦洪，右关弦数，此属肝火血燥，木乘土位。朝用六味丸以滋养肝木，夕用六君加当归、芍药以调补脾土，不月而愈。癸卯夏，患背疽，症属虚寒，用大温补之药而愈。乙巳夏，因大怒，吞酸嗳腐，胸腹胀满。或用二陈、石膏治之，吐涎如涌，肌热如灼，旬日，将用滚痰丸下之，脉洪大，按之如无（旧刻讹无力）。薛曰：此脾胃（旧刻改中气）亏损而发热，脾弱而涎泛出也。用六君加姜、桂，一钟即睡，觉而诸症如失，又数剂而康。

儒者沈尼文，内停饮食，外感风寒，头痛发热，恶心腹痛。薛用人参养胃加芎、芷、曲、糵、香附、桔梗，一剂而愈。次日仍作腹痛，以手重按痛即止。此客寒乘虚而作也。乃以香砂（旧刻讹香附）六君子加木香、炮姜服之，睡觉痛减六七。去二香再服，饮食少进，加黄耆、当归，少佐升麻而愈。

徐道夫母，病胃脘当心痛剧，右寸关俱无（旧刻改作不应指），左虽有，微而似绝，手足厥冷（痛甚而伏者，手足冷者，未可尽为虚症），病势危笃。察其色，眼胞上下青黯（眼胞色青，乃肝木乘脾），此脾虚肝木所胜。用参、术、茯苓、陈皮、甘草补其中气，木香和胃气以行肝气，吴萸散脾胃之寒，止心腹之痛，急与一剂，俟滚先服，煎熟再进，诸病悉愈。向使泥其痛无补法而反用攻伐之剂，祸不旋踵矣。

一妇人，怀抱郁结，不时心腹作痛，年余不愈，诸药不应。用归脾加炒山栀而愈。

腹鸣

陈子直主簿[1]妻有异疾，每腹胀则腹中有声如击鼓，远闻于外，行人过者皆疑其作乐，腹胀消则鼓声亦止，一月一作。经十余医，皆莫能明其疾。

一妇人，有孕，腹内钟鸣，医莫能治。偶一士人携一方书，其间有一方能治此，用鼠窟前畚土研罗为末，每服二钱，麝香汤调，其疾立愈。

腰痛

淳于意治济北王侍者韩女，病腰背痛，寒热。众医皆以为寒热也。臣意诊脉，曰：内寒，月事不下也。即窜以药[2]，旋下，病已。病得之欲男子而不可得也。所以知韩女之病者，诊其脉时，切之，肾脉也，涩而不属（琇按：气滞血不流而脉涩，是为郁病）。涩而不属者，其来难坚，故曰月不下。肝脉弦，出左口，故曰欲男子不可得也。

---

〔1〕 主簿　掌管文书的佐吏。
〔2〕 窜以药　用药物熏蒸。

琇按：《脉诀》所谓溢上鱼际，唯师尼室女嫠妇有之。然今人无论男妇，多有此脉。此案又见经水门。

郝允[1]治殿中丞[2]姚程，腰脊痛不可俯仰。郝曰：谷，浊气也。当食发怒，四肢受病，传于大小络中，痛而无伤。法不当用药，以药攻之则益痛，须一年能偃仰，二年能坐，三年则愈矣。果然。

东垣治一人，露宿寒湿之地，腰痛不能转侧，胁搐急作痛月余。《腰痛论》云：皆足太阳（膀胱）、足少阴（肾）血络有凝血作痛。间有一二证属少阳胆经。外络脉病皆去，血络之凝乃愈。经云：冬三月禁针，只宜服药。通其经络，破血络中败血。以汉防己、防风各三分，炒曲、独活（胆）各五分，川芎、柴胡（胆）、肉桂（肾）、当归、炙草、苍术各一钱，羌活（膀胱）钱半，桃仁五粒，作一服，酒煎服，愈。

配方精妙，后学当触类而长之。

韩悉治一人，患腰疼痛。以胡桃仁佐破故纸，用盐水糊丸，服之，愈。

丹溪治徐质夫，年六十余，因坠马腰疼，不可转侧。六脉散大，重取则弦小而长，稍坚。朱以为恶血虽有，未可驱逐，且以补接为先。遂令煎苏木、人参、黄耆、川芎、当归、陈皮、甘草，服至半月后，散大渐敛，食亦进，遂与熟大黄汤调下自然铜等药，一月而安。

---

〔1〕 郝允　宋代医家，博陵（今属河北）人，曾撰《素问笺》。
〔2〕 殿中丞　宋代文官寄禄官阶名，无职事。

王绍颜[1]《续传信方》[2]云：顷年得腰膝痛，不可忍。医以肾风攻刺，诸药不效。见《传信方》[3]有此验，立制一剂，神效。方以海桐皮二两，牛膝一两，羌活、地骨皮、五加皮、薏苡仁各一两，甘草五钱，生地十两，上净洗焙干，细剉，生地黄以芦刀子切，用绵一两都包裹，入无灰酒二斗浸，冬二七日，夏七日，候熟，空心饮一杯。或控干焙末，蜜丸亦可。

戊戌秋，淮南大水，城下浸灌者连月。予[4]忽脏腑不调，腹中如水吼，数日调治，得愈。自此腰痛不可屈折，虽沐亦相妨，偏[5]药不效，凡三月。此必水气阴盛，肾经感此而得。乃灸肾俞三七壮，服鹿茸丸而愈。(《医学纲目》)

胁 痛

丹溪治一人，年三十六，虚损瘦甚，右胁下疼，四肢软弱。二陈汤加白芥子、枳实、姜炒黄连、竹沥，八十帖安。

治虚人有痰，此方可法。

项彦章治一人，病胁痛。众医以为痈，投诸香、姜、桂之属，益甚。项诊之，曰：此肾邪也，法当先温利而后竭之。以神保丸，下黑溲，痛止。即令更服神芎丸。或疑其太过。项曰：向用神保丸，以肾邪透膜，非全蝎不能引导。然巴豆性热，非得芒硝、大黄荡涤之，后遇热必再作。乃大泄，滞数出，病已。所以知之者，以阳脉

〔1〕王绍颜　五代人，曾仿唐代刘禹锡《传信方》而成《续传信方》，早佚。
〔2〕《续传信方》　原作"《信效方》"三字，据《本草纲目》卷三十五改。
〔3〕《传信方》　原作"《传相方》"，据《本草纲目》卷三十五改。
〔4〕予　原作"王"，据《医学纲目》卷二十八改。
〔5〕偏　同"遍"。

弦，阴脉微涩，弦者痛也，涩者肾邪有余也，肾邪上薄于胁，不能下，且肾恶燥，今以燥热发之，非得利不愈。经曰痛随利减，殆谓此也。

琇按：虚人恐不胜此。

虞恒德治一人，年四十余，因骑马跌扑，次年左胁胀痛。医与小柴胡汤加草龙胆、青皮等药，不效。诊其脉，左手寸尺皆弦数而涩，关脉芤而急数，右三部唯数而虚。虞曰：明是死血症（脉涩为血少。又云：失血之后，脉必见芤。又曰：关内逢芤则内痈作。论脉固属血病，然断之曰死血，亦因跌扑胁胀痛故耶）。用抵当丸一剂，下黑血二升许，后以四物汤加减，调理而安。

橘泉治一老，八十余，左胁大痛，肿起如覆杯，手不可近（实症）。医以为滞冷，投香、桂、姜黄推气之剂，小腹急胀，痛益甚。翁曰：此内有伏热瘀血在脾中耳，经所谓有形之肿也（有形之肿，宜以削之），然痛随利减。与承气汤加当归、芍药、柴胡、黄连、黄檗下之，得黑瘀血二升，立愈。

张戴人治一人，病危笃。张往视之，其人曰：我别无病，三年前当隆暑时，出村野，有以煮酒馈予者。适村落无汤器，冷饮数升，便觉左胁下闷，渐作痛，结硬如石，至今不散。针灸磨药，殊无寸效。戴人诊之，两手俱沉实而有力。先以独圣散吐之，一涌二三升，气味如酒，其痛即止。后服和脾安胃之剂而愈。（《儒门事亲》）

张文仲〔1〕，则天初为侍御医。特进〔2〕苏良嗣〔3〕因拜跪，便

---

〔1〕 张文仲　唐代医家，洛阳（今河南洛阳）人，武则天时任尚药奉御，撰有《随身备急方》等。

〔2〕 特进　官位名，无实际职掌，类似荣誉称号。

〔3〕 苏良嗣　唐代大臣，武则天时任文昌左相同凤阁鸾台三品，相当于宰相。

绝倒。文仲候之，曰：此因忧愤，邪气激也。若痛冲胁则剧，难救。自晨至食时[1]，即苦冲胁绞痛。文仲曰：若入心，即不可疗。俄而心痛，日旰[2]而卒。

薛己治一妇人，胁下肿痛，色赤寒热。用小柴胡加芍药、山栀、川芎，以清肝火而愈。但经行之后患处仍痛，用八珍汤以补气血而安。若因肝胆二经血燥所致，当用小柴胡加山栀、胆草、芎、归主之。久而脾胃虚弱，补中益气为主。若兼气郁伤脾，间以归脾汤。朝寒暮热，饮食少思，须以逍遥散为主。

庠生马伯进之母，左胛连胁作痛（背胛上胯骨，连侧胁是小肠与胆，连胁是肝脾），似疮毒状。薛曰：此郁怒伤肝脾。与六君加桔梗、枳壳、柴胡、升麻。彼另用疮药，其痛甚，乃请治。其脉右关弦长，按之软弱，左关弦洪，按之涩滞，果肝脾之疾，饮食之毒、七情之火也。仍用煎药加以大补之剂，脉症悉退，再加芎、归，全愈。

一人年近六十，素郁怒，脾胃不健。服香燥行气，饮食少思，两胁胀闷。服行气破血，饮食不入，右胁胀痛（丹溪云：右胁悉属痰，左胁瘀血），喜用手按。彼疑为膈气，痰饮内伤。薛曰：乃肝木克脾土，而脾土不能生肺金也。若内有瘀血，虽单衣亦不敢著肉（妙别）。用滋化源之药，四帖诸症顿退。彼以为愈。薛曰：火令在迩[3]，当健脾土以保肺金。彼不信，后复作，另用痰火之剂，益甚。求治，左关右寸滑数，此肺内溃矣。仍不信，乃服前药，吐秽脓而死。

---

〔1〕食时　即辰时，上午七时至九时。
〔2〕日旰　日暮。旰，音 gàn，天色晚。
〔3〕火令在迩　夏季将至。火令，指夏季。迩，近。

一妇人，饮食后因怒患疟，呕吐，用藿香正气散，二剂而愈。后复怒，吐痰甚多，狂言热炽，胸胁胀痛，手按少止。脉洪大无伦（无伦为虚），按之微细，此属肝脾二经血虚。以加味逍遥散加熟地、川芎，二剂脉症顿退，再用十全大补而安。此症若用疏通之剂，是犯虚虚之戒矣。

一男子，房劳兼怒，风府胀闷，两胁胀痛。薛作色欲损肾，怒气伤肝，用六味地黄丸料加柴胡、当归，一剂而愈。

琇按：此法移治腹痛门中。石山治一人面色苍白之症，宜收捷效。

石山治一人，客维扬，病胁痛。医以为虚，用人参、羊肉补之，其痛愈甚。一医投龙会丸，痛减。汪诊，弦濡而弱。曰：脾胃为痛所伤，尚未复。遂以橘皮枳术丸加黄连、当归，服之而安。越五年，腹胁复痛，彼思频类前病，欲服龙会丸，未决。汪诊之，脉皆濡弱而缓。曰：前病属实，今病属虚，非前药可治也。以人参为君，芎、归、芍药为臣，香附、陈皮为佐，甘草、山栀为使，煎服十余帖，痛止食进。

黟县县丞〔1〕，年逾五十，京回〔2〕，两胁肋痛（肋与胁不同）。医用小柴胡汤，痛止。续后痛作，前方不效。汪诊之，脉皆弦细而濡，按之不足。曰：此心肺为酒所伤，脾肾为色所损，两胁胀痛，相火亢极，肝亦自焚。经曰五脏已虚，六腑已竭，九候虽调者死，此病之谓欤？寻卒。

休宁金上舍环海自述云：曾因送殡，忍饥过劳，患腰肋连胁肿

〔1〕 县丞　知县的佐官。
〔2〕 京回　赴京参加铨选归来。

痛,不能转侧,医治不效。有一儒者诊视,曰:此肝火也。投龙胆泻肝汤、当归龙会丸而愈。

膝肿

徐可豫治吴兴沈仲刚内子,膝肿痛,右先剧,以热熨则攻左,熨左攻右,俱熨则腹雷鸣上胸,已而背悉若受万箠[1]者,独元首[2]弗及,发则面黛色[3],脉罔辨,昏作旦辍,日尪弱甚。医望色辄却,谓弗救。徐视脉竟,曰:是湿淫所中,继复惊伤胆,疾虽剧,可治。即令以帛缠胸,少选探咽喉间,涌青白涎沫几斗许,涌定。徐曰:今兹疾发至腹,则弗上面,面弗青矣。至昏膝痛,仍加熨,鸣果弗及胸止,三鼓已定,皆如徐言。越三昏,不复作,遂痊。

痰随气升降作痛,所以一吐而愈。

鹤膝风

州守张天泽,左膝肿痛,胸膈痞满,饮食少思,时作呕,头眩痰壅,日晡殊倦。用葱熨法及六君加炮姜,诸症顿退,饮食稍进。用补中益气加蔓荆子,头目清爽,肢体康健。间与大防风汤十余剂、补中益气三十余剂而消。

一妇人,发热口干,月经不调,半载后肢体倦怠,二膝肿痛。作足三阴血虚火燥治之,用六味地黄丸,两月余形体渐健,饮食渐进,膝肿渐消,半载而痊。

---

〔1〕 箠 鞭打。

〔2〕 元首 头部。

〔3〕 黛色 青黑色。唐代杜甫《古柏行》诗:“霜皮溜雨四十围,黛色参天二千尺。”

脚 气 附肿痛

有人病两脚躄，不能行举。诣佗，佗望见，云：已饱针灸服药矣，不须复看脉。便使解衣，点背数十处，相去或一寸，或五分，纵斜不相当。言灸此各十壮，灸疮愈即行。后灸处夹脊一寸上下行，端直均调，如引绳也。（《汉书·华佗传》）

徐之才[1]治一人，患脚跟肿痛，诸医莫能识。徐曰：蛤精疾也。由乘舟入海，垂脚水中。疾者曰：实曾如此。之才为剖，得蛤子二，大如榆荚。（《太原故事》）

有范光禄[2]，得脚肿，不能饮食。忽有一人不通名，径入斋中，谓曰：佛使我来理君疾也。光禄废衣[3]示之，因以刀针肿上，倏忽间顿针两脚及膀胱百余下，出黄脓水三升许而去。至明，并无针伤，而患渐愈。（《齐谐录》）

王蘧守会稽[4]，童贯时方用事，贯苦脚气，或云杨梅仁可疗是疾。蘧裒[5]五十石献之，后擢待制[6]。（《挥麈录》）

道士王裕曰：有忽患脚心如中箭，发歇不时。此肾之风毒，泻

---

〔1〕徐之才 南北朝医家，字士茂，居丹阳（今江苏南京），撰有《徐王八代家传效验方》《徐氏家秘方》等。

〔2〕光禄 官名，掌宫廷膳食及朝会酒宴、祭祀祭品等事。

〔3〕废衣 褪去衣服。

〔4〕守会稽 担任会稽的长官。

〔5〕裒 音 póu，聚集。

〔6〕待制 官名，宋代于殿、阁设待制，掌典守文物。

肾愈。

泻肝即泻肾。

董守约苦脚气攻注，或教之捶数螺，敷两股上，便觉冷气趋下至足，逾时而安。(《类编》)

寒凉法。

唐柳柳州[1]纂救三死方：元和[2]仲春，得干脚气(脚气有干湿之分)，夜半痞绝，左胁有块大如石，且死。因大寒，不知人三日，家人号哭。荥阳郑洵美传杉木汤，服半食顷，大下三次，气通块散。用杉木节一大升，橘叶一升，无叶以皮代，大腹槟榔七个，合而碎之，童便三大升共煮一升半，分二服。若一服得快利，停后服。此乃死病，会有教者，乃得不死。(《本事方》)

董系治安国军[3]节度使程道济，患腰脚疼痛将二年，服汤药，皆姜、附、硫黄燥热之药，中脘脐下艾炷十数，无效，愈觉膝寒胃冷，少力多睡，食少神减。群医曰：肾部虚寒，非热药不能疗。及自体究，亦觉恶寒喜暖，但知此议为是，因咨于董。董曰：肾经积热，血气不通故也。程不甚见信，试用通经凉药，但见脏腑滑利，伏困愈甚，弃而不服(人情大抵皆然)。后因陈五行造化胜负之理，方始不疑。再用辛甘寒药，泻十二经之积热，日三四服，通利十余行，数十日后觉痛减，饮食有味，精力爽健，非昔之比。心神喜悦，服药不辍，迤逦觉热，自后服饵皆用寒凉，数年之间，疾去热除，神清体健。

寒凉法。

---

〔1〕柳柳州　即柳宗元，柳宗元曾任柳州刺史，因称。

〔2〕元和　唐宪宗年号，公元806年至820年。

〔3〕军　宋代地方行政区划，可直属于路，也可隶属于府州。

蔡元长知开封,正据案治事,忽如有虫自足心行至腰间,即坠笔晕绝,久之方苏。掾属[1]云:此病非俞山人不能疗。趋使召之。俞曰:此真脚气也,法当灸风市(风市在奇腧,经络在膝上七寸外侧两筋间)。为灸一壮,蔡晏然复常。明日病如初,再召俞。曰:除病根,非千艾不可。从其言,灸五百壮,自此遂愈。

仲兄[2]文安公守姑苏,以銮舆[3]巡幸,虚府舍,暂徙吴县。县治[4]卑湿,旋感足痹,痛掣不堪,服药弗效。乃用所闻,灼风市、肩髃(大肠穴,二穴同)、曲池三穴,终身不复作。

僧普清苦此二十年,每发率两月。用此灸三七壮,即时痛止。其他验者益众。(《夷坚志》)

一人患脚转筋,时发不可忍。灸脚踝上一壮,内筋急灸内,外筋急灸外。

顾安中,广德军人,久患脚气,筋急腿肿,行履不得。因至湖州,附船[5],船中有一袋物,为腿酸痛,遂将腿阁袋上,微觉不痛,及筋宽而不急。乃问艄人袋中何物,应曰宣木瓜。自此脚气顿愈。(《名医录》)

《衍义》治一人嗜酒,后患脚气,甚危。乃以巴戟半两,糯米同炒,米微转色去米,大黄一两剉炒,同为末,炼蜜为丸,温水送下五

---

〔1〕 掾属 官府属吏的统称。
〔2〕 仲兄 位次第二的兄长。
〔3〕 銮舆 皇帝出行时的仪仗,此称皇帝。
〔4〕 县治 县署所在之地。
〔5〕 附船 搭乘便船。

七十丸，仍禁酒，遂愈。

温利法。

东垣治一朝贵，年近四十，身体充肥，脚气始发，头面浑身肢节微肿，皆赤色，足胫赤肿，痛不可忍，手近皮肤，其痛转甚，起而复卧，卧而复起，日夕苦楚。春间，李为治之。其人以北土高寒，故多饮酒，积久伤脾，不能运化，饮食下流之所致。投以当归拈痛汤一两二钱，其痛减半，再服肿悉除。只有右手指末微赤肿，以三棱针刺指爪甲端，多出黑血，赤肿全去。数日后，因饮食湿面，肢体觉痛，再以枳实五分，大黄酒煨，三钱，当归身一钱，羌活钱半，名曰枳实大黄汤，只作一服，水二盏煎一盏，温服，空心食前，利下两行，痛止。夫脚气，水湿之为也，面滋其湿，血壅而不行，故肢节烦痛。经云风能胜湿，羌活辛温，透关节去湿，故以为主；血留而不行则痛，当归之辛温散壅止痛，枳实之苦寒治痞消食，故以为臣；大黄苦寒，以导面之湿热，并治诸老血留结，取其峻快，故以为使〔1〕也。

下汗法。

丹溪治一妇，足肿，用生地黄、黄檗、苍术（二妙可法）、南星、红花、牛膝、龙胆草、川芎治之。

清法。

一人两足酸重，不任行动，发则肿痛。一日，在不发中，诊脉，三部皆大搏手，如葱管无力，身半以上肥盛。盖其膏粱妾御，嗜欲无穷，精血不足，湿热太盛。因用益精血于其下，清湿热于其上，二方与之（谁谓丹溪法无补于世哉）。或言脚气无补法，故不肯服。三月后痛作，一医用南方法治（汗），不效，一医用北法治之（下），即

〔1〕 使　原作“便”，据《古今医案按》卷七改。

死于溺器上。吁！业岐黄者，虚实之辨，盖可以忽乎哉？

补法。

项彦章治一人，足病发则两足如柱，溃黄水，逾月乃已，已辄发。六脉沉缓（脚气，不得疑脉之沉缓为虚寒），沉为里有湿，缓为厥为风，此风湿毒，俗名湿脚气是也。神芎丸竭之，继用舟车神祐丸，下浊水数十出而愈。

下法。

一妇脚底如锥刺痛，或跗肿，足腕亦痛而肿，大便泄滑里急。此血少，又下焦血分受湿气为病，健步丸主之。以生地一两半，归尾、白芍、陈皮、苍术各一两，牛膝、茱萸、条芩各半两，大腹子三钱，桂枝二钱，为丸，每服百丸，以白术、通草煎汤，食前下之。

温法。琇按：此丹溪案。大腹子原刻误大附子。

戴人治一人，病腰脚大不伸，伛偻蹩躠〔1〕而行，已数年矣。服药无功，止药却愈。因秋暮涉水，病复作，医用四斤丸。其父求治于戴。戴曰：近日服何药？曰：四斤丸。曰：目昏赤未？其父惊曰：目正暴发。戴曰：宜速来，否则失明矣。既来，目肿无所见。戴人先令涌之，药下，忽走〔2〕三十行，两目顿明，再涌泄，能认字。调一月，令服当归丸，健步而归。

吐法。

子和治息帅〔3〕腰股沉痛，行步坐马皆不便。或作脚气寒湿

〔1〕 伛偻蹩躠　曲背跛行。伛偻，音 yǔlǚ，腰背弯曲。蹩躠，音 biébì，跛行。
〔2〕 忽走　当即下泻。
〔3〕 息帅　息城的长官。

治之，或作虚损治之，乌、附、乳、没活血壮筋骨之药，无不用之，至两月余，目赤上热，大小便俱涩，腰股之病如故。诊其两手脉皆沉迟（若据《脉经》则沉迟为寒，今以凉泻而愈，故脉必当合症而断），沉者在里也。宜泻之，以舟车丸、浚川散各一服，去积水二十余行。至早晨，啯白粥一二顿与之，即能矍铄[1]矣。

下法。

魏德新因赴冬选[2]，犯寒而行，真元气衰，加之坐卧冷湿，食饮失节，以冬遇此，遂作骨痹。骨属肾，腰之高骨坏而不用，两胯似折，面黑如炭（面黑为湿气上侵），前后臁痛，痿厥嗜卧。遍问诸医，皆作肾虚治之。乃先以玲珑灶熨蒸数日，次以苦剂上涌寒痰二三升（汗吐兼用）。下虚上实明见矣。次以淡剂，使白术除脾湿，茯苓养肾水，官桂伐风木（然后温补），寒气偏胜则加姜、附，否则不加，又刺肾俞（膀胱穴）、太溪（肾穴）二穴，二日一刺，前后一月半，平复如初。

薰法。

毗陵有马姓鬻酒[3]为业者，患肾脏风，忽一足发肿如瓠，自腰以下钜细[4]通为一律，痛不可忍，欲转侧，两人扶方可动。或者欲以铍刀决之。张曰：未可。此肾脏风攻注脚膝也。乃以连珠甘遂一两，木鳖子二个，一雄一雌，为末，豮猪[5]腰子二个，批开，药末一钱糁匀，湿纸裹数重，慢火煨熟，放温（煨肾散加木鳖），五更初细嚼，米饮下。积水多则利多，少则少也。宜软饭将息。若病患一脚，切看左右，如左脚用左边腰子，右脚用右边腰子，药末只一

---

〔1〕 矍铄　老而强健，此为恢复健康。

〔2〕 冬选　古时每于冬季进行官员铨选，据其品行业绩以决定升黜。

〔3〕 鬻酒　卖酒。鬻，音 yù，卖。

〔4〕 钜细　粗细。钜，同“巨”。

〔5〕 豮猪　阉割过的猪。豮，音 fén。

钱。辰巳间下脓如水晶者数升，即时痛止，一月后尚拄拐而行。再以赤乌散令涂贴其膝，方愈。十年相见，行步自若。

商州有人重病，足不履地者数十年。良医殚技[1]，莫能治，所亲置之道傍，以求救者。遇一新罗僧[2]，见之，谓曰：此疾一药可救，但不知此土有否？因为之入山采取，乃威灵仙也（灵仙能通行十二经）。使服之，数日能步履。其后山人遂传其事。《海上方》著其法云：采之，阴干月余，捣末，酒和服二钱匕，利，空心服之。如人本性杀药[3]，可加及六七钱匕，利过两行则减之，病除乃停服。其性甚善，不触诸药，但恶茶及面汤。

以甘草、栀子代饮可也。

罗治中书粘合公，年四旬，体干魁梧，春间从征至扬州，偶脚气忽作，遍身肢体微肿，其痛手不能近，足胫尤甚，履不任穿，跣[4]以骑马，控两蹬，而以竹器盛之，困急。东垣曰：《内经》有云：饮发于中，跗肿于上（妙理）。又云：诸痛为实，血实者宜决之。以三棱针数刺其肿上，血突出高二尺余，渐渐如线流于地，约半升许，其色紫黑，顷时肿消痛减。以当归拈痛汤一两半服之，夜得睡，明日再服而愈。

针法。

孙少府治韩彦正，暴得疾，手足不举。诸医皆以为风，针手足，亦不去痛。孙曰：此脚气也。用槟榔末三钱，生姜三片，干紫苏叶七片，陈皮三钱，水一大盏煎七分，热服，数服而愈。

清。

---

〔1〕 殚技　用尽办法。殚，竭尽。

〔2〕 新罗僧　新罗国来的僧人。新罗，古国名，其地在今朝鲜半岛东南部。

〔3〕 杀药　消损药力，或对药物有较强的耐受力。杀，消损。

〔4〕 跣　赤足。

薛己治一妇人，腿患筋挛骨痛，诸药不应，脉紧。用大防风汤二剂（大防风汤：八珍加附子、羌、防、牛膝、杜仲、黄耆），顿退，又二剂而安。

汗。

江应宿治一婢，春初患脚气，腰脚赤肿，坟起疼痛，难于步履。予曰：此因饮食伤脾，不能运化，湿热下注之所致也。利水行湿，消导食滞。用平胃散加茯苓、泽泻、薏苡、木瓜、山楂、麦芽、神曲，二剂腰脚消而能步，再以木通白术汤送保和丸而愈。

予友人余近峰贾[1]秣陵，年五十余，患脚痛，卧不能起年余，胫与腿肉俱消。邑医徐古塘昔患痹疾治愈，求其成方。初用当归拈痛汤，二服效，次用十全大补汤加枸杞子、防己、牛膝、萆薢，朝用六味地黄丸加虎胫骨、牛膝、川萆薢、鹿角胶，服三年，矍铄如初。徐书云：久久服之，自获大益，幸勿责效于旦夕。信然。

宿曰：今人谓之脚气者，黄帝所为[2]缓风湿痹也。《千金》云：顽弱名缓风，疼痛为湿痹。大抵脚气无补法，乃风毒在内，不可攻，故当先泻之，皆湿热之为也。

脚发

薛己治阁老[3]靳介菴，脚指缝作痒，出水，肿焮脚面。敷止痒之药，不应，服除湿之药，益甚。薛诊之，曰：阴虚湿热下注也。用六味地黄、补中益气而愈。

---

〔1〕贾　音gǔ，经商。
〔2〕所为　所谓。为，通“谓”。
〔3〕阁老　明清时对入阁官员的一种称呼。

大参李北溪，足赤肿作痛。先用隔蒜灸，饮活命散一剂，痛顿止，灸处出水，赤肿顿消，次用托里消毒散四剂，灸处出脓而愈。

一儒者，脚踝肿硬色白，两月余矣，用大防风汤及十全大补兼服而消。后场屋不利，饮食劳倦，症复作，盗汗内热，饮食不化，便滑肌瘦，复加头晕，或头痛痰涌。此肾不纳气，用八味丸、益气汤，百余剂而安。

一男子，脚心发热，作渴引饮。或用四物、芩、连、黄檗、知母之类，腹痛作呕，烦热大渴。此脾胃复伤，先用六君、炮姜，数剂而脾胃醒，再用补中益气加茯苓、半夏而脾胃健，乃以加减八味丸兼服，半载而愈。

一儒者，脚心发热，作痒搔掐，滚水浸渍而出水，肌体骨立，作渴吐痰。用益气汤、六味丸年余，元气复而诸症愈。

少宗伯顾东江，面黧作渴。薛曰：此肾经亏损，当滋化源，以杜后患。顾公不信，次年九月，左足面患疽，色黯不痛，脚腿沉重。用隔蒜灸三十余壮，足腿即轻，疮出血水，七日而消，色仍黯。时顾将北行贺万寿〔1〕，薛诊之，曰：脾脉衰惫，阳气亏极，不宜远行。公曰：予得梦屡验，向梦群仙待我，此寿征也。至河间驿聚仙堂，病亟，叹曰：数〔2〕定于此，立斋岂能我留〔3〕？寻卒。

江应宿治程文学子，脚腿坟起如瓜瓠，焮赪〔4〕，痛楚难支。予用广胶四两，入麝少许，熔如稠膏，摊油纸贴之，外用好醋煮青绵

〔1〕 万寿 皇帝的寿诞。
〔2〕 数 运数，此为寿限。
〔3〕 我留 留我。
〔4〕 焮赪 灼热发红。赪，音 chēng，红色。

布三片，乘热贴膏外，轮递更换，腿痒如蛆，顷刻尽消而愈。

外治法较张子和法更佳，然二法不可偏废。

薛己曰：脚发，色赤肿痛而溃脓者，属足三阳湿热下注，可治；微赤微肿者，脓清者，属足三阴亏损，难治。若黑黯不肿痛，不溃脓，烦热作渴，小便淋漓者，阴败，末传恶症，为不治。其法：湿热下注者，先用隔蒜灸、活命饮以解壅毒，次服益气汤、六味丸以补精气。若赤黯不痛者，著肉灸、桑枝灸，以行壅滞，助阳气，更用大补汤、八味丸壮脾肾，滋化源，多有生者（数种治法皆当熟玩，切记切记）。若专治疮，复伤正气，误人多矣。

脚弱

一士人，得脚弱病，方书罗列，积药如山，疾益甚。张杲〔1〕曰：汝当尽屏去，但用杉木为桶濯足。又令排樟脑于两股间，以脚绷系定，月余而安，健如初。南方多此疾，不可不知。（《遁斋闲览》）

孙琳治一少年，娶妻不久，得软脚病，疼特甚。医以为脚气。孙闻之，曰：吾不必诊视。但用杜仲一味，寸断片析，每一两用半酒半水合一大盏煮六分，频服之，三日能行，又三日而愈。孙曰：第宅寝处高明，衣履燥洁，无受湿之理，乃新婚纵欲致然。杜仲专治腰膝，以酒行之，则奏效易矣。

诸气

子和治一妇人，劳苦太过，大便结燥，咳逆上气，时喝喝

〔1〕张杲　南宋医家，字季明，新安（今安徽歙县）人，撰有《医说》。

然[1]有音，唾呕鲜血。以苦剂解毒汤加木香、汉防己煎服，时时啜之，复以木香槟榔丸泄其逆气，一月而安。

今人见呕鲜血，以滋阴降火为主，称曰弱症，焉知为气病乎？故曰风寒燥火六气皆令人吐血。

庄先生治喜乐之极而病者。庄切其脉，为之失声，佯曰：吾取药去。数日更不来，病者悲泣，辞其亲友，曰：吾不久矣。庄知其将愈，慰之。诘其故，庄引《素问》曰惧胜喜，可谓得元关[2]者。

石山治一妇，瘦弱，年四十余，患走气遍身疼痛，或背胀痛，或两胁插痛，或一月二三发，发则呕尽所食方快，饮食不进，久伏床枕。医作气治，用流气饮，或作痰治，用丁、藿、二陈，病甚。汪诊之，脉皆细微而数，右脉尤弱。曰：此恐孀居忧思，伤脾而气郁也。理以补脾散郁（郁则致火，郁则痛，久则虚，谁曰诸痛无补法哉）。以人参三钱，香附、黄连、甘草、砂仁各五分，黄耆二钱，归身钱半，川芎八分，干姜四分，煎服十余帖，脉之，数而弱者稍缓而健，诸痛亦减。仍服前方，再用参、耆、川芎、香附、山栀、甘草，以神曲糊丸，服之，病除。

焜按：石山医案黄连原作黄芩，未知孰是。

萧司训，年逾五十，形肥色紫，病气从脐下冲逆而上（肾虚），睡卧不安，饮食少，精神倦。汪诊之，脉皆浮濡而缓。曰：气虚也。问曰：丹溪云气从脐下起者阴火也，何谓气虚（阴火与元气不两立）？汪曰：难执定论。丹溪又云肥人气虚，脉缓亦气虚，今据形与脉，当作气虚论治。遂以参、耆为君，白术、白芍为臣，归身、熟地

---

〔1〕 喝喝然　气出入作声。喝，音 hè。
〔2〕 元关　玄关，玄妙之关窍。

为佐，黄檗、甘、陈为使，煎服十余帖，稍安。彼以胸膈不利，陈皮加作七分，气冲上（琇按：陈皮加至七分，便复气冲上，细玩之，可知用药之道），仍守前方，月余而愈。

一人遍身皮底浑浑如波浪声，痒不可忍，抓之血出不止，名气奔。用人参、苦杖（杜牛膝）、青盐、细辛各一两，水二碗煎取清汁，饮之而愈。

疝 癞

齐郎中令〔1〕循病，众医皆以为蹶入中，而刺之。臣意诊之，曰：涌疝也，令人不得前后溲。循曰：不得前后溲三日矣。臣意饮以火齐汤（即黄连解毒汤），一饮得前溲，再饮大溲，三饮而疾愈。病得之内。所以知循病者，切其脉时，右口气急（寸口乃气口也），脉无五脏气，右口脉大而数，数者中下热而涌，左为下，右为上，皆无五脏应，故曰涌疝。中热，故溺赤也。（《史记》）

齐北宫〔2〕司空命妇出於病，众医皆以为风入中，病主在肺，刺其足少阳脉。臣意诊其脉，曰：病气疝客于膀胱，难于前后溲而溺赤。病见寒气则遗溺，使人腹肿。出於病得之欲溺不得，因以接内。所以知出於病者，切其脉大而实，其来难，是厥阴之动也。脉来难者，疝气之客于膀胱也；腹之所以肿者，言厥阴之络结小腹也。厥阴有过则脉结动，动则腹肿。臣意即灸其足厥阴之脉（宜灸急脉），左右各一所，即不遗溺而溲清，小腹痛止。即更为火齐汤以饮之，三日而疝气散，即愈。（《史记》）

---

〔1〕 郎中令　官名，掌宫殿门户守卫。
〔2〕 北宫　复姓。

安陵阪里公乘[1]项处病，臣意诊脉，曰：牡疝。牡疝在膈下，上连肺。病得之内。臣意谓之慎毋为劳力事，为劳力事则必呕血死。处后蹴踘[2]，腰厥寒[3]，汗出多，即呕血。臣意复诊之，曰：当旦日[4]日夕死。即死。病得之内。所以知项处病者，切其脉得番阳。番阳入虚里处，旦日死。一番一络者，牡疝也。（《史记》）

索隐[5]曰：脉病之名曰番阳者，以言阳脉之翻入虚里也。

罗谦甫治火儿赤怜歹，久患疝气，复因秋间饥饱劳役，过饮潼乳，所发甚于初，面色青黄不泽，脐腹阵痛，搐撮不可忍，腰曲不能伸，热物熨之稍缓。脉得沉小而急。《难经》有云任之为病，男子内结七疝[6]，皆积寒于小肠间所致也，非大热之剂则不能愈。遂制沉香桂附丸，以沉香、附子、川乌炮去皮脐、炮姜、良姜、茴香炒、官桂、吴萸汤浸去苦各一两，醋丸如桐子大，每服五十丸至七八十丸，空心食前热米饮汤送下，日二服，忌冷物。间服天台乌药散，以乌药、木香、茴香炒、良姜炒、青皮各五钱，槟榔二个，川楝十个，巴豆七十粒，微打破，同川楝用麸炒，候麸黑色，去麸为末，每服一钱，温酒调下。痛甚者，炒生姜热酒调下。服此二药，旬日良愈。

温法。

赵运使夫人，年近六十，三月间病脐腹冷痛，相引胁下，痛不可忍，反复闷乱，不得安卧。乃先灸中庭穴（任穴），在膻中下寸六分

---

〔1〕 公乘　秦汉时公族爵位第八等，袭爵者可乘公车，后为姓氏。

〔2〕 蹴踘　踢球。踘，游戏用的皮球。

〔3〕 厥寒　蹶冷。

〔4〕 旦日　次日。

〔5〕 索隐　唐代司马贞所作《史记》索隐。

〔6〕 "任之为病"句　《素问·骨空论》："任脉为病，男子内结七疝，女子带下瘕聚。"

陷者中，任脉气所发，灸五壮，或二七三七壮。次以当归四逆汤，以当归尾七分，炮附子、官桂、茴香、柴胡各五分，芍药四分，茯苓、元胡、川楝子酒煮各三分，泽泻一分，水煎温服，数服而愈。

许学士治歙县尉〔1〕宋荀甫，膀胱气作痛，不可忍。医以刚剂与之，痛益甚，溲溺不通。三日，许视其脉，曰：投热药太过。适有五苓散，一分为三，易其名，用连须葱一茎，茴香及盐少许，水一盏半煎七分，连服之，中夜下小便如黑汁一二升，脐下宽〔2〕，得睡，明日脉已平。续用硇砂丸，数日愈。盖是疾本因虚得，不宜骤进补药。邪之所凑，其气必虚，留而不去，其病则实（妙妙），故先涤所蓄之邪，然后补之。（《本事方》）

清法。

滑伯仁治一妇，病寒为疝，自脐下上至心皆胀满攻痛，而胁疼尤甚（此等痛切记作疝治），呕吐烦懑，不进饮食。脉两手沉结不调，此由寒在下焦，宜亟攻其下，毋攻其上。为灸章门、气海、中脘，服元胡、桂、椒，佐以茴木诸香、茯苓、青皮等，十日一服温利丸药，聚而散之也，果效。

一老人，病脐腹疞痛，医为温中散寒，卒无验。诊之，脉两尺搏坚而沉。曰：此大寒由外入也，寒喜中〔3〕下，故为疝，治宜在下。加沉降之剂引入下焦，数服寻愈。

一人病疝气，发则脐下筑筑〔4〕，渐上至心下，呕涌痛惫，手足

〔1〕县尉　官名，掌本县治安等事。

〔2〕脐下宽　“脐”原作“剂”，据鸿文书局本改。

〔3〕中　音 zhòng，侵害。

〔4〕筑筑　捣动的样子。

青色，喉中淫淫而痒，眉本疼酸，目不欲视，头不欲举，神昏昏欲睡而不寐，恶食气，睾丸控引，小便数而短，年未三十，尫脊[1]若衰耄人[2]，劣劣[3]不自持。诊其脉，沉弦而涩。曰：是得之忧郁愤怒（内因），寒湿风雨乘之（外因），为肝疝也。属在厥阴，故当脉所过处皆病焉。厥阴，肝也，张从正云诸疝皆属肝，肝欲散，急以辛散之。遂以吴萸，佐以姜、桂（辛散），及治气引经药，兼制茴、楝（原刻误回、陈）等，丸，每十日一温利之，三月而愈。

丹溪云：予旧有甘橘积。后因山行饥甚，遇橘芋食之，橘动旧积，芋复滞气，即时右丸[4]肿大，寒热。先服平胃散一二帖，次早神思清，气至下焦，呕逆，觉积动，吐之复吐，后和胃气、疏通经络而愈。

一人虚损潮热，肾偏坠，小肠气。四物加小茴香、吴萸、胡芦巴各五分，枳子、青皮、山楂，渐愈。

一人病后饮水，病左丸痛甚。灸大敦，以摩腰膏摩囊上，上抵横骨（肾穴），炙温帛覆之，痛即止，一宿肿亦消。

汪石山治一人，年二十余，因水中久立过劳，病疝痛，痛时腹中有磊块[5]，起落如滚浪，其痛尤甚。诊之，脉皆细弦而缓，按之似涩。曰：此血病也。考之方书，疝有七，皆不宜下，所治多是温散之药，以气言也，兹宜变法治之（石翁妙处在变法）。乃用小承气加

---

〔1〕 尫脊　当作“尫瘠”，虚羸瘦弱。

〔2〕 衰耄人　衰弱的老人。耄，音 mào，七十至九十岁。

〔3〕 劣劣　羸弱的样子。劣，弱。

〔4〕 丸　睾丸。

〔5〕 磊块　像众石累积一样的肿块。磊，众石累积。

桃仁下之，其痛如失。三日复作，比前加甚，脉之，轻则弦大，重则散涩，思之，莫得其说，问：曾食何物？曰：食鸡蛋二枚而已。曰：已得之矣。令以指探吐，出令尽而痛解矣。

下法。

一小儿八岁，癞疝，阴囊肿胀，核有大小。汪令烧荔枝核灰，茴香炒为末，等分，食远温酒调服二钱，不过三服。

一儿六岁，阴囊胀大如盏，茎皮光肿如泡。一医为之渗湿行气，不效。汪诊视，脉皆濡缓。曰：脉缓无力者，气虚也（痛脉皆弦，不弦宜补）。经曰：膀胱者，津液之府，气化则能出焉。气虚不足，无能运化而使之出矣，宜升阳补气可也。遂以人参、黄耆、白术、茯苓、牛膝、升麻、陈皮、甘草梢，煎服，一二帖囊皱肿消，三帖全愈。

补法。

程比部[1]罗云公乃郎，年十五岁，疝痛。何医官按[2]，以蕃葱散四服而愈。此童幼之年，从积治。

积。

罗山人，年四旬，居忧怫郁，致胸膈凝聚，月余流于肋下，渐下坠入阴囊，不时作痛。谩试诸方，二年余不效。偶捡《奇效良方》，聚香饮子一匕，而豁然如失。此七情所伤，从气治。

气。

---

〔1〕 比部　对刑部司官之称。
〔2〕 按　诊察。

祠部[1]黄新阳公夙有脾泄，便血脚痛。六脉滑数。曾用酒煮黄连为君，佐以参、术等，而泄血止。越年余，患狐疝，昼出囊中，夜卧入腹，不时疼痛。吴心所投以虎潜丸、还少丹而愈。此始为热中，久为寒中，药物寒热迥别而俱效，久病从虚治也。

虚。

江少微，自患孤疝，用八味地黄丸而痛止，继服打老儿丸而愈。时年五十余，此衰弱之躯，正气旺而邪无所容矣。

不 寐

许叔微治四明董生者，患神气不宁，卧则魂飞扬，身虽在床，而神魂离体，惊悸多魇，通宵不寐。更数医，莫效。罗诊视之，问曰：医作何病治之？董曰：众皆以为心病。许曰：以脉言之，肝经受邪，非心也。肝经因虚，邪气袭之。肝，藏魂者也，游魂为变。平人肝不受邪，卧则魂归于肝，神静而得寐。今肝有邪，魂不得归，是以卧则飞扬若离体也。肝主怒，故小怒则剧(论症精确)。董生欣然，曰：前此未之闻也。虽未服药，似觉沉疴去体矣。愿求药以治之。许曰：公且持此说与众医议所治之方而徐质之。阅旬日，复至，云：医遍考古今方书，无与对病者。许乃为处二方，服一月而病悉除。方以真珠母为君，龙齿佐之(方内以人参为臣方妙)。真珠母入肝为第一，龙齿与肝同类故也。龙齿、虎睛，今人例以为镇心药，殊不知龙齿安魂，虎睛定魄，各言其类也。东方苍龙，木也，属肝而藏魂；西方白虎，金也，属肺而藏魄。龙能变化，故魂游而不定；虎能专静，故魄止而能守。许谓治魄不宁者宜以虎睛，治魂飞扬者宜以龙齿。万物有成理而不失，亦在夫人达之而已。

---

〔1〕 祠部　对礼部司官之称。

一人忽觉自形作两，并卧，不别真假，不语，问亦无对，乃离魂也。用朱砂、人参、茯苓，浓煎服，真者气爽，假者即化。

一老人，患虚烦不得睡，大便不通，常有一道热气自脐下冲上心，随即昏乱欲绝。医一月，不愈。用大黄通利大便，几致殒殆。罗诊之，六脉沉缓，遂投竹茹温胆汤（十一脏取决于胆也）。自午服一盏，热气至心下而不至心上；晡时一盏，热气至脐下而不至脐上；戌初又一盏，热气不复上升矣。次日早间，以槟榔疏气（琇按：四字可商）之药调之，大府遂通而愈。

此症虚而协热者居多，若因大便不通，热气冲上而用宣通之药，断断不可，况沉缓之脉见乎？沉为里病，缓则为虚，温胆外，宜养阴润下为是。

吕沧洲治一人，病无睡，睡则心悸神慑，如处孤垒而四面受敌，达旦，目眵眵[1]无所见，耳聩聩无所闻，虽坚卧密室，睫未尝交也。诸医罔效。吕切其脉，左关之阳浮而虚，察其色，少阳之支外溢于目眦（足厥阴、手少阳、手太阳三经之支结目外眦）。即告之曰：此得之胆虚而风。诸公独治其心，而不祛其胆之风，非法也。因投禁方乌梅汤、抱胆丸，日再服，遂熟睡，比寤病如失。

汪石山治一女，年十五，病心悸，常若有人捕之，欲避而无所，其母抱之于怀，数婢护之于外，犹恐恐然不能安寐。医者以为病心，用安神丸、镇心丸、四物汤，不效。汪诊之，脉皆细弱而缓。曰：此胆病也。用温胆汤，服之而安。

---

〔1〕 眵眵　目多眵而昏花。眵，音 chī，眼屎。

多梦

钱丕少卿，忽夜多恶梦，但就枕便成，辄通夕不止。后因赴官，经汉[1]上，与邓州推官[2]胡用之遇，同宿驿中，言近多梦，虑非吉。胡曰：昔尝如此，惧甚，有道士教戴丹砂。初任辰州推官，求得灵砂双箭镞者，戴之，不涉旬验，四五年不复有梦。至今秘惜。因解髻中一绛纱囊遗之，即夕无梦，神魂安静。《真诰》[3]及他道书多载丹砂辟恶，信然。（《类编》）

宿述：梦者，因也，昼之所思，夜之所梦。至人[4]无梦，以其恬澹虚无，少思寡虑，何梦之有？

消中

罗谦甫治韩子玉父，年逾六旬，病消渴，至冬添躁热，须裸袒，以冰水喷胸腋乃快，日食肉面数四，顷时即饥，如此月余。罗诊，得脉沉细而疾，罗以死决之。子玉兄弟跪泣曰：病固危笃，君尽心救之，则死而无恨。罗曰：夫消之为病，其名不一，曰食㑊，曰消中，曰宣疾。此膏粱之所致也。阳明化燥火，津液不能停，自汗，小便数，故饮一溲二。胃热则消谷善饥，能食而瘦。王叔和云，多食亦饥，虚是也。此病仲景所谓春夏剧，秋冬瘥，时制[5]故也。令尊今当瘥之时反剧，乃肾水干涸，不能制其心火，而独旺于不胜之时。

---

〔1〕 汉　汉水。

〔2〕 推官　州郡的佐官，掌刑狱。

〔3〕《真诰》　道教洞玄部经书，南朝陶弘景著，载传道及修道养生方法。

〔4〕 至人　道德完善的人。《庄子·逍遥游》："至人无己，神人无功，圣人无名。"

〔5〕 时制　病情与季节相关而进退。

经曰当所胜之时而不能制，名曰真强，乃孤阳绝阴者也。且人之身，元气为主，天令为客。此天令大寒，尚不能制其热，何药能及?《内经》主胜逆，客胜从，正以此也（琇按：见解超诣，宜熟玩之）。设从君治疗，徒劳而已。固辞而归。遂易医与灸，数日而卒。

吴茭山治一老人，年逾七十，素有痰火，过思郁结，因得消中之患，昼夜饮食无度，时时常进则可，若少顷缺食则不安。每服寒凉，俱罔效。人皆以年老患消中危之。吴诊，其脉左寸关弦，右寸关弦滑，尺浮，大腑燥结。吴疑之，此大肠移热于胃，胃火内消，故善食而不发渴也。断曰：消中，善食而饥，肉削消，脉虚无力者，不治。此痰火内消，肌色如故，依法治之，可生也（妙断。能合色脉，可以万全，斯言诚然）。遂用白虎汤倍入石膏服之，胃火渐平，饮食渐减。次以坎离丸养血，四物汤调理，二月而安。

江汝洁治介塘程潾，六脉举指俱弦长，重指俱大而略实，二尺盛于寸关（脉若沉细必死）。经曰：弦者阳也，长者阳也，实大皆阳也。又曰：下坚上虚，病在脾。则知阳胜而阴虚，足阳明（胃）、太阴（脾）俱有火邪，是以土得火则燥，亏生发之源，失转运之机，上焦不行，下脘不通，浊气下流，肌肉销灼，日久失疗，渐成下消之候，良医弗为也。治须滋足阳明、太阴之营气，兼发散土中之火邪，俾得以行乾健之运，则阴阳升降、气血调和也。以甘草六分，白芍二钱，人参三钱（补脾血），升麻、干葛各一钱半（散阴火），水煎服，数剂而安。

《名医类案》卷第六终

卷第七

诸　虫

太仓公治一女，病甚，众医皆以为寒热笃，当死不治。公诊其脉，曰：蛲瘕。蛲瘕为病，腹大，上肤黄粗，循之戚戚然。公饮以芫花一撮，即出蛲可数升，病已，三十日如故。病蛲得之于寒湿，寒湿气宛笃不发，化为虫。公所以知其病者，切其脉，循其尺索刺粗，而毛美奉发，是虫气也。其色泽者，中藏无邪气及重病。（《史记》）

博按：此案已见第五卷癥瘕门。

华佗治一人，忽患胸中烦懑，面赤不食。诊之，曰：君胃中有虫，欲成内疽，腥物所为也。即作汤二升，再服，须臾吐出虫三升许，头赤而动，半身犹是生鱼脍，所苦遂愈。

唐张鷟〔1〕《朝野佥载》云：洛州有士人，患应声，语即喉中应之。以问良医张文仲，张经夜思之，乃得一法，即取本草令读之，皆应，至其所畏者，即无声。仲乃录取药，合和为丸，服之应时而止。

永州通判厅军员毛景，得奇疾，每语，喉中必有物作声相应。有道人教令诵本草药名，至蓝而默然，遂取蓝捩汁〔2〕饮之，少顷，吐出肉块长二寸余，人形悉具。刘襄子思为永倅〔3〕，景正被疾逾

---

〔1〕 张鷟　唐代深州（今河北深县）人，字文成，自号浮休子，撰有《朝野佥载》《游仙窟》等。

〔2〕 捩汁　扭捏取汁。捩，音 liè，拗折。

〔3〕 永倅　永州的佐使官员。倅，音 cuì，州郡长官的副职。

年，亲见其愈。(《泊宅编》)

许叔微，精于医，云五脏虫皆上行，唯有肺虫下行，最难治。当用獭爪为末调药，初四初六日治之，此二日，肺虫上行。

金州防御使崔尧封，有甥李言吉，左目上睑忽生一小疮，渐大如鸭卵，其根如弦恒偃〔1〕，其目不能开。尧封饮之令大醉，遂与割去，疮既破，中有黄雀飞鸣而去。(《闻奇录》)

一妇人，忽生虫一对，于地能行，长寸余，自后月生一对。医以苦参加打虫药为丸服之，又生一对，埋于土中。过数月发而视之，暴大如拳，名子母虫，从此绝根。

青阳夏戚宗阳，家素业医，任江阴训导。有生员〔2〕之父患腹胀，求其诊视。乃曰：脉洪而大，湿热生虫之象，况饮食如常，非水肿蛊胀之证。以石榴皮、椿树东行根加槟榔，三味各五钱，长流水煎，空心顿服之，少顷，腹作大痛，泻下长虫一丈许，遂愈。(《客座新闻》)

吴茭山治一妇，产后恶露欠通，寒热时作，小腹结成一块，形大如杯，抽刺疼痛。用聚宝丹、蟠葱等药，俱不效。一日，吴诊其脉，洪而紧。以琥珀膏贴患处，二日后其块渐软，其痛如常，倏然阴户中觉如虫行动状，少顷小溲，出虫三条，形长寸许，身红头紫有嘴，出此之后，其痛渐缓。过后二次，仍出四条，虫状如前，痛止身安，诸患皆愈。因意病者未产之前，尿胞必有湿热生虫之患，偶因产后

〔1〕 其根如弦恒偃　小疮根盘像弓弦一样一直隐伏在内。偃，隐藏。
〔2〕 生员　秀才。

去血,况服诸香燥热之剂及贴琥珀膏,亦是追虫之物,虫不能容,所以因而出也。

陆颙,吴郡人。自幼嗜面食,食愈多而质愈瘦。胡人以药吐一虫,长二寸许,色青,状如蛙。此名消面虫,实天下之奇宝也。其说甚异,不具述。(《说渊》)

虞花溪治一妇人,患尸虫。用花椒二分,苦楝根一分,丸服,其虫尽从大便泄出。

一人患脑痛,为虫所食。或教以桃叶枕一夕,虫自鼻出,形如鹰嘴,莫能识其名。(《遁斋闲览》)

一人在姻家,过饮醉甚,送宿花轩。夜半酒渴,欲水不得,遂口吸石槽中水碗许。天明视之,槽中俱是小红虫,心陡然而惊,郁郁不散,心中如有蛆物,胃脘便觉闭塞,日想月疑,渐成痿隔,遍医不愈。吴球往视之,知其病生于疑也。用结线红色者,分开剪断如蛆状,用巴豆二粒,同饭捣烂,入红线丸十数丸,令病人暗室内服之。置宿盆内放水,须臾欲泻,令病人坐盆,泻出前物,荡漾如蛆,然后开窗,令亲视之,其病从此解,调理半月而愈。

从政郎[1]陈朴,富沙人。母高氏年六十余,得饥疾,每作时,如虫啮心,即急索食,食罢乃解,如是三四年。畜一猫,极爱之,常置于旁。一日命取鹿脯,自嚼而啖猫,至于再,觉一物上触喉间,引手探得之,如拇指大,坠于地,头尖匾,类塌沙鱼,身如虾壳,长八寸,渐

〔1〕 从政郎 宋代文散官官阶之一。

大侔[1]两指，其中盈实，剖之，肠肚亦与鱼同，有八子胎生，蠕蠕若小鳅，人莫识其为何物。盖闻脯香而出，高氏疾即愈。(《类编》)

赵子山，寓居邵武军天王寺，苦寸白虫为挠。医者戒云：是疾当止酒。而以素所耽嗜，欲罢不能。一夕，醉于外舍，归已夜半，口干咽燥，仓卒无汤饮。适廊庑间有瓮水，月映莹然可掬，即酌而饮之，其甘如饴，连饮数酌，乃就寝。迨晓，虫出盈席，觉心腹顿宽，宿疾遂愈。验其所由，盖寺仆日织草履，浸红藤根水也。(《庚志》)

蔡定夫戡[2]之子康积，苦寸白为孽。医者使之碾槟榔细末，取石榴东引根煎汤调服之，先炙肥猪肉一大脔，置口中，咽咀其津膏而勿食。云此虫惟月三日以前其头向上，可用药攻打，余日即头向下，纵药之无益(肺虫初四日、初六日上行，寸白虫惟初三日上行)。虫闻肉香咂啖之意，故空群争赴之，觉胸中如万箭攻攒，是其候也，然后饮前药。蔡如其戒，不两刻，腹中雷鸣，急奔厕，虫下如倾。命仆以杖拨之，皆联属成串，几长数丈，尚蠕蠕能动，举而弃之溪流，宿患顿愈。故广其传以济人云。(《庚志》)

一人因灼艾讫，火痂便落，疮内鲜血片片如蝴蝶样，腾空飞去，痛不可忍。此是血肉俱热，用大黄、芒硝等分为末，水调下，微利即愈。

一人有虫如蟹走于皮下，作声如儿啼。为筋肉之化，用雷丸、雄黄等分为末，糁猪肉上，炙肉食之，即愈。

---

〔1〕侔　齐等。
〔2〕蔡定夫戡　即蔡戡，名戡，字定夫，宋代仙游(今属福建)人，有《定斋集》四十卷。

一人临卧，忽浑身虱出，约五升，血肉俱坏，而舌尖血出不止。用盐醋汤饮下，数次即愈。

一人大肠内虫出不断，断之复生，行坐不得。鹤虱末，调服五钱，自愈。

一人腹中如铁石，脐中水出，旋变作虫行之状，绕身作痒，痛不可忍，扒扫不尽。浓煎苍术，浴之，又以苍术、麝香水调服之。

杨勔，中年得奇疾，每发言，腹中有小声效之，数年间其声浸大。有道士见而惊曰：此应声虫也，久不治，延及妻子。宜读《本草》，遇虫不应者，当取服之。勔如言，读至雷丸，虫忽无声，乃顿服数粒，遂愈。正敏后至长沙，遇一丐者，亦有是疾，环而观之者甚众。因教使服雷丸。丐者谢曰：某贫无他技，所以求衣食于人者，唯藉此耳。

一人头皮内时有蛆行，以刀切破，用丝瓜叶挤汁搽之，蛆出尽，绝根。

汪石山治一妇，每临经时腰腹胀痛，玉户淫淫虫出，如鼠粘子状绿色者数十枚，后经水随至。其夫问故，汪曰：厥阴风木生虫。妇人血海，属于厥阴，此必风木自甚，兼脾胃湿热而然也。正如春夏之交，木甚湿热之时而生诸虫是也。宜清厥阴湿热。即令以酒煮黄连为君，白术、香附为臣，研末粥丸，空腹吞之，月余经至，无虫且妊矣。

休宁西山金举人，尝语人曰：予尝病小腹甚痛，百药不应。一医为灸关元十余壮（小腹痛，百药不效，宜灸），次日茎中淫淫而痒，视之如虫，出四五分，急用铁钳扯出，虫长五六寸，连日虫出如此者七，痛不复作。初甚惊恐，后则视以为常，皆用手扯。此亦偶见也。仲景云：火力虽微，内攻有力，虫为火力所逼，势不能容，故从溺孔出也。其人善饮，御内，膀胱不无湿热，遇有留血瘀浊，则附形蒸郁为虫矣。经云湿热生虫，有是理也。故痨虫、寸白虫，皆由内湿热蒸郁而生，非自外至者也。正如春夏之交，湿热蒸郁而诸虫生焉是矣。此亦奇病，因记之。

无锡一人，遍身肤肉有红虫如线，长二三寸，时或游动，了了可见，痒不可胜，医莫能治。一日，偶思食水蛙，蛙至，虫遂不见。乃市蛙为脯，旦晚食之，月余其虫自消。（《五湖漫闻》）

哮

江少微治小儿盐哮〔1〕，声如曳锯。以江西淡豆豉一两，白砒一钱，研细，拌入精猪肉四两，内以泥固济，炭火煅，出青烟为度，研细，和淡豉捣匀，为丸如黍米大，每服二三十丸，滚白水送下（此方甚佳，即紫金丹），忌大荤盐酱，一月而愈。

一贵公子，患盐哮，年方九龄，每以风寒即发。投以噙丸药饼，夜卧醒放舌上，任其自化下，随效。方用苦葶苈五钱（隔纸炒），茯苓五钱，花粉、麻黄、杏仁、款花蕊、桑白皮（蜜炙）、贝母（去心）各三钱，五味子二钱，罂粟壳（蜜炙）一钱五分，右为细末，乌梅肉三钱，枣肉三钱，煮烂如泥，捣和前末为饼，每重一分半，服未半料，永不复发。须忌大荤一两月。

一小儿，盐哮喘嗽，用海螵蛸刮屑，研细末，以白糖蘸吃，愈。

〔1〕 盐哮　哮证的一种，发病与偏嗜咸酸有关。

一富儿，厚味发哮喘，以萝卜子淘净蒸熟，晒干为末，姜汁蒸饼为丸（即清金丹），每服三十丸，津咽下。

遍身痛

周离亨[1]治一人，遍身疼，每作殆不可忍。都下医[2]或云中风，或云中湿，或云脚气，治俱不效。周曰：此血气凝滞也。沉思良久，为制一散，服之甚验。方以延胡索、当归、桂等分，依常法治之，为末，疾作时温酒调下三四钱，随人酒量频进之，以止为度。盖延胡索，活血化气第一品也。其后赵待制霆导引[3]失节，肢体拘挛，数服而愈。（《泊宅编》）

江应宿治休宁程君膏长子，十八岁，遍身疼痛，脚膝肿大，体热面赤。此风湿相搏也。与当归拈痛汤二三服，热退而愈。

身痒

意菴治一人，因田间收稻，忽然遍身痒入骨髓。用食盐九钱，泡汤三碗，每进一碗，探而吐之，如是者三而痒释矣。

一小儿遍身作痒，以生姜捣烂，以布包擦之而止。

倪仲贤治吴陵盛架阁内子，左右肩背上下患痒，至两臂头面皆然。屡以艾灼痒处，暂止，且复作，如是数年。老人[4]切其脉，

〔1〕周离亨　宋代人，宋徽宗政和间进士，曾任符宝郎，通医术。
〔2〕都下医　京城医生。都下，京城。
〔3〕导引　调养。
〔4〕老人　即倪维德，倪维德号敕山老人。

曰：左关浮盛，右口沉实，此酒食滋味所致也。投以清热化食行滞之剂，其痒遂止。

江汝洁治一妇人，患上身至头面俱痒，刺痛起块。众医皆谓大风等症。江诊，得左手三部俱细，右手三部皆微实，大都六脉俱数。经曰微者为虚，弱者为虚，细者气血俱虚，盖心主血，肝藏血，乃血虚无疑。肾藏精属水，其部见微，乃为水不足，水既不足，相火妄行无制，以致此疾。经曰诸痛疮痒，皆属心火，右手寸脉实，实者阳也。《脉经》曰：诸阳为热。乃热在肺分，火克金故也。且肺主皮毛，皮毛之疾，肺气主之，胸膈及皮毛之疾为至高之疾也。右关微为实，乃火在土分，土得火则燥，肌肉之间，脾气主之，肌肉及皮毛痛痒，皆火热在上明矣。右尺微实，火居火位，两火合明，阳多阴少。治宜补水以制火，养金以伐木，若作风治，未免以火济火，以燥益燥也。乃以生地黄、白芍各一钱，参、耆各六分，连翘、丹皮各六分，麦冬八分，檗皮、防风、甘草各四分，五味子九粒，黄连四分（配方之妙，笔难尽述），水煎，温服，渣内加苦参一两再煎，洗，十数剂而安。

一男子，每至秋冬，遍身发红点作痒。此寒气收敛，腠理阳气不能发越，拂郁[1]内作也。宜以人参败毒散解表，再以补中益气汤实表而愈。

一女子，十二岁，善怒，遍身作痒。用柴胡、川芎、山栀、芍药以清肝火，以生地、当归、黄芩凉肝血，以白术、茯苓、甘草健脾土而愈（配方亦妙）。半载后，遍身起赤痕，或时眩晕。此肝火炽甚，血得热而妄行，是夜果经至。

琇按：以上二条俱立斋案。

---

〔1〕 拂郁 “拂”原作“怫”，据文义改。

面病 附痄腮

罗谦甫治杨郎中之内，年五十余，体肥盛，春患头目昏闷，面赤热多。服清上药，不效。罗诊，其脉洪大而有力。《内经》云：面热者，足阳明(胃)病。《脉经》云：阳明经气盛有余，则身以前皆热。况其人素膏粱，积热于胃，阳明多血多气，本实则风热上行，诸阳皆会于头，故面热之病生矣。先以调胃承气汤七钱，黄连二钱，犀角一钱，疏利三两行，彻其本热；次以升麻加黄连汤，去经络中风热上行，则标本之病俱退矣。方以升麻、葛根各一钱，白芷七分，甘草炙、白芍各五分，连、芩酒制各四分，川芎、生犀末各三分，荆芥穗、薄荷叶各二分，右㕮咀，水半盏先浸川芎、荆芥穗、薄荷，作一服，水二盏半煎至一盏半，入先浸三味，同煎(煎法可法)至一盏，食后温服，日三服。忌湿面五辛之物。

真定府维摩院僧，年六十余，体瘠弱，初冬病头面不耐寒，气弱，不敢当风行，诸法不效。罗诊，其脉弦细而微，且年高，常食素茶果而已，此阳明之经本虚。《脉经》云：气不足，则身以前皆寒栗。又加诵经文损气，由此胃气虚，经络之气亦虚，不能上达头面，故大恶风寒。先以附子理中丸数服而温其中气，次以升麻汤加附子行其经络，方以升麻、葛根各一钱，白芷、黄耆各七分，甘草炙、草豆蔻仁、人参各五分，黑附炮七分，益智三分，作一服，连须葱白同煎，数服良愈。或曰：升麻汤加黄连治面热，加附子治面寒，有何依据？答曰：出自仲景云。诊杨氏脉，阳明标本俱实，先攻其里，后泻经络中风热，故升麻汤加黄连，以寒治热也；尼僧阳明标本俱虚寒，先实其里，次行经络，故升麻汤加附子，以热治寒也。仲景群方之祖，信哉！

有人因灸三里而满面黑气，医皆以为肾气浮面，危候也。有人云：肾经有湿气上蒸于心，心火得湿，成烟气形于面（非临症过不知此语之妙）。面属心，故心肾之气常相通。如坎之外体即离，离之外体即坎，心肾未尝相离也。耳属水，其中虚，则有离之象；目属火，其中满，则有坎之象。抑可见矣。以去湿药治之，如五苓散、黄耆、防己之类皆可用。（《医余》）

余杭人和倅，将赴官，因蒸降真木犀香，自开甑而仆甑，面上为热气所薰，面即浮肿，口眼皆为之闭。更数医，不能治。一医云：古无此证，以意疗之。乃取僧寺久用炊布，烧灰存性，随敷而消，未半月愈。盖以炊布受汤上气多，反用以出汤毒，犹以盐水取咸味耳（即轻粉毒亦以轻粉引之意）。此心法之巧也。

兴国[1]初有任氏，有美色，聘[2]进士王公甫，谓甫不遂寸禄[3]，愁郁不乐，面色渐黑，自惭而归母家求治。一道人曰：是可疗也。以女真散，酒下二钱，日两服，数日间面变微白，一月如旧。赂得其方，用黄丹、紫菀俱等分为末尔。（《名医录》）

一人患头面发热，有光色，他人手近如火炙。用蒜汁半两，酒调下，吐一物如蛇，遂安。

一人面肉肿如蛇状，用湿砖上青苔一钱，水调涂（方可用），立消。

仁宗[4]在东宫时，尝患痄腮，命道士赞能治疗。取赤小豆四十九粒咒之，杂他药为末，敷之而愈。中贵任承亮在旁，知然。后

[1] 兴国 即太平兴国，宋太宗年号，公元976年至984年。
[2] 聘 受聘礼，此为嫁给。
[3] 不遂寸禄 没有获得哪怕是很小的官职。遂，实现，此为获得。
[4] 仁宗 宋仁宗，公元1023年至1063年在位。

承亮自患恶疮，濒死，尚书郎傅求授以药，立愈。问其方，赤小豆也。承亮始悟道士之技，所谓诵咒，乃神其术耳。久之，沿官过豫章。或苦胁疽，几达五脏，医者治之，甚捷。承亮曰：君得非用赤小豆耶？医惊，拜曰：某用此活三十余人，愿勿复宣言。周少隐病，宗室彦符传之，曰：善恶诸疮，无药可治者，皆能治。有僧发背，状如烂瓜，周邻家乳婢[1]腹疽作，用之皆如神。其法细末水调，敷疮及四旁赤肿，药落再敷之。(《类编》)

薛立斋治地官陈用之，患痄腮，服发散之剂，寒热已退，肿毒不消，欲作脓也。用托里消毒散而脓成，又用托里散而毒溃，但脓清作渴，用八珍加麦门冬、五味，三十余剂而愈。

上舍卢君，患前症，两尺脉数，症属肾经不足，误服消毒之剂，致损元气而不能愈。用补中益气、六味丸料而愈。

上舍熊君，颐后患之，脓水清稀，形体消瘦，遗精盗汗，晡热口干，痰气上涌，久而不愈。脉洪大，按之微细。用加减八味丸料，并十全大补汤，不数剂，诸症悉愈。

一妇人，素内热，因怒，耳下至颈肿痛，寒热。用柴胡山栀散而肿痛消，用加味逍遥散而热退，用八珍汤加丹皮而内热止。

宋朝《类苑》载杨嵎疡生于颊，连齿辅车外肿若覆瓯，脓血内溃，痛楚甚。疗之百方，不瘥。或语之曰：《天官·疡医》[2]中有名方，何不试用？嵎按《疡医》注疏中法制之，用药注疮中，少损，朽

---

〔1〕 乳婢　乳母。

〔2〕《天官·疡医》　指《周礼·天官·医师章》中有关疡医的内容。

骨连牙溃出，遂愈。《周礼》疡医掌肿疡、溃疡、折疡、金疡之祝药劀杀之齐，凡疗疡，以五毒攻之。所谓肿者，壅肿也；溃者，浓血溢也；折者，伤损也；金者，刃伤也。祝读如注，以药敷著之也；劀，刮去脓血也；杀，去其恶肉也；齐与剂同；五毒，五药之有毒者。石胆一，丹砂二，雄黄三，礜石四（礜石有毒，即升药。古方矾石、礜石混写），磁石五。用黄堥[1]置五石其中，烧之三日夜，其烟上著，以鸡羽扫取之，以注疮，恶肉破骨尽出。黄堥，黄瓦器也。此当为后医方之祖。（《焦氏笔乘》）

疡医公孙知叔，记问该博[2]，深明百药之性，创造五毒之剂，取丹砂养血而益心，雄黄长肉而补脾，矾石理脂膏而助肺，磁石通骨液而壮肾，石胆治筋而滋肝。外疗疮疡之五症，内应五脏，拘之以黄堥，熟之以火候，药成敷疡，无不神效。一人须有疽，一夕决溃，势欲殆。以前药敷之，应手而瘥。（《推篷寤语》）

一幼女，患唇四围生疮，黄脂如蜡。用旋覆花烧灰存性，真麻油调搽，愈。又一孩满面生疮，用蛇蜕煅存性，香油调搽，愈。

耳

橘泉治一人，病头眩，两耳鸣，如屯万蜂，中甚痛，心挠乱不自持。医以为虚寒，下天雄矣。翁曰：此相火也，而脉带结，是必服峻剂以劫之。急与降火升阳补阴之剂，脉复病愈。

---

〔1〕 黄堥　煎药用的瓦器。堥，音 wǔ。
〔2〕 该博　赅博。该，通“赅”。

孙兆殿丞，治平[1]中间有显官权府尹[2]，忘其名氏。一日，坐堂决事，吏人环立。尹耳或闻风雨鼓角声，顾左右曰：此何州郡也？吏对以天府。尹曰：若然，吾乃病耳。遽召孙公往焉。公诊之，与药治之，翌日病愈。尹召孙，问曰：吾所服药，切类[3]四物饮。孙曰：是也。尹曰：始虑为大患，服此药立愈，其故何也？孙曰：心脉太甚，肾脉不能归耳。以药凉心经，则肾脉复归，乃无恙。（《青箱记》）

张友夔，壮岁常苦两耳痒，日一作，遇其甚时，殆不可耐，挑剔无所不至，而所患自若也。常以坚竹三寸许截之，拆为五六片，细刮如洗帚状，极力撞入耳中，皮破血出，或多至一蚬壳而后止，明日复然。失血既多，为之困悴。适有河北医士周敏道至，询之，曰：此肾脏风虚，致浮毒上攻，未易以常法治也。宜买透冰丹服之，勿饮酒，啖湿面蔬菜鸡猪之属，能尽一月为佳。夔用其戒，数日痒止，而食忌不能久，既而复作，乃著意痛断累旬，耳不复痒。（《类编》）

薛立斋治文选[4]姚海山，耳根赤肿，寒热作痛。属三焦风热，但中气素虚，以补中益气加山栀、炒芩、牛蒡子而愈。

一儒者，因怒耳内作痛，出水。或用祛风之剂，筋挛作痛，肢体如束。此肝火伤血，前药复损所致，非疮毒也。用六味料而愈。

一人年二十，耳内出水作痛，年余矣。脉洪数，尺脉为甚，属肝肾二经虚热。用加减地黄丸料，一剂而愈。

---

〔1〕治平　宋英宗年号，公元 1064 年至 1067 年。
〔2〕权府尹　临时担任府尹。权，暂且。
〔3〕切类　极似。
〔4〕文选　古时吏部有文选司，掌文官选拔，主官为文选司郎中。

一男子，每交接耳中作痛，或作痒，或出水，以银簪探入，甚喜阴凉。此肾经虚火。用加减八味丸而愈。

一妇人，因怒发热，每经行两耳出脓，两太阳作痛，以手按之，痛稍止，怒则胸胁乳房胀痛，或寒热往来，小溲频数，或小腹胀闷。皆属肝火血虚。用加味逍遥散一剂，诸症悉退，以补中益气加五味而痊。

太卿魏庄渠〔1〕，癸卯仲冬月耳内作痛。左尺洪大而涩。薛曰：此肾水枯竭，不能生木，当滋化源为善。彼不信，仍杂用补胃之剂。薛曰：不生肾水，必不能起。明春三月召治，则昏愦不语，顾耳之分已有脓矣，且阴茎缩入腹内，小便无度。固辞不克，用六味丸料一钟，阴茎舒出，小便十减六七，神思顿醒。薛曰：若急砭脓出，庶延数日。不信，翌日耳脓出而殁。

宪副〔2〕姜时川，癸卯冬就诊，右寸浮数而有痰，口内如有疮然。薛曰：此胃火传于肺也。当薄滋味，慎起居。甲辰秋，复就诊，尺脉洪数而无力。曰：此肺金不能生肾水，无根之火上炎也，宜静调养，滋化源。彼云：今喉中不时燥痛，肌体不时发热，果是无根之火无疑矣。退谓人曰：薛谓我病可疑。至乙巳春，复往视之，喉果肿溃，脉愈洪大，又误以为疮毒，投苦寒之剂，遂卒。

琇按：此案当入"咽喉"门。

一妇人，因劳耳鸣，头痛体倦。此元气不足，用补中益气加麦

〔1〕魏庄渠　明代人，名校，字子才，别号庄渠，昆山（今属江苏）人，明孝宗弘治间进士，官至太常寺卿。

〔2〕宪副　对提刑按察副使之称。

冬、五味而痊。三年后得子,因饮食劳倦,前症益甚,月经不行,晡热内热,自汗盗汗,用六味地黄丸、补中益气汤,顿愈。前症若因血虚有火,用四物加山栀、柴胡,不应,八珍加前药;若气虚弱,用四君子;若怒,耳若聋或鸣者,实也,小柴胡加芎、归、山栀;虚,用补中益气加山栀;若午前甚,作火治,用小柴胡加炒连、炒栀;气虚,用补中益气;午后甚,作血虚,用四物加白术、茯苓;若阴虚火动,或兼痰甚作渴,必用地黄丸以壮水之主。经曰:头痛耳鸣,九窍不利,肠胃之所生也〔1〕。脾胃一虚,耳目九窍皆为之病。

少宰〔2〕李蒲汀,耳如蝉鸣,服四物汤,耳鸣益甚。此元气亏损之症。五更服六味地黄丸,食前服补中益气,顿愈。此症若血虚而有火,用八珍加山栀、柴胡;气虚而有火,用四君加山栀、柴胡;若因怒就聋或鸣,实用小柴胡加芎、归、山栀,虚用补中益气加山栀,午前甚用四物加白术、茯苓;久,须用补中益气,午后甚用地黄丸。

少司马〔3〕黎仰之,南银台〔4〕时,因怒耳鸣吐痰,作呕不食,寒热胁痛,用小柴胡合四物加山栀、茯神、陈皮而瘥。

石山治一人,年近六十,面色苍白,病左耳聋,三十年矣。近年来,或头左边及耳皆肿,溃脓,脓从耳出甚多,时或又肿,复脓,今则右耳亦聋。屡服祛风去热逐痰之药,不效。汪诊,左手心脉浮小而驶,肝肾沉小而驶,右脉皆虚散而数,此恐乘舆远来,脉未定耳。来早脉皆稍敛,不及五至,非比日前之甚数也。夫头之左边及耳前后

〔1〕“头痛耳鸣”句 语出《素问·通评虚实论》。
〔2〕少宰 对吏部侍郎之称。
〔3〕少司马 对兵部侍郎之称。
〔4〕南银台 留都南京的通政使司,掌受理章疏及臣民密封申诉之件,主官为通政使。

皆属于少阳也，经曰少阳多气少血，今用风药痰药，类皆燥剂，少血之经又以燥剂燥之，则血愈虚少矣。血少则涩滞，涩滞则壅肿，且血逢冷则凝，今复以寒剂凝之，愈助其壅肿，久则郁而为热，腐肉成脓，从耳中出矣。渐至右耳亦聋者，脉络相贯，血气相依，未有血病而气不病也，是以始则左病而终至于右亦病矣。况病久血气已虚，且人年六十，血气日涸，而又出外劳伤气血，又多服燥剂以损其气血，脓又大泄，已竭其气血，则虚而又虚可知矣。以理论之，当滋养气血，气血健旺则运行有常而病自去矣。否则，不惟病不除，而脑痈耳疽抑亦有不免矣。人参二钱，黄耆三钱，归身、白术、生姜各一钱，鼠粘子、连翘、柴胡、陈皮各六分，川芎、片芩、白芍各七分，甘草五分，煎服，数十帖而愈。

王万里，时患耳痛，魏文靖[1]公劝服青盐、鹿茸，煎雄、附为剂。且言此药非谓君虚宜服，曷不观《易》之坎为耳痛？坎水藏在肾，开窍于耳，而水在志为恐，恐则伤肾，故为耳痛。气阳运动为显，血阴流行常幽。血在形如水在天地间，故坎为血卦，是经中已著病症矣。竟饵之而愈。(《丹铅续录》)

一人耳内生疔，如枣核大，痛不可动。用火酒滴耳内，令仰上半时，以箝取出，绝根。此名耳痔。

江应宿治上舍孙顺吾，患耳鸣重听，人事烦冗。杂治半年，不愈。逆[2]予视之，脉数滑。以二陈加瞿麦、扁蓄、木通、黄蘗，一服知，二服已。

---

〔1〕 魏文靖　即魏了翁，宋代邛州蒲江(今属四川)人，字华父，号鹤山，宋宁宗庆元间进士，官至同签书枢密院事，死后谥“文靖”，有《鹤山全集》。

〔2〕 逆　迎请。

耳暴聋者，用全蝎去毒，为末酒调，滴耳中，闻流水声即愈。(《说纂》)

耳聋，用全蝎四十九枚，用生姜厚片如数，铺锅内，置蝎于姜上，慢火烙姜片至黄色，蝎热，去毒并头足，研为细末，酒调送下，随量饮醉为度，取汗。

许公子延，耳生蚀疮，用甘蔗煅存性，鸡蛋清调搽，愈。

鼻

狄梁公[1]性好医药，尤妙针术。显庆[2]中，应制[3]入关[4]，路旁大榜[5]云：能疗此儿，酬绢千匹。有富室儿鼻端生赘如拳石，缀鼻根，蒂如筋，痛楚危亟。公为脑后下针，疣赘应手而落。其父母辇千缣[6]奉酬，公不顾而去。(《集异记》)

韩懋治一人，鼻中肉赘，臭不可近，痛不可摇，医莫能治。韩方以白矾末，加硇少许，吹其上，顷之化水而消。与胜湿汤加泻白散，二剂而愈。此厚味壅湿热，蒸于肺门，如雨雾之地突生芝菌也。凡治病，只此理耳。

---

〔1〕 狄梁公　即狄仁杰，唐代太原(今山西太原)人，字怀英，武则天时官至宰相，死后追封梁国公。
〔2〕 显庆　唐高宗年号，公元656年至661年。
〔3〕 制　诏命。
〔4〕 关　指函谷关。
〔5〕 榜　公开张贴的文书告示。
〔6〕 辇千缣　用车子拉着千匹绢帛。辇，一种两人拉或推的车子。缣，双丝的细绢。

一士人，患鼻渊，脉疾而数，此有内热，遂以黄鱼脑（即石首鱼头中二块是也）取二三十枚，煅过存性，为末，先以一二分吹入鼻中，以五分酒下，不数服而愈，更不复发。

古方鼻渊，即今之脑漏是也。当别寒热二症：若涕臭者属热，宜用清凉之药散之；若涕清不臭觉腥者，属虚寒，宜温和之剂补之。当审此理。

一人鼻中毛出，昼夜长一二尺，渐渐粗圆如绳，痛不可忍，摘去更生。此因食猪、羊血过多而然也。用硇砂、乳香，饭丸，水下十粒，早晚各一服，病去乃止。

一人鼻腥臭水流，以碗盛而视之，有铁色虾鱼如米大，走跃，捉之即化为水。此肉坏矣。食鸡鱼，一日二次，一月而愈。

永贞[1]年，东市百姓王布，知书，藏钱千万，商旅多宾之。有女，年十四五，艳丽聪悟，鼻两孔各垂息肉如皂荚子，其根细如麻线，长寸许，触之痛入心髓。其父破钱数百万治之，不瘥。忽一日，有梵僧[2]乞食，因问布：知君女有异疾，可一见，吾能治之。布大喜，即见其女。僧乃取药，色正白，吹其鼻中，少顷摘去之，出少黄水，都无所苦。布赏之百金，不受，唯乞息肉。遂珍重而去，势疾如飞。（《酉阳杂俎》）

江篁南治一壮年，患鼻齇，胸膈不利。医用苦寒驱风败血之剂，服之年余，其人倦怠甚，目不欲开。江诊视，右寸脉浮洪带结，余部皆沉细而软，曰：鼻齇虽是多酒所伤，然苦寒驱风破血之药岂

---

〔1〕 永贞　唐顺宗年号，公元805年。
〔2〕 梵僧　来自梵土（印度）的僧人。

宜常服？经曰苦伤气，又曰苦伤血，况风药多燥，燥胜血，服之积久，安得不倦怠耶？且目得血而能视，目不欲开者血伤，倦怠者气伤也。所谓虚其虚，误矣。治宜化滞血，生新血。四物加炒片芩、红花、茯苓、陈皮、甘草、黄耆煎服，兼服固本丸，日就强健，鼻齇亦愈。

江应宿治友人王晓，鼻塞，气不通利，浊涕稠粘，屡药不效，已经三年。宿诊视，两寸浮数。曰：郁火病也。患者曰：昔医皆作脑寒主治，子何悬绝若是耶？经曰诸气膹郁，皆属于肺，越人云肺热甚则出涕，故热结郁滞，壅寒而气不通也。投以升阳散火汤十数剂，病如失。

程文彬治男子，年二十余，鼻流浊涕，名曰鼻渊，已经三年，治不效。程以辛夷、薄荷叶各五钱，苍耳子二钱半，白芷一两为末，水丸如弹子大，每服二钱，食后葱汤送下，或茶化亦可，药完愈。

眉

一人眉毛摇动，目瞪不能视，唤之不应，但能饮食。用蒜三两取汁，酒调下，即愈。

一男子，眉间一核，初如豆粒，二年渐大如桃。用清肝火、养肝血、益元气而愈。

眉发自落

张仲景，有奇术。王仲宣[1]年十七时，过仲景。景曰：君体

〔1〕王仲宣　即王粲，字仲宣，东汉末年高平（今山东邹县）人，为“建安七子”之一。

有病，宜服五石汤。若不治，年及三十当眉落。仲宣以为赊远[1]不治，后至三十果眉落。其精如此。（《小说》）

一骑军，一旦[2]得疾，双眼昏，咫尺不辨人物，眉发自落，鼻梁崩倒，肌肤有疮如癣。皆为恶疾，势不可救。因为[3]洋州骆谷子归寨使，遇一道流自谷中出，不言姓名，授其方，曰：皂角刺一二斤为灰，蒸晒研为末，食上[4]浓煎大黄汤，调一钱匕。浃旬鬓发再生，肌肤悦润，眼目倍明。得此方，后入山，不知所之[5]。（《感应神仙传》）

薛己治一儒者，因饮食劳役及恼怒，发脱落。薛以为劳伤精血、阴火上炎所致，用补中益气加麦冬、五味，及六味地黄丸加五味，眉发顿生如故。

一男子，年二十，巅毛脱尽。先以通圣散宣其风热（博按：原刻脱此句），次用六味地黄丸，不数日发生寸许，两月复旧。

吴江史万湖云：有男女偶合，眉发脱落，无药调治，数月后复生。

江应宿见一男子，眉发脱落，遇方士，教服鹿角胶，每日侵晨酒化下一二钱，半年眉发长，年余复旧。

---

〔1〕 赊远　为期尚远。赊，远。
〔2〕 一旦　某一天。
〔3〕 为　担任。
〔4〕 上　《本草纲目》卷三十五作“后”。
〔5〕 所之　去往的地方。之，前往。

须发不白

指挥使[1]姚欢，年八十余，须发不白。自言年六十岁患癣疥，周匝顶肿。或教服黄连，遂愈。久服，故发不白。其法以宣连去须，酒浸一宿，焙干为末，蜜丸桐子大，日午临卧以酒吞二十粒。(《东坡大全集》)

学正[2]程畿斋翁，年八十余，须发不白。自言三十岁后服六味地黄丸加生脉散，至今五十余年，无一日缺，是以精神完固，康健不衰。服此忌萝卜大蒜。

《抱朴子》云：槐子，服之补脑，令人发不白而长生。(《焦氏笔乘》)

庾肩吾常服槐实，年九十余，目看细书，鬓发皆黑。(《梁书》)

上舍黄霞壁传染须方：用五倍子一钱半(入锅内炒黄，烟出将尽起，清烟二阵就取起，以手捻试之紫色为度)，铜落四分(红铜清水淬末)，食盐、生矾各二分，俱为细末，用乌梅三四个、石榴皮少许煎水，调如稀糊，瓷器盛之，重汤顿稠，先将肥皂洗须，拭干，乘热涂上，以薄绵纸贴上，明早用温水润透洗净。如皮肉黄色，将绢片染油擦去。

目

东垣治一人，因多食猪肉煎饼，同蒜醋食之，后复饮酒大醉，卧

〔1〕 指挥使　宋代禁军武官名。
〔2〕 学正　宋代国子监学官名，掌执行学规，考校训导。

于暖炕，翌日，二瞳子散，大于黄睛，视物无的实，以小为大，以短为长，卒然见非常之处，行步踏空，百治不效。曰：经云五脏六腑之精气，皆上注于目而为之精，精之窠为眼，骨之精为瞳子，又云筋骨气血之精而为脉，并为系，上属于脑，又瞳子黑眼法于阴，今瞳子散大者，由食辛热物太甚故也。辛主散，热则助火，上乘于脑中，其精故散，精散则视物亦散大也。夫精明[1]者，所以视万物者也。今视物不真，则精衰矣。盖火之与气，势不两立，经曰壮火食气，壮火散气。手少阴（心）、足厥阴（肝）所主，风热连目系，邪之中人，各从其类，故循此道而来攻，头目肿闷而瞳子散大，皆血虚阴弱故也。当除风热，凉血益血，以收耗散之气，则病愈矣，以滋阴地黄丸。经云：热淫所胜，平以咸寒，佐以苦甘，以酸收之。以黄连、黄芩大苦寒，除邪气之盛为君；当归身辛温，生熟地黄苦甘寒，养血凉血为臣；五味酸寒，体轻浮，上收瞳子之散大，人参、甘草、地骨皮、天门冬、枳壳苦甘寒，泻热补气为佐；柴胡引用为使。忌食辛辣物助火邪，及食寒冷物损胃气，药不能上行也。

一人目翳暴生，从下而起，其色绿，瞳痛不可忍。曰：翳从下而上，病从阳明来也。绿非五色之正，此肾肺合而为病。乃以墨调腻粉合之，却与翳色相同，肾肺为病明矣。乃泻肾肺之邪，入阳明之药为使。既效矣，他日病复作者三，其所从来之经与翳色各异。因悟曰：诸脉皆属于目，肺病则目从之，此必经络未调，故目病未已也。问之果然，治疾，遂不作。

一人病翳眼六年，以至遮瞳人，视物不明，有云气之状。因用百点膏而效。（《东垣十书》）

---

〔1〕 精明　眼睛。精，黑眼珠，后作“睛”。

一军官，六月患眼疾，于上眼皮下出黑白翳两个，隐涩难开，两目紧缩，而无疼痛。两手寸脉细紧，按之洪大无力，知是太阳膀胱为命门相火煎熬，逆行作寒水翳，及寒膜遮睛。呵欠善悲，健忘嚏嚏，多泪，时自泪下，面赤而白，能食，不大便，小便数而欠，气上而喘。用拨云汤而愈。（《兰室秘藏》）

丹溪治一老人，目忽盲，他无所苦。以大虚治之，急煎人参膏一斤，服二日，目稍有见。不信，一医用青礞石药，朱曰：今夕死矣。果然。

一壮年，忽早起视物不见，就睡片时，略见而不明，食减倦甚。脉缓大，四至之上，重则散而无力。意其受湿所致，询之，果卧湿地半月。遂以白术为君，黄耆、茯苓、陈皮为臣，附子为使，十余帖愈。

一人形实，好热酒，忽目盲。脉涩，此热酒伤胃气，污浊血死其中而然也。以苏木作汤，调人参末，服二日，鼻及二掌皆紫黑。朱曰：滞血行矣。以四物加苏木、桃仁、红花、陈皮煎，调人参末服，数日而愈。

吕沧洲治一人，病二目视物皆倒植〔1〕，屡治不效。曰：视一物为二，视直为曲，古人尝言之矣。视物倒植，诚所未喻也，愿闻其因。彼曰：某尝大醉，尽吐所饮酒，熟睡达曙，遂病。吕切其脉，左关浮促，余部皆无恙，即告之曰：当伤酒大吐时，上焦反覆〔2〕，致倒其胆府，故视物皆倒植。此不内外因而致内伤者也，法当复吐以正其胆府。遂授藜芦、瓜蒂，为粗末，水煎，俾平旦顿服涌之，涌毕，

〔1〕 倒植 倒立。植，树立。
〔2〕 反覆 颠倒。覆，翻转。

视物不倒植。

钱仲阳治一乳妇，因悸而病，既愈，目张不得瞑。钱曰：煮郁李酒，饮之使醉，即愈。所以然者，目系内连肝胆，恐则气结，胆衡不下〔1〕。郁李能去结，随酒入胆，结去胆下，目能瞑矣。饮之，果验。

石山治一妇，年逾四十，两眼昏昧，咳嗽头痛，似鸣而痛，若过饥恶心。医以眼科治之，病甚。翁诊脉，皆细弱，脾部尤近弦弱。曰：脾虚也。东垣云：五脏六腑皆禀受于脾，上贯于目，脾虚则五脏精气皆失所司，不能归明于目〔2〕矣。邪逢其身之虚，随眼系入于脑，则脑鸣而头痛。心者，君火也，宜静，相火代行其令，劳役运动则妄行，侮其所胜，故咳嗽也。医不理脾养血，而以苦寒治眼，是谓治标不治本。乃用参、耆钱半，麦门冬、贝母各一钱，归身八分，陈皮、川芎、黄芩各七分，甘草、干菊花各五分，麦牙四分，煎服二帖，诸症悉除。

淮安陈吉老，儒医也。有富翁子忽病，视正物皆以为斜，凡几案书册之类，排设整齐，必更移令斜，自以为正，以至书写尺牍〔3〕皆然。父母忧之，医皆不谙其疾。或以吉老告，遂携子求治。既诊脉后，令其父先归，留其子设乐开宴，酬劝至醉乃罢。扶病者坐轿中，使人舁〔4〕之，高下其手，常令倾侧。展转〔5〕久之，方令登榻

〔1〕胆衡不下　胆气横逆，不能顺降。衡，横。
〔2〕归明于目　《灵枢经·大惑论》："五藏六府之精气，皆上注于目而为之精。"
〔3〕尺牍　书信。
〔4〕舁　音 yú，抬着。
〔5〕展转　反复。

而卧,达旦酒醒,遣之归家,前日斜视之物皆理正之。父母跃然而喜,往问治之之方。吉老云:令郎无他疾,醉中尝闪倒肝之一叶,搭于肺上(琇按:肝去肺位甚远,安能上搭?语恐未确),不能下,故视正物为斜。今复饮之醉,则肺胀,展转之间,肝亦垂下矣。药安能治之哉?富翁叹服。(《云麓漫钞》)

饶州民郭端友,精意事佛。绍兴之夏,忽两目失光,翳膜遮障。巫医针刮,皆无功。自念唯佛力可救,一日三时礼佛。一夜,梦皂衣〔1〕告曰:汝要眼明,用獭掌散、熊胆丸则可。明日,市得獭掌散,点之不效。既而于《道藏》获观音治眼熊胆丸方,即依方市药,修制之,服之兼旬,眼明,眸子了然。以治人目疾,多愈。药方用十七品:南熊胆一分为主,黄连、密蒙花、羌活各一两半,防已二两半,草龙胆、蛇蜕、地骨皮、大木贼、仙灵脾皆一两,瞿麦、旋覆花、甘菊花皆半两,蕤仁三钱半,麒麟竭一钱,蔓菁子一合,同为细末,以羯羊肝〔2〕一具,煮其半,焙干,入于药中,取其中生者去膜烂研,入上件药,杵而丸之桐子大,饭后米饮下三十丸。诸药修制无别法,唯木贼去节,蕤仁用肉,蔓菁水淘,蛇蜕炙云。(《夷坚志》)

江陵傅氏,家贫,鬻纸为业。性喜云水,见必邀迎。小阁塑吕仙翁〔3〕像,奉事甚谨,虽妻子〔4〕不许辄至。一日,有客方巾布袍,入,共语曰:适有百金。邀傅饮。傅目昏多泪,客教用生熟地黄切焙,椒去目及闭口者,微炒,三物等分为末,蜜丸桐子大,五十丸,盐米饮空心下。傅如方治药,不一月目明,夜能视物,年八九十,耳目聪明,精力如壮。(《辛志》)

---

〔1〕 皂衣　穿黑衣的人。皂,黑色。
〔2〕 羯羊肝　羯羊的肝脏。羯羊,阉割后的公羊。
〔3〕 吕仙翁　吕洞宾,道教神祇之一。
〔4〕 妻子　妻子与孩子。

唐崔承元,因官治一死囚,出活之。囚后数年以病目致死。一旦崔为内障所苦,丧明逾年。后夜半叹息独坐,忽闻阶除[1]窸窣之声[2],崔问为谁,徐曰:是昔蒙活囚来报恩耳。乃告以用黄连一两,白羊子肝一具,去膜,同于沙盆内研令极细,随手为丸桐子大,每服以温水下三十丸,连作五剂。言讫,忽不见。崔依此合服,数月眼复明。凡诸目疾及翳障青盲皆治,忌猪肉冷水。(《本事方》)

一人患赤眼肿痛,脾胃虚弱,饮食难进。诊其脉,肝盛脾弱。凉药以治肝则损脾,饮食愈难进;服暖药以益脾,则肝愈盛而加病。何以治之?乃于温平药中倍加肉桂,不得用茶调,恐伤脾也,肉桂杀肝而益脾,故一治两得之。传曰:木得桂而死[3]。(《医余》)

一人患眼疾,每睡起则眼赤肿,良久却愈,百治莫效。师曰:此血热,非肝病也。卧则血归于肝,热血归肝,故令眼赤肿也。良久却愈者,人卧起,血复散于四肢故也。遂用生地黄汁浸粳米半升,渗干,曝令透骨干,三浸三干,用磁瓶煎汤一升令沸,下地黄米四五匙,煎成薄粥汤,放温,食半饱后饮一二盏,即睡,如此两日遂愈。生地黄汁凉血故也。(《医余》)

钱镠[4]老年,一目失明。闻中朝[5]国医胡姓者善医,上言

---

〔1〕 阶除 庭院的台阶。

〔2〕 窸窣之声 摩擦等发出轻微声音。窸窣,音 xīsū。

〔3〕 木得桂而死 明代王肯堂《伤寒证治准绳》:"木得桂而死,肝不足者为禁药也。"

〔4〕 钱镠 五代时吴越国的国君,字具美,临安人,唐末占有今浙江及江苏、福建部分地区,国号为"吴越"。

〔5〕 中朝 当时占有中原地区的后晋。

求之。晋祖[1]遣医泛海而往。医视其目,曰:尚父[2]可无疗此,当延五七岁寿。若决膜去内障,即复旧,但虑损福耳。镠曰:吾得不为一目鬼死于地下足矣,愿医尽其术以疗之。医为治之,复故。镠大喜,且赂医金帛宝带五万缗,具舟送归京师。医至,镠卒,年八十一矣。(刘颖叔《异苑》)

郭太尉,真州人。久患目盲,有白翳膜,遍服药莫效。有亲仲监税,在常州守官,闻张鼍龙之名,因荐于太尉。请视之,曰:此眼缘热药过多,乃生外障,视物不明。医者皆以为肝元损,下虚,补其肝肾,眼愈盲。与药点眼,并服之,一月取翳微消。果一月翳退,双目如旧。其方只用猪胆,微火银铫内煎成膏,入冰脑如黍米大,点入眼中,微觉翳轻,后又将猪胆白膜皮曝干,合作小绳,如钗大小,烧作灰,待冷点翳,甚者亦能治之。(《名医录》)

潭州宗室赵太尉家乳母,苦烂缘风眼近二十年。有卖药老媪过门,云:此眼有虫,其细如丝,色赤而长,久则滋生不已,吾能谈笑除之。入山取药,晚下当为治疗。赵使人阴尾之,见媪沿道掇丛蔓木叶,以手挼碎[3],入口中咀嚼,而留汁滓于小竹筒内。俄复还,索皂纱,蒙乳母眼,取笔画双眸于纱上,然后滴药汁渍眼下缘,转眄[4]间虫从纱中出,其数十七,状如前所云。数日再至,下缘内一如常人,复用前法滴上缘,又得虫十数。家人大喜。后传与医者上官彦诚,遍呼邻妇病此者验试,皆瘥。其药乃覆盆子叶一味,著于《本草》。陈藏器云:治眼暗不见物,冷泪浸淫不止及青盲等,

---

〔1〕 晋祖 后晋高祖石敬瑭。
〔2〕 尚父 古时对功高德重而年长大臣的特殊称号。钱镠在唐末任中书令,后梁太祖朱晃尊封为"尚父"。
〔3〕 挼碎 揉碎。挼,音 ruó,揉搓。
〔4〕 转眄 转眼。眄,音 xì,看。

取此草，日曝干，捣令极烂，薄绵裹之，以人乳汁浸，如人行八九里久，用点目中，即仰面卧，不过三四日，视物如少年。但禁酒面油。盖治眼妙品也。(《癸志》)

明州定海人徐道亨，父殁，奉母周游四方，事之尽孝。淳熙中，寓泰州，因患赤眼而食蟹，遂成内障，欲进路不能。素解暗诵《般若经》[1]，出丐市里，所得钱米，持归养母，凡历五年。忽夜梦一僧，长眉大鼻，托一钵，钵中有水，令掬以洗眼。复告之曰：汝此去当服羊肝丸百日。徐意为佛罗汉，喜而拜，愿乞神方。僧曰：洗净夜明沙、当归、蝉蜕、木贼去节，各一两，共碾为末，黑羊肝四两，水煮烂，捣如泥，入前药拌和，丸桐子大，食后温熟水下五十丸，服之百日复旧，与其母还乡。母亡，弃家入道。(《类说》)

福州人病目，两睑间赤湿流泪，或痛或痒，昼不能视物，夜不可近灯光，兀兀[2]痴坐。其友赵子春语之曰：是为烂缘血风。我有药，正治此，名曰二百味花草膏。病者惊曰：用药品如是，世上方书所未有，岂易遽办？君直相戏耳。赵曰：我适见有药，当以与君。明日，携一钱匕至。坚凝成膏，使以匙抄少许入口，一日泪止，二日肿消，三日痛定，豁然而愈。乃往赵致谢，且扣其名物。笑曰：只用羯羊胆，去其中脂而满填好蜜，拌均蒸之，候干，即入瓶，研细为膏。以蜂采百花，羊食百草，故隐其名以眩[3]人耳。(《癸志》)

荀牧仲常谓予曰：有人视一物为两，医者即作肝气有余故。见一为两，教服补肝药，皆不验，此何疾也？予曰：孙真人云：目之

---

〔1〕《般若经》 即《金刚般若波罗蜜经》，大乘佛教空宗的主要经典。
〔2〕兀兀 不动的样子。
〔3〕眩 迷惑。

系，上属于脑后，出于脑中。邪中于头，因逢身之虚，其入深则随目系入脑，入于脑则转，转则目系急，急则目眩以转，邪中于睛，所中者不相比则睛散，睛散则歧，故见两物也。令服驱风入脑药而愈。（《本事方》）

省郎中〔1〕张子敬，年六十七，病眼目昏暗，唇微黑色，皮肤不泽。六脉弦细而无力。一日，出示治眼二方，问可服否。罗谦甫曰：此药皆以黄连大苦之药为君，诸风药为使。且人年五十，胆汁减而目始不明。《内经》云：土位之主，其泻以苦。诸风药亦皆泻土。人年七十，脾胃虚而皮肉枯，重泻其土，使脾胃之气愈虚，而不能营运荣卫之气，滋养元气，胃气不能上行，膈气吐食，诸病生焉。况已年高衰弱，起居皆不同，此药不可服。只宜慎言语，节饮食，惩忿窒欲，此不治之治也。张以为然。明年春，除〔2〕关西路按察使，三年致仕〔3〕还，精神清胜，脉亦和平。此不妄服寒药之效也。《内经》曰：诛伐无过，是谓大惑。岂不信哉？

一人眼赤，鼻张大喘，浑身出斑，发如铜铁丝硬。乃目中热毒，气结于下焦。用白矾、滑石各一两，水三碗煎至一碗半，不住口饮尽，乃愈。

一人眼前常见禽虫飞走，捉之即无。乃肝胆经为疾。用酸枣仁、羌活、元明粉、青葙子各一两，为末，每水煎至二钱，和渣服，日三服。

一人眼珠垂下至鼻，大便血出。名肝胀。用羌活水煎，数服愈。

〔1〕省郎中　元代行中书省的属官。
〔2〕除　授予官职。
〔3〕致仕　退休或辞去官职。

一人眼内白眦却黑，见物依旧，毛发直如铁条，不语如醉。名血溃。用五灵脂酒调下二钱，愈。

一妇人，眼中忽有血如射而出，或缘鼻下，但血出多时即经不行。乃阴虚相火之病。遂用归身尾、生地黄、酒芍，加柴胡、黄檗、知母、条芩、侧柏叶、木通、红花、桃仁，水煎，食前服，数剂而愈。

琇按：此症由三阴火盛迫血上溢，俗名倒经，有从咽喉涌出，有从牙龈泄出者。

薛己治给事张禹功，目赤不明。服祛风散热药，反畏明重听。脉大而虚，此因劳心过度，饮食失节。以补中益气加茯神、酸枣仁、山药、山茱萸、五味，顿愈。又劳役复甚，用十全大补兼以前药，渐愈，却用补中益气加前药而痊。东垣云：诸经脉络，皆走于面而行空窍，其清气散于目而为精，走于耳而为听。若心烦事冗，饮食失节，脾胃亏损，心火太甚，百脉沸腾，邪害孔窍而失明矣。况脾为诸阴之首，目为血脉之宗，脾虚则五脏之精气皆失其所。若不理脾胃，不养神血，乃治标而不治本也。

一儒者，日晡两目紧涩，不能瞻视。此元气下陷。用补中益气倍加参、耆，数剂而愈。

一男子，亦患前症，服黄檗、知母之类，更加便血。此脾虚不能统血，肝虚不能藏血也。用补中益气、六味地黄丸而愈。

一儒者，两目作痛，服降火祛风之药，两目如绯，热倦殊甚。薛用十全大补汤数剂，诸症悉退，服补中益气兼六味丸而愈。复因劳役，午后目涩体倦，服十全大补而愈。

一男子，年二十，素嗜酒色，两目赤痛，或作或止。两尺洪大，按之微弱。薛谓少年得此，目当失明。翌早索途而行，不辨天日，众皆惊异。与六味地黄丸加麦冬、五味，一剂顿明。

孙真人在庙〔1〕，治卫才人患眼疼，众医不能疗，或用寒药，或用补药，加之脏腑不和。上召孙，孙曰：臣非眼科，乞勿全责于臣。降旨有功无过，孙乃诊之。肝脉弦滑，非壅热也，乃年壮血盛，肝血并不通。遂问宫人，月经已三月不通矣。用通经药，经行而愈。

子和自病目，或肿或翳，羞明隐涩，百余日不愈。张仲安云：宜刺上星、百会、攒竹、丝空诸穴上血出，及以草茎内两鼻中，出血约升许，来日愈。

昔有人家一妾，视物如曲弓，视界尺之直亦如曲钩。俸医〔2〕亲见，药莫能治。

一妇病热，目视壁上，皆是红莲花满壁。医用滚痰丸下之，愈。

赵卿，良医也，有机警。一少年眼中常见一小镜子，诸医不效。赵诊之，与少年期来晨以鱼鲙奉候。少年及期赴之，延于内，且令从容〔3〕，俟客退方接。俄而设台子，施一瓯芥醋，更无他味，卿亦未出。迨隅中〔4〕，久候不至，少年饥甚，且闻醋香，不免轻啜之，逡巡又啜之，觉胸中豁然，眼花不见。因竭瓯啜之，赵卿方出，少年以啜醋惭谢，卿曰：郎君先因吃鲙太多，芥醋不快，又有鱼鳞在胸

〔1〕 在庙 《审视瑶函》卷首作“在仁庙朝”四字。
〔2〕 俸医 享受朝廷俸禄的医官。
〔3〕 从容 随意。
〔4〕 隅中 即巳时，上午九时至十一时。

中，所以眼花。适来所备芥醋，只欲郎君因饥以啜之，果愈此疾。烹鲜之会，乃权诈也。（《北梦琐言》）

管连云之内，目患沿眶红烂，数年愈甚，百计治之，不能疗。为延吴御医诊之，曰：吾得之矣。为治大热之剂，数服其病如脱，目复明。问之，曰：此不难知也。此女人进凉药多矣，用大热剂则凝血复散，前药皆得奏功。

昔有人患内障眼，用熟地黄、麦门冬、车前子三味为细末，蜜丸如梧桐子大（此方尽可用）。《本草》云：三物相杂，治内障眼有效。（东坡《仇池记》）

梅圣俞和吴正仲赤目见寄诗云：暂看朱成碧，难逢扁与和。金篦旧孰在，诃子古方磨。自注云：葛洪治赤目翳膜方，诃子一枚，以蜜磨，注目中。（《焦氏笔乘》）

江应宿之内，产后患沿眶红烂，杂治不效。意是脾经风热，用槐树枝八两，青盐、食盐各二两，水飞炒燥，早晨擦牙洗之而愈。

少参昆石容公为诸生时，患两目蒙蒙若雾露，不见物，得歙医吴生方，服之复明。方用女贞子（蜜水酒三停拌匀，九蒸九晒）四两，密蒙花（依上拌蒸如数）、谷精（依上拌蒸）、大黄（依上拌蒸）各二两，弱者少减，防风、柴胡、石决明（煅）各二两，荆芥穗一两，川芎、青皮（麸炒）、黄连、连翘各两半，家菊花、枸杞子、茺蔚子各三两，元参四两，当归尾、青葙子、草决明（炒香）各一两八钱，赤芍一两二钱，甘草九钱，细辛四钱，共二十二味，为细末，水一钟化真熊胆，入黑羊胆、鲤鱼胆、雄猪胆，老米打糊，丸如黍米大，食后每服二钱，日三服。忌烧酒大蒜鸡鹅。数年之疾，一旦复明。此公居刑部时曾数与予言之，今贡士[1]霖野雷君录其方，且闻服药，屏居寂室，内观瞑目静坐，其功尤胜于药矣。及其历任中外，洁已操行，不激不随，不萎不倦，本寂室中瞑目之力也。

咽 喉

张子和治一男子，缠喉风肿，表里皆作，药不能下。以凉药灌入鼻中，下十余行，外以拔毒散敷之，阳起石烧赤，与伏龙肝等分为末，新汲水调扫百遍，三日热始退，肿消。

一贵妇，喉痹，盖龙火也。虽用凉剂，而不可使冷服，为龙火宜以火逐之。人火者，烹饪之火是也。乃使曝于烈日之中，登于高堂之上，令婢携火炉坐药铫于上，使药常极热，不至大沸，适口，时时呷之百余次，龙火自散。此法以热虚，是不为热病扞格[2]故也。

罗谦甫治梁济民，因膏粱而饮，又劳心过度，肺气有伤，以致气腥臭，唾涕稠粘，口舌干燥。以加减泻白散主之。《难经》云心主五臭，入肺为腥臭，此其一也。方以桑白皮、桔梗各二钱，地骨皮、甘草炙一钱半，知母七分，麦门冬、黄芩各五分，五味二十粒，煎，食后温服，忌酒面辛热之物，日进二服。（《卫生宝鉴》）

开德府一士人，携仆入京。其仆忽患喉风，胀满，气塞不通，命在须臾。一人云：惟马行街山水李家善治。即偕往。李骇曰：证候危甚，犹幸来此，不然难救矣。乃于笥中取一纸捻，著火烟起，吹灭之。令患者张口，刺于喉间，俄出紫血半合，即时气宽能言，及啖

〔1〕 贡士　明清时会试中试者之称。
〔2〕 扞格　抵触。

粥饮，糁药敷之，立愈。士人神其技。后还乡，一医偶传得此术，云：咽喉病发于六府者，如引手可探，及刺破瘀血，即已。若发于五藏，则受毒牢深，手法药力难到，惟用纸捻为第一。然不言所以用之之意。后有人拾取其残者，盖预以巴豆油涂，故施火即燃，藉其毒气，径到病所。(《类编》)

一人患喉肿痛，食不得下，身热头痛，大便不通。医之论纷然，皆谓热，当服凉剂。有一善医云：脉紧数(诸紧为寒)，是感寒气所致。众医不从，善医者曰：我有法验得寒热。浴室中坐火，用炒木葱汤沐浴，若是病热，则此暖处必有汗，而咽喉痛不减；若是感寒，则虽沐浴无汗。患者然之，遂入沐淋洗而无汗。就浴室中服麻黄一服，须臾大汗出，大便通，即时无事。众医钦服。凡辨热病与感寒，皆可用此法。(《医余》)

罗谦甫治征南元帅不邻吉歹，年七旬，春间东征，南回至楚邱。因过饮腹痛，肠鸣自利，日夜约五十余行，咽嗌肿痛，耳前后赤肿，舌本强，涎唾稠粘，欲吐不能出，以手曳之方出，言语艰难，反侧闷乱，夜不得卧。罗诊，得脉浮数，按之沉细而弦。即谓中丞粘公曰：仲景云：下利清谷，身体疼痛，急当救里，后清便自调，急当救表。救里四逆汤，救表桂枝汤。总帅今胃气不守，下利清谷，腹中疼痛，虽宜急治之，比之嗌咽，犹可少缓。公曰：何谓也？答曰：《内经》云：疮发于咽嗌，名曰猛疽。此病治迟则塞咽，咽塞则气不通，气不通则半日死，故宜急治。于是遂砭刺肿上，紫黑血出，顷时肿势大消。遂用桔梗、甘草、连翘、鼠粘、酒黄芩、升麻、防风等分，㕮咀，每服约五钱，水煎清，令热漱，冷吐出之，咽之恐伤脾胃，自利转甚，再服涎清肿散，语声出。后以神应丸辛热之剂以散中寒，解化宿食而燥脾湿。丸者，取其不即施行，则不犯其上焦，至其病所而后化，乃治主以缓也。不数服，利止痛定。后胸中闭塞，作阵而痛。复思

《灵枢》有云上焦如雾，宣五谷味，薰肤充身泽毛，若雾露之溉，是为气也，今公年高气弱，自利无度，致胃中生发之气不能滋养于心肺，故闭塞而痛。经云：上气不足，推之扬之。脾不足者，以甘补之。再以异功散甘辛微温之剂温养脾胃，加升麻、人参上升以顺正气，不数服而胸中快利痛止。《内经》云调气之方，必别阴阳，内者内治，外者外治，微者调之，其次平之，胜者夺之，随其攸利，万举万全，又曰病有远近，治有缓急，毋越其制度，又曰急则治其标，缓则治其本，此之谓也。

一人咽喉间生肉，层层相叠，渐渐肿起，有窍，出臭气。用臭橘叶煎服而愈。

一人但饮食，若别有一咽喉，斜过膈下，径达左胁，而作痞闷，以手按之，则历历有声。以控涎丹十粒服之，少时痞处热，作一声，转泻下痰饮二升，再食正下而达胃矣。

范九思，不知何许人也，业医善针。有人母患喉生蛾，只肯服药，不用针，无可奈何。范曰：我有药，但用新笔点之。暗藏铍针在笔内，刺之，蛾破血出，即愈。可见医者贵乎有机也。

杨立之，自广府通判归楚州，喉间生痈，既肿溃而脓血流注，日夕不止，寝食俱废。医者束手。适杨吉老赴郡，二子邀之至。熟视良久，曰：不须看脉，已知之矣。然此疾甚异，须先啖生姜片一斤，乃可投药，否则无法也。语毕即出，其子有难色，曰：喉口溃脓痛楚，岂能食生姜？立之曰：吉老医术通神，其言不妄。试取一二片啗我，如不能进，屏去无害。遂食之，初时殊为甘香，稍复加益至半斤许，痛处已宽，满一斤，始觉味辛辣，脓血顿尽，粥食入口，了无滞碍。明日，招吉老，谢而问之，曰：君官南方，多食鹧鸪。此禽好啖

半夏，久而毒发，故以姜制之。今病源已清，无服他药。(《类说》)

《齐东野语》云：辛丑，余侍亲还自福建。途中有喉闭者。老医传一方，用鸭嘴胆矾一味，研细，酽醋调灌之，药甫下咽，大吐胶痰，即瘥。胆矾难得真者，不可不预储以备急也。

江应宿治一妇，喉痹，用秘方，蟢蛛窠二十一片，煅存性，枯矾、灯草灰等分，以鹅管吹入喉中，即时消散。

用之验。

一仆人，患缠喉风，用秘方：透明雄黄一钱，郁金一钱，巴豆七粒，三生四熟，去壳，灯烧存性，三物共研细末，每服一分二厘半，用茶清调服，愈。

一人喉闭不通，用牙皂、白矾、黄连等分，置新瓦上焙干，为末吹入，遂通。

一人喉痹，以鲜射干、山豆根等分，煎汤灌入，即愈。

一人悬中下而赤，皆以为热，遍试凉药，不效。此中气虚，用补中益气而愈。

一人喉风，牙关紧闭。以牙皂五钱，水一碗煎三分，加好蜜一杯，徐徐灌入鼻中，其痰自出，即可进药。

口

一人口内生肉球，有根，线长五寸余，吐球出，方可饮食，以手轻按,痛彻于心。水调生麝香一钱,频服之,三日根化而愈。

程仁甫治一妇,年近四十,信来求药,云:不时悬腭堕下,劳苦即衄血,或遍身作痛。程虽未诊视,按经云喉舌之疾,皆属痰火,推察其原,又是阴血不足,不能制上焦虚火,而前症作矣。若能滋下焦阴血,使水升火降,病当不举。若峻用正治之药,上焦之火未去,而中寒之疾复生,前病何由得愈?若能依法调治,兼守戒忌,或可痊也。八物汤加桔梗、陈皮、贝母、元参,喉痛甚,加荆芥、薄荷,丸药加减八味丸加黄檗,久服而安。

舌

子和治一妇人,木舌胀,其舌满口。诸药不效。令以绯针(针小而锐者)砭之,五七度肿减,三日方平,计所出血几盈斗。

一妇人,产子,舌出不能收。医有周姓者,令以朱砂末敷其舌,仍令作产子状,以二女掖之,乃于壁外潜累盆盎,置危处,堕地作声,声闻而舌收矣。

夫舌乃心之苗,此必难产而惊,心火不宁,故舌因用力而出也。今以朱砂镇其心火,又使倏闻异声,以恐下。经曰恐则气下,故以恐胜之也。

王况游京师。会盐法[1]忽变,有大贾睹揭示[2],失惊吐舌,遂不能复入,经旬食不下咽,尪羸日甚。国医莫能疗。其家忧惶,榜于市曰:有治之者,当谢千金。况应其请,见贾之状,忽发

[1] 盐法 国家对食盐征税和专卖榷禁的制度。
[2] 揭示 公告。

笑不能制，心谓难治。其家怪而诘之，况谬咍之曰：所笑者，辇毂[1]之大如此，乃无人治此小疾耳。且曰：试取《针经》来。况谩检之，偶有穴与其疾似。况曰：尔家当勒状[2]与我，万一不能治，则勿尤我，我当针之，可立愈。其家从之，急针舌之底，抽针之际，其人若委顿状，顷刻舌遂伸缩如平时。自是名动京师，益究心《肘后》诸书，卒有闻于世。事之偶然有如此。（王明清《挥麈余话》）

一士人，沿汴东归，夜泊村步[3]。其妻熟寐，撼之，问何事，不答，又撼之，妻惊起视之，舌肿已满口，不能出声。急访医，得一叟负囊而至，用药糁之，比晓复旧。问之，乃蒲黄一味，须真者佳。（《本事方》）

一士人，无故舌出血，仍有小穴。医者不知何疾。偶曰：此名舌衄。炒槐花为末，糁之而愈。（《良方》）

一人舌肿胀，舒出口外。无敢医者，一村人云：偶有此药。归而取至，乃纸捻，以灯烧之，取烟薰舌，随即消缩。问之，曰：吾家旧有一牛，舌肿胀出口，人教以蓖麻油蘸纸捻燃，烟薰之而愈。因以治人，亦验。

一人伤寒，舌出寸余，连日不收。用梅花片脑糁舌上，应手而收。重者，用五钱方愈。

---

〔1〕 辇毂　皇帝的车驾，指代京师。
〔2〕 勒状　签写保证书。状，文书。
〔3〕 村步　村边泊船处。步，同“埠”，码头。

薛己治一妇人，善怒，舌本强，手臂麻。薛曰：舌本属土，被木克制故耳。用六君加柴胡、芍药治之。

一男子，舌下牵强，手大指（大肠经）次指不仁，或大便秘结，或皮肤赤晕。薛曰：大肠之脉散舌下，此大肠血虚风热，当用逍遥散加槐角、秦艽治之。

牙

太仓公治齐中大夫，病龋齿，为灸其左太阳阳明脉，更为苦参汤，日漱三升，出入五六日，病已。得之风及卧开口，食而不漱。（《史记》）

东垣治一妇人，年三十，齿痛甚，口吸凉风则暂止，闭口则复作。乃湿热也。足阳明（胃）贯于上齿，手阳明（大肠）贯于下齿，况阳明多血聚，加以膏粱之味助其湿热，故为此病。用黄连、梧桐泪苦寒，薄荷、荆芥穗辛凉，治湿热为主，升麻苦辛，引入阳明为使，牙者骨之余，以羊胻骨灰补之为佐，麝香少许，入内为引用，为细末，擦之（牙痛方妙），痛减半。又以调胃承气去硝，加黄连，以治其本，二三行而止，其病良愈，不复作。

一人因服补胃热药，致上下牙疼痛不可忍，牵引头脑，满面发热，大痛。足阳明之别络入脑，喜寒恶热，乃是手阳明经中热盛而作也，其齿喜冷恶热。以清胃散治之而愈。

子和治一人，忽患牙痛。曰：阳明经热有余也。乃付舟车丸七十粒。服毕，过数知交，留饮。强饮热酒数杯，药为热酒所发，尽吐之，吐半而痛止。三五日又痛，再饮前药百余粒，大小数行，乃止。

一妇牙痛，治疗不瘥，致口颊皆肿。以金沸草散大剂煎汤，薰漱而愈。(《纲目》)

一老人云：祖上多患齿疼脱落，得一奇方，名牢牙散，以槐枝、柳枝各取四十九根切碎，皂角不蛀者七茎，盐四十文重，同入磁瓶内，黄泥固济，糠火烧一夜，候冷取出，研细，用如常法，甚效。数世用之，齿白齐密。

刘汉卿郎中，患牙槽风，久之颔穿，脓血淋漓。医皆不效。在维扬时，有邱经历妙于针术，为汉卿针委中(膀胱穴)及女膝穴(无考)，是夕脓血即止，旬日后颔骨脱去，别生新者，完美如故。又张师道亦患此证，用此法针之，亦愈。委中穴在腿脷中。女膝穴在足后跟，考之《针经》，无此穴，惜乎后人未知其神且验也。(《癸辛杂志》)

张季明治一人，患牙疼，为灸肩尖(肩尖即肩髃，乃大肠穴)微近骨后缝中，小举臂取之，当骨解陷中，灸五壮，即瘥。尝灸数人，皆愈，随左右所患，无不立验。灸毕，项大痛，良久乃定，永不发。季明曰：予亲病齿痛，百方治之不效，用此法治之，遂瘥。(《良方》)

一人牙齿日长，渐渐胀开口，难为饮食，盖髓溢所致。只服白术，愈。(《卫生十全方》)

可见肾虚者不宜服术。

叶景夏家一妾，病齿，遇痛作时爬床刮席，叫呼连夕达旦，勺饮不可入口(毒)。医药莫效，经年不瘥。或授一方，取附子尖、天雄尖、全蝎七个，皆生碾碎，拌和，以纸捻蘸少许，点痛处，随手即止。林元礼云：未足为奇。更有一法，捕蚵蛂大者一枚，削竹篦子，刮其眉，即有汁粘其上，约所取已甚则放之，而以汁点痛处。凡疳蚀痈肿，一切齿痛，皆效，药到痛定，仍不复作。孙僩云：此名蟾酥膏。先以篦掠眉下，汁未出时，当以细杖鞭其背及头，候作怒鼓胀，则流注如涌，然后以绵绖窒痛处。（《类编》）

祁门汪丞相有妾，平日好食动风物，尤嗜蟹，或作蟹羹，恣啖之。一日，得风热之疾，齿间壅一肉出，渐大胀塞，口不能闭，水浆不入，痛楚待毙而已。有一道人云能治之，其法用生地黄取汁一碗，猪牙皂角数挺，火上炙令热，蘸汁令尽，末之，敷痛肉上，随即消缩，不日而愈。后多金赂其方。

洛阳李敏求赴官东吴，其妻病牙疼，每发呻吟宛转，至不堪忍。令婢辈以钗按置牙间，少顷银色辄变黑，毒气所攻，痛楚可知也。沿途医之，罔效。嘉禾僧惠海为制一汤，服之半年，所苦良已。后食热面复作，坐间煮汤以进，一服而愈，其神速若此。视药之标题，初不著方名，但云凉血而已。敏求报之重，徐以情叩之，始知为四物汤。盖血活而凉，何由致壅滞以生疾也？

一人忽然气上喘，不能语言，口中涎流吐逆，齿皆摇动，气出转大，即闷绝。名伤寒并热霍乱。用大黄、人参各五钱，水三盏煎一盏，服。

焜按：伤寒并热霍乱何以入齿牙类？疑误。

宋英宗书齿药方：生地黄、细辛、白芷、皂角各一两，去皮，子入瓶中，黄泥固济，炭五六斤煅令尽炭，入僵蚕一分，甘草二钱，为细末，早晚揩齿，并治衄血动摇等疾。（《云烟过眼录》）

江应宿在燕京，见小儿医东吏目[1]患齿痛，脸腮肿起，痛楚

---

〔1〕吏目　明代太医院医官名，职阶在院判之下，御医之上。

难支。闻一匠夫能治虫牙，试召视之。与五灵脂如米粒者三颗，令咬在痛齿上，少顷以温水漱出，得小白蛀虫三条，痛止肿消。

喑

吕元膺治一僧病，诊其脉，独右关浮滑，余部无恙。曰：右关属脾络胃，挟舌本，盖风中廉泉，得之醉卧当风而成喑。问之而信。乃取荆沥化至宝丹饮之，翌日[1]遂解语。

一中年男子，伤寒身热，医与伤寒药，五七日变神昏而喑。遂作本体虚有痰治之，人参半两，黄耆、白术、当归、陈皮各一钱，煎汤，入竹沥、姜汁，饮之十二日，其舌始能语得一字，又服之半月，舌渐能转运言语，热除而痊。盖足少阴脉挟舌本，脾足太阴之脉运舌本，手少阴别系舌本，故此三脉虚，则痰涎乘虚闭塞其脉道，而舌不能转运言语也。若此三脉无血，则舌无血营养而喑。经云：刺足少阴脉，重虚出血，为舌难以言。又言：刺舌下中脉太过，血出不止为喑。治当以前方加补血药也。

此案不可为训。既云伤寒七日后变神昏而喑，恐热传少阴心经，即作体虚有痰，亦当配清热之品，不得纯用补剂。并下一条俱丹溪翁案。

一男子，五十余岁，嗜酒，吐血后不食，舌不能言，但渴饮水（热），脉略数（火）。与归身、芍、地各一两，参、术二两，陈皮两半，甘草二钱，入竹沥、童便、姜汁少许，二十余帖，能言。若此三脉，风热中之则其脉弛纵，故舌亦弛纵，不能转运而喑，风寒客之则其脉缩急，故舌卷而喑，在中风半身不收求之也。

---

〔1〕 翌日　次日。翌，音yì。

丹溪治一人，遗精，误服参、耆及升浮剂，遂气壅于上焦而喑，声不出。乃用童便浸香附，为末调服，而疏通上焦以治喑，又用蛤粉、青黛为君，黄檗、知母、香附佐之为丸，而填补下焦以治遗，十余日良愈。

《本草》言尿主久嗽失音，故治喑多用尿白，能降火故也。

一人患卒喑，杏仁三分，去皮尖，熬，别杵桂一分如泥，和，取杏核大绵裹，含，细细咽之，日夜三五次。

孙兆[1]治曹都使，新造一宅，落成迁入，经半月，饮酒大醉，卧起失音，喑不能言。召孙视之，曰：因新宅，故得此疾耳，半月当愈。先服补心气薯蓣丸，治湿用细辛、川芎，十日其疾渐减，二十日痊愈。曹既安，见上，问谁医。曰：孙兆。上乃召问，曰：曹何疾也？对曰：凡新宅壁皆湿，地亦阴多。人乍来，阴气未散，曹心气素虚，饮酒至醉，毛窍皆开，阴湿之气从而乘心经，心经既虚，而湿又乘之，所以不能语。臣先用薯蓣丸使心气壮，然后以川芎、细辛去湿气，所以能语也。

即仲景法，虚者先固其里，后清其表。

一男子，年近五十，久病痰嗽，忽一日感风寒，食酒肉，遂厥气走喉，病暴喑。与灸足阳明（胃）别丰隆二穴（丰隆穴在足，胃穴也。丰隆，踝上八寸，胻骨外廉陷中）各三壮，足少阴（肾）照海穴（照海穴在足心，肾穴也。照海，《神农经》云在内踝直下白肉际是穴）各一壮，其声立出。信哉！圣经之言也。仍以黄芩降火，为君，杏仁、陈皮、桔梗泻厥气，为臣，诃子泻逆，甘草和元气，为佐，服之良愈。

---

〔1〕 孙兆 北宋医家，宋仁宗时任尚药奉御丞，入校正医书局，参与《素问》等书校订，撰有《伤寒方》《伤寒脉诀》等，均佚。

一人惊气入心络，喑不能言，以密佗僧（即淡底）研细一匕许，茶调服，遂愈。有人因伐山中，为狼所逐，而得是疾，或授以此方，亦愈。又一军尉采藤于谷，逢恶蛇而疾，其状正同，亦用此药疗之而愈。

黄帝问曰：人有重身[1]，九月而喑，此为何也？岐伯对曰：胞之络脉绝也。帝曰：何以言之？岐伯曰：胞络者，系于肾，少阴之脉贯肾，系舌本，故不能言也。帝曰：治之奈何？岐伯曰：无治也，当十月复。

欧阳公[2]与梅圣俞[3]书：失音，记得一方，将槐花于新瓦上炒熟（琇按：火刑肺金者宜之），置怀袖中，随处送一二粒口中咀嚼之，使喉中常有气味，久之声自通。（《焦氏笔乘》）

皮肤皴裂

东垣治一人，皮肤皴裂，不任其痛，两手不能执辕，足不能履地，停辙止宿。因制润肌膏与之，即效。方以珠青四两，白蜡八钱，乳香二钱，于铁铛内先下沥青，随手下黄蜡、乳香，次入麻油一二匙，俟沥青镕开，微微熬动，放大净水盆于其旁，以搅药，用铁錍[4]滴一二点于水中试之，如硬，入少油，看软硬合宜，新绵滤于水中，揉扯，以白为度，瓷器内盛，或油纸裹。每用，先火上炙裂口子热，捻合药，亦火上炙软，涂裂口上，纸少许贴之，自然合矣。

---

〔1〕 重身　怀孕。

〔2〕 欧阳公　指欧阳修。

〔3〕 梅圣俞　即梅尧臣，宋代宣城（今属安徽）人，字圣俞，有《宛陵先生文集》。

〔4〕 錍　音 pī，一种酒器。

虞天民治仲兄，年四十五岁，平生瘦弱血少，深秋得燥症，皮肤拆裂[1]，手足枯燥，搔之屑起，血出痛楚，十指中厚皮而莫能搔痒。虞制一方，名生血润肤饮，用归、耆、生熟地、天麦二门冬、五味、片芩、瓜蒌仁、桃仁泥、酒红花、升麻，煎服十数帖，其病如脱。大便燥结，加麻仁、郁李仁。此值庚子年，岁金太过，至秋深燥金用事，久晴不雨，乃得此症。

焜按：原刻误作汪石山案。

骨 哽

鄱阳汪友良，因食火肉，误吞一骨如小指大，哽于咽喉间，隐然见于肤革，引手可揣摸。百计不下，凡累日，虽咳嗽亦痛，仅能略通汤饮，举家忧惧。昏睡中见一人衣朱衣者，告曰：欲脱骨哽，惟南硼砂妙。恍惚惊寤，谓非梦也，殆神明阴受[2]以方，欲全其命。索笥，得砂一块，汲水涤洗，取而含化，终食间脱然如失。（《壬志》）

吴江县浦村王顺，富人也。因食鳜鱼被哽，骨横在胸中，不上不下，痛楚之甚，饮食不得，几死。忽遇渔人张九，言取橄榄与食，即软也。适当春夏之时，无此果，乃取橄榄核捣为末，以急流水调服之，果安。张九曰：父老传橄榄木作鱼棹篦[3]，鱼若触，即便浮可捉，所以知畏橄榄也。今人煮河豚须用橄榄，乃知化鱼毒也。（《名医录》）

滁州蒋教授[4]，名南金，因食鲤鱼玉蝉羹，为肋骨所哽。凡

---

〔1〕 拆裂　皲裂。拆，同“坼”，裂开。
〔2〕 受　通“授”。
〔3〕 鱼棹篦　一种捕鱼工具。
〔4〕 教授　学官名，掌课试等事。

治哽药及象角屑用之，皆不效。或令以贯众不拘多少，浓煎汁一盏半，分三服并进，连服三剂，至夜一咯而出。因戏云：此管仲之力〔1〕也。

礼部王员外〔2〕言，昔金陵有一士子，为鱼骨鲠所苦，不能饮食。忽见卖白饧糖者，因买食之，顿觉无恙。后见孙真人已有此方。（见《说略》）

误吞金锖

张成忠，汉上人。有女八岁，将母金锖子〔3〕一只剔齿，含口中，不觉咽下，胸膈痛不可忍，忧惶无措。忽银匠来见，云：某有一药物可疗。归取药至，米饮抄下三钱令服，来早大便取下。后问之，乃羊胫炭一物为末尔。

刘遵道，草窗先生〔4〕族弟也。有渔人误吞钓钩，遵道令熔蜡为丸，以线贯下，钩锐入蜡，即拽而出。其人德之，日献鱼一尾，至殁乃止。

咸平〔5〕中，职方〔6〕魏公在潭州，有数子弟〔7〕，皆幼。因相

〔1〕管仲之力　管仲为春秋时齐国政治家，辅佐齐桓公称霸。因贯众与管仲同音，因称“管仲之力”。
〔2〕员外　即员外郎，六部各司的副主官。
〔3〕金锖子　当是一种饰物。锖，音 qiāng，字见《龙龛手鉴》。
〔4〕草窗先生　即刘溥，明代长洲人，字原博，号草窗，曾任太医院吏目。《景岳全书》引白术芍药散，注为“刘草窗方”。
〔5〕咸平　宋真宗年号，公元 998 年至 1004 年。
〔6〕职方　古时兵部有职方司，类似参谋机关。
〔7〕子弟　孩子和幼弟。

戏,以一钓竿垂钩,用枣作饵,登陆钓鸡雏,一子学之,而误吞其钩至喉中,急引,乃钩以须逆,不能出。诸医莫敢措手。魏公大怖。时本郡有一莫都料[1],性甚巧。魏公召告其故,莫沉思良久,言要得一蚕茧及大念佛数珠一串,公与之。莫将茧剪如钱大,用手揉四面令软,以油润之,仍中通一窍,先穿上钩线,次穿数珠三五枚。令儿正坐开口,渐添引数珠,俟之到喉,觉至系钩处,乃以力向下一推,其钩以下而脱,即向上急出之,见茧钱向下裹定钩线须而出,并无所损。魏公大喜,谢之,且曰:心明者意必大巧,意明者心必善医。(《名医录》)

江应宿在维扬,治乡人王姓者,因事犯监院[2],惊惧,自吞黄金一二钱,心中愦愦,无可奈何。少顷,已获正犯,其事遂平。欲求生,遍求医药不效。逆予往视之,四肢厥冷,六脉沉伏。计无所出,沉思银工熔金,必用硼砂,硼能制金。急市硼四钱,为末粥丸,分二次服下,少顷,煎承气汤利下,硼裹金从大便出而安。

凡人溺死者及服金屑未死者,以鸭血灌之,可活。

误吞水蛭蜈蚣

吴少师[3]在关外,尝得疾,数月间肌肉消瘦,每饮食下咽,少时腹如万虫攒攻,且痒且痛。皆以为劳瘵也。张锐为切脉,戒曰:明日早且忍饥,勿啖一物,锐当来为之计。旦而往,天方剧暑,曰:

---

〔1〕 都料 即都料匠,负责设计、组织施工的工匠。
〔2〕 监院 僧官名,负责一寺实际事务。
〔3〕 少师 官名,始置于春秋,后世与少傅、少保合称"三孤",多为兼官、加官及赠官。

请选健卒趋往十里外，取行路黄土一银盂，而令厨人旋治面，停午[1]乃食。才举箸，取土适至。于是温酒二升，投土搅其内，出药百粒进之，肠胃掣痛，几不堪任，急登圊[2]。锐密使别坎[3]一穴，便扶吴以行，须臾大下如倾，秽恶斗许，有马蝗千余，宛转盘结，俱已困死。吴亦惫甚，扶憩榻上，移时方餐粥，三日而平。始言去年正以夏夜出师，中途躁渴，命候兵[4]持马盂挹[5]涧水。甫入口，似有物，未暇吐之，则竟入喉矣，自此遂得病。锐曰：虫入肝脾里，势须滋生。常日遇食时则聚丹田间，吮咂精血，饱则散处四肢。苟惟知杀之而不能扫尽，故无益也。锐是以请公枵腹[6]以诱之。此虫喜酒，又久不得土味，乘饥毕集，故一药能洗空之耳。吴大喜，厚赠金帛以归。（《庚志》）

宁国卫承务者，唯一子，忽得疾，羸瘦如削。医以为瘵疾，治疗无益。医刘大用问其致疾之因，曰：尝以六月饮娼家，醉卧桌上。醒渴，求水不得，前有菖蒲盆，水清洁，举而饮之，自是疾作。刘默喜，遣仆掘田间淤泥，以水沃濯，取清汁两碗，置几上，令随意饮。卫子素厌疾苦，忍秽一饮而尽，俄而肠胃间攻转搅刺，久之始定。续投宣药百粒，随即洞泄，下水蛭六十余条，便觉襟膈豁然。此乃盆中所误吞也。蛭入腹，藉膏血滋养，蕃育种类，每粘著五脏，牢不可脱。然去污渠已久，思其所嗜，非以此物致之，不能集也。然尪羸，别以药调补。（《类编》）

---

〔1〕 停午　正午。
〔2〕 圊　音 qīng，厕所。
〔3〕 坎　挖掘。
〔4〕 候兵　侍候长官的士兵。
〔5〕 挹　音 yì，舀。
〔6〕 枵腹　空腹。枵，音 xiāo，空虚。

有人因醉，薄暮，渴饮道旁田间水，自此忽患胸腹胀闷。遍医不效，人亦莫识其病。因干[1]宿客邸，夜半思水饮，令仆觅之。仆夜扪索，见有缸数只，疑店主以此贮水，遂取一碗，饮其主。便觉胸次豁然，再索之，忽觉脏腑急，于店旁空地大泻一二行。平明视之，所泻乃水蛭无数，继看夜所饮缸水，乃刈蓝作靛者，其病遂愈。方思前时渴饮田水，乃误吞水蛭在腹，遂成胀痛之疾，乃蛭为害。今人耘田，为此虫所啮，以靛涂之，无不愈者。

金庄一农夫，夏天昼卧于地，熟寐间，蜈蚣入其口。既寤，喉中介介如梗状，咯不能出，咽不能下，痛痒不定，甚为苦楚。一医用鸡卵劈破，入酒调匀，顿服，仍以大黄为末，和香油饮之，顷刻泻出，蜈蚣尚活。盖蜈蚣被鸡卵拘挛，其足不能舒动，以利药下之，故从大便而出。鸡性好食蜈蚣，亦取相制之意耳。(《菽园杂记》)

有村店妇人，因用火筒吹火，不知筒中有蜈蚣藏焉，用以吹火，蜈蚣惊，迸窜入喉中，不觉下胸臆。妇人求救无措，适有过客，教取小猪儿一个，切断喉取血，令妇人顿饮之，须臾以生油一口灌妇人，遂恶心，其蜈蚣滚在血中吐出。继与雄黄细研，水调服，愈。

一人夜醉，误吞水蛭，腹痛黄瘦，不进饮食。用小死鱼四个，猪脂煎熔搅匀，入巴豆十粒碎烂，和田中干泥，丸如绿豆大，以田中冷水吞之一丸，泻下为度。

有人蚰蜒入耳，遇其极时以头撞柱，至血流不知，云痒甚，不可忍。蚰蜒入耳，往往食髓至尽，又能滋生。凡虫入耳，用生油灌，妙。

无骨之虫，见油即死。

---

[1] 干　公事。

一人昼卧，蛐蜒忽入耳，初无所苦，久之觉脑痛，疑其食脑，甚苦之，莫能为计也。一日将午饷，就案而睡，适有鸡肉一盘在旁，梦中忽喷嚏，觉有物出鼻中，视之，乃蛐蜒在鸡肉上，自此脑痛不复作。蛐蜒状类蜈蚣而细，好入人耳，往往食人脑髓，髓尽人毙，北方多有之。(《菽园杂记》)

蛇虫兽咬

临川有人以弄蛇货药为业。一日，为蝮所啮，即时殒绝，一臂忽大如股，少顷遍身皮胀，作黑黄色，遂死。有道人方旁观，言曰：此人死矣。我有一药能疗，但恐毒气益深，或不可治。诸君能相与证明，方敢为出力。众咸竦踊[1]观之。乃求钱二十文以往，才食顷，奔而至。命新汲水，解裹中调一升，以杖抉伤者口灌之。药尽，觉腑中搰搰然[2]，黄水自其口出，臭秽逆人，四肢应手消缩，良久复如故，其人已能起，与未伤时无异。遍拜见者，且郑重谢道人。道人曰：此药甚易办，吾不惜传诸人，乃香白芷一物也。法当以麦冬汤调服，适事急不暇，姑以水代之。吾今活一人，可行矣。拂袖而去。郭邵州得其方。尝有鄱阳一卒，夜直[3]更舍，为蛇啮腹，明旦赤肿欲裂，以此饮之，即愈。(《夷坚志》)

一人被毒蛇伤良久，已昏困。有老僧以酒调药二钱灌之，遂苏。及以药滓涂咬处，良久复灌二钱，其苦皆去。问之，乃五灵脂一两，雄黄半两，为末尔。有中毒者，用之皆验。(《本草衍义》)

---

〔1〕 竦踊 企望的样子。
〔2〕 搰搰然 水流动时咕嘟咕嘟的声音。搰，音 hú。
〔3〕 直 通"值"。

径山寺僧，为蛇伤足，久之毒气蔓延。游僧教以汲净水，洗病脚，挹以软帛，糁以白芷末，入鸭嘴胆矾、麝香少许，良久恶水涌出，痛乃止。明日净洗如初，日日皆然，一月平复。（《谈薮》）

赵延禧云：遭恶蛇所螫处，贴蛇皮，便于其上灸之，引去毒气，痛即止。（《太平广记》）

南海地多蛇，而广府治尤甚。某侍郎为帅，闻雄黄能制此毒，乃买数百两，分贮绢袋囊，挂于寝室四隅。经月余日，卧榻外常有黑汁从上滴下，臭且臊。使人窥之，则巨蟒横其上，死腐矣。于是尽令撤去障蔽，死者长丈许，如柱大，旁又得十数条，皆蟠纠成窠，他屋内所驱放者合数百，自是官舍为清。（《类编》）

浙西军将张韶，为蚯蚓所咬，其形如大风，眉须皆落，每夕蚯蚓鸣于体。有僧教以浓作盐汤，浸身数遍，差。（《朝野佥载》）

有人被壁镜毒，几死。一医用桑柴灰汁三度沸，取调白矾为膏，涂疮口，即瘥。兼治蛇毒。（《太平广记》）

张收尝为猘犬[1]所伤，医云宜食虾蟆鲙。收甚难之，医含笑先尝，收因此乃食，疮即愈。（沈约《宋书》）

彭城夫人夜之厕，虿[2]螫其手，呻吟无赖[3]。华佗令温汤渍手，数易汤，常令暖，其旦则愈。（《太平御览》）

---

〔1〕 猘犬　狂犬。
〔2〕 虿　音 chài，蝎子之类。
〔3〕 无赖　无所聊赖，即没有办法。

蛇入人窍中，急以手捻定，以刀刮破尾，以椒或辛辣物置尾，以绵系之，即自出，不可拔。

一室女，近窗作女工，忽头疼痛甚，诸药不效。一医徐察之，窗外畜鹅，知为鹅虱飞入耳中，咬而痛也。以稻秆煎浓汁灌之，虱死而出，遂不痛。

晋州吴权府佃客，五月间收麦，用骡车搬载，一小厮[1]引头，被一骡跑倒，又咬破三两处，痛楚不可忍。五七日脓水臭恶难近，又兼蛆蚊攒攻，不能禁，无奈，卧门外车房中。一道人见之，曰：我有一方可救，传汝。修合如法制服，蛆皆化为水而出，蝇亦不敢近。又以寒水石为末，敷之，旬日良愈。佥以为神。其方以蝉蜕、青黛各五钱，华阴细辛二钱半，蛇蜕皮一两，烧存性，右为末，和匀，每服三钱，酒调下。如骡马牛畜成疮，用酒调灌之，皆效。如夏月犬伤及诸般损伤，生蛆虫极盛，臭恶不可近，皆可用之。

江应宿，夜被蜈蚣螫其手，立肿，毒甚。偶记一方，取生白矾火化，滴上，痛止肿消。

峤岭多蜈蚣，动长二三尺，螫人，求死不得。然独畏托胎虫（托胎虫即蜗牛之脱壳者，俗名蜒蚰是也），多延井干墙壁上，蜈蚣虽大，偶从下过，托胎虫必自落于地，蜈蚣为局缩[2]不得行，托胎虫乃徐徐围绕周匝，蜈蚣愈益缩，然后登其首，陷脑而食之。以故人遭蜈蚣害，必取托胎虫涎，辄生捣涂焉，痛立止。（《铁围山丛谈》）

《名医类案》卷第七终

---

〔1〕 小厮　未成年的男仆。
〔2〕 局缩　畏缩。局，局促。

卷 第 八

血 症

张杲在汝州，因出验尸，有保正〔1〕赵温，不诣尸所。问之，即云：衄血已数斗，昏困欲绝。张使人扶掖至，鼻血如檐滴〔2〕。张谓治血莫如生地黄，遣人觅之，得十余斤。不暇取汁，因使生服，渐及三四斤，又以其滓塞鼻，须臾血定。又癸未，娣〔3〕病吐血，有医者教用生地黄自然汁煮服（此治热血妄行），日服数升，三日而愈。有一婢半年不月，见釜中余汁，辄饮数杯，寻即通利。其效如此。

东垣治一贫者，脾胃虚弱，气促，精神短少，衄血吐血。以麦门冬二分，人参、归身三分，黄耆、白芍、甘草各一钱（血脱益气），五味五枚，作一服水煎，稍热服，愈。继而至冬天寒，居密室，卧大热炕，而吐血数次，再求治。此久虚弱，外有寒形而有火热在内，上气不足，阳气外虚，当补表之阳气，泻里之虚热。夫冬寒衣薄，是重虚其阳，表有大寒，壅遏里热，火邪不得舒伸，故血出于口。忆仲景《伤寒》有云：太阳伤寒，当以麻黄汤发汗，而不与之，遂成衄，却与麻黄汤〔4〕，立愈。此法相同，遂用之。以麻黄桂枝汤，人参益上焦元气而实其表，麦门冬保肺气，各三分，桂枝以补表虚，当归身和血

---

〔1〕 保正 宋代王安石推行保甲法，每五百户设都保正一人，副都保正一人，掌户口治安，训练壮勇。

〔2〕 檐滴 屋檐的滴水。

〔3〕 娣 音dì，古时姐妹共嫁一夫，其年幼者为娣。

〔4〕 “太阳伤寒”句 《伤寒论·辨太阳病脉证并治》：“伤寒，脉浮紧，不发汗，因致衄者，麻黄汤主之。”

养血，各五分，麻黄去根节，去外寒，甘草补脾胃之虚，黄耆实表益卫，白芍药各一钱，五味三枚，安其肺气，卧时热服，一服而愈。

丹溪治一妇，贫而性急，忽衄作如注，倦甚。脉浮数，重取大（大为阳，脉亦有大则为虚，非重取而得之也）且芤，此阳滞于阴，病虽重，可治。急以萱草根入姜汁各半，饮之（《本草》云：萱草根同姜汁服，乃大热衄血仙方），就以四物汤加香附、侧柏叶，四服。觉渴，仍饮以四物十余帖而安。

有形之血不能速生，无形之气所当急固，况症倦甚而衄如注耶？乃先生以为阳滞于阴，不投参、术而用四物，后学宜细心别焉。

一壮年，患嗽而咯血，发热肌瘦（吐血发热，治女人要问经次行否，恐气升而不降。当阅经水，俞子容治案可法）。医用补药，数年而病甚。脉涩，此因好色而多怒，精神耗少，又补塞药多，荣卫不行，瘀血内积，肺气壅遏，不能下降。治肺壅，非吐不可；精血耗，非补不可。唯倒仓法二者兼备，但使吐多于泻耳。兼灸肺俞（左右）二穴（肺俞，膀胱穴），在三椎骨下横过各一寸半，灸五次而愈。

一人咳嗽吐血，四物加贝母、瓜蒌、五味、桑白皮、杏仁、款冬花、柿霜。

今人治血大率如此。

一人年五十，劳嗽吐血。以人参、白术、茯苓、百合、白芍药、红花、细辛（细辛、红花配方甚奇）、黄耆、半夏、桑白皮、杏仁、甘草、阿胶、诃子、青黛、瓜蒌、海石、五味、天门冬。

一人近四十，咳嗽吐血。四物换生地，加桑白皮、杏仁、款冬花、五味、天门冬、桔梗、知母、贝母、黄芩。

一人不咳吐，而血见口中，从齿缝舌下来者。药用滋肾水、泻相火治之，不旬日而愈。后二人证同，俱以此法治之，效。

一人因忧，病咳吐血，面黧黑色，药之不效。曰：必得喜可解。其兄求一足衣食地处之，于是大喜，即时色退，不药而瘳。经曰治病必求其本，又曰无失气宜，是知药之治病，必得其病之气宜。苟不察其得病之情，虽药亦不愈也。

滑伯仁治一妇，体肥而气盛。自以无子，尝多服暖宫药，积久火盛，迫血上行为衄，衄必数升余，面赤，脉躁疾，神恍恍如痴。医者犹以上盛下虚，丹剂镇坠之。伯仁曰：经云上者下之，今血气俱盛，溢而上行，法当下导，奈何实实耶？即与桃仁承气汤三四下，积瘀既去，继服既济汤，二十剂而愈。

一人病呕血，或满杯，或盈盆盎，且二三年。其人平昔嗜市利，不惮作劳，中气因之侵损。伯仁视之，且先与八宝散一二日，服黄芩芍药汤，少有动作，即进犀角地黄汤，加桃仁大黄汤，稍间服抑气宁神散，有痰，用礞石丸，其始脉芤大，后脉渐平，三月而愈。屡效。

一人乘盛暑往，途中吐血数口，亟还，则吐甚，胸拒痛，体热头眩，病且殆。或以为劳心焦思所致，与茯苓补心汤。仁至，诊其脉，洪而滑。曰：是大醉饱，胃血壅遏，为暑迫血上行。先与犀角地黄汤，继以桃仁承气汤，去瘀血宿积，后治暑，即安。

一人病咳血痰，诊其脉，数而散，体寒热。仁曰：此二阳病也，在法不治，当以夏月死。果然。

子和治一书生，过劳，大便结燥，咳逆上气，时喝喝然有音，吐呕鲜血。以苦剂解毒汤加木香、汉防己，煎服，时时啜之，复以木香槟榔丸泄其逆气，月余而痊。

吕沧洲治一人，病衄，浃旬不止。时天暑脉弱，众医以气虚不统血（老生常谈），日进耆、归、茸、附，滋甚。求治，吕至，未食顷，其所衄血已三覆器矣。及切其脉，两手皆虚芤，右上部滑数而浮躁（脉浮参以时令），其鼻赤查[1]而色白。即告之曰：此得之湎[2]酒，酒毒暴悍而风暑乘之，热蓄于上焦，故血妄行而淖溢[3]。彼曰：某尝饥走赤日，已而醉酒，向风卧。公所诊诚是。为制地黄汁三升许（补其本），兼用防风汤（泻其标）饮之，即效。

项彦章治一妇，患衄三年许。医以血得热则淖溢，服泻心凉血之剂，益困，衄才数滴辄昏，六脉微弱寸为甚。曰：肝藏血而心主之，今寸口脉微，知心虚也。心虚则不能司其血，故逆而妄行。法当养心，仍补脾实其子，子实则心不虚矣（虚则补母有之，虚而补子之说，今见此案。信哉，医理无穷尽无方体也。故其命方曰归脾汤）。以琥珀诸补心药，遂安。

许先生论梁宽父病：右胁，肺部也；咳而吐血，举动喘逆者，肺胀也；发热脉数，不能食者，火来刑金，肺与脾俱虚也。脾肺俱虚而火乘之，其病为逆。如此者，例不可补泻。若补金则虑金与火持，而喘咳益增；泻火则虑火不退位，而痃癖反甚（真知个中三昧）。正宜补中益气汤，先扶元气，少以治病药加之。闻已用药未效，必病势若逆，而药力未到也。远期秋凉，庶可复尔，盖肺病恶春夏火气，

---

〔1〕 赤查　色赤而有疹若渣滓状。查，同“渣”。
〔2〕 湎　音 miǎn，沉迷于酒。
〔3〕 淖溢　血液因为蕴热而粘着充溢。淖，泥潭，形容血液胶着状。

至秋冬火退。只宜于益气汤中，随四时升降寒热，及见有证，增损服之。或觉气壅，间与加减枳术丸，或有饮，间服《局方》枳术汤。数月，逆气少回。逆气回则可施治法，但恐今日已至色青色赤，及脉弦脉洪，则无及矣。病后不见色脉，不能悬料。以既愈复发言之，惟宜依准四时用药，以扶元气，庶他日既愈不复发也。其病初感必深，恐当时消导尚未尽，停滞延淹，变生他证，以至于今。宜少加消导药于益气汤中，庶可渐取效也。

一人膏粱而饮，至今病衄。医曰诸见血者为热，以清凉饮子投之，即止。越数日，其疾复作。医又曰药不胜病故也，遂投黄连解毒汤，或止或作。易数医，皆用苦寒之剂，俱欲胜其热而已。饮食起居，浸不及初，肌寒而时躁，言语无声，口气臭秽（似热），恶如冷风，其衄之余波则未绝也。或曰：诸见血者热。衄，热也。热而寒之，理也。今不愈而反害之，何耶？《内经》曰以平为期，又言下工不可不慎也。彼惟知见血为热，而以苦寒攻之，抑〔1〕不知苦泻土。土，脾胃也。脾胃，人之所以为本者。今火为病而泻其土，火亦尝除而土已病矣。土病则胃虚，虚则荣气不能滋荣百脉，元气不循天度，气随阴化而无声肌寒也。噫！粗工嘻嘻，以为可治，热病未已，寒病复起〔2〕，此之谓也。

吴球治一少年，患吐血，来如涌泉，诸药不效，虚羸瘦削，病危亟。脉之，沉弦细濡，其脉为顺，血积而又来，寒而又积，疑血不归源故也。尝闻血导血归，未试也。遂用病者吐出之血，瓦器盛之，俟凝，入铜锅炒血黑色，以纸盛，放地上出火毒，细研为末，每服五

---

〔1〕抑　但是。
〔2〕“粗工嘻嘻”句　语本《素问·至真要大论》。嘻嘻，嘻笑的样子，表示无知而自得。

分，麦门冬汤下，进二三服，其血遂止。后频服茯苓补心汤数十帖，以杜将来，保养半年，复旧。

徐德占治一人，患衄尤急。灸项后发际两筋间宛宛中三壮，立止。盖血自此入脑，注鼻中。常人以线勒颈后，尚可止衄，此灸宜效。

秀州进士陆迎，忽得疾，吐血不止，气厥惊颤，狂躁跳跃，双目直视，至深夜，欲拔户而出，如是两夕。诸医尽用古方及单方，极疗不瘳。举家哀，祷事观音。梦授一方，但服一料，当永除根。用益智一两，生朱砂二钱，青皮半两，麝香一钱，为细末，灯心汤下（治惊狂吐血方莫过于此）。陆觉，取笔记之，服之乃愈。

一人劳瘵吐血，取茜草一斤（琇按：后云剪草状如茜草，则此处当作剪草）净洗，碎为末，入生蜜一斤，和成膏，以陶器盛之，不得犯铁器，日一蒸一曝，至九日乃止，名曰神传膏。令病人五更起，面东坐，不得语言，用匙抄药如食粥，每服四匙，良久呷稀粟米粥压之。药只冷服，粟米饮亦不可太热，或吐或下，皆无害。凡久病肺损，咯血吐血，一服立愈。

剪草状如茜草，又如细辛，婺、台二州有之，惟婺可用。

饶州市民季七，常苦鼻衄，垂困。医授以方，取萝卜自然汁和无灰酒，饮之则止。医云：血随气运转，气有滞逆，所以妄行。萝卜最下气，而酒导之，是以一服效。经五日，复如前，仅存喘息，而张思顺以明州刊王氏单方，刮人中白，置新瓦上，火煏干〔1〕，以温汤调下，即止（按：人中白能去肝火、三焦火，导膀胱火下行，故也，

〔1〕 煏干　用火烘干。煏，音 bì，原作“逼”，据文义改。

且不多用火力，则清凉矣)，今十年不作。张监润之江口镇，适延陵镇官曾棠入府，府委至务，同视海舶。曾著白茸毛背子，盛服济洁[1]，正对谈之次，血忽出如倾，变所服为红色，骇曰：素有此疾，不过点滴耳，今猛来可畏，觉头空空然。张曰：君勿忧，我当为制一药。移时而就，持与之，血止，不复作。人中白者，旋盆[2]内积碱垢是也。盖秋石之类，特不多用火力，治药时勿令患人知，恐其以为污秽，不肯服。此方可谓奇矣。

魏华佗善医，尝有郡守病甚，佗过之，郡守令佗诊候。佗退，谓其子曰：使君病有异于常，积瘀血在腹中，当极怒呕血，即能去疾，不尔无生矣。子能尽言家君平昔之愆[3]，吾疏而责之。其子曰：若获愈，何谓不言？于是具以父从来所乖諆[4]者尽示佗。佗留书责骂之。父大怒，发吏捕佗，佗不至。即呕血升余，其疾乃平。(《独异志》)

蔡子渥传[5]云：同官无锡监酒[6]赵无疵，其兄衄血甚，已死，入殓，血尚未止(琇按：血未止则生气犹存)。一道人过之，闻其家哭，询之，道人[7]云：是曾服丹或烧炼药，予药之，当即活。探囊出药半钱匕，吹入鼻中，立止，得活。乃栀子烧存性，末之。

一人鼻衄大出，欲绝。取茅花一大把，水两碗煎浓汁一碗，分

---

〔1〕 盛服济洁　衣着整齐洁净。
〔2〕 旋盆　便盆。旋，小便。
〔3〕 愆　音qiān，罪过。
〔4〕 諆　音qī，欺瞒。
〔5〕 传　讲述。
〔6〕 监酒　监督造酒的官吏。
〔7〕 道人　“人”字原脱，据《普济本事方》卷五补。

二次服，立止。(《良方》)

一人指缝中因搔痒，遂成疮，有一小窍，血溅出不止。用止血药及血竭之类，亦不效，数日遂死。复有一人，于耳后发际搔痒，亦有小窍出血，与前相似，人无识者。适有道人云：此名发泉，但用多年粪桶箍晒干，烧灰敷之，立愈。使前指缝血出遇之，亦可以无死矣。

邵村张教官，患衄血多，诸治不效，首垂任流，三昼夜不止，危甚。一道人教用生藕一枝，捣贴颅囟，更以海巴烧存性，为末，鹅管吹入鼻内，二三次即止。

海巴，俗名压惊螺，即云南所用肥也。

一人毛窍节次[1]出血，少间不出，即皮胀如鼓，口鼻眼目俱胀合。名曰脉溢。以生姜汁并水各一二盏服之，愈。

人有灸火至五壮，血出一缕，急如溺，手冷欲绝。以酒炒黄芩一二钱，酒下则止。

一妇人，三阴交(脾穴)无故出血如射，将绝，以手按其窍，缚以布条，昏仆不知人事。以人参一两煎灌之，愈。

陈斗岩治薛上舍，高沙人，素无恙，骤吐血半缶[2]。陈诊之，曰：脉弦急，此薄厥也。病得之大怒气逆，阴阳奔并。群医不然，检《素问·通天论篇》示之，乃服，饮六郁而愈。

---

〔1〕 节次 依次。
〔2〕 缶 一种瓦器，大腹小口，有盖。

有患衄出血无已，医以为热。沈宗常投以参、附，或惊阻之。沈曰：脉小而少衰，非补之不可。遂愈。

有佐酒女子〔1〕，无苦也。王敏视其色赪而青，曰：此火亢金也，不可以夏。果呕血死。

薛己治一童子，年十四，发热吐血。薛谓宜补中益气以滋化源，不信，用寒凉降火，愈甚。始谓薛曰：童子未室〔2〕，何肾虚之有？参耆补气，奚为用之？薛曰：丹溪云：肾主闭藏，肝主疏泄，二藏俱有相火，而其系上属于心。心为君火，为物所感，则易动心。心动则相火翕然而随，虽不交会，其精暗耗矣。又《精血篇》云：男子精未满，而御女以通其精，则五藏有不满之处，异日有难状之疾。遂用补中益气及地黄丸而瘥。

汪石山治一人，形实而黑，病咳，痰少声嘶，间或咯血。诊之，右脉大无伦，时复促而中止，左比右略小而软，亦时中止。曰：此胆肺肾三经之病也。盖秋阳燥烈，热则伤肺，加之以劳倦伤脾，脾为肺母，母病而子失其所养。女色伤肾，肾为肺子，子伤，必盗母气以自奉，而肺愈虚矣。法当从清暑益气汤例而增减之。以人参二钱或三钱，白术、白芍、麦门冬、茯苓各一钱，生地、当归身各八分，黄檗、知母、陈皮、神曲各七分，少加甘草五分，煎服，月余而安。

一人形瘦而苍，年逾二十，忽病咳嗽咯血，兼吐黑痰。医用参术之剂，病愈甚。诊之，两手寸关浮软，两尺独洪而滑，此肾虚火旺而然也。遂以四物汤加黄檗、知母、白术、陈皮、麦冬之类，治之月

〔1〕 佐酒女子　以歌舞或行酒令陪酒的女子。
〔2〕 未室　未有家室，即未婚。

余，尺脉稍平，肾热亦减。依前方再加人参一钱，兼服枳术丸，加人参、山栀以助其脾，六味地黄丸加黄檗以滋其肾，半年而愈。

一人形魁伟，色黑善饮，年五十余，病衄如注，嗽喘不能伏枕。医以四物汤加麦冬、阿胶、桑白皮、黄檗、知母进之，愈甚。诊之，脉大如指。《脉诀》云：鼻衄失血沉细宜，设见浮大即倾危。据此，法不救，所幸者色黑耳。脉大非热，乃肺气虚也。此金极似火之病，若补其肺气之虚，则火自退矣。医用寒凉降火之剂，是不知亢则害承乃制之旨。遂用人参三钱，黄耆二钱，甘草、白术、茯苓、陈皮、神曲、麦冬、归身甘温之药进之，一帖病减，十帖病愈。

一人形近肥而脆，年三十余，内有宠妻。三月间，因劳感热，鼻衄久而流涕不休，鼻秽难近，渐至目昏耳重，食少体倦。医用四物凉血，或用参耆补气，罔有效者。诊之，脉濡而滑，按皆无力。曰：病不起矣。初因水不制火，肺因火扰，流涕不休，经云肺热甚则出涕是也。况金体本燥，津液日泄，则燥者枯矣。久则头面诸阳之液，因以走泄，经云枯涩不能流通，逆于肉里，乃生痈肿是也。月余，面目耳旁果作痈疮而卒。后见流涕者数人，多不救。

琇按：是症即鼻渊，多龙雷之火上升于脑，臭秽流溢。余以滋水生肝兼养肺金之剂，愈者多矣，惟一人服苍耳、辛夷、白芷、薄荷等药已百余剂者不救。此条当入鼻案。

一人年逾四十，面色苍白，平素内外过劳，或为食伤，则咯硬痰而带血丝。因服寒凉清肺药、消痰药，至五六十帖，声渐不清而至于哑，夜卧不寐，醒来口苦，舌干而常白胎，或时喉中閤痛[1]，或胸膈痛，或嗳气，夜食难消，或手靠物，久则麻，常畏寒，不怕热，前

[1] 喉中閤痛　谓满喉皆痛。閤，音 gē，全。

有癞疝，后有内痔，遇劳则发。初诊，左脉沉弱而缓，右脉浮软无力，续后三五日一诊，心肺二脉浮虚，按不应指，或时脾脉轻按阁指[1]，重按不足，又时或驶或缓，或浮或沉，或大或小，变动无常。夫脉不常，血气虚也（琇按：脉变动无常为虚，宜记此语）。譬之虚伪之人，朝更夕改，全无定准。以脉参证，其虚无疑。虚，属气虚为重也。盖劳则气耗而肺伤，肺伤则声哑，又劳则伤脾，脾伤则食易积。前疝后痔，遇劳而发者，皆因劳耗其气，气虚下陷，不能升降故也。且脾喜温恶寒，而肺亦恶寒，故曰形寒饮冷则伤脾。以已伤之脾肺，复伤于药之寒凉，则声安得不哑？舌安得不胎[2]？胎者，仲景谓胃中有寒，丹田有热也；夜不寐者，由子盗母气，心虚而神不安也；痰中血丝者，由脾伤不能裹血也；胸痛嗳气者，气虚不能健运，故郁于中而嗳气，或滞于上则胸痛也。遂用参、耆各四钱，麦冬、归身、贝母各一钱，远志、酸枣仁、牡丹皮、茯神各八分，石菖蒲、甘草各五分，其他山楂、麦芽、杜仲，随病出入，煎服，年余而复。益以宁志丸药，前病渐愈矣。且此病属于燥热，故白术尚不敢用，况他燥剂乎？

一人年三十余，形瘦神瘁，性急作劳，伤于酒色，仲冬吐血二盥盆，腹胀肠鸣，不喜饮食。医作阴虚治，不应。明年春，又作食积治，更灸中脘、章门，复吐血碗许。灸疮不溃，令食鲜鱼，愈觉不爽，下午微发寒热，不知饥饱。诊之，左手涩细而弱，右尤觉弱而似弦。曰：此劳倦饮食伤脾也。宜用参、耆、归身、甘草甘温以养脾，生地、麦冬、山栀甘寒以凉血，陈皮、厚朴辛苦以行滞，随时暄凉，加减煎服，久久庶或可安，三年病愈。后他往，复纵酒色，遂大吐血，顿没。

---

〔1〕 阁指　谓脉动有力。阁，禁受，后作“搁”。

〔2〕 胎　舌苔，此为生苔。

一人年二十余,形瘦色脆,病咳血。医用滋阴降火及清肺之药,延及二年,不减。又一医用茯苓补心汤及参苏饮,皆去人参服之,病益剧。诊之,脉细而数,有五至。汪曰:不可为也。或曰:四五至平和之脉,何为不可为?曰:经云五脏已衰,六腑已竭,九候虽调,犹死是也。且视形症,皆属死候。经曰:肉脱热甚者死,嗽而加汗者死,嗽而下泄上喘者死,嗽而左不得眠肝胀,右不得眠肺胀,俱为死症。今皆犯之,虽饮食不为肌肤,去死近矣。越五日,果死。凡患虚劳,犯前数症,又或嗽而声哑喉痛,不能药,或嗽而肛门发瘘,皆在不救,医者不可不知。

一人年三十余,时过于劳,呕血甚忧。予为〔1〕诊之,脉皆缓弱,曰:无虑也,由劳倦伤脾耳。遂用参、耆、归、术、陈皮、甘草、麦冬等煎服之,月余而愈。越十余年,叫号伤气,加以过饱,病膈壅闷有痰,间或咯血噎酸,饮食难化,小便短赤,大便或溏,有时滑泄不止,睡醒口苦,梦多,或梦遗。医用胃苓汤,病甚。汪诊脉,或前大后小,或驶或缓,或细或大,或弱或弦,并无常度,其细缓弱时常多。曰:五藏皆受气于脾,脾伤食减,五藏俱无所禀矣。故脉之不常,脾之虚也。药用补脾,庶几允当。遂以参、术为君,茯苓、芍药为臣,陈皮、神曲、贝母为佐,甘草、黄檗为使,服之,泻止食进。后复伤食,前病又作。曰:再用汤药,肠胃习熟而反见化于药矣,服之何益?令以参苓白术散加肉豆蔻,枣汤调下。又复伤食,改用参、术、芍、苓、陈皮、砂仁丸服,大便即泻。曰:脾虚甚矣,陈皮、砂仁尚不能当,况他消导药乎?惟节饮食以养之,勿药可也。

一人年五十,形色苍白,性急,语不合则叫号气喊,呕吐。一日,左奶下忽一点痛,后又过劳恼怒,腹中觉有秽气冲上,即嗽极

〔1〕 予为 原作"惟"一字,据《石山医案》卷中补正。

吐，亦或干咳无痰，甚则呕血，时发如疟。或以疟治，或从痰治，或从气治，皆不效。诊之，脉皆浮细，略弦而驶。曰：此土虚木旺也。性急多怒，肝火时动。故左奶下痛者，肝气郁也；秽气冲者，肝火淩脾而逆上也；呕血者，肝被火扰，不能藏其血也；咳嗽者，金失所养，又受火克而然也；呕吐者，脾虚不能运化，食郁为痰也（琇按：呕吐亦属肝火上逆。经曰：诸逆冲上，皆属于火。责之脾虚，疑非是）；寒热者，水火交战也。兹宜泄肝木之实，补脾土之虚，清肺金之燥，庶几可安。以青皮、山栀各七分，白芍、黄耆、麦冬各一钱，归身、阿胶各七分，甘草、五味各五分，白术钱半，人参三钱，煎服，月余诸症悉平。

一人年逾三十，形色清癯，病咳嗽吐痰，或时带红，饮食无味，易感风寒，行步喘促，夜梦纷纭，又有癞疝。医用芩、连、二陈，或用四物降火，或用清肺，初服俱效，久则不应。诊之，脉皆浮濡无力而缓，右手脾部濡弱颇弦。曰：此脾病也。脾属土，为肺之母，虚则肺子失养，故发为咳嗽。又肺主皮毛，失养则皮毛疏豁而风寒易入。又脾为心之子，子虚则窃母气以自养，而母亦虚，故夜梦不安。脾属湿，湿喜下流，故入肝为癞疝，且癞疝不痛而属湿。宜用参、术、茯苓补脾为君，归身、麦冬、黄芩清肺养心为臣，川芎、陈皮、山楂散郁去湿为佐，煎服，效。后以人参四钱，黄耆三钱，白术钱半，茯苓一钱，桂枝一钱，常服而安。

谢大尹，年四十，因房劳病咳血，头眩脚弱，口气梦遗，时或如冷水滴于身者数点。诊之，脉皆濡缓而弱，右关沉微，按之不应。曰：此气虚也。彼谓房劳咳血梦遗，皆血病也。右关沉微，亦主血病，且肥人白人病多气虚，今我色苍紫，何谓气虚？曰：初病伤肾。经云肾乃胃之关也，关既失守，胃亦伤矣，故气壅逆，血随气逆而咳也。又经云：二阳之病发心脾，男子少精，女子不月。二阳者，肠胃也。肠胃之病，必延及心脾，故梦遗亦有由于胃气之不固也。左手关部，细而分之，虽属肝而主血，概而论之，两寸主上焦而察心肺，两关主中焦而察脾胃，两尺主下焦而察肝肾，是左关亦可以察脾胃之病也。古人治病，有凭症，有凭脉者，有凭形色者。今当凭症凭脉，而作气虚治焉。遂用参、耆各三钱，白术、白芍、归身、麦冬各一钱，茯神、栀子、酸枣仁各八分，陈皮、甘草各五分，煎服。朝服六味地黄丸加黄檗、椿根皮，夜服安神丸，年余而安。越十年，致政〔1〕归，再诊之，右手三部皆隐而不见，身又无病，此亦事之异也。世谓太素脉法〔2〕，片时诊候，能知人终身祸福，岂理也哉？

一人形瘦色悴，年三十余，因劳咳吐血，或自汗痞满，每至早晨嗽甚，吐痰如腐渣乳汁者一二碗，仍复吐尽所食稍定。医用参苏饮及枳缩二陈汤，弥年弗效，人皆危之。诊脉，濡弱近驶。曰：此脾虚也，宜用参耆。或曰：久嗽，肺有伏火。《杂著》云：咳血呕血，肺受火邪，二者禁用参耆。今病犯之而用禁药，何耶？曰：此指肺嗽言也。五藏俱有嗽，今此在脾。丹溪曰：脾具坤静之德，而有乾健之运。脾虚不运，则气壅逆，肺为之动而嗽也。故脾所裹之血，胃所藏之食，亦随气逆而呕吐焉。兹用甘温以补之，则脾复其乾健之运，殆必有壅者通，逆者顺，肺宁而嗽止，胃安而呕除，血和而循经，又何病之不去哉？遂以参、耆为君，白术、茯苓、麦冬为臣，陈皮、神曲、归身为佐，甘草、黄芩、干姜为使，煎服，旬日而安。

一人形色颇实，年四十余，病嗽咯血而喘，不能伏枕。医用参苏饮及清肺饮，皆不效。诊之，脉皆浮而近驶。曰：此酒热伤肺

〔1〕致政　犹“致仕”，官员退休或辞职之称。
〔2〕太素脉法　一种通过脉象预测人贵贱、吉凶、祸福的方术。

乜。令嚼太平丸六七粒而安。

太平丸方：天冬、麦冬、款冬、知母、贝母、杏仁、桔梗、阿胶、生地、熟地、川连、炒蒲黄、京墨、薄荷、蜜、当归。

村庄一妇，年五十余，久嗽，咯脓血，日轻夜重。诊之，脉皆细濡而滑。曰：此肺痿也。平日所服人参清肺饮、知母茯苓汤等剂，皆犯人参、半夏，一助肺中伏火，一燥肺之津液，故病益加。乃以天麦门冬、阿胶、贝母为君，知母、生地、紫菀、山栀为臣，桑白皮、马兜铃为佐，款冬花、归身、甜葶苈、桔梗、甘草为使，五剂而安。

一人年逾三十，形近肥，色淡紫，冬月感寒咳嗽，痰有血丝，头眩体倦。医作伤寒，发散不愈。更医，用四物加黄檗、知母，益加身热自汗，胸膈痞闷，大便滑泄，饮食不进，夜不安寝。诊之，右脉洪缓无力，左脉缓小而弱。曰：此气虚也。彼谓痰中有红，或咯黑痰，皆血病也。古云黑人气实，今我形色近黑，何谓气虚？曰：古人治病有凭色者，有凭脉者。丹溪云：脉缓无力者，气虚也。今脉皆缓弱，故知为气虚矣。气宜温补，反用寒凉；阳宜升举，反用降下。又加以发散，则阳气之存也几希。遂用参、耆四钱，茯苓、白芍、麦冬各一钱，归身八分，黄芩、陈皮、神曲各七分，苍术、甘草各五分，中间虽稍加减，不过行滞散郁而已，服百剂而安。

一人形色苍白，年三十余，咳嗽咯血，声哑，夜热自汗。诊之，脉濡细而近驶。曰：此得之色欲也。遂以四物加麦冬、紫菀、阿胶、黄檗、知母，三十余帖，诸症悉减。又觉胸腹痞满，恶心畏食，或时粪溏。诊之，脉皆缓弱无复驶矣。曰：今阴虚之病已退，再用甘温养其脾胃，则病根去矣。遂以四君子汤加神曲、陈皮、麦冬，服十余帖而安。

琇按：此与前案症治略同，则前之用四物知檗不应，非矣。

江汝洁治程石峰乃尊[1]吐血，六脉俱浮大而无力。江曰：浮而无力则为虚。又经曰浮而无力为芤，又曰大则病进，又曰血虚脉大如葱管。据此，则知心不主令，相火妄行，以致痰涎上涌，火载血而上行。且岁值厥阴风木司天，土气上应，眚[2]在于肾；肾水既虚，相火无制，灾生无妄[3]。治当滋血则心君得以主令，泻火则痰涎可以自除。以甘草四分，黄耆三钱，白芍、生地黄各一钱，川归五分，水煎热服，一二剂而愈。

江篁南治休古林黄上舍，春初，每日子午二时呕血一瓯，已吐九昼夜矣。医遍用寒凉止血之剂，皆弗效，且喘而溺。诊之，告曰：此劳倦伤脾，忧虑损心。脾裹血，心主血，脾失健运，心失司主，故血越出于上窍耳。惟宜补中，心脾得所养，血自循经而不妄行也。医投寒凉，所谓虚其虚，误矣。遂以人参五钱，白芍、茯苓各一钱，陈皮、甘草各七分，红花少许，煎，加茅根汁服之，至平旦喘定，脉稍缓，更衣只一度，亦稍结。是日血未动，惟嗽未止，前方加紫菀、贝母。又次日五更，衄数点，加牡丹皮。寝不安，加酸枣，夜来安静，血不来，嗽亦不举。既而加减调理，两月而安。

予治第五弟，患嗽血，初一二剂，用知贝母、天麦门冬、归、芍清肺之剂，夜加胁疼。继用人参钱半，胁疼减。后加参至二钱，左脉近大而快，右略敛，少带弦而驶，每嗽则有血，大便溏，一日三更衣。以人参三钱，白术、紫菀各一钱半，茯苓、白芍各一钱，甘草九分，牡丹皮八分，加茅根、小溲，脉弦快稍减，加黄耆二钱，百部六分，是日嗽止，血渐少，既而血亦止。然便溏，乃倍参、耆、术、山药、陈皮、甘

[1] 乃尊　对他人父亲之称。
[2] 眚　音 shěng，病害。
[3] 无妄　无法预测。

草、薏苡、白芍等药，兼与健脾丸而愈。

下血

东垣治一人，宿有阳明血症，因五月大热，吃杏，肠澼下血，唧远散漫如筛，腰沉沉然，腹中不和，血色黑紫。病名湿毒肠澼，阳明少阳经血症也。以芍药一钱半，升麻、羌活、黄耆各一钱，生熟地黄、独活、牡丹皮、甘草炙、柴胡、防风各五分，归身、葛根各三分，桂少许，作二服。

罗谦甫治真定总管史侯男，年四十余，肢体本瘦弱，于至元辛巳因收秋租，佃人致酒〔1〕，味酸，不欲饮，勉饮数杯，少时腹痛，次传泄泻无度，日十余行，越旬便后见血红紫之类，肠鸣腹痛。医曰诸见血者为热，用芍药檗皮丸治之，不愈，仍不欲食，食则呕酸，形体愈瘦，面色青黄不泽，心下痞，恶冷物，口干，时有烦躁，不得安卧。罗诊之，脉弦细而微迟，手足稍冷。《内经》云：结阴者，便血一升，再结二升，三结三升。又云：邪在五脏，则阴脉不和而血留之。结阴之病，阴气内结，不得外行，无所禀，渗肠间，故便血也。以苍术、升麻、黑附子炮，一钱，地榆七分，陈皮、厚朴、白术、干姜、白茯苓、干葛各五分，甘草、益智仁、人参、当归、神曲炒、白芍药各三分，右十六味作一服，加姜枣煎，温服食前。名曰平胃地榆汤，此药温中散寒，除湿和胃。数服，病减大半。仍灸中脘三七壮，乃胃募穴，引胃上升，滋荣百脉；次灸气海百余壮，生发元气；灸则强食生肉，又以还少丹服之，则喜饮食，添肌肉；至春再灸三里二七壮，壮脾温胃，生发元气，此穴乃胃之合穴也。改服芳香之剂，良愈。

---

〔1〕 致酒　以酒食招待。

丹溪治一人，嗜酒，因逃难，下血而痔痛。脉沉涩似数，此阳滞于阴也。以郁金、芎、芷、苍术、香附、白芍药、干葛、炒曲，以生姜半夏汤调服，愈。

浮数大芤，为阳滞于阴，沉涩似数，亦曰阳滞于阴，但用药不同。想衄血与下血不同，毋混治也，且此数味俱皆升阳之药。

一老妇，性沉多怒，大便下血十余年，食减形困，心摇动，或如烟薰，早起面微浮，血或暂止则神思清，忤意则复作，百法不治。脉左浮大虚甚，久取滞涩而不匀，右沉涩细弱，寸沉欲绝（肺主诸气）。此气郁生涎，涎郁胸中，心气不升，经脉壅遏不降，心血绝，不能自养故也。非开涎不足以行气，非气升则血不归隧道。以壮脾药为君，诸药佐之，二陈汤加红花、升麻、归身、酒黄连、青皮、贝母、泽泻、黄耆、酒芍药，每帖加附子一片，煎服，四帖后血止。去附，加干葛、丹皮、栀子，而烟薰除。乃去所加药，再加砂仁、炒曲、熟地黄、木香，倍参、耆、术（用药圆转），服半月愈。

一人虚损，大便下血，每日二三碗，身黄瘦。以四物加藕节汁一合，红花、蒲黄一钱，白芷、升麻、槐花各五分，服之，愈。

虞恒德治一男子，四十余，素饮酒无度，得大便下血症，一日如厕二三次，每次便血一碗。以四物汤加条芩、防风、荆芥、白芷、槐花等药，连日服之，不效。后用橡斗烧灰二钱七分，调入前药汁内服之，又灸脊中对脐一穴，血遂止（灸法妙，下血之症切记切记），自是不发。

林回甫，病小便下血，医用八正散与服，服后不胜其苦，小腹前阴痛益甚（八正散通利药服之而前阴痛益甚，虚可知）。一医俾服四君子汤，遂稍瘥。后服菟丝子山药丸，气血渐充实而愈。

张太守纲，病脏毒下血十余载。久服凉剂，殊无寸效。服小菟丝子丸，尽药而痊。

不愈，责之肾。

周煇，患大便下血，百药俱尝，止而复作，因循十五年。或教以人参平胃散逐日进一服，至月余而十五载之病瘳。

凡血症，治用四君子收功，斯言厥有旨哉。

王庭，王府长史〔1〕也，病大便下血，势颇危殆。一日，昏愦中闻有人云：服药误矣，吃小水好。庭信之，饮小水一碗，顿苏，逐日饮之而愈。

一人患下血，诸治不效。或教以老丝瓜，去向里上筋，烘燥，不犯铁，为末，空心酒下二三匙，连服数朝〔2〕，愈。

此方用过，效。

薛立斋治一儒者，素善饮，不时便血，或在粪前粪后，食少体倦，面色痿黄。此脾气虚不能统血。以补中益气加吴茱萸、黄连各三分，神曲一钱五分，四剂而血止。减去神曲、茱萸，三十剂而安。

一男子，每饮食劳倦便血，饮食无味，体倦口干。此中气不足。用六君子汤加芎、归而脾胃健，又用补中益气而便血止，再不复作。

一男子，每怒必便血，或吐血，即服犀角地黄汤之类。薛曰：当调理脾胃。彼不信，仍服之，日加倦怠，面色痿黄。又用四物、

〔1〕长史　高级官员及诸王的佐吏之长。
〔2〕数朝　数日。

芩、连、丹皮之类，饮食少思，心烦热渴，吐血如涌，竟至不起。此症久服寒凉损胃，必致误人。其脾虚不能摄血，不用四君、芎、归、补中益气之类，吾未见其生者。

一孀妇，年六十，素忧怒，胸痞少寐，所食枣栗面饼少许，略进米饮则便利腹痛，十年矣。复大怒，两胁中脘，或小腹作痛，痰有血块。用四君加炒黑山栀、茯苓、神曲，少佐以吴茱萸，十余剂，及用加味归脾汤二十余剂，诸症渐愈。后因子忤意，忽吐紫血块碗许，次日复吐鲜血盏许，喘促自汗，胸膈痞闷，汤水不入七日矣。六脉洪大而虚，脾脉弦而实，此肝木乘脾，不能统摄，其血上涌，故其色鲜，非热毒所蕴（辨症精确）。以人参一两，炮黑干姜一钱（理中汤妙，不然痞闷如何能除），服之即寐，觉而喘汗稍缓。再剂熟寐半日，喘汗吐血俱止。若脾胃虚寒，用独参汤，恐不能运化，作饱，或大便不实，故佐以炮姜。

一产妇，小便下血，面色青黄，胁胀少食。此肝乘脾土之症。用加味逍遥散、补中益气汤，数服而愈。后为怀抱不乐，食少体倦，惊悸无寐，血仍作，用加味归脾汤二十余剂，将愈。惑于众论，用犀角地黄汤之类，一剂诸症复作，仍服前药而愈。

一产妇，粪后下血，诸药不效，饮食少思，肢体倦怠。此中气虚热。用补中益气加茱炒黄连五分，四剂顿止。但怔忡少寐，盗汗未止，用归脾汤而愈。

一妇但怒便血，寒热口苦，或胸胁胀痛，或小腹痞闷。此怒动肝火而侮土。用六君子加柴胡、山栀而愈，用补中益气、加味逍遥二药，乃不复作。

一妇人，久下血在粪前。属脾胃虚寒，元气下陷。用补中益气加连炒茱萸一钱（茱萸炒连，连炒茱萸，用法妙），数剂稍缓。乃加用生吴茱萸三分，数剂而愈。

一妇人，产后便血，口干饮汤，胸胁膨满，小腹闷坠，内热晡热，饮食不甘，体倦面黄，日晡则赤，洒淅恶寒。此脾肺虚。先用六君子加炮姜、木香，诸症渐愈；用补中益气，将愈；用归脾汤，全愈（先后用药可法）。后饮食失节，劳役兼怒，发热血崩，夜间热甚，谵语不绝。此热入血室。用加味小柴胡二剂而热退，用补中益气而血止，用逍遥散、归脾汤调理而安。

江应宿治一友人朱姓者，患便血七年，或在粪前，或在粪后，面色痿黄，百药不效。每服寒凉，其下愈多。诊得六脉濡弱无力，乃中气虚寒，脾不能摄血归经。用补中益气汤加灯烧落荆芥穗一撮，橡斗灰一钱，炒黑干姜五分，二剂而血止。单用补中益气十余服，不复作矣。

璀按：丹溪有曰：精气血气，出于谷气，惟大便下血，当以胃气收功。厥有旨哉！故薛立斋之诸案多本诸此。

溺血

薛立斋治一妇人，小便血，因怒气寒热，或头痛，或胁胀。用加味逍遥，诸症稍愈。惟头痛，此阳气虚，用补中益气加蔓荆子而痊。后郁怒，小腹内疗痛，次日尿痛热甚，仍用前散加龙胆草，并归脾汤，将愈。因饮食所伤，血仍作，彻夜不寐，怔忡不宁，此脾血尚虚，用前汤而愈。

一妇人，尿血，久用寒凉止血药，面色痿黄，肢体倦怠，饮食不甘，晡热作渴，三年矣。此前药复伤脾胃，元气下陷而不能摄血也，盖病久郁结伤脾。用补中益气以补元气，用归脾汤以解脾郁，使血归经，更用加味逍遥以调养肝血，不月诸症渐愈，三月而痊。

痔 附肠风 脏毒

一妇产后痔作疮，有头如赤豆大，或下鲜血，或紫血，大便疼。与黑神散，又多食肉太饱，湿热在大肠所为（此非虚症）。以郁李仁去皮、麻仁、槐角各七分，枳壳、皂角仁各五钱，为末，苍术、归尾、生地各三钱，大黄炒一钱，分六剂服。

峡州王及郎中充西路安抚司判官，乘驴入骆谷[1]。及素有痔疾，因此大作，其状如胡瓜，贯于肠头，热如煻[2]灰火，至驿僵仆。主驿吏曰：此病某曾患之，须灸即瘥。用柳枝浓煎汤，先洗痔，便以艾炷灸其上，连灸三五壮，忽觉热气一道入肠中，因大转泻，鲜血秽物一时出，至痛楚，泻后失胡瓜所在，乘驴而驰。

灸法。

陆大参文量，在宣府时患痔疾，甚为所苦，久不能愈。太监弓胜用苦蘧菜，或鲜或干，煎汤沸，熟烂为度，和汤置新桶中，坐薰之，汤温即揉频洗，汤冷则止，日洗数次，至明日果效，他方不及也。蘧一作苣[3]，一名苦遮菜，徽郡人当蔬，性苦寒无毒，其色赤如荞麦，冬月不凋，《月令》苦菜秀是也，《本草》名败酱。

洗法。

---

〔1〕 骆谷　即骆谷道，关中通往汉中的交通要道之一。

〔2〕 煻　原作“溏”，据《普济本事方》卷七改。

〔3〕 苣　原作“莒”，据《续医说》卷九改。

王涣之，知舒州，下血不止。郡人朝议大夫[1]陈宜父令其四时取其方，柏叶如春取东方之类，烧灰，调二钱服而愈（方亦妙）。王后官赣上，以治贰车[2]吴令昇，亦效。提点司[3]属官陈逸大夫偶来问疾，吴倅[4]告以用陈公之方而获安。陈君蹙额曰：先人也，但须用侧柏为佳。道场慧禅师曰：若释子[5]恐难用此，灼艾最妙。平直量骨脊与脐平处椎上，灸七壮，或年深，更于椎骨两傍各一寸，灸如上数，无不除根者。

灸法佳，下血不效者宜此。

刘向为严掾[6]，患脏毒凡半月，瘦瘠，自分必死。或教以干柿烧灰，饮下二钱（方可用），二三次即愈，更不复作。《本草》云：柿治肠澼，解热毒，消宿血。《素问》云：肠澼为痔。

洛阳一女子，年十七，耽饮无度，多食鱼蟹，蓄毒在脏，日夜二三十次，大便与脓血杂下，大肠与肛门痛不堪任。医以止血痢药，不效，又以肠风药，则益甚，盖肠风则有血而无脓。如此已半年余，气血渐弱，食渐减，肌肉渐消，稍服热药则腹愈痛，血愈下，稍服凉药则泄注气羸，粥食愈减，服温平药，则病不知。将期岁，医告术穷，待毙而已。或教服人参散，病家不敢主，谩试之，一服知，二服减，三服脓血皆定，不十服而愈。乃求其方，云治大肠风虚，饮酒过度，挟热下痢脓血，疼痛，多日不瘥，樗根白皮、人参各二两，为末

---

〔1〕朝议大夫　宋代文散官的第十五阶。
〔2〕贰车　副职。
〔3〕提点司　宋代于各州设“提点刑狱公事”，掌司法、刑狱、监察及劝课农桑。
〔4〕吴倅　即上文“吴令昇”。倅，副职。
〔5〕释子　僧人。
〔6〕掾　原作“椽”，据畊余堂本、鸿文书局本改。掾，音 yuàn，官府佐吏的通称。

（可通治痢疾），二钱匕，空心温酒调下。不饮酒，以温米饮下。忌油腻湿面青菜果子甜物鸡鱼蒜等。

薛立斋治王侍御之子，患痔，作渴发热，尺脉洪数，按之无力。薛曰：此肝肾阴精亏损，虚火妄动，当滋化源。彼不信，后吐痰声嘶，面赤倦疲而殁。

一进士周，素有疝痔，劳则小腹上疞作痛，茎出白津，痔则肿痛；若饮食劳倦则发寒内热，体倦吐痰。服十全大补，诸症皆愈。犹欲速效，乃易药攻之，肌体骨立。薛用补中益气、地黄丸，元气渐复。

一士人，患痔，脓血淋漓，口干作渴，晡热便血，自汗盗汗。薛曰：此属肾阴虚也。彼不信，乃服檗、知、连翘，以致食少泻呕。乃先用补中益气加茯苓、半夏、炮干姜，脾气渐醒，后用六味丸，与临卧服，两月而愈。

一男子，误服寒凉之剂，虚证悉具，每晨去后稀溏，食少体倦，口干无津液，时觉下坠。此元气下陷也。用补中益气汤而下坠断止，投四神丸而食进便实，用六味丸而津生疮愈矣。

一膏粱酒色之人，患痔作痛。服寒凉之药，竟[1]臀肿硬，又加大黄，腹胀头痛。为用补中益气汤升补阳气，加参、苓、半夏、木香以助行气，数剂而愈。

陆上舍，冬患痔作痛，右寸浮大（肺金生化之源已绝），左寸口洪数（心火燎原于天，非壮水不可）。薛曰：冬见夏脉，当壮水之

〔1〕竟　整个。

主，以镇阳光。彼以为迂，别服芩连之剂。薛谓其侄曰：令舅氏肾水不能生肝木，殁于春，验矣。今令叔肾水不能制心火，当殁于夏。至甲辰六月，薛复视之，痰涎上涌，日夜不寐，脉洪大而数，按之无力，左尺全无，足膝肩膊逆冷。薛曰：事急矣。彼云但求少延数日，以待嗣子[1]一见。姑用参、耆、归、术、炮姜之类，及六味丸料加肉桂，至本月而殁。五行之理，信然。

孔华峰治一人，患痔，浓血淋漓。用黄连去毛，为细末，蜜调，空心服二三钱，立效。

江应宿述：予年四十有六，盛夏北上，途中酷暑，鞍马之劳，饮烧酒，食葱蒜(火毒)。抵燕，患痔如荔枝大，每更衣脱出，移时渐上，后重胀闷。以川连一斤去毛，无灰酒七斤，慢火煮黑，滴稠如蜜，加清酒调服，脱然如失。后二年，六月出塞，复患如前，再服黄连煮酒一匕而愈，永不复发。

宿述：经云：饮食饱甚，筋脉横解，肠癖为痔。多起于房劳心苦，饮食不节。初起则易为力，久而成漏。宜禁炙煿饱食，或房劳忧怒，内观自养可也。幸勿妄用穿针挂线烂药，内病不除，徒伤正气，致损天命，慎之。

脱　肛

东垣治一女子，脱肛，用糯米一勺，浓煎饮，去米候温，洗肛温柔[2]，却先以砖一片火烧通红，用醋沃之，以青布铺砖上，坐肛于青布上，如热则加布令厚，其肛自吸入而愈。

方可法。

---

〔1〕 嗣子　预定继承其业之子。

〔2〕 温柔　温暖柔软。

一人大肠头出寸余，候干自退落，又出。名截肠病。用芝麻油器盛，坐之，饮大麻子汁数升，愈。

张景周先生守广信，患脱肛，四旬余不收，诸治不效，苦甚。有医士林者[1]，用天花粉一味为末，以豚脂，鸭羽涂上，即润泽，如有物抽吸，俄顷收入。求其法，乃出《千金方》也。

方可法。

薛立斋治举人余时正，素有痔，每劳役脱肛，肿痛出水。此中气下陷。用补中益气加茯苓、芍药，十余剂中气渐复，痔症悉愈。后复脱肛作痛，误服大黄丸，以致腹鸣恶食，几殆，薛用煎汤加炮姜、酒炒芍药，诸症悉除。乃去炮姜加熟地、五味，三十余剂而脱肛渐上，亦愈。

一男子，脾胃素弱，或因房劳，或因劳倦，肛门即下，肿闷痛甚。用补中益气加麦冬、五味，兼六味丸而愈。

一儒者，面白神劳，喜热极饮，食多必吞酸作泻，吸气觉冷，便血盗汗。薛以为脾胃虚寒，用补中益气加炮姜、肉桂，五十余剂，八味丸斤许，诸症悉愈。

肾脏风疮

薛立斋治钦天[2]薛循斋，六十有一，两臁如癣，搔痒成疮，脓水淋漓，发热吐痰，四年矣。用六味丸、四生散而瘥。年余复作，延

[1] 有医士林者　士人出身的医生。
[2] 钦天　指钦天监的官员。

及遍体，日晡益甚，痰渴盗汗，唇舌生疮，两目皆赤。此肾经虚火，兼水泛为痰，用八味加减而愈。三年之后，小便淋漓，茎中涩痛。此阴痿思色，精不出而内败，用前丸及补中益气加麦冬、五味子而痊。

一男子，患两足时热，脚跟作痛。此足三阴虚证。用加减八味丸、补中益气加冬麦、五味而愈。

琇按：此条当入虚损门。

按：肾风属肾虚，风邪乘于臁胫，以致皮肌如癣，或渐延上腿，久则延及遍身，外症则搔痒成疮，脓水淋漓，眼目昏花，内症则口燥舌干，腰脚倦怠，吐痰发热，盗汗肌瘦。治法见案中。

臁 疮

鸿胪[1]翟少溪，两臁生疮，渐至遍身，发热吐痰，口燥咽干，盗汗心烦，溺赤足热，日晡益甚，形体日瘦。此肾经虚火也。用六味丸，不月诸症悉退，三月元气平复。

按外臁属足三阳，可治，内臁属足三阴，难治。

一妇人患之，四畔微赤，作痛重坠，脓水淋漓，胸膈不利，饮食少思，内热口苦，夜间少寐。此属脾虚郁伤。用归脾解郁结而生脾血，用补中益气加茯苓、半夏，补脾气而除热湿，寻愈。

一妇人，臁疮久不愈，色赤微热，日晡焮肿，形体虚弱，饮食少思，劳则喘渴，恶寒发热。此脾虚下陷。用补中益气汤而愈。

---

〔1〕鸿胪　指鸿胪寺(掌朝会仪节等事的机构)的官员。

一人臁疮，三年矣，色黯肿硬，恶寒发热，饮食少思，形体消瘦，作渴，饮食稍多，或腹胀，或泄泻，或作呕，或吞酸。此脾气虚寒。用补中益气加干姜、肉桂，五十余剂而愈。

一妇人，因怒寒热头眩，或耳项胸胁胀痛，或少腹阴道闷坠，或小便频数下血。此属肝火血热。先用小柴胡汤加炒黑山栀、川芎、当归、车前，二剂诸症顿退，又用加味逍遥散补其阴血而愈。后因饮食劳倦，前症复作，疮口出血，用补中益气汤治之而愈。

一妇人患之，将两月，焮赤肿痛，小便频数，饮食如常。用活命饮二剂，诸症不作，又用八珍汤而愈。

一妇人患之，焮痛，恶寒发热。用槟苏败毒散而寒热退，用仙方活命饮而焮痛止，用补中益气汤而形气健。

江应宿治金上舍，患两臁焮赤痛痒，疮口无数，脓水淋漓，四畔小白黄水泡，如铺黍状，上至三里，下至胫，殊苦污浊沾裳〔1〕袜。予得方生所验之方，用猪板油熔化一两，铅粉、黄蜡各五钱，收起，用时摊在油单纸上，少加轻粉扫面（妙方），先以花椒葱水洗净疮口，拭干贴之，外用绢包裹，旬日愈。

予自昔患外臁肿溃〔2〕，出紫黑血，屡月不愈，疮口多歧，焮紫痛楚。得族叔授一方，以嫩白松香一两，乳、没各五分，同入铜铫熔化，倾水中，候冷，研为细末，用真麻油调（妙方），取箬〔3〕一片，大

〔1〕裳　下衣。
〔2〕溃　原作"腈"，据文义改。
〔3〕箬　音 ruò，竹笋壳。

如疮口，用针刺小眼无算，将药涂箬皮外，隔箬贴疮，洗如前法，更用油纸盖在药上，以软帛包裹，旬日愈。此方生肌止痛神良，勿以浅近而忽之。

前阴病

东垣治一人，前阴臊臭，又因连日饮酒，腹中不和，求治。曰：夫前阴者，足厥阴肝之脉络循阴器，出其挺末。凡臭〔1〕者，心之所主，散入五方为五臭，入肝为臊。当于肝经中泻行间（行间在足大指次指之缝中间动脉），是治其本，后于心经中泻少冲，乃治其标。如恶针，当用药除之。酒者，气味俱阳，能生里之湿热，是风燥热合于下焦为邪。故经云下焦如渎，又云在下者引而竭之，酒是湿热之物，亦宜决前阴〔2〕以去之。治以龙胆泻肝汤，又治阴邪热痒，柴胡梢二钱，泽泻二钱，车前子二钱，木通五分，生地黄、当归梢、草龙胆各三分，作一服，水煎，以美膳压之。

凡下部药，皆宜食前服。压法不特有桂、附为然也。

丹溪治一人，年少，玉茎挺长，肿而痿，皮塌常润，磨股不能行，二胁气上冲。先以小柴胡加黄连大剂行其湿热，次又加黄檗降其逆上之气，挺肿渐收及半。但茎中有一坚块未消，遂以青皮为君，佐以散风之剂，为末服之，外以丝瓜汁调五味子末（一作五倍子），敷之而愈。

外治法佳。

沧洲治陈枢府内人病，切其脉，左手弦而芤，余部皆和。即起，

---

〔1〕 臭　音 xiù，气味。
〔2〕 决前阴　从前阴疏泄。决，疏通水道，此为疏泄。

密告陈曰：夫人病当阴中痛而出血，且少阴（心午）对化在玉泉（肾子），心或失宁，则玉泉应心痛，痛则动血，而与经水不相关，盖得之因内大惊，神慑而血菀。陈曰：公诚良医也，致病一如公言。乃为制益荣之剂，且纳药幽隐〔1〕，再剂而愈。

一人色苍黑，年五十余，素善饮，忽玉茎坚挺，莫能沾裳，不能屈腰作揖，常以竹篦为弯弓状，拦于玉茎之前，但小溲后即欲饮酒，否则气不相接。盖湿热流入厥阴经而然也。专治厥阴湿热而愈。

一宠妾，年三十余，凡交感〔2〕则觉阴中隐痛，甚则出血。按其脉，两尺沉迟而涩。用补血散寒之剂，不愈。因思药与病对，服而不效，恐未适至其所也。偶检《千金方》，用蛇床子散绵裹，纳其中，二次遂愈。

一人在山亭裸体而卧，其阴茎被飞丝缠绕，阴头肿欲断。以威灵仙捣汁入水，浸洗而愈。

一人茎头肿大如升，光如水泡。以二陈加升麻、青黛、牡蛎，二剂而愈。

一少年新婚，欲交媾，女子阻之，乃逆其意，遂阴痿不举者五七日。以秃笔头烧灰，酒下二钱而起。

一妇产后，因子死，经断不行者半年。一日，少腹忽痛，阴户内有物如石硬塞之而痛不禁。众医不识。青林曰：此石瘕病也。用

〔1〕 幽隐　阴处的讳称。
〔2〕 交感　交媾。

四物加桃仁、大黄、三棱、槟榔、元胡索、附子、泽泻、血竭为汤，二剂而愈。

一人玉茎硬不痿，精流不歇，时如针刺，捏之则胀。乃为肾满漏疾。用韭子、破故纸各一两，为末，每三钱，日三服，即止。

薛立斋治一妇人，胸膈不利，内热作渴，饮食不甘，肢体倦怠，阴中闷痒，小便赤涩。此郁怒所致。用归脾加山栀、芎、归、芍药而愈。但内热晡热，用逍遥散加山栀，亦愈。后因劳役发热，患处肿胀，小便仍涩，用补中益气加山栀、茯苓、丹皮而愈。

一妇人，阴中突出如菌，四围肿痛，小便频数，内热晡热，似痒似痛。此肝脾郁结之病，盖肝火湿热而肿痛，脾虚下陷而重坠也。先以补中益气加山栀、茯苓、车前、青皮，以清肝火，升脾气，渐愈，更以归脾汤加山栀、茯苓、川芎调理，更以生猪脂和藜芦末涂之而收。

外治法妙。

一妇阴中挺出一条，五寸许，闷痛重坠，水出淋漓，小便涩滞。夕与龙胆泻肝汤分利湿热，朝与补中益气汤升补脾气，诸症渐愈。再与归脾加山栀、茯苓、川芎、黄檗间服，调理而愈。后因劳役或怒气，下部湿痒，小水不利，仍用前药而愈。亦有尺许者，亦有生诸虫物者，用此法治之。

一妇人，腐溃，脓水淋漓，肿痛寒热，小便赤涩，内热作渴，肢体倦怠，胸胁不利，饮食少思，三月余矣。薛以为肝脾亏损，用补中益气加柴胡、升麻、茯苓各一钱，炒栀二钱，数剂少愈。又与归脾加山栀、川芎、茯苓三十余剂，诸症悉退。惟内热尚在，再与逍遥散倍炒栀而愈。

一妇人，素性急，阴内或痛，小便赤涩，怒则益甚，或发寒热（此肝经湿热所致）。治以芎、归、炒栀、柴胡、苓、术、丹皮、泽泻、炒芍、车前、炒连、生甘草，数剂渐愈，乃去黄连、泽泻，数剂而痊。

一妇人，素郁闷，阴内痛痒，不时出水，饮食少思，肢体倦怠（此肝脾气虚，湿热下注）。用归脾加丹皮、山栀、芍药、柴胡、生甘草主之，愈。

一妇人，阴内痛痒，内热倦怠，饮食少思（此肝脾郁怒，元气亏损，湿热所致）。用参、耆、归、术、陈皮、柴胡、炒栀、车前、升麻、芍药、丹皮、茯苓治之而愈。若阴中有虫痒痛，亦属肝木，以桃仁研，和雄黄末，纳阴中以杀之，仍用清肝解郁，或以鸡肝纳之，取虫之法也。

一妇人，每交接出血作痛，发热，口渴，欲呕。误服寒凉之药，前症益甚，不时作呕，饮食少思，形体日瘦。此症属肝火而药复伤脾所致也。先用六君子加山栀（旧刻脱山栀）、柴胡，脾胃健而诸症愈，又用加味逍遥散而形气复。

烺按：此案旧刻稍改，今依原本。

一妇人，每交接则出血作痛。敷服皆凉血止痛之剂，不时出血甚多。此肝伤而不能藏血，脾伤而不能摄血也。用补中益气、济生归脾二汤而愈。或用熟艾帛裹，入阴中，或用乱发、青皮烧灰，敷之而血自止。若出血过多而见他症，但用前药调补肝脾，诸症悉愈。

一妇人，阴门不闭，肿痛，发热恶寒。用十全大补加五味，四剂肿消而敛。若初产肿胀，或焮痛而不闭者，当用加味逍遥散；若肿既消而不闭，当用补中益气汤。切忌寒凉之剂。

一妇人，脾胃素弱，兼有肝火，产后阴门肿痛，寒热作渴，呕吐不食。敷大黄等药，服驱利之剂，肿及于臀，虚症蜂起。此真气虚而邪气盛也。先用六君子以固脾胃，乃以补中益气以升阳气，不数剂而全愈。

一产妇，患此失治，肿溃不已，形体消瘦，饮食少思，朝寒暮热，自汗盗汗，半年矣。用补中益气加茯苓、半夏以健脾胃，脓水渐少，饮食渐进，用归脾汤解脾郁，五十余剂，元气复而愈。

一产妇，阴门不闭，小便淋沥，腹内一块攻走胁下，或胀或痛。用加味逍遥散加车前子而愈。

一妇人，子宫肿大，二日方入，损落一片，殊类猪肝，已而面黄体倦，饮食无味，内热晡热，自汗盗汗。用十全大补二十余剂而愈，仍复生育。

薛己曰：余奉侍武庙〔1〕汤药，劳役过甚，饮食失节，复兼怒气.次年春茎中作痒，时出白津，时或痛甚，急以手紧捻方止（虚）。此肝脾之气虚也，服地黄丸及补中益气加黄檗、柴胡、山栀、茯苓、木通而愈。丁酉九月，又因劳役，小便淋沥，茎痒窍痛，仍服前汤加木通、茯苓、胆草、泽泻及地黄丸而愈。

司厅张检斋，阴囊肿痛，时发寒热，若小腹作痛，则茎出白津。用小柴胡加山栀、胆草、茱萸、芎、归而愈。

一男子，茎中痛，出白津，小便秘，时作痒。用小柴胡加山栀、

〔1〕武庙　即明武宗。

泽泻、炒连、木通、胆草、茯苓，二剂顿愈，又兼六味地黄丸而瘥。

一男子，阴肿大如升，核痛，医莫能治。捣马鞭草，涂之而愈。

一小儿，阴囊忽虚肿痛，以生甘草调地龙粪，涂之。

一妇人，阴肿坚硬，用枳实八两，碎，炒令热，故帛裹熨，冷则易之。

痛风

唐甄权治一人患风，手不得引弓，诸医莫能疗。权曰：但将弓箭向垛，一针可以射矣。针其肩隅一穴，应时愈。贞观中，权年一百三岁，太宗幸其家，访[1]以药性，因授朝散大夫，赐几杖衣服。所著《脉经》《针方》《明堂人形图》各一卷。（《旧唐书》）

《南史》：解叔谦，雁门人，母有风疾，夜于庭中稽颡[2]祈告。闻空中云：得丁公藤治，即瘥。访医及《本草》皆无，至宜都山，见一翁伐木，云是丁公藤，疗风。乃拜泣求得之，及渍酒法。受毕，失翁所在。母疾遂愈。（《本草》）

张杲尝病两臂痛，服诸药不效。一医教取桑枝一小升，细切炒香，以水三大升煎取二升，一日服尽，无时服，数剂寻愈。（《本事方》）

东垣治一人，时冬，忽有风气暴至，六脉弦甚，按之洪大有力，

---

〔1〕访　咨询。
〔2〕稽颡　一种跪拜礼，屈膝下拜，以额触地，表示极度恭敬。

其证手挛急，大便秘涩，面赤热。此风寒始至于身也。四肢者，脾也，以风寒之邪伤之，则搐而挛痹，乃风淫末疾而寒在外也（此外有寒邪，若内有流饮则肿。今不肿，湿热乘肠胃，故便秘面赤）。《内经》曰寒则筋挛，正谓此也。素饮酒，内有实热，乘于肠胃之间，故大便秘涩而面赤热，内则手足阳明受邪，外则足太阴脾经受风寒之邪。用桂枝二钱，甘草一钱，以却其寒邪而缓其急缩；黄檗二钱，苦寒滑以泻实润燥，急救肾水；升麻、葛根各一钱，以升阳气，行手阳明之经，不令遏绝；桂枝辛热，入手阳明之经，为引用润燥；复以甘草专补脾气，使不受风寒之邪而退贼邪，专益肺经也；佐以人参补气，当归和血润燥。作一帖，水煎服，令暖房中摩搓其手，遂安。

丹溪治一老人，性急作劳，两腿痛甚。此兼虚证，宜温补。与四物汤加桃仁、陈皮、牛膝、生甘草，入生姜研，潜行散热饮（潜行散：黄檗酒浸，为末，入汤药调服），三四十帖而安。

虚。

一妇性急味厚，痛风挛缩数月。此挟痰与气，当和血疏气导痰。以潜行散入生甘草、牛膝、炒枳壳、通草、桃仁、姜汁，煎服，半年而安。

痰。

一少年，患血痢，用涩药取效，致痛风叫号。此恶血入经络也，血受湿热，久必凝浊，所下未尽，留滞隧道，所以作痛，久则必成枯细。与四物汤加桃仁、红花、牛膝、黄芩、陈皮、生甘草，煎，入生姜，研潜行散，入少酒，饮之数十帖，又刺委中，出黑血三合而安。

瘀血。以上三人，正所谓病有数种而治法少异也。

一人贫劳,秋深浑身发热,手足皆疼如煅[1],昼轻夜重。服风药愈痛,气药不效。脉涩而数,右甚于左,饮食如常,形瘦如削。盖大痛而瘦,非病致也。用苍术、酒黄檗各一钱半,生附一片,生甘草三分,麻黄五分,研桃仁九个,煎,入姜汁令辣,热服四帖,去附,加牛膝一钱,八帖后气喘促,不得眠(琇按:症脉俱属阴虚,一误岂容再误),痛略减。意其血虚,因多服麻黄阳虚,被发动而上奔,当补血镇坠,以酸收之。遂以四物汤减川芎,倍芍药,加人参二钱,五味子十二粒,与二帖,定。三日后数脉减大半。涩如旧,仍痛,以四物加牛膝、参、术、桃仁、陈皮、甘草、槟榔、生姜三片,五十帖而安。后因负重复痛,再与前药,加黄耆三分,又二十帖,愈。

此案重见"喘症"门。

一人患背胛缝一线痛起,上跨肩[2],至胸前侧胁而止,昼夜不住,脉弦而数,重取左豁大于右。意其背胛小肠经,胸胁胆经也,必思虑伤心,心藏未病而小肠府先病,故痛从背胛起,及虑不能决,乃归之胆,故痛至胸胁,乃小肠火乘胆木,子来乘母,是为实邪。询之,果因谋事不遂而病。用人参四分,木通二分,煎汤,使吞龙胆丸,数服而愈。

一壮年,厚味多怒,秋间于髀枢左右发痛一点,延及膝骭,痛处恶寒,昼静夜剧,口或渴,膈或痞。医用补血及风药,至次年春痛甚,食减形瘦,膝肿如碗,脉弦大颇实,寸涩甚,大率皆数,小便数而短。作饮食痰积在太阴(脾肺)、阳明(肠胃)治之,以酒炒黄檗一两,生甘草梢、犀角屑、盐炒苍术各三钱,川芎二钱,陈皮、牛膝、木通、芍药各五钱,遇暄热加黄芩二钱,为末,每三钱与姜汁同研细,

〔1〕 煅 同"锻"。
〔2〕 跨肩 原作"胯骨",据《丹溪治法心要》卷四改。

煎令带热，食前服之，日夜四次。半月后脉减病轻，去犀角，加牛膝（春夏用叶，秋冬用根，取汁尤妙）、龟版、归身尾各五钱，如前服。又半月肿减食增，不恶寒，惟脚痿软，去苍术、黄芩，夏加炒檗一两半，余依本方内加牛膝，中年人加生地黄五钱，冬加桂枝、茱萸，病遂愈。仍绝酒肉湿面胡椒。

一村夫，背伛偻，足挛，成废疾，脉沉弦而涩。以煨肾散（甘遂末一钱，入猪腰内，煨食之）与之，上吐下泻（琇按：非实痰不可轻用），过一月又行一次，凡三四贴而愈。

一人因湿气，右手疼痛挛拳。以二陈加金毛狗脊、杜仲、川芎、升麻。

一人项强，动则微痛，脉弦而数实，右为甚。作痰热客太阳经治之，以二陈汤加酒洗黄芩、羌活、红花而愈。

一人湿气，脚挛拳，伸不直。用当归拈痛汤加杜仲、黄檗、川芎、白术、甘草、枳壳，愈。

巢元方[1]治开河都护麻叔谋[2]患风逆，起坐不得。元方视之，曰：风入腠理，病在胸臆，须用嫩羊肥者蒸熟，和药食之，则瘥。叔谋取羊羔，杀而取腔，以和药，药未尽而病痊。

卢砥镜治何侍郎女，适夫，夫早逝[3]，女患十指拳挛，掌垂莫

---

[1] 巢元方　隋代人，隋炀帝大业年间任太医博士，撰有《诸病源候论》。
[2] 麻叔谋　隋炀帝时权臣兼酷吏，曾奉诏开凿运河，残暴驱使，死者无数。
[3] 早逝　“逝”原作“世”，据《续名医类案》卷三十四改。

举，肤体疮疡栗栗然，汤剂杂进，饮食顿减，几半载。卢诊之，谓非风也，乃忧愁悲哀所致，病属内因。于是料[1]内因药，仍以鹿角胶辈，多用麝香熬膏，贴痿垂处，渐得掌得举，指能伸，病渐近安。经云：神（心）伤于思虑则肉脱，意（脾）伤于忧怒则肢废，魂（肝）伤于悲哀则筋挛，魄（肺）伤于喜乐则皮槁，志（肾）伤于盛怒则腰脊难以俯仰也。

薛立斋治一妇人，自汗盗汗，发热晡热，体倦少食，月经不调，吐痰甚多，已二年矣。遍身作痛，天阴风雨益甚，用小续命汤而痛止（阴炽而阳郁耳。可见治病亦先用温散），用补中益气、加味归脾汤三十余剂，诸症悉愈。此皆郁结伤损，脾不能输养诸藏所致，故用前二汤专主脾胃。若用寒凉降火，理气化痰，复伤生气，多致不起。

一妇人，因怒月经去多，发热作渴，左目紧小，头项动掉，四肢抽搐，遍身疼痛。此怒动肝火，肝血虚而内生风。用加味逍遥加钩藤，数剂诸症渐愈，又用八珍汤调理而安。

一妇人，历节作痛，发热作渴，饮食少思，月经过期，诸药不应。脉洪大，按之微细。用附子八物，四剂而痛止，用加味逍遥而元气复，六味丸而月经调。

一妇体胖，素内热，月经失调，患痛风，下身微肿痛甚，小便频数，身重脉缓。症属风湿而血虚有热。先用羌活胜湿汤（东垣羌活胜湿汤：羌活、独活、炙草、藁本、防风、蔓荆、川芎、苍术、黄檗，加制附子二分行经）四剂，肿渐愈，用清燥汤数剂，小便渐清，用加味逍遥十余剂，内热渐愈。为饮食停滞，发热仍痛，面目浮肿，用六君

---

〔1〕料　调制。

子加柴胡、升麻而愈。又因怒气，小腹痞闷，寒热呕吐，此木侮脾土，用前药加山栀、木香而安。惟小腹下坠，似欲去后，此脾气下陷，用补中益气而愈。后因劳役怒气，作呕吐痰，遍身肿痛，月经忽来，寒热，用六君子加柴胡、山栀，以扶元气，清肝火，肿痛呕吐悉退，用补中益气以升阳气，健营气，月经寒热渐瘥。

一妇人，饮食少思，畏见风寒，患痛风，呕吐寒热，脉弦紧（诸紧为寒）。用附子八物，四肢痛愈，用独活寄生，腰痛亦痊。惟两膝肿痛，用大防风汤而消，用加味归脾、逍遥而元气复。

古朴翁治一人，病左脚痹痛。医作风治，不愈。翁诊之，曰：人身之血，犹溪河之水也，细流则阻滞，得冷则凝聚。此病得于新娶之后，未免血液劳损而凝碍，加以寒月涉水，益其滞，安得不痹？滞久不散，郁而为热，致成肿毒。若能预加滋养，庶几毒溃，可免后患。遂令服四物汤加牛膝、红花、黄檗等，四五十帖。其家见病不退，复疑，欲用风药。翁曰：补药无速效，病邪不退，药力未至也。令守前方，每帖加人参四五钱，痹除而肌亦易长。后觉左脚缩短四五寸，众以为躄。翁曰：年尚壮，无虑也。候血气充足，则筋得所养而自伸矣。后果平复如初。

汪石山治一妇，年逾五十，病左脚膝挛痛，不能履地，夜甚于昼，小腹亦或作痛。诊其脉，浮细缓弱，按之无力，尺脉尤盛（虚脉），病属血衰。遂以四物汤加牛膝、红花、黄檗、乌药，连进十余帖而安。

韩飞霞治一都司[1]，因哭弟成疾，饮食全绝，筋骨百节皮肤

---

〔1〕都司　明代以“都指挥使司”为一省最高军事机关，简称“都司”，长官为都指挥使。

无处不痛，而腰为甚。一云肾虚宜补，或云风寒宜散。韩曰：此亦危证。其脉涩，正东垣所谓非十二经中正疾，乃经络奇邪也。必多忧愁转抑而成，若痰上殆矣。补则气滞，散则气耗。乃主以清燥汤（琇按：经云悲伤肺，故润之而愈。不尔，必成痿症），连进三瓯，遂困睡至五鼓，无痰，觉少解，脉之减十之三，遂专用清燥汤加减与之，十剂而愈。

痿

东垣治一人壮年，病脚膝痿弱，脐下尻臀皆冷，阴汗臊臭，精滑不固。或以鹿茸丸治，不效。李诊之，脉沉数而有力。即以滋肾丸治之，以寒因热用，引入下焦，适其病所，泻命门相火之胜，再服而愈。

丹溪治一人，形肥味厚，多忧怒，脉常沉涩，春病痰气。医以为虚寒，用燥热香窜之药，至夏足弱，气上冲，食减。朱曰：此热郁而脾虚痿厥之证作矣（韩飞霞以脉涩而用清燥汤，丹溪以脉沉涩断为热郁，可见涩脉属血虚有火）。形肥而脉沉，未是死症。但药邪并火旺（夏月），难治。且与竹沥下白术膏，尽二斤，气降食进。至一月后，仍大汗而死。书此以为误药之戒。

此案又见第三卷“痰症”门。

滑伯仁治一妇，始病疟，当夏月，医以脾寒胃弱，久服桂附等药（久服则偏胜），后疟虽退而积火燔炽，致消谷善饥，日数十饭犹不足，终日端坐如常人，第目昏不能视，足弱不能履，腰胯困软，肌肉虚肥。至初冬，伯仁诊之，脉洪大而虚濡。曰：此痿症也，长夏过服热药所致。盖夏令湿当权，刚剂太过，火湿俱甚，肺热叶焦，故两足痿易[1]而不为用也。遂以东垣长夏湿热成痿之法治之，日食益减，目渐能视，至冬末，忽下榻行步如故。

祝仲宁治一人，病脚膝痹痛。医皆以为寒湿，率用乌附蛇酒之药，盛暑犹服绵，如是者三载。其人梦有神人书祝字以示，因请祝。祝诊视良久，又检诸医案，怃然[2]曰：此湿热相搏而成，经所谓诸痿生于肺热者也。即日褫[3]其绵，取清燥汤饮之。曰：此疾已深，又为热药所误，非百帖不效。盖服三月余，病良已。

南昌太守王诏，病筋痿，给事中徐峰病气痿，皆为医所误，祝一以清燥汤起之。

一妇年二十余，脑生一窍，口中所咳脓血与窍相应而出。此肺痿也。用参、耆、当归加退热排脓之剂而愈。

石山治一人，因久坐腰痛，渐次痛延右脚及左脚，又延及左右手，不能行动。或作风治而用药酒，或作血虚而用四物，一咽即痛，盖覆稍热及用针砭，痛甚，煎服熟地黄，或吞虎潜丸，又加右齿及面痛甚。季秋，汪诊之，脉濡缓而弱，左脉比右较小，或涩，尺脉尤弱。曰：此痿症也。彼谓痿症不当痛。汪曰：诸痿皆起于肺热，君善饮，则肺热可知。经云治痿独取阳明，阳明者胃也，胃主四肢，岂特脚耶？痿兼湿重者则筋缓而痿软，兼热多者则筋急而作痛。因检橘泉传示之，始信痿亦有痛。又经云酒客不喜甘，熟地味甘，而虎潜丸益之以蜜，则甘多助湿而动胃火，故右齿面痛也。遂以人参二

---

〔1〕 痿易 痿弱无力。《素问·阴阳别论》："三阳三阴发病，为偏枯痿易，四支不举。"

〔2〕 怃然 吃惊的样子。怃，音 wǔ。

〔3〕 褫 减去。

钱，黄耆钱半，白术、茯苓、生地黄、麦门冬各一钱，归身八分，黄蘗、知母各七分，甘草四分，煎服，五帖病除。彼遂弃药，季冬复病，仍服前方而愈。

一人形肥色黑，素畏热而好饮，年三十余，忽病自汗如雨，四肢俱痿，且恶寒，小便短赤，大便或溏或结，饮食亦减。医作风治，用独活寄生汤、小续命汤，罔效。仲夏，汪视之，脉沉细而数，约有七至。曰：此痿症也，丹溪云断不可作风治。经云痿有五，皆起于肺热，只此一句便知其治之法矣。经又云治痿独取阳明，盖阳明，胃与大肠也，胃属土，肺属金，大肠亦属阳金，金赖土生，土亏金失所养，而不能下生肾水，水涸火盛，肺愈被伤。况胃主四肢，肺主皮毛。今病四肢不举者，胃土亏也；自汗如雨者，肺金伤也。故治痿之法，独取阳明而兼清肺经之热，正合东垣清燥汤。服百帖，果愈。

一老人，痿厥，累用虎潜丸，不愈。后于虎潜丸加附子，立愈。盖附子有反佐之功也。

一人软风不能行，以草乌（温以行湿）白大者去皮脐、木鳖（攻毒）去壳、白胶香（行湿）、五灵脂（行瘀）各三两半，斑蝥（攻毒）一个，去头翅足，醋（微收）煮，为末，用黑豆（凉血）去皮，生杵取粉一斤（此方治软风瘫佳），醋糊共溲，杵，为丸如鸡头大，每服一丸，温酒磨下，不十日立效。专治心肾肝三经，通小便，除淋沥，通荣卫，滑经络（柔风脚气为外因，故无内症）。此方传自净因寺圣僧得之，兼治筋骨痿，但未曾针伤损者，三五服奇效。

薛己治其师佥宪高如斋，自大同回，谓己曰：余成风病矣。两腿逸则痿软而无力，劳则作痛如针刺，脉洪数而有力。己曰：此肝肾阴虚火盛而致。痿软无力，真病之形；作痛如锥，邪火之象也。

用壮水益肾之剂而愈。高曰：向寓宦邸[1]，皆以为风（丹溪断不肯作风治），恨无医药。若服风剂，岂不殆哉？吾之幸也。窃谓前症往往以为风疾，辄用发散，而促其危者多矣。

一男子，足痿软，日晡热。薛曰：此足三阴虚，当用六味、滋肾二丸补之。一妇人腿足无力，劳则倦怠。薛曰：四肢者，土也。此属脾虚，当用补中益气及还少丹主之。俱不从其言，各执搜风、天麻二丸并愈风丹而殒。

江篁南治一妇，年近四十，寡居数年，因劳役倦怠，忽项强难转，既而手不能运上头，渐次足疼，莫能移步，不嗜食，呕恶，微咳稠痰，肌体清癯，经事不甚愆期。屡医，经年不效。春初，江诊之，右脉浮濡损小而数，或三五不调，左稍大而涩，按之无力。曰：此痿症也。经云诸痿起于肺热，又谓治痿独取阳明。盖肺主气，病则其气𦢊郁[2]。至于手足痿弱，不能收持，由肺金本燥，燥则血液衰少，不能营养百骸故也。阳明者，胃也。胃主四肢，又五藏六府之海也，主润宗筋，能束骨而利机关也。阳明虚则宗筋弛纵，故手足痿而不用也（琇按：此段纯抄石山）。痿兼湿重者则筋缓而痿软，兼热多者则筋急而作痛，状与柔风、脚气相类。柔风、脚气皆外所因，痿则内藏不足之所致也。此妇聪慧勤劳，孀居[3]多忧，血液虚耗，故致此疾耳。丹溪云断不可作风治，此正合东垣清燥汤症。但脉体甚虚，多为杂治所误。乃以耆、参、归、术、茯苓、生地、麦冬、香附、黄檗、知母、甘草煎服，二十余日稍愈，间服清燥汤，两月而安。

---

〔1〕 宦邸　官署。
〔2〕 𦢊郁　蕴积。《素问·至真要大论》："诸气𦢊郁，皆属于肺。"
〔3〕 孀居　寡居。

江应宿北游燕，路过山东，孙上舍长子文学病瘵，逆予诊视。曰：无能为矣。经云大肉已脱，九候虽调犹死，而况于不调乎？时夏之半，六脉弦数，既泄且痢，脾传之肾，谓之贼邪侵脾，病已极矣。不出八月，水土〔1〕俱败，至期而逝。敢辞〔2〕。孙曰：内人请脉之。形容豫顺〔3〕，语音清喨，不显言何证。诊毕，孙问何病，予曰：寸关洪数，尺微欲绝，足三阳脉逆而上行，上实下虚，此痿症也。病虽久，可治。孙曰：何因而得此？予曰：经云悲哀太过则胞络绝，胞络绝则阳气内动，发则心下崩，数溲血也。大经虚空，发为肌痹，传为脉痿；有所失亡，所求不得，则发肺鸣；鸣则肺热叶焦，发为痿躄。此之谓也。孙曰：果因哭子忧伤，两脚软弱无力，不能起者七越岁矣。或以风治而投香燥，或认虚寒而与温补，殊无寸效。予曰：湿热成痿，正合东垣清燥汤例。但药力差缓，难图速效。以独味杜仲，空心酒水各半煎服，日进清燥汤，下潜行散，兼旬出房门。无何，病瘵子死，哀伤复作。

痫

许智藏〔4〕，梁人也。秦王俊〔5〕有病，上驰召之。俊夜梦其亡妃崔氏泣曰：本来相迎，今闻许智藏将至，当必相苦，为之奈何？明夜，俊又梦崔氏曰：妾得计矣。当入灵府〔6〕中避之。及智藏至，为俊诊脉，曰：疾已入心，即当发痫，不可救也。果如言，后数

---

〔1〕 水土　指肾脾。
〔2〕 敢辞　请允许我辞去。敢，谦词。
〔3〕 豫顺　安乐和顺。
〔4〕 许智藏　南朝至隋之间医家，高阳（今属山东）人。《隋书》有传。
〔5〕 秦王俊　隋文帝第三子，名俊，封秦王。
〔6〕 灵府　指心脏。

日而薨〔1〕。

丹溪治一妇人，有孕六个月，发痫，手足扬掷，面紫黑，合眼流涎，昏聩。每苏，医与镇灵丹五十帖，时作时止，至产后方自愈。其夫疑丹毒发，求治。脉举弦按涩，至骨则沉滞数。朱意其痫必于五月复作，应前旧时至则果作，皆巳（脾）午（心）时。乃制防风通圣散，减甘草，加桃仁、红花，或服或吐，四五剂渐轻，发疥而愈。

一妇人，积怒与酒，病痫，目上视，扬手掷足，筋牵，喉响流涎，定则昏昧，腹胀疼冲心，头至胸大汗，痛与痫间作，昼夜不息。此肝有怒邪，因血少而气独行，脾受刑，肺胃间久有酒痰，为肝气所侮，郁而为痛。酒性喜动，出入升降，入内则痛，出外则痫。乘其入内之时，用竹沥、姜汁、参术膏等药甚多，痫痛间作无度，乘痛时灸大敦（肝穴，在足大指甲后一韭叶）、行间（泻，肝穴，在足大指次指锐缝间动脉）、中脘（任脉，在脐上四寸），间以陈皮芍药甘草川芎汤调膏与竹沥，服之无数，又灸太冲（肝穴，在足大指本节后三寸，或云一寸半动脉陷中）、然谷（肾穴，在足内踝前大胸下陷中）、巨阙（任穴，在脐上六寸）及大指半甲肉（鬼哭穴），且言鬼怪，怒骂巫者。朱曰：邪乘虚而入，理或有之。与前药，佐以荆沥除痰，又用秦承祖〔2〕救鬼法（即鬼哭穴，以两手大指相并，缚定，用大艾炷骑缝灸之，务令两甲角及甲后肉四处著火，一处不著则不效），哀告我自去，余症调理而安。

一少年，夏间因羞怒发昏，手搐如狂，时作时止，发则面紫黑，

---

〔1〕 薨　音 hōng，诸侯死为“薨”。

〔2〕 秦承祖　南朝刘宋医家，精于针灸医药，撰有《脉经》《偃侧杂针灸经》等，均佚。

睾丸能动，左右相过。医与金箔镇心丸、抱龙丸、妙香散、定志丸，不效。脉微弦，六至，轻重有。断之曰：此内素有湿热，因激起厥阴相火，又时令相火，不宜服麝香之药。况肝病先当救脾土，诸药多燥血坏脾者。遂以黄连为君，人参为臣，酒浸芍药和白陈皮为佐，生甘草为使，生姜一片，煎服，八帖而安。

一女八岁，病痫，遇阴雨及惊则作，羊鸣吐涎。知其胎受惊也，但病深不愈。乃以烧丹丸，继以四物汤，入黄连、生甘草，随时令加减，且令淡味，以助药力，半年而愈。

汪石山治一人，年三十余，久病痫症，多发于晨盥时，或见如黄狗走前，则昏瞀仆地，手足瘛疭，不省人事，良久乃苏。或作痰火治而用芩连二陈汤，或作风痰治而用全蝎、僵蚕、寿星丸，或作痰迷心窍而用金箔镇心丸，皆不中病。汪诊之，脉皆缓弱，颇弦。曰：此木火乘土之病也。夫早辰阳分，而狗，阳物，黄，土色，胃属阳，土虚为木火所乘矣。经曰诸脉皆属于目，故目击异物而病作矣。理宜实胃泻肝而火自息，《本草》云泄其肝者缓其中。遂以参、耆、归、术、陈皮、神曲、茯苓、黄芩、麦冬、荆芥穗，煎服，十余帖病减，再服月余而安。

忠懿王〔1〕之子有癫疾，忽遇一僧，投抱胆丸，空心新汲井花水送下一丸，令卧定，使勿动觉，如发来再进一丸，遂愈。其方水银二钱，黑铅一钱五分，先将铅化开，次下水银，炒成砂子，再下朱砂细末、乳香各一钱，柳木槌研，为丸如鸡头子大。

---

〔1〕 忠懿王　五代时吴越国末代国君钱俶。

鬼　疰

罗谦甫治入国信副使许可道，到雄州，诣罗诊候。罗诊之，脉中乍大乍小，乍长乍短。此乃气血不匀，邪气伤正。本官[1]云：在路到邯郸驿中，夜梦一妇人，著青衣，不见面目，用手去胁下打了一拳，遂一点痛，往来不止，兼之寒热而不能食，乃鬼击也。罗曰：可服八毒赤丸。本官言：尝读《名医录》[2]中，见李子豫八毒赤丸，为杀鬼杖子，遂与药三粒，临卧服，明旦下清水二斗，立效。又进白海青陈庆玉子，因昼卧于水仙庙中，梦得一饼食之，心怀忧虑，心腹痞满，饭食减少，约一载余，渐瘦弱，腹胀如蛊。屡易医药，及师巫祷之，皆不效，不得安卧。罗诊之，问其病始末，因思之，此疾既非外感风寒，又非内伤生冷，将何据而治？因思李子豫八毒赤丸颇有相当，遂与五七丸服之，下清黄之涎斗余，渐渐气调，而以别药理之，数月良愈。此药有神验，合时必斋戒沐浴，净室澄心修合。方以雄黄、矾石、朱砂、附子炮、藜芦、牡丹皮、巴豆各一两，蜈蚣一条，八味为末，蜜丸如小豆大，每服五七丸，冷水送下无时。

潘温叟治贵江令王霁，夜梦（心）与妇人（肾）讴歌（脾）饮酒，昼不能食，如是三岁。温叟治之，疾益平则妇人色益沮[3]，饮酒易怠而讴歌不乐，久之遂无所见。温叟曰：疾虽衰，然未愈也。如梦男子青巾（肝）白衣（肺）者，则愈矣。后果梦此，能食。（《能改斋漫录》）

韶州南七十里古田，有富家妇陈氏，抱异疾，常日无他苦，每遇

---

〔1〕 本官　与许可道同行的正使。

〔2〕《名医录》　“名”原作“明”，据《卫生宝鉴》卷二十改。

〔3〕 疾益平则妇人色益沮　疾病越是好转，梦中妇人的容色越是沮丧。

微风吹拂，则股间一点奇痒，爬搔不定手，已而举体皆然，逮于发厥，几三日醒。及坐，有声如咳，其身乍前乍后，若摇兀〔1〕之状，率以百数，甫少定，又经日始困卧不知人，累夕愈，至不敢出户。更十医，不效。医刘大用视之，曰：吾得其证矣。先用药一服，取数珠一串来。病家莫省〔2〕其用，乃当妇人摇兀时记其疏数之节，已觉微减。然后云是名鬼疰，因入神庙，为邪所凭，致精气荡越，法当用死人枕煎汤饮之。既饮，大泻数行，宿疴脱然。大用云：枕用毕，当送还原处。如迟留，使人癫狂。盖但借其气耳。(《类编》)

一人被鬼击，身有青痕，作痛。以金银花水煎服，愈。

邪 祟

丹溪治一少年人，暑月因大劳而渴，恣饮梅浆，又连大惊，妄言妄见，病似邪鬼。脉虚弦而带沉数。数为有热，虚弦是惊，又梅浆停郁中脘，宜补虚清热，导去痰滞，乃可。遂与参、术、陈皮、茯苓、芩、连，并入竹沥、姜汁，旬日未效，乃虚未回，痰未导也。以前药入荆沥，又旬日而安。

一人醉饱后，病妄语妄见。家人知其痰所为也。灌盐汤一大碗，吐痰一二升，大汗，困睡而愈。

一妇暑月赴筵，坐次失序，自愧而成病，言语失伦。脉弦数。法当导痰，清热补脾。其家不信，用巫治之，旬余而死。此妇痰热

〔1〕摇兀　摇晃。兀，摇。
〔2〕省　懂得。

殆甚，乃以法尺[1]惊其神，使血不宁，法水[2]逆其肤，使汗不得泄，不死何俟？

丹溪治浦江郑姓者，年二十余，秋间大发热，口渴，妄言妄见，病似邪鬼。七八日后请朱治之，脉之，两手洪数而实，视其形肥，面亦带白，却喜露筋，脉本不实，凉药所致。此因劳倦成病（此伤寒内伤之症），与温补药自安。曰：柴胡七八帖矣。以黄耆附子汤，冷与之饮，三帖后困倦鼾睡，微汗而解，脉亦稍软。继以黄耆白术汤，至十日脉渐收敛而小，又与半月而安。

蒋仲宾，江阴人。来吴中，人未知奇。有老兵行泣道上，问之。曰：吾儿为鬼魅所凭[3]，医莫能治，今垂笃矣。仲宾往视之，其子方裸体瞠目，大诟且殴，人不可近。仲宾即令其家取蚯蚓数十条，捣烂，投水中去泥，以水遥示病者。病者见水，遽起持饮，未尽，帖然[4]安卧，更与药泻之而愈。由是名著吴下。

徐之才治武成[5]，酒色过度，恍惚不恒，每病发，自云初见空中有五色物，稍近变成一美女，去地数丈，亭亭而立。之才云：此色欲多，太虚所致。即处汤方，服一剂，便觉稍远，又服，还变成五色物，数剂而愈。

虞恒德治一妇，年近三十，有姿色，得一症，如醉如痴，颊赤面

〔1〕 法尺　巫师作法时的一种法器。
〔2〕 法水　巫师作法时有喷水一法，且称其水有法力，称“法水”。
〔3〕 凭　附身。
〔4〕 帖然　安顺的样子。
〔5〕 武成　指北齐武成帝，名高澄。又，“成”原作“城”，据《北齐书》卷三十三改。

青，略有潮热，饮食不美，其脉乍疏乍数而虚，每夜见白衣少年与睡。一医与八物汤，服数十帖，不效。虞往诊之，见其家有白狗，卧枕户阈〔1〕。虞曰：必此所为。命杀狗，取其心血及胆汁丸安神定志之药，以八物汤吞下，服药十数帖，丸药一料，以安其神。丸药用远志、石菖蒲、川归、黄连、茯神、朱砂、侧柏叶、草龙胆等药也。

苏合丸亦佳。

国医陈易简治韩宗武，寓洋洲，得异疾，与神物遇，颇不省人事，神志恍惚，或食或不食。陈教服苏合香丸，后数月，所遇者忽不至。

颠狂心疾

开元〔2〕中，有名医纪朋〔3〕者，观人颜色谈笑，知病浅深，不待诊脉。帝闻之，召于掖庭〔4〕中，看一宫人，每日昃笑歌号若狂疾，而足不能履地。朋视之，曰：此必因食饱而太竭力，顿仆〔5〕于地而然。乃饮以云母汤，令熟寝，觉而失所苦。问之，乃言因太华公主载诞〔6〕，宫中大陈歌吹。某乃主讴，惧其声不能清且长，吃豚蹄羹，饱而当筵歌大曲。曲罢，觉胸中甚热，戏于砌台上，高而坠下，久而方苏，病狂，足不能步也。

罗谦甫治丑厮兀阑，病五七日，发狂乱，弃衣而走，呼叫，不避

---

〔1〕 户阈　门槛。
〔2〕 开元　唐玄宗年号，公元713年至742年。
〔3〕 纪朋　唐代医家，吴郡(今属江苏)人，精于医学，治病多奇效。
〔4〕 掖庭　宫中旁舍，宫女居住的地方。
〔5〕 顿仆　跌倒。
〔6〕 载诞　生日。

亲疏，手执湩乳与人饮之，时人皆言风魔了[1]。巫祷，不愈而增剧。罗诊之，脉得六至，数日不更衣，渴饮湩乳。罗曰：北地高寒，腠理致密，少有病伤寒者。然北地比夏初时乍寒乍热，因此触冒寒邪，失于解利，因转属阳明症，胃实谵语，又食羊肉，以助其热，两热相合，是谓重阳狂。阳胜宜下。急以大承气汤一两半，加黄连二钱，水煎，服之，是夜下利数行，燥屎二十余块，得汗而解。翌日，再往视之，身凉脉静。众皆喜，曰：罗谦甫，医可风魔的也。由此见伤寒非杂病之比，六经不同，传变亦异。诊之而疑，不知病源，互相侮嫉。吁！嗜利贪名而耻于学问(今时医通病)，误人之生，岂鲜浅哉。

外感伤寒。

许叔微《本事方》云：军中有一人犯法，褫衣，将受刀，得释，神失如痴。与惊气丸一粒，服讫而寝，及觉，病已失矣。江东张提辖妻，因避寇失心[2]，已数年。授以方，随愈。又，黄山沃巡检[3]妻，狂厥逾年，更十余医，不愈。亦授其方，去附子，加铁粉，不终剂而愈。铁粉非但化痰镇守，至如推抑肝邪特异。若多恚怒，肝邪太盛，铁粉能制之。《素问》言阳厥狂怒，治以铁落，金制木之意也。

邝子元由翰林补外[4]十余年矣，不得赐还，尝侘傺[5]无聊，遂成心疾。每疾作，辄昏聩如梦，或发谵语，有时不作，无异平时。或曰：真空寺有老僧，不用符药，能治心疾。往叩之。老僧曰：相

---

〔1〕 风魔了　中了邪魅。
〔2〕 失心　受惊而心神惑乱。
〔3〕 巡检　负责沿边或关隘要地治安的官员。
〔4〕 补外　出京担任外官。
〔5〕 侘傺　音 chàchì，不得志的样子。屈原《涉江》："阴阳易位，时不当兮，怀信侘傺，忽乎吾将行兮。"

公贵恙，起于烦恼，生于妄想。夫妄想之来，其几[1]有三：或追忆数十年前荣辱恩仇，悲欢离合，及种种闲情，此是过去妄想也；或事到跟前，可以顺应，即乃畏首畏尾，三番四复，犹豫不决，此是见在妄想也；或期望日后富贵荣华，皆如所愿，或期功成名遂，告老归田，或期望子孙登荣，以继书香，与夫不可必成、不可必得之事，此是未来妄想也。三者妄想，忽然而生，忽然而灭，禅家谓之幻心[2]；能昭见其妄，而斩断念头，禅家谓之觉心[3]。故曰不患念起，惟患觉迟。此心若同太虚，烦恼何处安脚？又曰：相公贵恙，亦原于水火不交，何以故？凡溺爱冶容[4]而作色荒，禅家谓之外感之欲；夜深枕上思得冶容，或成宵寐之变[5]，禅家谓之内生之欲。二者之欲，绸缪染著，皆消耗元精。若能离之，则肾水滋生，可以上交于心。至若思索文字，忘其寝食，禅家谓之理障；经纶[6]职业，不告劬劳[7]，禅家谓之事障。二者之障，虽非人欲，亦损性灵。若能遣之，则心火不致上炎，可以下交于肾，故曰尘不相缘，根无所偶，返流全一，六欲不行。又曰：苦海无边，回头是岸。子元如其言，乃独处一室，扫空万缘，静坐月余，心疾如失。

滑伯仁治一僧，病发狂谵语，视人皆为鬼。诊其脉，累累如薏苡子，且喘且搏[8]。曰：此得之阳明胃实。《素问》云阳明主肉，

[1] 几　关键。后作“机”。
[2] 幻心　被妄想困扰之心。
[3] 觉心　破除妄想后的觉悟之心。
[4] 冶容　美色女子。冶，美艳。
[5] 宵寐之变　有关情色的梦境。
[6] 经纶　经营筹谋。
[7] 劬劳　劳苦。劬，音 qú，劳累。《诗经·小雅·蓼莪》：“哀哀父母，生我劬劳。”
[8] 且喘且搏　脉来疾数而搏指。喘，脉来疾数如气息急迫的样子。《素问·平人气象论》：“病心脉来，喘喘连属，其中微曲，曰心病。”

其经血气并盛，甚则弃衣升高，逾垣妄詈。遂以三化汤三四下，复进以火剂（琇按：火剂，子和谓是黄连解毒汤），乃愈。

下法。

沧洲治一人，因恐惧，遂惊气入心，疾作如心风，屡作逐逐[1]奔走，不避水火，与人语则自贤自贵，或泣或笑。切其脉，上部皆弦滑，左部劲于右，盖溢膻中，灌心胞，因惊而风经五藏耳。即投以涌剂，涌痰涎一沬器[2]，徐以惊气丸服之，尽一剂，病瘳。

内伤实痰吐法。

庞安时[3]治一富家子，窃出游倡[4]。邻有斗者，排动屋壁，富人子大惊惧，疾走惶惑，突入市。市方陈刑尸，富人子走仆尸上，因大恐，到家发狂，性理遂错。医巫百方，不能已。庞为剂药，求得绞囚绳，烧为灰，以调药，一剂而愈。

一人患心疾，见物如狮子。伊川先生[5]教以手直前捕之，见其无物，久久自愈。

齐州有人病狂毒，歌曰：五灵华盖晓玲珑，天府由成汝府中（一作天府由来是此中）。惆怅此情（一作闷怀）言不尽，一丸莱菔火吾宫。又歌曰：踏阳春，人间三月雨和尘。阳春踏尽秋风起，肠

---

〔1〕 逐逐　相继不绝。
〔2〕 沬器　洗面盆。沬，音 huì，洗脸。
〔3〕 庞安时　北宋医家，字安常，自号蕲水道人，蕲水（今属湖北浠水）人，撰有《伤寒总病论》。
〔4〕 倡　娼妓。
〔5〕 伊川先生　即程颐，北宋理学家，洛阳（今属河南）人，字正叔，世称“伊川先生”，与其兄程颢并称“二程”。

断人间白发人。后遇一道士，作法治之。乃云：梦中见一红裳少女，引入宫殿，皆红紫饰，小姑令歌。道士曰：此正犯大麦毒。女则心神，小姑脾神也。按医经萝卜治面毒，故曰火吾宫。即以药并萝卜食之，愈。

王中阳治一妇，疑其夫有外好，因病失心狂惑，昼夜言语相续不绝，举家围绕，捉拿不定。王投滚痰丸八十丸，即便佯睡，是夜不语。次夜再进一服，前后两次逐下恶物。患人觉，知羞赧，遂饮食起坐如常，五七日能针指[1]，终是意不快。王虑其复作，阴令一人于其前对旁人曰：可怜某妇人中暑暴死。患者忻然，问曰：汝何以知之？说者曰：我适见其夫备后事也。患者有喜色，由是遂痊。王再询其家人曰：患者月水通否？其姑曰：近来月余，不进饮食，瘦损羸劣，想不月也。如血稍鲜时，即来取药。既而报曰：血间鲜红矣。即令服婚合门中滋血汤止之，再服增损四物汤，半月全安，更不举发。

内伤实症。

汪石山治一人，年逾三十，形肥色白（肥白多虚），酒中为人所折辱，遂病心恙，或持刀，或逾垣，披头大叫。诊其脉，濡缓而虚，按之不足，此阳明虚也，宜变例以实之（妙理），庶几可免。先有医者已用二陈汤加紫苏、枳壳等药，进二三帖矣。闻汪言，即厉声曰：吾治将痊，谁敢夺吾功乎？汪告归。医投牛黄清心丸如弹丸者三枚，初服颇快，再服燥甚，三服狂病倍发，抚膺[2]号曰：吾热奈何？急呼水救命。家人守医戒，禁不与。趋楼，见神前供水一盆，一呷而尽，犹未快也，复趋厨下，得水一桶，满意饮之，狂势减半，其不死

---

[1] 针指　也作“针黹”，女子从事缝纫、刺绣等活计。
[2] 抚膺　用手抓摩胸膛。

幸耳。复请汪治之，以参、耆、甘草甘温之药为君，麦冬、片黄芩甘寒之剂为臣，青皮疏肝为佐，竹沥清痰为使，芍药、茯苓随其兼症而加减之，酸枣仁、山栀子因其时令而出入，服之月余，病遂轻。然或目系渐急，即瞀昧不知人，良久复苏。汪曰：无妨。此气血未复，神志昏乱而然。令其确守前方，夜服安神丸，朝服虎潜丸，年余，熟寝一月而安。

内伤虚。

一妇瘦长色苍，年三十余，忽病狂言，披发裸形，不知羞恶。众皆为心风，或欲饮以粪清，或吐以痰药。汪诊其脉，浮缓而濡。曰：此必忍饥或劳倦伤胃而然耳（以缓濡之脉断为胃虚，汪公真开后学无数法门）。经云：二阳之病发心脾。二阳者，胃与大肠也。忍饥过劳，胃伤而火动矣，延及心脾，则心所藏之神，脾所藏之意，皆为之扰乱，失其所依归矣，安得不狂？内伤发狂，阳明虚竭，法当补之。遂用独参汤加竹沥饮之而愈。

内伤气虚。

吴茭山治一女子，瘦弱性急，因思过度，耗伤心血，遂得失志颠疾，或哭或笑，或裸体而走，或闭户而多言。父母忧疑，诸疗罔效。吴诊其脉，浮而涩。思虑过伤，神不守舍也。用紫河车二具，漂洗如法，煮烂如猪肚，切片，任意啖之，二次即愈（缓濡则用参，浮涩则用河车，症同而脉异，随脉用药，神乎技矣）。后服定志丸一料，日煎补心汤一服，调理百日，后乃毕婚，次年生子，身肥壮。

内伤血虚。

方印山治休宁泰塘一童子，十二岁，患癫症，口渴发热，不能睡，常赤身行走，命人重手拍击其两股，稍拍轻则不快。时当六月，方至，先用白虎汤，不效，继用抱龙丸、至宝丹，亦不效，渴不止。乃用泉水调牛胆、天花粉，加蜜少许，调一大碗，作二次服之，使人以手揉其胸，自上而下，一时许（妙法）乃安卧而愈。

张天池治苏州一人，年近三旬，患狂疾，奔走骂詈，不避亲疏。投丸药七粒，吐黑色痰二三碗，随定，调理而愈，不复发。方用生白砒一钱，巴豆霜一钱，朱砂一钱，面糊为丸（非此种药则不效），每服七八丸，新汲井花水送下。忌大荤油盐一月，看人虚实大小，以丸数加减用。

癫病当审外感内伤。

怔忡

丹溪治一人，形质俱实，因大恐，患心不自安，如人将捕之，夜卧亦不安，耳后常见火光炎上，食虽进而不知味，口干而不欲饮。以人参、白术、归身为君，陈皮为佐，少加盐炒黄檗、元参，煎服，半月而安。

一人虚损，心中常如有官事不了之状。以四君子加参、术、黄耆、茯苓多服，愈。

滑伯仁治一人，病怔忡善忘，口淡舌燥多汗，四肢疲软，发热，小便白而浊（有形，有形作血论）。众医以内伤不足，拟进茸、附等药，未决。脉之，虚大而数（数则为火）。曰：是由思虑过度，厥阴之火为害耳。夫君火以名，相火以位，相火代君火行事者也。相火一扰，能为百病，百端之起，皆由心生。越人云：忧愁思虑则伤心。其人平生志大心高，所谋不遂，抑郁积久，致内伤也。服补中益气汤、朱砂安神丸，空心进小坎离丸，月余而安。

一人病胸膈胀痛，心怔忡呕逆，烦懑不食，情思惘惘，不暂安，目䀮䀮无所睹。伯仁视之，六脉皆涩结不调（涩为气滞血少，结则为痰），无复参伍，甚怪之。既徐察之，其人机深〔1〕，忧思太过，加之脾胃内伤，积为痰涎，郁于上膈然也。《素问》曰：思则气结。又云：阴气者，静则神藏，躁则消亡。饮食自倍，肠胃乃伤。其是之谓乎？为制祛痰顺气服之，平。

一人因事恐怖，心常惕惕，如畏人捕之状。诊其脉，豁豁然虚大而浮，体热多汗（前案亦发热多汗，但前案有形，此案无形）。曰：凡病得之从高坠下，惊仆击搏，恶血留滞，皆从中风论，终归厥阴。此海藏之说也。盖厥阴多血，其化风木故也。有形当从血论，无形当从风论（定评）。今疾是走，无形也。从风家治之，兼化痰散结，佐以铁粉朱砂丸，愈。

吴茭山治一妇，气盛血少，火旺痰多，因事忤意，得怔忡之患，心惕惕然而惊，时发时止，清晨至晚，如此无度。每服镇心金石之药，愈不安。吴诊其脉，左弦而大，知血少火旺，右浮滑不匀（弦滑为痰），气盛痰多也。遂以温胆汤入海粉、苏子，数服而安，次以安神丸常服，全愈。

《名医类案》卷第八终

〔1〕 机深 心机深沉。

卷第九

淋闭

壶仙翁治瓜州赵按察，病膜胀不能食，溲遗血。众医以为热，下以大黄之剂，神乏气脱而不能寐。召翁，诊其脉，告曰：病得之劳伤心血，久则脾胃俱受伤耳。所以知按察之病者，切其脉，左寸沉，右寸过左一倍，两关弦涩，尺反盛，盖烦劳不胜则逆郁而不通，不通则不能升降而作膜胀，膜胀则不食，肉沸而不下，则关橐〔1〕闭而溲且不输，故溲遗血。乃和以八补之剂，兼五郁之药，不数日而愈。越三月复作，如前治，立除。

此案重见第四卷肿胀门。

陕人高文，病淋一日，口噤厥逆（见症奇，一日之淋而口噤厥逆耶）。他医以为风。翁曰：误矣。此热客膀胱，故难溲耳。投以八正散，二服而溲大行，病且愈。所以知文之病者，诊其脉，尺沉而大，按之而坚，知病之在下也。膀胱者，津液之府，气化则能出。此盖由于热淋而更接内，故移热于膀胱而使溲难也。

东垣治一人，病小便不利，目睛突出，腹胀如鼓（非鼓胀，因小便不出而胀），膝以上坚硬，皮肤欲裂，饮食且不下。服甘淡渗泄之药，皆不效。李曰：疾深矣，非精思不能处。思之半夜，曰：吾得之矣。《内经》有云：膀胱者，津液之府，必气化乃能出焉。今服淡渗

---

〔1〕关橐　即橐籥，古时鼓风吹火的器具，此处表示气机运行。

之药而病益甚者，是气不化也。启元子[1]云：无阳则阴无以生，无阴则阳无以化。甘淡气薄皆阳药，独阳无阴，其欲化得乎？明日，以滋肾丸群阴之剂投之，再服而愈。

方见丹溪。

长安王善支，病小便不通，渐成中满，腹大，坚硬如石，壅塞之极，腿脚坚胀，裂出黄水，双睛凸出，昼夜不得眠，饮食不下（独为关）。痛苦不可名状。伊戚赵谦甫诣李求治。视归，从夜至旦，耿耿不寐。究记《素问》有云：无阳则阴无以生，无阴则阳无以化。又云：膀胱者，州都之官，津液藏焉，气化则能出矣。此病小便癃闭，是无阴而阳气不化也。凡利小便之药，皆淡味渗泄为阳，止是气药。阳中之阴，非北方寒水阴中之阴所化者也。此乃奉养太过，膏粱积热，损北方之阴，肾水不足。膀胱，肾之室，久而干涸，小便不化，火又逆上而为呕哕，非膈上所生也，独为关，非格病也。洁古云：热在下焦，填塞不便，是关格之法。今病者内关外格之病悉具，死在旦夕，但治下焦可愈。随处以禀北方寒水所化大苦寒之味者黄檗、知母，桂为引用，丸如桐子大，沸汤下二百丸。少时来报，服药须臾，如刀刺前阴火烧之痛，溺如瀑泉涌出，卧具皆湿，床下成流，顾盼之间，肿胀消散。李惊喜曰：大哉！圣人之言！岂可不遍览而执一者也？其症小便闭塞而不渴，时见躁者是也。凡诸病居下焦，皆不渴也（非先生不能道此语）。二者之病，一居上焦，在气分而必渴；一居下焦，在血分而不渴。血中有湿，故不渴也。二者之殊，至易别耳。

治下焦。

---

〔1〕启元子　即王冰，唐代医家，号启玄子，撰《黄帝内经素问注》二十四卷。又，清人为避圣祖康熙帝名讳，改“玄”为“元”。

罗谦甫治刘太保[1]淋疾，问曰：近夏月来同行人多有淋证，气运使然，抑水土耶？罗曰：此间别无所患，独公所有之。殆非气运、水土使然。继问公：近来多食何物？曰：宣使[2]赐木瓜百余对，遂多蜜煎之。每客至，以此待食，日三五次。曰：淋由此也。《内经》曰：酸，多食之令人癃（凡治小便不利，不可用酸），夺饮则已。曰：醋味致淋，其理安在？曰：小便主气。经云酸入于胃，其气涩以收，上之两焦弗能出入也。不出则留胃中，胃中和湿则下注膀胱之胞，胞薄以懦，得酸则缩踡，约而不通，水道不行，故癃[3]而涩，乃作淋也。果如言而愈。

黄明之，六月中小便淋，茎中痛不可忍，相引胁下痛。以川楝子、生甘草一钱，元胡索七分，人参五分，茯苓四分，琥珀、泽泻、柴胡、当归梢各三分，作一服，名曰参苓琥珀汤，用长流水三盏煎至一盏，温服，空心食前，大效。

此方可法。

中书右丞[4]合刺合孙，病小便数而少，日夜约至二十余行，脐腹胀满，腰脚沉重，不得安卧。至元癸未季春，罗奉旨治之。诊视，脉得沉缓，时时带数。常记小便不利者有三，不可一概而论。若津液偏渗于肠胃，大便泄泻而小便涩少，一也，宜分利而已；若热搏下焦津液，则热湿而不行，二也，必渗泄则愈；若脾胃气涩，不能通利水道，下输膀胱而化者，三也，可顺气令施化而出也（分利、渗泄、顺气三法治之，不可不记）。今右丞平素膏粱，湿热内蓄，不得

---

〔1〕太保　官名，始置于殷周，后世与太傅、太师合称“三公”，多为兼官、加官及赠官。

〔2〕宣使　宫中专司宣召的内监。

〔3〕“酸入于胃”句　语本《灵枢·五味论》。

〔4〕中书右丞　元代中书省右丞相。

施化，膀胱窍涩，是以起数而见少也，非渗泄分利则不能快利。遂处一方，名曰茯苓琥珀汤。《内经》曰甘缓而淡渗，热搏津液内蓄，脐腹胀满，当须缓之泄之，必以甘淡为主，遂以茯苓为君；滑石甘寒，滑以利窍，猪苓、琥珀之淡以渗泄而利水道，故用三味为臣；脾恶湿，湿气内蓄则脾气不治，益脾胜湿，必用甘为助，故以甘草、白术为佐；咸入肾，咸味下泄为阴，泽泻之咸以泻伏水，肾恶燥，急食辛以润之，津液不行，以辛散之，桂枝味辛，散湿润燥，此为因用，故以二物为使；煎用长流甘烂水〔1〕，使下助其肾气；大作汤剂，令直达于下而急速也（此方尤妙于五苓散。五苓散加滑石、琥珀，君臣佐使用法不同）。两服减半，旬日良愈。

丹溪治一老人，因疝疼二十年，多服苍术、乌、附等药，疝稍愈。又患淋十余年，其间服硝、黄诸淋药，不效。忽项右边发一大疽，连及缺盆，不能食，淋痛愈甚，叫号困惫。时当六月，脉短涩，左微似弦，皆前乌、附积毒所致，凝积滞血，蓄满膀胱，脉涩为败血（涩为血虚而断为败血，亦合症而云），短为血耗。忍痛伤血，叫号伤气，知其溺后有如败脓者，询之果然。遂先治淋，令多取土牛膝根茎叶浓煎汤（行瘀），并四物汤大剂，与三日后，痛与败脓渐减，五七日淋止，疮势亦定，盖四物能生血也。但食少，疮未收敛，用四物加参、耆、白术熬膏，以陈皮、半夏、砂仁、木香煎取清汁，调膏与之，遂渐能食，一月疮安。

先行瘀生新，后调元补胃，行气开痰，故曰非开痰不足以行气也。

一人小便不通，医用利药，益甚。脉右寸颇弦滑，此积痰在肺。肺为上焦，膀胱为下焦，上焦闭则下焦塞，如滴水之器，必上窍通而

〔1〕长流甘烂水　取河中水，用勺反复舀取倒入，使泡沫如珠满盆即是。

后下窍之水出焉。以药大吐之,病如失。

一妇脾疼,后大小便不通,此痰隔中焦,气聚下焦。二陈加木通煎服,再一服,探吐之。

沈宗常治黎守溺不下,或窜以药,益闭。常曰：结络不解,痰成癖,法当吐。果吐而溲如故。

孙琳路铃[1],本殿前司[2]健儿,善医。宁宗[3]为郡王,病淋,日夜凡三百起,国医罔措。有荐之者。光宗[4]时在东宫,亟召之至。孙求二十钱,买大蒜、淡豉、蒸饼三物,烂研,合和为丸,令以温水下三十丸。且曰：今日进三服,病当退三分之一,明日再进,如之三日则病除。已而果然。奏官右列[5]。或问其说。孙曰：小儿何缘有淋？只是水道不通利。蒜、豉皆通利,无他巧也。

滑伯仁治一妇,病艰于小溲,中满喘渴。一医投以瞿麦、栀、苓诸滑利药,而秘益甚。诊其脉,三部皆弦而涩。曰：经云膀胱者州都之官,津液藏焉,气化则能出矣,所谓水出高源者也。膻中之气不化则水液不行,病因于气,徒行水无益也,法当治上焦。乃制朱雀汤(朱雀汤：雄雀肉一只,赤小豆一合,人参一两,赤茯苓一两,大枣肉一两,小麦一两,紫石英一两,紫菀五钱,远志五钱,丹参五钱,甘草三钱,和匀,为粗末,每服三钱,水煎,食远温服。河间朱雀

[1] 路铃　宋代设于路一级的武官。

[2] 殿前司　宋代掌管禁军的机构。

[3] 宁宗　宋宁宗赵扩,公元1194年至1224年在位。

[4] 光宗　宋光宗赵敦。公元1190年至1194年在位。

[5] 右列　升职。

丸：茯神二两，沉香五钱，朱砂五钱，参汤下），倍以枳、桔，煎用长流水，一饮而溲，再饮气平，数服病已。

东垣案渴，此案不渴，分在气在血。合前东垣案看之，方知其妙。

一妇年六十余，病小溲闭若淋状，小腹胀，口吻渴。诊其脉，沉且涩。曰：此病在下焦血分，阴火盛而水不足，法当治血。血与水同，血有形而气无形，有形之疾当以有形法治之。即以东垣滋肾丸，服之而愈。

两案，一弦而涩，一沉而涩，以渴者属气分，不渴者属血分。

韩悉治一人，淋，素不服药。教以专啖粟米粥，绝他味，旬余减，月余痊。

虞恒德治一人，年七十，秋间患小便不通二十余日，百方不效。后得一方，取地肤草捣自然汁，服之，遂通（地肤草单方。叶名铁扫帚）。虽至微之物，而有回生起死之功，故并载之。

吴茭山治一妇，患淋沥，数而疼痛，身烦燥。医以热淋治之，用八正散、连子饮服之，愈剧。吴诊，脉沉数无力（沉数为热在血，无力为虚在气，总归虚热，不得用八正散），知气与火转郁于小肠故也。遂与木通、麦稿节、车前子、淡竹叶、麦冬、灯心、甘草梢、大腹皮之类，服之而安。盖小肠乃多气少血之经，今病脉系气郁，反用大黄、栀、芩味厚苦寒之药，故寒极伤气，病转加矣。殊不知血中有热者乃有形之热，为实热也，气中有热乃无形之热，为虚热也（同一热也，而分在气在血，血中之热为实，气中之热为虚，大有至理，可悟建中老人治痘之法）。凡气中有热者，当行清凉薄剂，无不获效。更分气血多少之经，须辨温凉厚薄之味，审察病机，斯无失也。

程沙随，苦血淋，百药无效。偶阅本草，因见白冬瓜治五淋，于是日煮食之，至七日而愈。

唐与正治吴巡检，病不得前溲，卧则微通，立则不能涓滴。医遍用通小肠药，不效。唐因问吴：常日服何药？曰：常服黑锡丹。问：何人结砂？曰：自为之。唐洒然悟〔1〕，曰：是必结砂时铅不死，硫黄飞去，铅砂入膀胱。卧则偏重，犹可溲；立则正塞水道，以故不能通。令取金液丹三百粒，分为十服，煎瞿麦汤下之。膀胱得硫黄，积铅成灰，从水道下，犹累累如细砂，病遂愈。（《夷坚志》）

夫硫黄之化铅，经方所载。苟不察病源而以古方从事，未见其可也。

鄞县尉耿梦得妻，苦砂石淋十三年，每溺时器中剥剥有声，痛楚不堪。一医命采苦杖根，俗呼为杜牛膝者，净洗碎之，凡一合，用水五盏煎，耗其四而留其一，去滓，以射乳香末少许研调，服之，一夕愈。（《本事方》）

《元戎》〔2〕载一人小溲不通，一切利小溲药不效，以其服附子太过，消尽肺阴，气所不化。师用黄连、芩解毒而得通。

刘子安，病脑疽，服内托散，后泄不止，小便大不通，亦消肺阴之过，诸药不效。郭子明辈用木通、五苓导之，愈秘。刘用陈皮、茯苓、生甘草之类，肺气下行，遂通。若止用利小便药，其不知本甚

〔1〕 洒然悟　了然而悟。
〔2〕《元戎》　即《医垒元戎》，元代王海藏撰。

矣。(《医垒元戎》)

王仲阳治一士人,弱冠未婚,病遗沥日久。每作虚寒脱泄治之,益甚。王诊,得六脉弦数,难记至数,形骨立不能支。王曰:此三焦不利,膀胱蓄热,为五淋也。患者曰:膏血砂垢,每溺则其痛不可言。乃用局方五淋散加山栀子、赤芍药、川木通、瞿麦穗、蚵蚾衣草、滑石末,作大剂,入灯心二十茎,煎服,五七日全愈。无奈频发,既而九日,便溲俱不通,秘闷欲死。王即令用细灰于患人连脐带丹田作一泥塘,径如碗大,下令用一指厚灰四围高起,以新汲水调朴硝一两余令化,渐倾入灰塘中,勿令漫溢,须臾大小便迸然而出,溺中血条皆如指大。若非热解气使,则其如龟窍之小,何由连出三四日恶物,复得回生?再令服黄连解毒丸,前后二三载,不下三四斤矣,至今安然不发。

一男子,患淋久,囊大如球,茎如槌,因服利药多,痛甚。脉微弱如线。以参、耆、归、术,加肉桂、元胡各一钱,木通、山栀、赤芍、赤茯苓、甘草梢等药,一服痛稍减,二服小溲利,四服愈。

程明祐治昌江一人,新娶,夏日患淋浊涩痛。投药清利,遂苦楚眼痛。再服泻心凉肝,口苦下泄,久之盗汗潮热。程诊之,脉缓弱无力,左涩而微。曰:脉之缓而弱,脾虚也;涩而微者,血不足也。投以益元气养血之剂,病良已。

薛立斋治大尹刘天锡,内有湿热,大便滑利,小便涩滞。服淡渗之剂,愈加滴沥,小腹腿膝皆肿,两眼胀痛。此肾经虚热在下焦,淡渗导损阳气,阴无以化。遂用地黄、滋肾二丸,小便如故。更以补中益气加麦冬、五味,兼服而康。

一儒者，失于调养，饮食难化，胸膈不利。或用行气消导药，咳嗽喘促。服行气化痰药，肚腹渐胀。服行气分利药，睡卧不能，两足浮肿，小便不利，大便不实。脉浮大，按之微细，两寸皆短，此脾肾亏损。朝用补中益气加姜、附，夕用金匮肾气丸加骨脂、肉果，各数剂，诸症渐愈。再佐以八味丸，两月乃能步履。却服补中、八味，半载而康。

博按：以上二案，旧刻前案佚其尾，后案佚其首，并作一案。

石山治一人，形肥苍白，年五十余，病淋沙石涩痛。医用五苓或琥珀八政散[1]之类，病益加。汪诊，脉皆濡弱而缓近驶。曰：此气血虚也。经曰：膀胱者，津液之府，气化出焉。今病气虚，不惟不能运化蒸溽，而亦气馁不能使之出也。经又云血主濡之，血少则茎中枯涩，水道不利，安得不淋？医用通利，血愈燥，气愈伤矣。遂用大补汤加牛膝煎服，月余病减。仍服八味丸，除附子，加黄耆，服半月余安。

程仁甫治孚潭汪尚新之父，年五十余，六月间忽小便不通，更数医，已五日矣。予诊，其六脉沉而细。曰：夏月伏阴在内，因用冷水凉药过多，气不化而愈不通矣。用五苓散倍加肉桂（桂属龙火，使助其化也），外用葱白煎水热洗，一剂顿通。

江篁南治一人，年三十余，患淋数年，每饮酒或劳役即发，小溲红，日夜数十行，点滴频数且痛，素嗜酸，久药不效。诊左手浮小而快，右沉大近涩。曰：此气血虚也。经曰：膀胱者，津液之府，气化出焉。今病气虚，不惟不能运化蒸溽，而亦气馁不能使之出也。经又云：血主濡之。血少则茎中枯涩，水道不利，安得不淋？况多服

---

〔1〕八政散　当作“八正散”。

通利，血愈燥，气愈伤矣。又素嗜酸，酸入于胃，其气涩以收，上之两焦，弗能出入也，不出则留胃中，胃中和湿则下注膀胱之胞，胞薄以濡，得酸则缩卷，约而不通，水道不行，故癃而涩，《内经》曰酸多食之令人癃是也。为用大补汤加牛膝，煎服数剂，稍愈。乃制八味丸，除附子，加黄耆，更以生甘草、川楝子、人参、玄胡、茯苓相间服而愈。

琇按：此全袭石山、谦甫两案为一。

张文学道卿传治血淋方：独蒜一枚，山栀子七枚，盐少许，三物共捣如泥，贴患人脐上。所亲患血淋二年余，殊甚，诸医治之，罔效。一日，张过视，谩试以前方，即时去紫黑血片碗许，遂愈。

濮阳传云：有便血淋者，取旱莲草，水煎服，随愈。

少微述季父守信州时，年五十余，值忧劳，患身热作呕月余，脱肉破䐃，小便淋沥，白如膏饴。官医凌生捡一按，名曰膏淋，用六君加远志，一服有奇功。果依方一匕而起。

秘　结

丹溪治一老人，因内伤挟外感，自误汗，后以补药治愈，脉尚洪数。朱谓洪当作大论，年高误汗，后必有虚症。乃以参、术、归、耆、陈皮、甘草等。自言从病不曾更衣，今虚努迸痛不堪，欲用利药。朱谓非实秘，为气因误汗而虚，不得充腹，无力可努。仍用前药，间以肉汁粥、琐阳粥啜之（丹溪：《本草》谓琐阳味甘，可食者煮粥尤佳，补阴气，治虚而大便结燥。又谓肉苁蓉峻补精血，骤用动大便滑），浓煎葱椒汤浸下体，下软块五六枚。脉大未敛，此血气未复，又与前药二日，小便不通，小腹满闷烦苦，仰卧则点滴而出。朱曰：

补药未至。倍参、耆，服二日，小便通，至半月愈。

虚秘，用补法。

一妇产后秘结，脉沉细。服黄檗、知母、附子，愈。

丹溪治其母，年老多痰饮，大便燥结，时以新牛乳、猪脂和糜粥中进之。虽得暂时滑利，终是腻物积多。次年夏时，郁为粘痰，发为胁疮，作楚甚困。苦思而得节养之说，时进参、术等补胃补血之药，随天令加减，遂得大府不燥，面色莹洁。因成一方：用参、术为君，牛膝、芍药为臣，陈皮、茯苓为佐，春加川芎，夏加五味、黄芩、麦冬，冬加当归身，倍生姜，一日一帖或二帖。小水才觉短少，便进此药，小水之长如旧，即是却病捷法。

一妇年五十，患小便涩。治以八正散等剂，小肠胀急不通（治里不效），身如芒刺。朱以所感霖淫雨湿，邪尚在表（此症脉必浮濡而不数，不然身如芒刺，属湿火居多，何以断之为湿邪在表耶？立斋一案，时或身如芒刺，亦作湿治），因用苍术为君，附子佐之发表，一服即汗，小便随通。

汗法。

一人年八旬，小便短涩。分利太过，致涓滴不出。盖饮食过伤其胃，气陷于下焦。用补中益气汤，一服即通。

升法。琇按：此当入淋秘。

史载之治蔡元长，苦大便秘。国医用药，俱不能通利，盖元长不肯服大黄故也。时史未知名，往谒之，阍者[1]龃龉，久之，乃得

---

〔1〕阍者 守门人。

见。既而诊脉,史欲出奇,曰:请求二十文钱。元长问:何为?曰:欲市紫菀耳。史遂以紫菀末之而进,须臾大便遂通。元长惊异,问故。曰:大肠,肺之传送。今之秘结无他,以肺气浊耳。紫菀能清肺气,是以通也。自是医名大著。(《北窗炙輠》)

气秘,用清法。

饶医熊彦诚,年五十余,病前后闭,便溲不通五日,腹胀如鼓。同辈环视,皆不能措力。与西湖妙杲僧慧月善,遣书邀致诀别。月惊,驰而往。过钓桥,逢一异客,丰姿潇洒,揖之曰:方外高士,何孑孑[1]走趋如此?月曰:一善友久患秘结,势不可疗,急欲往问耳。客曰:此易疗也。待奉施一药。即脱靴入水,探一大螺而出,曰:事济矣。持抵其家,以盐半匕和壳生捣碎,置病者脐下一寸三分,用宽布紧系之,仍办触器[2],以须[3]其通。熊昏不知人,妻子聚泣,曾未安席,砉然[4]暴下而愈。月归,访异人,无所见矣。(《类编》)

热秘,用清法。

王克明治胡秉妻,便秘腹胀,号呼逾旬。克明视之,时秉家方会食,王曰:吾愈之使预会,可乎?以半硫丸碾生姜,调乳香下之,俄起,对食如常。

冷秘,用温法。

虞恒德治一妇,年五十余,身材瘦小,得大便燥结不通,饮食少进,小腹作痛。虞诊之,六脉皆沉伏而结涩。作血虚治,用四物汤

〔1〕 孑孑 孤单的样子。
〔2〕 触器 便桶。又,“器”原作“罨”,据畊余堂本、鸿文书局本改。
〔3〕 须 等待。
〔4〕 砉然 皮骨相离声,此处形容大便豁然而下的声音。砉,音 xū。

加桃仁、麻仁、煨大黄等药，数服不通，反加满闷。与东垣枳实导滞丸及备急大黄丸等药，下咽片时即吐出，盖胃气虚而不能久留性速之药耳。遂以备急大黄丸，外以黄蜡包之，又以细针穿一窍，令服三丸，盖以蜡匮者，制其不犯胃气，故得出幽门，达大小肠也，明日下燥屎一升许。继以四物汤加减作汤，使吞润肠丸，如此调理月余，得大便如常，饮食进而安。

血秘，用下法。

一男子，因出痘，大便闭结不通。儿医云：便实为佳兆。自病至痘疮愈后，不如厕者凡二十五日，肛门连大肠痛甚，叫号声彻四邻。用皂角末及蜜煎导法，服以大小承气汤及枳实导滞丸、备急丸，皆不效，计无所出。虞曰：此痘疮余毒郁热结滞于大小肠之间而然。以香油一大盏令饮，自朝至暮，亦不效。乃令婢者口含香油，以小竹筒一个套入肛门，以油吹入过半时许，病者自云：其油入肠内，如蚯蚓渐渐上行。再过片时许，下黑粪一二升止，困睡而安。

毒秘。

薛己治一儒者，大便素结。服搜风顺气丸后，胸膈不利，饮食善消。面戴阳色，左关尺脉洪大而虚。薛曰：此足三阴虚也。彼不信，乃服润肠丸，大便不实，肢体倦怠。与补中益气、六味地黄丸，月余而验，年许而安。若脾肺气虚者，用补中益气汤；若脾经郁结者，用加味归脾汤；若气血虚者，用八珍汤加肉苁蓉；若脾经津液涸者，用六味丸；若发热作渴饮冷者，用竹叶黄芩汤；若燥在直肠，用猪胆汁导之；若肝胆邪侮脾者，用小柴胡加山栀、郁李、枳壳；若膏粱厚味积热者，用加味清胃散。亦有热燥、风燥、阳结、阴结者，当审其因而治之。若复伤胃气，多成败症。

一老儒,素有风热,饮食如常,大便十七日不通,肚腹不胀。两尺脉洪大而虚,此阴火内烁津液。用六味丸二十余剂,至三十二日始欲去,用猪胆润而通利如常。

一妇年七十三,痰喘内热,大便不通两月,不寐。脉洪大,重按微细,此属肝肺肾亏损。朝用六味丸,夕用逍遥散,各三十余剂,计所进饮食百余碗,腹始痞闷。乃以猪胆汁导而通之,用十全大补调理而安。若间前药,饮食不进,诸症复作。

一男子,年五十余,因怒少食,大便不利。服润肠丸,大便秘结,胸胁作痛,欲兼服脾约丸。肝脾肾脉浮而涩。薛曰:此足三阴精血亏损之症也。东垣先生云:若人胃强(强为邪强)脾弱,约束津液,不得四布,但输膀胱,小便数而大便难者,用脾约丸;若人阴血枯槁,内火燔灼,肺金受邪,土受木伤,脾肺失传,大便秘而小便数者,用润肠丸。今滋其化源,则大便自调矣。如法,果验。

一儒者,怀抱忧郁,大便秘结,食少。乃伤脾之变症也(博按:薛氏原本云:一儒者,怀抱郁结,复因场屋不遂,发热作渴,胸膈不利,饮食少思。服清热化痰行气等剂,前症益甚,肢体倦怠,心脾二脉涩滞,乃郁结伤脾之变症也)。遂用加味归脾汤治之,饮食渐进,诸症渐退。但大便尚涩。两颧赤色,此肝肾虚火内伤阴血,用八珍汤加苁蓉、麦冬、五味,至三十余剂,大便自润。

一男子,患症同前,服大黄等药,泄泻便血,遍身黑黯。薛视之,曰:此阴阳二络俱伤也。经曰:阳络伤则血外溢,阴络伤则血内溢。此不治也。已而果然。

职方陈莪斋,年逾六旬,先因大便不通,服内疏等剂后,饮食少思，胸腹作胀，两胁作痛（琇按：胁痛必由内疏所伤），形体倦怠。两尺浮大，左关短涩，右关弦涩（尺当沉，今浮大，右关当微洪而反弦涩，左关当弦而反涩，症断不起）。时五月，请治。薛曰：此命门火衰，不能生脾土，而肺金又克肝木，恐金旺之际难起矣。果然。

汪石山治一妇，因改醮[1]乘轿劳倦，加以忧惧，成婚之际，遂病小腹胀痛，大小便秘结不通。医以硝黄三下之，随通随闭，病增胸膈胃脘胀痛，自汗食少。汪诊之，脉皆濡细近驶，心脉颇大，右脉觉弱。汪曰：此劳倦忧惧伤脾也。盖脾失健运之职，故气滞不行，以致秘结。今用硝黄，但利血而不能利气。遂用人参二钱，归身钱半，陈皮、枳壳、黄芩各七分，煎服而愈。

江汝洁治一人，患前后闭三四日，且不能食，甚危急。江视之，曰：头痛耳鸣，九窍不利，肠胃之所生也。经曰：北方黑色，入通于肾，开窍于二阴，藏精于肾，精不足则二便难。以琐阳三钱，酒洗，焙干为末，煮粥，强与服之，是晚二便俱利，饮食亦进。

江应宿治从侄妇，患秘结，因产后月余如厕，忽跨痛如闪，大小便不通，已经四五日。杂进通利淡渗之药，罔效。予适归，仓惶告急，云：前后胀肿，手不敢近，近之则愈痛。虽不见脉，知其形气病气俱实。与桃仁承气汤加红花一剂，暴下而愈。

黄　疸

琇按：是病多谓湿热蒸郁脾胃而成，然有肝热传胆者，肝热移脾者，又有燥火便秘宜下者。

---

〔1〕改醮　改嫁。醮，音 jiào。

东垣治一人，年六十二，素有脾胃虚损病，目疾时作，身面目睛俱黄，小便或黄或白，大便不调，饮食减少，气短上气，怠惰嗜卧，四肢不收。至六月中，目疾复作，医以泻肝散下数行，而前疾增剧。李谓大黄、牵牛虽除湿热而不能走经络（妙），下咽不入肝经，先入胃中。大黄苦寒，重虚其胃；牵牛，其味至辛（味辛者为金用，克肝木则可。经曰：肺病无多食辛），能泻气，重虚肺本。嗽大作，盖标实不去，本虚愈甚，加之适当暑雨之际，素有黄症之人，所以增剧也。此当于脾胃肺之本脏，泻外经中之湿热，制清神益气汤主之。茯苓、升麻各二分，泽泻、苍术、防风各三分，生姜四分（泻湿热而补脾胃），此药能走经，除湿热而不守，故不泻本脏（经、脏二字妙绝，当熟玩），补肺与脾胃本脏中气之虚弱（琇按：江氏元本止此，今考东垣《脾胃论》，此方凡分作三段，江或误认为三方，故节去下二段耳，为补刊于后）；青皮一分，橘皮、生甘草、白芍药、白术各二分，人参五分，此药皆能守本而不走经，不走经者不滋经络中邪，守者能补脏之元气；黄檗一分，麦冬二分，人参二分，五味子三分（琇按：第二段已用人参五分，此段复用人参二分，似误。然观后发明云：救以生脉散，则配方本意如此，非重出也。江氏或缘此，误认为三方耳），此药去时令浮热湿蒸。右件剉如麻豆大，都作一服，水二盏煎至一盏，去柤[1]，稍热空心服。火炽之极，金伏之际，而寒水绝体，于此时也，故急救以生脉散，除其湿热以恶其太甚。肺欲收，心苦缓，皆酸以收之。心火盛，则甘以泻之，故人参之甘佐以五味子之酸，孙思邈云夏月常服五味子以补五脏气是也。麦门冬之微苦寒，能滋水之源于金之位而清肃肺气，又能除火刑金之嗽而敛其痰邪，复微加黄檗之苦寒以为守位，滋水之流以镇坠其浮气，而除两足之痿弱也。

---

〔1〕柤　音 zhā，渣滓。

罗谦甫治兀颜正卿，二月间因官事劳役，饮食不节，心火乘脾（火生土，火甚亦能侮土），脾气虚弱，又以恚怒，气逆伤肝，心下痞满，四肢困倦，身体麻木（热伤气，故麻木），次传身目俱黄，微见青色，颜黑（初起颜黑，故可治。色黑，湿也），心神烦乱，怔忡不安，兀兀欲吐，口生恶味，饮食迟化，时下完谷，小便癃闭而赤黑（湿热，故小便秘），辰巳（胃脾）间发热，日暮则止，至四月尤盛。罗诊其脉，浮而缓。《金匮要略》云：寸口脉浮为风，缓为痹。痹非中风，四肢苦烦，脾色必黄，瘀热已行。趺阳脉紧为伤脾，风寒相搏，食谷则眩，谷气不消，胃中苦浊，浊气下流，小便不通，阴被其寒，热流膀胱，身体尽黄，名曰谷疸（谷疸，寒热不食，食则头眩，心胸不安，小便难，久久发黄。此风寒相搏，谷气不消，胃中苦浊，小便不通，热流膀胱所致）。以茵陈叶一钱，茯苓五分，栀子仁、苍术去皮炒、白术各三钱，生黄芩六分，黄连、枳实、猪苓（去皮）、泽泻、陈皮、汉防己各二分，青皮（去白）一分，作一服，以长流水三盏煎至一盏，名曰茯苓栀子茵陈汤，一服减半，二服良愈。《内经》云热淫于内，治以咸寒，佐以苦甘，又湿化于火，热反胜之，治以苦寒，以苦泄之，以淡渗之，以栀子、茵陈苦寒，能泻湿热而退其黄，故以为君；《难经》云苦主心下满，以黄连、枳实苦寒，泄心下痞满，肺主气，今热伤其气，故身体麻木，以黄芩苦寒，泻火补气，故以为臣；二术苦甘温，青皮苦辛温，能除胃中湿热，泄其壅滞，养其正气；汉防己苦寒，能去十二经留湿；泽泻咸平，茯苓、猪苓甘平，导膀胱中湿热，利小便而去癃闭也。

至元丙寅六月，时雨霖霪〔1〕，人多病湿瘟。真定韩君祥因劳役过度，渴饮凉茶及食冷物，遂病头痛，肢节亦疼，身体沉重，胸满不食。自以为外感内伤，用通圣散二服，添身体困甚。医以百解散

〔1〕 霖霪　久雨。

发其汗(汗),越四日以小柴胡汤二服,复加烦热躁渴,又六日以三一承气汤下之(下),躁渴尤甚,又投白虎加人参柴胡饮子之类(清),病愈增。又易医,用黄连解毒汤、朱砂膏、至宝丹之类,至十七日后病势转增,传变身目俱黄,肢体沉重,背恶寒,皮肤冷,心下痞硬,按之则痛(心下痛,按之硬,手少阴受寒,足少阴血滞,执按之而痛为实则误),眼涩(眼涩为湿毒)不欲开,目睛不了了,懒言语,自汗,小便利,大便了而不了(此痞痛按之痛,为阴症,故小便利,大便了而未了,理中汤佳)。罗诊,其脉紧细(寒),按之空虚(下焦无阳也),两寸脉短,不及本位。此证得之因时热而多饮冷,加以寒凉寒药过度,助水乘心,反来侮土,先囚其母,后薄其子[1]。经云:薄所不胜,乘所胜也。时值霖雨,乃寒湿相合,此为阴症发黄明也(身无汗,际颈而还,小便不利则发黄,今身自汗,小便利而发黄,明属寒湿)。罗以茵陈附子干姜汤主之(茵陈附子干姜汤:附子、干姜、半夏、草豆蔻、白术、陈皮、泽泻、枳实、茵陈,生姜使)。《内经》云:寒淫于内,治以甘热,佐以苦辛。湿淫所胜,平以苦热,以淡渗之,以苦燥之。附子、干姜辛甘大热,散其中寒,故以为主;半夏、草豆蔻辛热,白术、陈皮苦甘温,健脾燥湿,故以为臣;生姜辛温以散之,泽泻甘平以渗之,枳实苦微寒,泄其痞满,茵陈苦微寒,其气轻浮,佐以姜、附,能去肤腠间寒湿而退其黄,故为佐使也。煎服一两,前症减半,再服悉去。又与理中汤,服之数日,气得平复。或者难曰:发黄,皆以为热。今暑隆盛之时,又以热药治之而愈,何也(此一辨不可少)?罗曰:主乎理耳。成无已云:阴症有二:一者始外伤寒邪,阴经受之,或因食冷物伤太阴经也;一者始得阳症,以寒治之,寒凉过度,变阳为阴也。今君祥因天令暑热,冷物伤脾,过服寒凉,阴气太胜,阳气欲绝,加以阴成寒湿,相合发而为黄也。仲景所谓当于寒湿中求之,李思顺云解之而寒凉过剂,泻

---

[1] “先囚其母”句 寒水先制肺金,后伤肝木。

之而逐寇伤君，正以此耳。圣贤之制，岂敢越哉？或曰：洁古之学，有自来矣。

刘宗厚[1]治赵显宗病伤寒，至六七日，因服下药太过致发黄，其脉沉细迟无力，皮肤凉，发躁（阴极发躁），欲于泥中卧，喘呕，小便赤涩。先投茵陈橘皮汤（次第用药之法），喘呕止。次服小茵陈汤半剂，脉微出（脉微出者生），不欲于泥中卧。次日又服茵陈附子汤半剂，四肢发热，小便二三升（用附子而小便长），当日中大汗而愈。似此治愈者，不一一录。凡伤寒病黄，每遇太阳或太阴司天岁，若下之太过，往往变成阴黄。盖辰戌太阳寒水司天，水来犯土，丑未太阴湿土司天，土气不足，即脾胃虚弱，亦水来侵犯，多变此证也。

虞恒德治一人，年三十余，得谷疸症，求治。以胃苓汤去桂加茵陈，数十帖黄退。自以为安，不服药，十数日后，至晚目盲不见物。虞曰：此名雀目，盖湿痰盛而肝火有余也。用豮猪肝煮熟，和夜明砂作丸服之，目明如故。来谢，虞曰：未也。不早服制肝补脾消痰之剂，必成蛊胀（疸成蛊胀）。伊不信，半月后腹渐胀，痞满，复求治。仍以胃苓汤倍二术，加木通、麦冬煎汤，下褪金丸，一月而安。

江篁南治一人，夏月患食疸，面目俱黄如金，头痛如破，小溲涩难，多汗。用车前草捣汁，调益元散服之，小溲即利（先泻湿热）。乃与补中益气汤一帖，汗少止（后补元气）。继以人参白虎汤、竹叶石膏汤合服之，头痛亦止，诸症多平。惟黄未尽退，乃以流气清热

---

〔1〕刘宗厚　即刘纯，元末明初医家，祖籍吴陵（今属江苏），后居张掖，撰有《医经小学》《玉机微义》等。

之剂治之,愈。

犹子三阳,患疸症,皮肤目睛皆黄,小溲赤,左脉弦而数,右三部原不应指,今重按之,隐隐然指下,证见午后发热(湿热变疟),五更方退(兼阴疟)。以茵陈五苓散除桂,加当归、栀子、黄檗、柴胡,数服,继用人参养荣汤,乃八物除芎,加耆、陈皮、五味、姜、枣,兼人乳、童溲,热退三日。已而复作,间日发于午后,肌热灼指,脉近弦,乃作疟治之而愈。后数年,复患目睛黄,午饭难克化,则小溲黄,以黄耆建中汤除桂,加白术、陈皮、茯苓、半夏、神曲、麦芽、姜少许而退。

究山汪究渠之内,年十八,因以冷水洗澡,带湿卧簟,坐冷石,致腹痛甚(腹痛为寒)。医疑经滞,用破血行经之药,不效。更医,用附子理中汤加桂,痛稍定。次日躁扰谵言,不知人,医以补中加寒凉药二三服,乃觉身热,面目发黄,头晕,小溲黄如金色(湿),月事如常,但少耳,所苦午后发热,咽喉不清,常作声咳嗽。初秋,江诊之,脉左右皆浮大而驶,而右尤躁疾。方以苍白术、茵陈、泽泻、茯苓、猪苓、柴胡、黄檗、栀子、姜皮等药,次日脉稍平。以陈皮、桔梗、元参,并前方出入增损,数服而愈。

扬州吴世德,患胸腹作滞,小溲黄涩,目睛黄甚,恶风鼻塞,饮食作恶。暑月,江诊,左脉沉小而缓,右颇大而弦,脾部带滑。乃食伤太阴,为食疸症也,兼风寒外袭,法宜疏利消导。以防风、苍术、茵陈、苏叶、陈皮、茯苓、猪苓、泽泻、枳实、姜、葱煎服,夜来小溲颇长。早因惊悸,出汗一时许,乃用五苓去桂,加滑石、茵陈,合平胃散,四服,胸膈宽,小溲色渐淡而长,面目皮肤黄渐退。临卧喉口作干,大便燥,口臭,前方减厚朴、苍术,加白术,数服而愈。

瘢 疹

丹溪治一乳孩，因胎毒两腋生疖，后腹胀发赤疹如霞片。以剪刀草汁调原蚕砂，敷之，愈。

沧洲翁二条，滑伯仁一条，见“伤寒类”。

完颜小将军，病寒热间作，腕后有瘢三五点，鼻中微血出。两手脉沉涩，胸膈四肢按之，殊无大热（无大热），此内伤寒也。问之，因暑卧殿角伤风，又渴饮冰酪水。此外感者轻，内伤者重。从内病俱为阴也（见斑、鼻衄，断为阴，甚妙），故先瘢衄，后显内阴。寒热间作，脾亦有之，非往来少阳之寒热也。与调中汤，数服而愈。

调中汤：治内伤外感而发阴瘢。苍术一钱五分，陈皮一钱，砂仁、藿香、白芍、炙甘草、桔梗、半夏、白芷、羌活、枳壳各一钱，川芎、麻黄、桂枝各五分，生姜三片，水煎服。方见《玉机微义》。

江篁南治章祁一人，年五十，因伐木受湿，夏间才遇热，汗衣则皮肤发红疹，隐隐如布粟状，少取凉，汗收则疹渐没。素有鸣肠之症，自患前恙，则肠不复鸣矣。江曰：此症虽有阴阳轻重，俱从火化，此无根失守之火聚于胸中，上独熏肺。盖肺主气，主皮毛，遇热汗衣伤之，则传于皮肤而为疹矣，取凉汗收而疹没者，火散而疹自退，承乃制之义也。腹中鸣，乃火击动其水。昔有而今无者，火从中达外也。若不节食绝欲，早拔其根，他日恐成疠风也。其人食欲不能节，已而果成疠风，不治。

风 瘴

唐与正治侄女，年数岁，得风瘴疾，先发于臆，迤逦延上，赤肿痛痒。医以上膈风热治之(亦不远),不效。唐诊之,曰:是肝肺风热盛极耳。以升麻、羌活、荆芥、鼠粘子、赤芍药、淡竹叶、桔梗、干葛八物治之,自下渐退而肿聚于顶,其高数寸,虽饮食寝处无妨,而疾未去也。唐母吴夫人曰:此女乳母好饮热酒,至并歠[1]其糟,疾殆因是欤?唐方悟所以至顶不消之由。思之,惟干葛消酒,且能疗火毒,乃以先方加葛三倍,使服之,二日肿尽去。(《夷坚志》)

齐王太后病,召臣意入。诊脉,曰:风瘅客脬(注云:脬,膀胱也。言风瘅之病客居在膀胱),难于大小溲(肾主二便,与膀胱为表里),溺赤(湿生热)。臣意饮以火齐汤(即黄连解毒汤。或云川连一味为火齐汤),一饮即前后溲,再饮病已,溺如故。病得之流汗出滫(音巡)。滫者,去衣而汗晞[2]也(去衣汗晞,风湿应肺受之。盖肺主通调水道,而移于膀胱,故曰客也)。所以知齐王太后者,臣意诊其脉,切其太阴之口(肺部),湿然,风气也。《脉法》曰:沉之而大坚,浮之而大紧者,病主在肾。肾切之而相反也,脉大而躁。大者,膀胱气也;躁者,中有热而溺赤。(《史记》)

四 肢 病

琇按:经曰:脾病则四支不用。诸案所列,类多疡症。

《华佗别传》曰:琅琊有女子,右股上有疮,痒而不痛,愈而复作。佗曰:当得稻糠色犬,系马顿走[3],出五十里,断头向痒。乃从之,须臾有蛇在皮中动,以铁横贯引出,长三尺许,七日愈。(《独异志》)

---

[1] 歠 音 chuò,吃。
[2] 晞 干。
[3] 系马顿走 将犬系在马后纵马疾奔。

罗谦甫治真定张大，年近三十，素嗜酒。至元辛未夏间，病手指节肿痛，屈伸不利，膝膑亦然，心下痞满，身体沉重，不欲饮食，食即欲吐，面色痿黄，精神减少。病近月余。罗诊，其脉沉而缓，缓者脾也。《难经》云腧主体重节痛，腧者脾之所主，四肢属脾，盖其人素饮酒，加之时助，湿气大胜，流于四肢，故为肿痛。《内经》云诸湿肿满，皆属脾土，仲景云湿流关节，肢体烦痛，此之谓也。宜以大羌活汤主之。《内经》云：湿淫于内，治以苦温，以苦发之，以淡渗之。又云：风能胜湿。羌活、独活苦温，透关节而胜湿，故以为君；升麻苦平，威灵仙、防风、苍术苦辛温，发之者也，故以为臣；血壅而不流则痛，当归辛温以散之；甘草甘温，益气缓中；泽泻咸平，茯苓甘平，导湿而利小便，以淡渗之也，使气味相合，上下分散其湿也。

一人两足心凸如肿，硬如钉，胫骨生碎孔流髓，身发寒战，惟思饮酒（症见寒战饮酒，亦奇）。此肝肾气冷，热相吞。用川乌炮为末，敷之（温以行之），内煎韭菜汤服之，愈。

行瘀温散。

一人四肢节脱，但有皮连，不能举动。名曰筋解（症奇）。用黄芦酒浸一宿，焙，为末，酒下二钱，多服而安。

一人手指弯曲，骨节间痛不可忍，渐至断落。以蓖麻子去壳二两，碎者不用，黄连四两，贮瓶内，水二升浸之，春夏三日，秋冬五日，每早面东以此水吞下蓖麻子一粒，渐加至四五粒。微泄无害，忌食动风物，屡效。

症奇，治亦奇。

葛可久治同郡富人女，年可十七八，病四肢痿痹，不能自食，目瞪。众医莫能治。葛视之，笑曰：此不难治。乃令悉去房中香奁[1]流苏[2]之属，发地板，掘土为坎，异[3]女子其中，扃其扉[4]，戒家人：俟其手足动而作声，当报我。久之，手足果动而呼。投药一丸，明日自坎中出矣。盖此女平日嗜香，而脾为香气所蚀故也。(《吹剑续录》)

赵宜真曰：予一故人，曾患鼓椎风，往来寒热，数月伏枕，诸药不能疗。最后一医士诊之，曰：虽成痼疾，而有客邪在少阳经未解，若曾服五积散则误矣。询之，果然。因投小柴胡汤数服，寒热顿除。却用本料追风丸等药，理其风证而全瘳矣。

赵宜真，明初人。

徐文中[5]，以医名吴中。镇南王[6]妃卧病，不可起。文中入诊视。王曰：疾可为乎？对曰：臣以针石加于玉体，不痊，其安用臣？遂请妃举手足，妃谢不能。文中因请诊候，按手合谷、曲池而针随以入，妃不觉知。少选[7]，请举如前，妃复谢不能。文中曰：针气已行，请举玉手。妃不觉为一举，请举足，足举。王大悦。明日妃起坐，王大设宴赐，声震广陵。

一女子，十六岁，四腕软皮处生恶物如黄豆大，半在肉内，红紫色，痛甚，诸药不效。方士教买水银四两，以白绵纸二张揉熟，蘸水

---

〔1〕 香奁　妇女盛放香粉、镜子等物的匣子。奁，音 lián。
〔2〕 流苏　妇女附在簪、钗之上的一种装饰。
〔3〕 异　原作“畀”，据文义改。
〔4〕 扃其扉　关上户门。扃，音 jiōng，关门。
〔5〕 徐文中　元代医家，字用和，宣州（今安徽宣城）人，辑有《新刻官板秘传加减十三方》。
〔6〕 镇南王　元代诸王名号，元世祖忽必烈第九子脱欢始封。
〔7〕 少选　片刻。

银擦之，三日愈。

一人发寒热，四肢坚硬如石，击之有钟磬声，日黄瘦。用茱萸、木香等分，水煎，一二服愈。

有人患人面疮，多在股上，其形似人面，有口眼，敷药上，即食之，与饮食亦然。一日，将贝母末敷，即密口[1]不受。遂拉之疮口，数次遂愈。

江左[2]有商人，左膊上有疮如人面，亦无他苦。商人戏滴酒疮口中，其面亦赤色，以物食之，亦能食，食多则觉膊内肉胀起，或不食之，则一臂痹。有善医者，教其历试诸药。金石草木之类，悉无所苦，至贝母，其疮乃聚眉闭口。其人喜曰：此药可治也。因以小苇筒投其口灌之，数日成痂，遂愈。（《本事方》）

薛立斋治一妇人，素清苦，四肢患血风疮。误用败毒寒凉，晡热内热，自汗盗汗，月经不行，口干咽燥。此郁结伤脾，四肢者，脾主之。用归脾汤数剂后，兼逍遥散五十余剂而愈。

一人手十指断坏，惟有筋连无节，肉内虫出如灯心，长数尺，遍身绿毛，名血余。用茯苓、胡黄连煎服，愈。

作湿热治，兼杀虫。

有人患脚疮，冬月顿然无事，夏月臭烂疼痛不可言。一道人视之，曰：尔因行草上，惹著蛇交遗沥。疮中有蛇儿，冬伏夏出，故疼

[1] 密口　紧闭口唇。
[2] 江左　江东。

痛也。以生虾蟆捣碎，敷之，日三四换，凡三日。有一小蛇自疮中出，以铁钳取之，其病遂愈。（《摭青杂记》）

一人左手无名指爪角生一小疮，初起麻粒大，用小刀挑开疮头，血出如溺不止。一日，长出肉瘤，如菌裹指，顶内开一孔，如眼目转动。此疔毒也。以艾灸四十壮，不知疼痛痒。复烙之，翦去肉瘤，敷拔疔散，外以膏药贴之，内服解毒，七日全愈。

一人手足甲忽然长倒生肉刺如锥，食葵菜，自愈。

荆州处士[1]侯又元，尝出郊，厕于荒冢上。及下，跌伤其肘，创甚。行数百步，逢一老人，问：何所苦也？又元具言，且见其肘。老人言偶有良药，可封之，十日不开，必愈。如言，及解视，遂落。又元兄弟五六人互病，病必出血，月余，兄两臂忽病疮六七处，小者如榆钱，大者如钱，皆成人面。（《酉阳杂俎》）

程山人孺文，见一人手生丫枝，痛苦无奈。一医用通草为末，以鸡蛋清调，涂上，即消。

马嗣明从驾往晋阳，至辽阳山中，数处见榜，云：有人家女病，若有能治瘥者，购钱[2]十万。名医多至，问病状，不敢下手，惟嗣明独治之。其病由云：曾以手将一麦穗，即见一赤物，长三寸似蛇，入其手指中，因惊怖倒地，即觉手臂疼肿，渐及半身俱肿，疼不可忍，呻吟昼夜不绝。嗣明为处方服汤。比嗣明从驾还，女平复。（《北齐书》）

---

〔1〕 处士　有才德而不曾做官的人。
〔2〕 购钱　赏钱。

正德间，神乐观陆道士生人面疮，在足外臁，疮口似唇而有舌无齿，能言，且索食。但开口时必大痛垂绝，口闭复苏。饮之以酒，则四周皆红，啖以脂膏，亦能消铄，食毕则闭，疼乃稍可，但流脓血不止。每日一度或二度，其发无常，极受苦楚，贝母亦不能疗，如是者一年。人问故，答曰：年十七时，夜与本房老仆忿争，殴之死。房后地旷而风烈，吾师急聚薪焚之，天明无知者。今经十年，疮自言仆也〔1〕。忽七日不言，以为将瘥矣。有兄在牛首寺为僧，因往访之。在寺几半月，忽复言，痛绝尤甚，曰：我才出数日，汝即避我，使我寻之苦也。虽然，冤亦解矣。汝明日下山，遇一樵者，可拜求治之。明日，果遇樵者，恳焉。樵者厉声怒曰：业畜〔2〕，敢言我也。去，半夜疗汝。忽不见。恍然〔3〕回观。夜梦金甲神人，胸挂“赤心忠良”四字，谓曰：药在案上，可煎汤服。以左手持药渣出水西门外，第二十家门首有妇人泼水者，即弃于道而返。觉起，视案有物，如乱发而无端者（江云：如乱发者疑是青□〔4〕）。遂如戒，果见妇人，弃之归，疮遂愈。自后屡探本妇，竟无他，不知此何故也。（《见闻纪训》）

吴江一农夫，两股赤肿，痛甚，不能坐立。一医与之剖开，中有小蛤蜊四个，取出，遂愈。（《五湖漫闻》）

有人腋下体气，五更时用精肉二片，以甘遂末一两拌之，挟腋下，至天明，以生甘草一两煎汤饮之，良久泻出秽物，须在荒野之处，恐传他人。依法三五次，即愈。虚弱者间为之。外用搽药：枯矾一两二钱，轻粉五钱，麝香一钱，密陀僧二两，童便一碗浸，煅便

---

〔1〕疮自言仆　“人面疮”自称是当年的老仆。

〔2〕业畜　犹言“孽畜”，造了孽的畜生，骂人的话。业，罪孽。

〔3〕恍然　恍惚不知所以。

〔4〕青□　□，原书缺，待考。

尽为度，各为细末，津液调，敷两腋下。无轻粉，以海螵蛸代。

疠 风

李东垣治一人，病疠风，满面连须极痒，眉毛脱落，须用热水沃之稍缓，或砭刺亦缓。《风论》中云：夫疠者，荣卫热胕，其气不清，故鼻柱坏而色败，皮肤疡溃。风寒客于脉而不去，名曰疠风。当刺其肿上（先刺），以锐针刺其处，按出恶气，肿尽乃止。宜蔬食粝[1]饭。用药当破血去热，升阳去痒泻荣，以辛冷散之，甘温升之，行阳明经，泻心火，补肺气，乃治之正也。升麻、连翘各六分，苏木、当归、全蝎、黄连、地龙、黄耆各三分，生黄芩四分，甘草五分，人参二分，生地黄四分，桃仁三枚，桔梗五分，麝香少许，胡桐泪一分，虻虫去翅足，微炒，水蛭二个，炒令烟尽，去子杵碎，用石灰炒紫黄色，去灰用之（水蛭慎用，制不得法，入腹生子），右剉，除连翘另剉，胡桐泪研，白豆蔻二分为细末，二味另放，麝、虻虫、水蛭三味为细末，另放，外都作一服，水二大盏、酒一匙入连翘，煎至一盏六分，再入白豆蔻二味并麝等三味，再煎一二沸，去渣，稍热，早饭后午饭前服。忌酒湿面生冷硬物。

博按：此案旧刻脱误。

张子和治一人，病疠风十余年。曰：足有汗，尚可治。当发汗，其汗当臭，涎当腥。以三圣散吐之，大吐，汗果臭，痰腥如鱼涎。次以舟车丸、浚川散下五七次，数服乃安。

一人病风，爬搔不已，眉毛脱落。刺其面，大出血如墨，刺三次，血变色，每刺自额至颐，铍针上下俱刺，间日一次，至二十余日

---

〔1〕 粝 糙米。

方已。

吕沧洲治一女子,病疠。诊其脉,来疾去迟,上虚下实,盖得之酒醉接内而风毒乘之。今虽发秃眉堕,然鼻根幸未陷,肌肉幸未死。遂以防风通圣散加以下药,下瘀血数升及虫秽青黑等物。并进蕲蛇、长松等汤丸,复佐以雄黄、大枫子油,作膏摩之,逾月瘥。

丹溪治一贫妇,寡居病癞。曰:是疾世号难治者,不守禁忌耳。是贫妇而无厚味,寡而无欲,庶几可疗也。即自具药治之,后复投四物汤数百剂,遂不发动。

一人面浮油光,微肿色变,眉脱痒。二世疠风,死者三人。与醉仙散,出涎水如盆而愈。

琇按:此赵以德案。

一人面肿,色变黑,燥痒,眉发脱落,手足皮燥厚拆,痛痒无全肤,有时痒入骨髓,爬〔1〕至血出,稍止复作,昼夜不眠。与醉仙丹、再造丸二药而愈。

一妇两足胫疮溃,眉落。与再造散一服,愈。年少,不能断欲忌口,一年复发。其前二人不发者,亦非能如法调摄,由病得之未深,鼻柱未坏,疮未溃腐故耳。故人抱病,不可不早治也。

罗谦甫治段库使,春初病大风,满面连颈极痒,眉已脱落,须以热汤沃之则稍缓,昼夜数次沃之,或砭刺亦缓。先师曰:脉风者,疠风也。荣卫热胕,其气不清,故使鼻柱坏,皮肤色败。大风者,风

〔1〕爬 搔。

寒客于脉而不去。治之当刺其肿上，以锐针针其处，按出其恶气，肿尽乃止。泻心火，补肺气。

方见东垣治案。

释普明，齐州人，久止灵岩。晚游五台，得风疾，眉须俱堕，百骸腐溃，哀号苦楚。忽有异人教服长松。明不知识[1]，复告之云：长松生古松下，取根饵之。皮色如荠苨，长三五寸，味微苦，类人参，清香可爱，无毒，服之益人，兼解诸虫毒。明采服，旬日毛发俱生，颜貌如故。今并、代间土人多以长松杂甘草、干山药为汤煎服，甚佳。然本草及诸方书皆不载，独释慧祥[2]作《清凉传》始序之。(《渑水燕谈》)

泉州有客卢元钦，染大风，惟鼻根未倒。属[3]端午，官取[4]蚺蛇胆，欲进[5]。或言肉可治风，遂取一截蛇肉食之，三五日顿渐，可百日平复。(《朝野佥载》)

商州有人患大风，家人患之，山中为起茅舍。有乌蛇坠酒罂中，病人不知，饮酒，渐瘥。罂底见蛇骨，方知其由。

一僧得病，状如白癞，卒不成疮，但每旦取白皮一升许，如蛇蜕。医者谓多啖炙煿所致，与局方解毒雄黄丸，三四服，愈。

---

〔1〕 不知识 谓不知晓长松为何物。

〔2〕 释慧祥 唐高宗时高僧，撰《清凉传》，又称《古清凉传》，记述五台山佛教史迹。

〔3〕 属 适逢。

〔4〕 取 征收。

〔5〕 进 交纳。

赵瞿，病癞历年，医不愈，乃赍粮[1]送弃于山穴中。瞿自怨不幸，吁嗟叹泣。经月，有仙人经穴，见而哀之，具问其详。瞿知其异人，叩头自陈乞命。于是仙人取囊中药赐之，教其服百余日，疮愈，颜色悦，肌肤润。仙人再过视之，瞿谢活命之恩，乞遗其方[2]。仙人曰：此是松脂，彼中极多。汝可炼服之，长服身转轻，力百倍，登危[3]涉险，终日不困，年百岁，齿不堕，发不白，夜卧常见有光如镜。(《抱朴子》)

高骈[4]镇维扬之岁，有术士之家，延火烧数千户，主者录之[5]，当死。临刑，谓监刑者曰：某之愆，一死何以塞责？然某有薄技，可以传授一人，俾其救济后人，死无恨矣。时骈延待方士如饥渴，监刑者即缓之，驰白[6]于骈。骈召入，亲问之。曰：某无他术，唯善医大风。骈曰：何以核之？对曰：但于福田院[7]选一最剧者，可以试之。遂如言，乃置患者于隙室[8]中，饮以乳香酒数升，则懵然无知，以利刀开其脑缝，挑出虫，可盈掬，长仅[9]二寸，然后以膏药封其疮口。别与药服之，而更节其饮食动息之候，旬余疮尽愈，才一月，眉发已生，肌肉光净如不患者。骈礼术士为上客。(《玉堂闲话》)

---

〔1〕 赍粮　带着粮食。赍，音 jī，携带。
〔2〕 乞遗其方　请求将药方赠送给自己。遗，音 wèi，赠送。
〔3〕 登危　登高。
〔4〕 高骈　唐末将领，字千里，曾任淮南(今江苏扬州)节度副大使知节度事。
〔5〕 主者录之　主事官员逮捕了他。录，逮捕。
〔6〕 驰白　飞马报告。白，报告。
〔7〕 福田院　唐代寺院收养孤独、患病之人的机构。
〔8〕 隙室　偏侧小屋。
〔9〕 仅　将近。

真腊国〔1〕人寻常有病，多入水浸浴及频频洗头，便自痊可。然多病癞者，比比道途间。土人虽与之同卧同食，亦不校〔2〕。或谓此中风土有此疾，曾有国主患此疾，故人不之嫌。以愚意观之，往往好色之余，便入水澡浴，故成此疾。闻土人色欲才毕，入水澡洗，其患癞者十死八九。亦有货药于市者，与中国不类，不知其为何物。更有一等师巫之属，与人行持〔3〕，尤可笑。（《说选》）

江云：南人或因纵酒，居处卑湿，或以盖酒瓮被以盖身，一夜遂成是疾者有之，不可不知也。

痈 肿

汪石山治一人，肥短紫淡，年逾三十，因劳感湿，两腿膝间结核痛甚。医用蒜片艾灸，又针大敦（肝穴）、三阴交（脾穴），又以药水洗之，遂致阴囊肿胀如升，茎皮肿如水泡。复进人参败毒散，皆不中病。汪诊之，脉皆濡缓而弱，略驶（濡缓弱为阳为虚，驶为热，宜石山之变例治也。若见弦数大之脉，又当别论，不可执此一案为法也）。曰：此湿气乘虚而入，郁而为热，成结核也。理宜补中行湿，可免后患。月余，左腿内臁厥阴经分肿痛如碗，恶寒发热，复用蒜灸，六日后肿溃脓出，体倦，头面大汗，手足麻木，疮下又肿如碗，寒热大作，始信。用人参三钱，黄耆三钱，白术钱半，归身尾、牛膝、茯苓各一钱，青皮、黄檗各七分，甘草节五分，煎服五六帖，右额羊矢穴分肿痛，长五寸许，亦作寒热。医谓补塞太过，欲改前方。彼不信，锐意服前药月余，肿皆脓溃，成痂而愈。惟左脚委中筋急短缩，艰于行步。彼以为躄。汪曰：脓血去多，筋失所养故也。药力足

〔1〕真腊国　古国名，即今柬埔寨。
〔2〕不校　不计较。
〔3〕行持　修行持戒。

日，当不甓矣。果验。后觉阴囊肿缒，他医加茴香、吴茱萸治疝等药，不效。汪适至彼，令守前方，减去治疝等药，加升麻一钱，服一二帖，囊即缩。彼愿详言之，汪曰：经云营气不从，逆于肉理，乃生痈肿，又云受如持虚，盖谓气馁行迟，血少留滞，则阻逆肉理，乃作痈肿也。久则郁而为热，化肉腐筋而成脓矣。肿在厥阴，虽曰多血，亦难供给日之所耗，夜之所损，故邪乘虚留结不散，如持虚器而受物也。身之气血，如风与水，风疾水急，则颓陂溃堤〔1〕，莫之能御，风息水细，则沙障石壅，多所阻碍矣。故今补其气血，使气壮而行健，血盛而流通，又何肿之不散，结之不行哉？彼曰：理也。

庞　　赘

狄仁杰，并州太原人，性好医药，尤妙针术。显庆中，应制入关，路旁有榜云：有儿鼻端生赘，如拳石缀鼻，根蒂如筋，痛楚危亟，能疗之者酬千金。狄公为脑后下针，庞赘应手而落。其父母辇千缣为寿。

此条已见前"鼻"门。

薛己治一老儒，眉间患此，二年后其状如紫桃，下坠盖目，按之如水囊。刺出脓血，目即开张。以炒黑胆草、山栀、芎、归、芍药、柴胡、白术、茯苓等类而愈。

一妇左项肿如鸡卵，不作痛，不变色，劳则发热，怒则寒热，经候不调，三年矣。用加味逍遥散、加味归脾汤间服（间以削之），佐以海藻散坚丸，年许而消。

〔1〕 颓陂溃堤　冲毁堤岸。陂，音 bēi，岸边。

一男子，郁怒房劳，左胁肿赘如赤桃。服流气化痰之药，其大愈甚，虚症悉具。此肝肾过虚也。用前药及地黄丸而消。

儒者朱宏仁，年二十余，右手背近中指患庞[1]五枚，中一大者如黄豆，余皆如聚黍，拔之如丝，长三四寸许。此血燥筋缩。用清肝益荣汤，五十余剂而愈。

一妇人，左手背并次指患五六枚，如熟椹。薛曰：此因肝经血热也。果月经素不及期，当生血凉血为主。不信，乃用艾灸，手胀发热，手指皆挛，两腋项兼胸乳间皆患庞，经行无期。薛用加味逍遥散加黄连，十余剂，各患渐愈。乃去黄连，百余剂，经行如期，再用地黄丸，三料而全消。

有人患此，用蜘蛛丝缠七日，消烂。屡验。(《焦氏笔乘》)

瘤

临川有人瘤生颊间，痒不可忍，每以火烘炙则差止，已而复然，苦甚。一医告之曰：此真虱瘤也，当剖而出之。取油纸围顶上，然后施砭，瘤方破，小虱涌出无数，最后一白一黑两大虱，皆如豆壳，中空无血，与颊了不相干，略无瘢痕，但瘤所障处正白耳。(《丁志》)

浮梁李生，得背痒疾，隐起[2]如覆盆，无所痛苦，惟奇痒不可忍，饮食日减，无能识其为何病。医秦德立见之，曰：此虱瘤也，吾能治之。取药敷其上，又涂一绵带，绕其围，经夕瘤破，出虱斗许，

〔1〕庞　庞赘，瘊子之类。
〔2〕隐起　肿起。隐，大。

皆蠢蠕能行动，即日体轻。但一窍如箸端〔1〕不合，时时虱涌出，不胜计，竟死。唐小说〔2〕载贾魏公〔3〕镇滑台日，州民病此。魏公云：世间无药可疗，惟千年木梳烧灰及黄龙浴水乃能治耳。正与此同。

处士蒯亮言其所知，额角患瘤，医为剖之，得一黑石棋子，巨斧击之不伤缺。复有足胫生瘤者，因至亲家，为猘犬所龂〔4〕，正啮〔5〕其瘤，其中得针百余枚，皆可用，疾亦愈。（《稽神录》）

薛己治一男子，小腹患此，脓水淋漓。用补中益气加麦冬、五味以培脾土，六味地黄丸以生肾水，更用芦荟丸以清肝火而敛。

肿　瘿

安康伶人〔6〕刁俊朝，其妻巴妪，项瘿初若鸡卵，渐巨如升。积五年，大如数斛之鼎，重不能行，有声如音乐。积数年，瘿外生小穴如针芒者不知几千亿，每天阴欲雨，则穴中吹白烟霏霏如丝缕，渐高布散，结为屯云〔7〕，雨则立降。其家少长惧之，咸请远送岩穴。妻惧送，请决拆之。俊朝即淬利刃，将及之，中轩然有声〔8〕，

〔1〕箸端　筷子头。箸，筷子。
〔2〕唐小说　唐人所撰文言小说，多情节离奇。
〔3〕贾魏公　即贾耽，唐代大臣，字敦诗，曾任检校右仆射，兼滑州刺史，封魏国公。
〔4〕龂　音 yǐn，犬争斗，此为咬伤。
〔5〕啮　音 niè，咬。
〔6〕伶人　表演戏剧歌舞的艺人。
〔7〕屯云　积聚的云气。
〔8〕轩然有声　发出很大的声音。轩然，飞扬的样子。

遂四分披裂,有一大猱[1]跳跃而去。即以白絮裹之,瘿疾顿愈。时大定[2]中也,后犹有说,不具论。(《续元怪录》)

汝州人多病颈瘿,其地饶风沙,沙入井中,饮其水则生瘿。故金房[3]人家井以锡为栏,皆以夹锡钱[4]镇之,或沉锡其中,则饮者免此患。

华亭有一老僧,昔行脚河南管下,寺僧童仆无一不病瘿。时有洛僧共寮[5],每食取携行苔脯同餐,经数月,僧顶赘尽消,若未尝病。寺徒仆叹讶[6],乃知海崖咸物能除是疾。(《癸志》)

倪仲贤治顾显卿妻,年五十余,患瘿,始生如块,近三年如盆,一首[7],痛楚不可忍。群医视之,投药不效。老人曰:是少阳经为邪所攻耳。即投以其药,服之月余而愈。

江应宿治一妇人,颈瘿,知其为少阳厥阴肝胆因郁怒痰气所成,治以海藻三两,昆布一两五钱,海带一两,俱水洗净,半夏制、小松萝、枯矾、蛤粉、通草各一两,龙胆草洗,三两,小麦面炒去湿,四两,共为细末,食后用酒调下三钱,去枕睡片时,或临卧服,以消止药,不必尽剂,一月愈。

---

〔1〕 猱　音 náo,猿类。
〔2〕 大定　金世宗年号,公元 1161 年至 1189 年。
〔3〕 金房　金州(今陕西安康)与房州(今湖北房县)。
〔4〕 夹锡钱　宋徽宗时为节省铜而铸造的一种夹锡的铁钱。
〔5〕 共寮　同住一间僧寮。寮,小屋。
〔6〕 叹讶　"讶"原作"诃",据《医说》卷六改。
〔7〕 一首　跟头一样大小。一,齐等。又,《明史·方伎·倪维德》作"大与首同"四字。

疮疡

东垣治一人，家贫，形志皆苦，时冬寒，于手阳明大肠经分出痈，第四日忽肿，幼少有癞疝，其臂外皆肿，痛甚，先肿在阳明。脉左右寸皆短，中得之皆弦，按之洪缓有力。此痈得自八风之变，以脉断之，邪气在表。然其症大小便如故，饮食如常，腹中知饥，口知味，知不在里也；不恶风寒，止热躁，脉不浮，知不在表也；表里既和，邪气在经脉之中也，故凝于经络为疮痈。出身半以上，故风邪上受之，故知是八风之变为疮，止经脉之中也。治其寒邪，调和经脉中血气，使无凝滞则已也。炙甘草一分，升麻、桔梗五分，白芷七分，当归尾、生地一钱，生芩一钱五分，连翘一钱，黄耆二钱，中桂、红花各少许，酒水各半同煎，至稍热，临卧服，二服而愈。

吕沧洲治一僧，偶搔腘中疥，忽自血出，汩汩如涌泉，竟日不止。医治之，不效。请吕往视，履时〔1〕已困极，无气可语，及持其脉，惟尺部如蛛丝，他部皆无。即告之曰：夫脉，血气之先也。今血妄溢，故荣气暴衰。然两尺尚可按，惟当益荣以泻其阴火。乃作四神汤，加荆芥穗、防风，不间晨夜并进，明日脉渐出。更服十全大补一剂，遂痊。

罗谦甫治牛经历，病头面赤肿，耳前后尤甚，疼痛不可忍，发热恶寒，牙关紧急，涕唾稠黏，饮食难下，不得安卧。一疡医于肿上砭刺四五百针，肿赤不减，其痛益甚，不知所由。罗诊视，其脉浮紧，按之洪缓。此症乃寒覆皮毛，郁遏经络，热不得升，聚而赤肿。经云：天寒则地冻水冰，人气在身中，皮肤致密，腠理闭，汗不出，血

〔1〕 履时　到达时。

气强，肉坚涩。当是之时，善行水者不能行冰，善穿地者不能凿冻，善用针者不能取四厥[1]，必待天温冰泮[2]冻解而后水可行，地可穿，人脉亦如是也。又云：冬月闭塞，用药多而少针石也。宜以苦温之剂温经散寒则已，所谓寒致腠理，以苦发之，以辛散之，宜以托里温经汤。麻黄苦温，发之者也，故以为君；防风辛温，散之者也，升麻苦平，葛根甘平，解肌出汗，专治阳明经中之邪，故以为臣；血留而不行者则痛，以香白芷辛温，当归身辛温，以和血散滞，湿热则肿，苍术苦甘温，体轻浮，力雄壮，能泻肤腠间湿热，人参、甘草甘温，白芍药酸微寒，调中益气，使托其里，故以为佐。依方服之，以薄衣覆其首，厚被覆其身，卧于暖处，使经血温，腠理开，寒乃散，阳气发，大汗出后，肿减八九分。再服，去麻黄、防风，加连翘、黍粘子，痛肿悉去。经言汗之则疮愈，信哉。（《卫生宝鉴》）

丹溪治一人，年近五十，质弱忧患，右（一作左）膊外侧生核，红肿如栗。脉浮大弦数，重似涩。此忧患伤血，宜用补以防变症，以人参膏下竹沥。他工以十宣、五香间与。后值大风，核高大有脓，中起红线过肩脊及左（一作右）胁下，急作参膏，入芎术汤、姜汁饮之，尽参三斤，疮溃。又多与四物加参、术、芎、归、陈皮、甘草、半夏、生姜，服之而愈。

一人面白神劳，胁下生一红肿如桃。或教用补剂，不信。乃用流气饮、十宣散杂进，血气俱惫而死。

一人左丝竹空穴壅出一角，如鸡距。此少阳经气多血少。朱戒其断酒肉，解食毒，须针灸以开发壅滞。他工以大黄、硝、脑等冷

〔1〕 四厥　四肢厥冷。《灵枢·五乱》："乱于臂胫，则为四厥。"
〔2〕 泮　音 pàn，消融。

药贴之，一夜裂开如蚶肉，血溅出长尺余而死。此冷药外逼，热不得发故也。

一士人，于背臀腿节次生疽，用五香连翘汤、十宣散而愈。后脚弱懒语，肌上起白屑如麸，脉洪稍鼓。时冬月，朱作极虚处治，令急作参耆归术膏，以二陈汤化下，尽药一斤半，白屑没大半，呼吸有力。其家嫌效迟，自作风病治之，服青礞石等药，因致不救。故书以为戒。

一老妇，形实性急，嗜酒，脑生疽十五日。脉紧急且涩。用大黄细切，酒炒，为末，以人参酒炒，入姜煎汤，调末一钱服，少时再服，得睡，上身汗出而愈。

用大黄、人参，以汗解，奇。此案重见脑顶疽门。

橘泉翁治一人，年八十余，有疡发左耳后，寒热间作，昼夜呼不可忍。疡医欲与十宣散补托之。翁曰：此有余之火，无俟于补。与防风通圣散加柴胡、白芷下之，肿消痛止。

皇祐[1]中，学究[2]任道腿间患一疮，始发赤肿，复绝便变黑后，穴则有黄水出，四边浮浆起，累治不瘥。医王通看之，此疮狭长，似鱼脐下疮也。遂以大针针四向并中，随针有紫赤水汁出如豆汁。言此一因风毒蕴结而成，二因久坐血气凝涩而至，三因食肉有人汗落其间也。道曰：某素好读书而久坐，此疾数岁前夏月，道中买猪脯味水饭，疑似人肉，食已，后得此疾。通曰：与误食人汗不远矣。以一异味散子，用鸡子清调，敷其疮，日三易，数日得愈。道

〔1〕 皇祐　宋仁宗年号，公元1049年至1054年。
〔2〕 学究　宋代贡举制度科目之一。

坚求其方。通曰：止用雪元一味。自后累访名医，皆莫识雪元为何物。道因至许、郑间，会医郝老，曰：尝记《圣惠》有一方治此疾，用腊月猪头烧灰，以鸡子清调敷，此方是也。雪元之名，非郝老博学多记，后医岂不惑耶？（《名医录》）

南丰市民严黄七，两足生疮，臭气溃脓。众皆驱斥，不容迹[1]。出货[2]角器于村野，而旅舍又不容。至京，潜投宿于五夫人祠下。夜半，遭黄衣吏诃逐曰：何人敢以腐秽脚触污此间？谢[3]曰：不幸缠恶疾，无处见容，冒死来此。纷拿次[4]，夫人出，抗声[5]令勿逐，且呼使前，曰：吾授汝妙方，用漏蓝子一枚（本草又名野兰），生干为末，入腻粉少许，井水调涂，当效。严拜谢，依而治之，果愈。（《类编》）

陈斗岩治金台僧嗣真，遍体生瘖瘟岁久，药罔效。陈曰：此太阴之经蕴风邪，风化为虫病也。初犹未信，翌日，僧持疮痂数片，内有㠯如虱，泣拜求治。乃教以百部、蛇床子、草乌头、练树叶煎汤一缸，令僧坐汤中浴一二时，落疮痂虫无数。一月凡数浴，僧遍体如白癜风状而愈。

吴茭山治一男子，年近三十，病后遍发疖毒。医以败毒散久服，其毒遂收，惟有疮疡而已。忽一日食羊肉，遂呕，过一夜，满口发疮，状如脓窠，寒热时作，羸瘦憔悴。诸医皆曰：早间毒败不尽故耳。仍行败毒凉剂，渴热转生，越数旬，饮食减少。因请吴治。

---

〔1〕不容迹　不容受他的出现。迹，行迹。
〔2〕货　售卖。
〔3〕谢　道歉。
〔4〕纷拿次　纷乱之间。
〔5〕亢声　高声。

曰：脉浮无力，此乃虚阳，若用凉剂，不久危矣。遂用附子理中汤服之，少顷燥烦口开，举家归咎于附子。曰：此无妨。彼人虚甚，况热药热服，故燥耳。仍进一服（此理可以贯通服药之法），其症遂安。连进二次，次早口疮俱收，寒热已定，病遂愈。此盖虚阳染患，不可不察也。

赵子固先生母刘氏，年近八十，左足面一疮，下连大指，上延外踝，以至肷骨，每岁辄数发，发必屡月，昏暮痒甚，爬搔移时，出血如泉，呻吟痛楚，殆不可忍，夜分即渐已，明日复然，每一更药则疮转大而剧，百试不验，如是二十余年。淳熙间，赵为大府丞。一夕，母病大作，相对悲泣无计，困极就睡，梦四神僧默坐一室，旁有长榻，先生亦坐，因而发叹。一僧问其故，先生答之以实。僧云：可服牛黄金虎丹。又一僧云：朱砂亦可。既觉，颇惊异，试取药半粒强服之，良久腹大痛，举家且悔，俄而下礧磈物〔1〕如铁石者数升，是夕疮但彻痒，不痛而无血，数日成痂，自此遂愈。朱砂之说，竟不复试。先生因图〔2〕僧像如所梦者而记其事。金虎丹方出《和剂》〔3〕，本治中风痰涎壅塞，所用牛黄、龙胆、腻粉、金箔之类，皆非老人所宜服。今乃服奇效，意此疾积热脏腑而发于皮肤，岁久根深，未易荡涤，故假凉剂以攻之，不可以常疮论也。神僧之梦，盖诚孝感所致。（《百一选方》）

有人遍身生热毒疮，痛而不痒，手足尤甚，至颈而止，粘著衣

---

〔1〕 礧磈物　像石块累积一样的东西。礧磈，音 lěikuǐ，积累的石块。

〔2〕 图　描画。

〔3〕 《和剂》　即《和剂局方》，宋代方书，北宋太医局编，后多次增补修订，宋高宗绍兴十八年（1148 年）药局改名为“太平惠民局”，遂名《太平惠民和剂局方》。

被，晓夕不得寐，痛不可忍。有人教以石菖蒲三斗剉[1]，日干之，舂罗为末，布席上，使患者恣卧其间，仍以衣被覆之，既不粘著，又复得睡，五七日间其疮如失。后以此治患此者，应手效。其石菖蒲，根络石生者节密，入药须此等。（《本草衍义》）

有人患遍身风热细疹，痒痛不可任，连胸胁脐腹及近阴处皆然，痰涎亦多，夜不得睡。以苦参末一两，皂角二两，水一升揉摅取汁，银石器熬成膏，和参末，为丸梧桐子大，二三丸，温水下，食后，次日便愈。（《本草衍义》）

有妇人，患脐下腹上下连二阴遍满生湿疮，如马爪疮，他处并无，痒热而痛，大小便涩，出黄汁，饮食已减，身面微肿。医作恶疮治，用鳗鲡鱼、松脂、黄丹之类药涂上，疮愈热，痛愈甚。治不对，故如此。问之，此人嗜酒贪啖，喜鱼虾发风之物。急令用温水洗拭去膏药，寻以马齿苋四两烂研细，入青黛一两，再研匀，涂疮上，即时热减，痒痛皆去。仍服八正散，日三服，分散客热。每涂药得一时久，药已干燥，又再涂新湿药，凡如此二日减三分之一，五日减三分之二，自此二十日愈。或问曰：此疮何缘至此？曰：中下焦蓄风热毒气，若不出，当作肠痈内痔，乃须当禁酒及发风物。然不能禁，后果患内痔。（《本草衍义》）

一人遍身忽然肉出如锥，痒痛，不能饮食，名血拥。用赤皮葱烧灰，水淋汁洗，内服淡豆豉汤，数盏而愈。

一人浑身生泡如甘棠梨，破则出水，内有石一片如指甲大，其泡复生，抽尽肌肉，不可治矣。急用三棱、莪术各五两，为末，分三

[1] 剉　切铡。

帖服,酒调下。

一人顶上生疮如樱桃,有五色,疮破则顶皮断。逐日饮牛乳,自消。

一人患此疮,脚膝挛痛。有人取虾蟆,治如食法,令食之(败毒),而挛痛自愈。此亦偶中也。

又一人患此疮,脚痛而肿。或令采马鞭草,煎汤薰洗(此方妙),汤气才到患处,便觉爽快。后温洗之,痛肿随减。

一人患此疮,愈后数年,通身筋骨疼痛。遇一道流,问曰:神色憔悴,有病耶?曰:因疮遍身痛也。道流曰:轻粉毒也。遂示一方,药味不过数品,但每帖入铅五钱,打扁,同煎服之,果验。

薛己治四明屠寿卿,孟夏,当门齿如有所击,痛不可忍。脉洪大而弦。薛曰:弦洪相搏,欲发疮毒也。先用清胃散加白芷、金银花、连翘,一剂痛即止。至晚鼻上发一疮,面肿黯痛,更用前药加犀角一剂,肿至两额,口出秽气,脉益大,恶寒内热。此毒炽血瘀,药力不能骤敌〔1〕,乃数砭患处,出紫血,服犀角解毒之剂,翌日肿痛尤甚,又砭患处与唇上,并刺口内赤脉,各出毒血。再服前药,至数剂而愈。若泥尻神〔2〕不行砭刺,或全仗药力,鲜不误矣。

翰林屠渐山〔3〕,年逾四十,患湿毒疮。误用轻粉之剂,亏损

〔1〕 骤敌 仓促之间不能克胜病邪。骤,突然。

〔2〕 尻神 九宫尻神,针灸宜忌学说之一,以九宫八卦为依据,按病人年龄推算人神所在部位,从而避忌刺灸。参见《针经指南》。

〔3〕 屠渐山 即屠应埈,字文升,号渐山,平湖人,明世宗嘉靖间进士,曾任翰林院修撰,有《兰晖堂集》。

血气，久不愈。一日将晡，诊其肝脉，忽洪数而有力。薛告之曰：何肝脉之如此？侵晨，疮出紫血三四碗许，体倦自汗。虽甚可畏，所喜血黯而脉静。此轻粉之热，血受其毒而妄行，其毒亦得以泄矣。但邪气去，真气虚也，当急用独参汤主之。屠惑于他言，以致邪气连绵不已，竟不起。

一妇人，性躁，寒热口苦，胁痛耳鸣，腹胀溺涩，逾年矣。症属肝火。用四君加柴胡、炒山栀、炒龙胆数剂，乃与逍遥散，兼服而疮愈。又与六味丸及逍遥散七十余剂，诸症悉退。若有愈后身起白屑，搔则肌肤如帛所隔，此气血虚不能营于腠理，用大补之剂；若有愈后发热，身起疙瘩痒痛，搔破脓水淋漓，经候不调，此肝火血热，用四物加柴胡、山栀、白术、茯苓、丹皮、甘草。

此二种亦要知之。

一妇人，日晡身痒，月余口干，又月余成疮。服祛风之剂，脓水淋漓，午前畏寒，午后发热，殊类风症。薛谓此肝经郁火，外邪所搏。用补中益气（肝火未平，参耆宜缓）加山栀、钩藤，又以逍遥散加川芎、贝母而愈。

一男子，年十六，夏作渴发热，吐痰唇燥，遍身生疥，两腿尤多，色黯作痒，日晡愈炽，仲冬腿患疮。尺脉洪数。薛曰：疥，肾疳也，疮，骨疽也，皆肾经虚症。针之脓出，其气氤氲[1]。薛谓火旺之际，必患瘵症，遂用六味地黄、十全大补，不二旬，诸症愈而瘵症具，仍用前药而愈。抵冬娶妻，正春其症复作。父母忧之，俾其外寝。虽其年少谨疾，亦服地黄丸数斤，煎药三百余剂而愈。

〔1〕氤氲　形容脓多气盛的样子。

石山治一人，色苍黄瘦，年三十余，病遍身恶疮。因服轻粉而脚拘挛，手指节肿，额前神庭下肿如鸡卵大。方士令服孩儿膏，谓能补也。汪诊视，脉皆濡缓而弱（虚协湿热）。曰：病已三年，毒已尽矣。但疮溃脓血过多，以致血液衰少，筋失所养，故脚为之拘挛，况手指节间头上额前皆血少运行难到之处，故多滞而成肿。理宜润经益血，行滞散肿。今服孩儿，猛火炮炙，燥烈殊甚，且向所服轻粉性亦躁急。丹溪曰血难成易亏，今外被疮脓所涸，内被轻粉所熯〔1〕，以难成易亏之血，其何以当内外之耗？不惟肿不能消，恐天年亦为之损也。时正仲夏，乃用十全汤去桂、附，加红花、牛膝、黄檗、薏苡仁、木香、火麻仁、羌活，煎服百帖。空心常服东垣四神丹加黄檗，又少加蜀椒，以其能采水银，然后脚伸能行，指肿亦消。惟额肿，敷膏而愈。

焜按：此案并下案当依石山医案，入“杨梅疮”门。

一人年三十余，因患此疮，服轻粉，致右腹胁下常有痞块，右眼黑珠时有疔子努出，如雀屎许，间或又消，身有数疮未痊。一医为治疮毒而用硝黄，一医为治痞块而用攻克，一医为治眼疔而用寒凉，诸症不减，反加腹痛肠鸣，大便滑泄，胸膈壅闷，不思饮食，嗳气吐沫，身热怠倦，夜卧不安。季冬，汪往视，脉皆浮濡近驶。曰：误于药也。前药多系毒剂，胃中何堪？遂令弃去，更用人参四钱，黄耆二钱，白术三钱，茯苓炒、芍药各一钱，陈皮、神曲、升麻各七分，甘草、肉豆蔻各五分，煎服五帖，为之痛定。减去升麻，又服五帖，膈宽食进。减去豆蔻，再服五帖，诸症皆除。月余痞块亦散，眼疔亦消。

---

〔1〕熯　音 hàn，烘烤。

一妇瘦长面紫，每遇春末夏初，两脚生疮，脓泡根红，艰于行步，经水不调。汪诊视，脉皆濡弱而驶，两尺稍滑。曰：血热也。医用燥剂居多，故疮不瘥合。用东垣四神丹加黄檗，蜜丸服之，疮不复作。

江篁南治旃田张氏子，年二十余，因坐卧湿地，遍身发疮如血风状。医与宣热败毒祛风之剂过多，疮虽稍愈，而气血侵损多矣，身发寒热，步履艰难。秋间，舆来[1]就治，脉濡弱，不任寻按，尪瘠殊甚，腹内作膨作泻，午后发寒热，至五更汗出而退。初为滋补气血，兼扶脾清热消导，二剂膨去泻止，四服寒热退。但脾伤气虚，四肢无力，泄泻时作，乃以参、耆、归、术、陈皮、枳实、黄檗、麦冬等药出入加减，遣归，二月而愈。因以煮酒水洗手足，致疮痍复大发，脉浮细而数。初与防风通圣散二服，及与去风湿药洗之，疮痍渐瘳。继与托里健脾清热之剂，月余而安。

淞江一人，生天泡疮遍体，越数日，每泡中放出石子一个，随其泡形为之大小。

吴城一人，腰间生一疖，脓中流出蛔虫四条。医亦甚骇，耳目所未经者。疖后自愈，不致伤生。枫桥疡医龚生目睹人小腹生疖，流出蛔虫二条，俱长六七寸，后亦自愈。(《五湖漫闻》)

翻花疮

薛己治判官张承恩，内股患痈，将愈，翻出一肉如菌。薛曰：此属肝经风热血燥，当清肝热，养肝血。彼不信，乃内用降火，外用

[1] 舆来　用轿子抬来。舆，音yú，轿子。

追蚀,蚀而复翻,翻而复蚀,其肉益大,元气益虚。始信薛言,治之而痊。

一男背疮,敛如豆许,翻出肉一寸余,恪用[1]消蚀药并系法,屡去屡大,三寸许矣。用加味逍遥散三十余剂,外涂藜芦膏而消。疮口将敛,乃用八珍散,倍用参、耆、归、术,峻补而敛。

一妇人,素善怒,臂患痈,疮口出肉长二寸许。用加味逍遥散、藜芦膏而愈。后因怒,患处胀闷,遍身汗如雨。此肝经风热,风能散气而然耳。仍用前散并八珍汤而愈。

一儒者,顶患肿硬,乃用散坚行气、化痰破血之剂,肿硬愈甚,喘气发热,自汗盗汗,形体倦怠,饮食少思。薛曰:此属足三阴亏损,当滋化源。彼惑众论,乃用追蚀,患处开翻六寸许,巉岩[2]色赤,日出鲜血,三月余矣。肝脉弦洪紧实。薛用十全大补汤加麦冬、五味,五十余剂,诸症稍得,血止三四。复因怒,饮食顿少,血自涌出。此肝伤不能藏血,脾伤不能摄血。乃用补中益气为主,加五味、麦冬,饮食渐进,其血顿止。再以六味丸加五味常服,疮口渐敛。

疔疮

徐嗣伯尝闻屋中呻吟,徐曰:此疾甚重。乃往视之,见一老姥称体痛,而处处有黯黑无数。嗣伯[3]还,煮斗余汤送令服之,服

[1] 恪用　严格依法应用。
[2] 巉岩　危峻的山石,此处形容疮处凹凸不齐。巉,音 chán。
[3] 嗣伯　原作"张"一字,据《南史》卷三十二改。

讫，痛势愈甚，跳投床者无数，须臾所黯处皆拔出钉长寸许。以膏涂疮口，三日而复。云此名钉疽也。

郭氏治验云：一妇年近六十，右耳下天窗穴间（小肠）患一疔疮，其头黑靥，四边泡起，黄水时流，浑身麻木，发热谵语，时时昏沉。六脉浮洪。用乌金散汗之，就以铍针〔1〕先刺疮心，不痛，周遭再刺十余下，紫黑血出，方知疼痛。就将寸金锭子纴〔2〕入疮内，外用提疔锭子放于疮上，膏药贴护，次日汗后，精神微爽。却用破棺丹下之，病即定，其疔溃动。后用守效散贴涂，红玉锭子纴之，八日其疔自出矣。兹所谓审脉症汗下之间，治以次第如此。视〔3〕彼不察脉症，但见发热谵语，便投凉药与下，或兼以香窜之药，遂致误人者，径庭矣。

薛己治一妇，左手指患疔，麻痒，寒热恶心，左半体皆麻。脉数不时见。曰：凡疮不宜不痛，不可大痛，烦闷者不治。今作麻痒，尤其恶也。用夺命丹二服，不应。又用解毒之剂，麻痒始去，乃作肿痛。薛曰：势虽危，所喜作痛，但毒气无从而泄。乃针之，诸症顿退，又用解毒之剂而瘥。

苏庠盛原博，掌后患疔，红丝至腕，恶寒发热。势属表症，与夺命丹一服，红丝顿消。又用和解之剂，大势已退。彼又服败毒药，发渴发热，红丝仍见，脉浮大而虚。此气血受伤而然。以补中益气汤三之而愈（红丝再见而用补，亦须细审）。盖夺命既服，疮邪已散，而复用败毒之剂，是诛伐无过，失《内经》之旨矣。

---

〔1〕 铍针　针具名。《灵枢·九针论》："铍针，取法于剑锋，广二分半，长四寸，主大痈脓，两热争者也。"

〔2〕 纴　穿。

〔3〕 视　比照。

一儒者，患疔，元气素弱。薛补其气血，出脓而愈。后因劳役，疮痕作痒，乃别服败毒散一剂，以致口噤舌强，手足搐搦，痰涎上涌，自汗不止（虚症悉见）。此气血复伤而复痉也。用十全大补加附子一钱，灌服而苏。

一男子，患疔，服夺命汤，汗不止，疮不痛，热不止，便不利。此汗多亡阳而真气伤矣。用参、耆、归、术、芍、防、五味二剂，诸症悉退。惟以小便不利为忧，薛曰：汗出不利小便，汗止则阳气复而自利矣。仍用前药去防风，加麦冬，倍用黄芩、当归，四剂而便行，疮溃而愈。

一老妇，手大指患疔，为人针破，出鲜血，手背俱肿，半体俱痛，神思昏愦，五日矣。用活命饮二剂，始知痛在手。疮势虽恶，元气复伤，不宜大攻。用大补汤及活命饮各一剂，外用隔蒜灸，喜其手指皆赤肿而出毒水。又各一剂，赤肿渐溃，又用托里药而瘥。

表甥居富，右手小指患疔，色紫。或云小疮，针刺出血，敷以凉药，掌指肿三四倍，黯而不痛，神思昏愦，烦燥[1]不宁。此真气虚而邪气实也。先以夺命丹一服，活命饮二剂，稍可。薛因他往，或遍刺其手，出鲜血碗许，肿延臂腕，焮大如瓠[2]，手指肿数倍，不能溃。薛用大剂参、耆、归、术之类，及频灸遍手，而肿渐消。但大便不实，时常泄气，以元气下陷，以补中益气加骨脂、肉蔻、吴茱、五味，大便实而气不泄。又日以人参五钱，麦冬三钱，五味二钱，水煎，代茶饮之，又用大补药五十余剂而渐愈。此症初若不用解毒之剂，后不用大补之药，欲生也难矣。

一人年二十，唇患疔，四日矣，有紫脉自疮延至口内，将及于

〔1〕烦燥　烦躁。燥，心焦急。
〔2〕瓠　瓠瓜，与葫芦同类。

喉。薛曰：此真气虚而邪气实也。若紫脉过喉，则难治矣。须针紫脉并疮头，出恶血以泄其毒，则可[1]。乃别用解毒之剂，头面俱肿。求治甚笃，薛曰：先日之言不诬矣。诊其脉洪数，按之如无，口内肿胀，针不能入，为砭面与唇，出黑血碗许，势虽少退，略进汤，终至不起。

都宪[2]张恒山，左足指患之，痛不可忍。急隔蒜灸三十余壮，即能行步。欲速愈，或用凉药敷贴，遂致血凝肉死，毒气复炽。再灸百壮，服活命饮，出紫血，毒才得解。脚底通溃，腐筋烂肉甚多，将愈，误用生肌药，反助其毒，元气亏损而不能愈。薛治以托里药，喜其禀实客处，三月余方愈。大凡疔患于肢节，灸法有回生之功。设投以凉剂，收敛腠理，隧道壅塞，邪气愈甚，多致不起。若毒未尽，骤用生肌，轻者反增溃烂，重者必致危亡。

琇按：与热病新愈骤用温补之误同。

一男子，足指患疔，肿焮痛赤。用隔蒜灸，人参败毒散加金银花、白芷、大黄，二剂痛止。又用十宣散加天花粉、金银花，去桂，数剂而愈。

《外科枢要》有论，宜考。

濮阳传云：万历[3]丁亥，金台有妇人以羊毛遍鬻于市，忽不见。继而都人身生泡瘤，渐大，痛死者甚众，瘤中惟有羊毛。道人传一方，以黑豆、荞麦为末，涂擦，毛落而愈。名羊毛疔。

《名医类案》卷第九终

---

〔1〕 可　痊愈。
〔2〕 都宪　对都察院长官都御史之称。
〔3〕 万历　明神宗年号，公元1573年至1620年。

卷第十

背痛　疽疮

宋户部尚书〔1〕沈诜，为人仁厚。一兵卒患背疽，乞假，亲为合药治之。时旱蝗，当致斋圜邱〔2〕，犹叮咛料理。药内用酒，恐市酤〔3〕不中用，自取酒入药服之，即愈。其法用瓜蒌子一枚，乳香、没药各一钱，甘草三钱，用醇酒九盏，临服嚼没药一块，饮此酒，极妙。（《苇航纪谈》）

罗谦甫治一人，年逾六旬，冬至后数日疽发背，五七日肿势约七寸许，痛甚。疡医曰：脓已成，可开发〔4〕矣。病者恐，不从。三日，医曰：不开恐生变症。遂以燔针开之，脓泄痛减。以开迟之故，追二日，变症果生，觉重如负石，热如焫〔5〕火，痛楚倍常。六脉沉数，按之有力，此膏粱积热之变也。邪气酷热，固宜以寒药治之，时月严寒，复有用寒远寒之戒，乃思《内经》云有假者反之，虽违其时，从证可也（琇按：脉实症实，必用凉解。舍时从症，夫复何疑）。急作清凉饮子，加川黄连一两五钱，作一服服之，利下两行，痛减七分。翌日复进前药，其证悉除，月余平复。

京师人司仲父，患背疮，若负火炭，昼夜呼叫。司仲泣于途，遇

---

〔1〕 户部尚书　户部（掌军国支计）的长官。

〔2〕 致斋圜邱　到圜邱斋戒祈天，以求去灾降福。圜邱，古时祈天的建筑。

〔3〕 酤　音 gū，一宿所酿的酒，也泛指酒。

〔4〕 开发　切开排脓。

〔5〕 焫　音 ruò，同“爇”，焚烧。

道人,曰:子何忧之深也?子当求不耕之地,遇野人粪为虫鸟所残[1],即以杖去其粪,取其下土,筛而敷之。乃如其言用之,立愈。父曰:岂[2]以冰著吾背耶?吾五脏俱寒矣。

房州虞候[3]张进,本北方人,因送郡守[4]还,逢道人,饮之酒,得其治痈疽方。文录[5]曹子病背疮,医不能疗。闻进有此方,索之。进元无手诀[6],但以成药敷之,旬日而愈。一儿五岁,鬓边生疮,继又发于脑后,症候可忧,亦以敷。进凡所用皆一种,不过三夕,二患皆平。其方但择阿胶透彻者一两,水半升煎令消,然后入虢丹一两,慢火再熬,数数搅匀,俟三五沸乃取出,摊令极冷,贮磁瓶中。用时以毛扫布疮四面而露其口,如疮未成则遍涂肿处,良久自消。切勿犯手,更无他法。一切恶疮皆可敷,不特痈疽也。(《类说》)

虞奕侍郎,背中发小疮,不悟,只以药调补,数日不疼不痒,又不滋蔓。疑之,呼外医灸二百壮,已无及。此公平生不服药,一年来唯觉时时手脚心热,疾作,不早治,又误服补药,何可久也?盖发背无补法。谚云背无好疮,但发于中正者为真发背。(《泊宅编》)

扬州名医杨吉老,其术甚著。有一士人状若有疾,厌厌[7]不聊,莫能名其为何苦。往谒之,杨曰:君热症已极,气血消铄且尽。

---

[1] 残 食后剩余。
[2] 岂 莫非。
[3] 虞候 宋时官员雇用的侍从。
[4] 郡守 对州府一级长官之称。
[5] 文录 官府中的低级文吏。
[6] 手诀 配制的处方。
[7] 厌厌 同“懨懨”,患病而精神萎靡的样子。

自此三年，当以疽死，不可为也。士人不乐而退。闻茅山观中一道士，医术通神，但不肯以技自名，未必为人致力。士人心计交切，乃衣童仆之衣，诣山拜之，愿执役左右。道士喜，留置弟子中，诲以诵经，日夕祇事[1]，颐旨如意[2]。经两月余，觉其与常隶[3]别，呼叩所从来，始再拜谢过，以实告之。道士笑曰：世岂有医不得的病？当为子脉之。又笑曰：汝便可下山，吾亦无药与汝，但日日买好梨啖一颗。如生梨已尽，则取干者泡汤饮之，仍食其滓，此疾自当平。士人归，谨如其戒。经一岁，复往扬州。杨医见之，惊其颜貌腴泽，脉息和平，谓之曰：君必遇异人，不然何以至此？士人以告。杨立具衣冠，焚香望茅山设拜，盖自咎其术之未至也。(《类编》)

程明祐治槐克胡妪，年六十，疽发背，大如盂，头如蜂窠，呕逆，咽不下。疡医药之，毒虽杀而胃寒泄。程曰：病必分阴阳虚实。胃伤于寒，令人呕逆，温补则荣卫充而气血周贯，则毒随脓出而肌肉渐生。依方投药四五剂，咽遂下，呕止，已痈溃，体渐平。

陈斗岩治王主政[4]，福建人。臂患一痈，痛甚，发咳逆十余日，水谷不下，脉伏如绝，医皆不治。陈视之，曰：此寒凉过甚，中气下陷。以四珍加姜、桂，三进而病如失，痈亦渐愈。

丹溪治一人，背痈径尺，穴深而黑。急作参耆归术膏，饮之三日，略以艾芎汤洗之，气息奄奄，然可饮食，每日作多肉馄饨，大碗与之，尽药膏五斤，馄饨三十碗，疮渐合。肉与馄饨，补气之有益者也。

---

〔1〕 祇事　恭敬事奉。祇，音 zhī，恭敬。
〔2〕 颐旨如意　仰承道士的心思，得到道士的欢心。颐旨，即“颐指”。
〔3〕 常隶　一般的奴仆。隶，奴仆。
〔4〕 主政　即主事，六部各司的属官。

一老人，背发疽径尺，已与五香、十宣散数十帖，呕逆不睡，素有淋病。急以参耆归术膏，以牛膝汤入竹沥饮之，淋止思食，尽药四斤，脓自涌出而愈。

一人发背痈疽，得内托、十宣多矣，见脓，呕逆发热（发热决非如炳火），又用嘉禾散加丁香。时天热，脉洪数有力，此溃疡尤所忌，然形气实。只与参膏、竹沥饮之，尽药十五六斤、竹百余竿而安。后不戒口味，夏月醉坐水池中，经年余，左胁旁生软块，二年后成疽，自见脉症呕逆如前，仍服参膏等而安。若与十宣，其能然乎？

一妇因得子迟，服神仙聚宝丹，背生痈，甚危。脉散大而涩。急以加减四物汤百余帖补其阴血，幸其质厚，易于收救。

一人形实色黑，背生红肿，近髀骨下痛甚。脉浮数而洪紧。正冬月，与麻黄桂枝汤加酒檗、生附子、瓜蒌子、甘草、人参、羌活、青皮、黄耆、半夏、生姜，六帖而消。

一男子，年五十余，形实色黑，背生红肿，及胛骨下痛甚，脉浮数而洪紧，食亦呕（琇按：与前案同，只多此三字）。正冬月，与麻黄桂枝汤加酒黄檗、生附子、瓜蒌子、甘草节、羌活、青皮、人参、黄芩、半夏、生姜，六帖而消。此亦内托之法也。

周评事观患背痈，疮口久不合。召疡医徐廷礼疗治，恒以托里、十宣二散与服，不效。徐谓周曰：更请盛用美来，共事料理则可，否则吾技穷矣。既而盛至，按脉用药，率与徐类，但多加人参五钱，附子稍行功耳。服后两足俱暖，自下而上。谓其子曰：今之药何神哉？顿觉神爽快。服之旬日，而宿口平复。俞子容曰：国初，吾吴中老医多见其用附子，往往治病如庖丁解牛。近医者多弃而不用，何耶？

近日则以附子为常服之品，所谓过犹不及。

一人患发背，肠胃可窥，百药不差。一医教以楸叶膏敷其外，又用云母膏作小丸子，服尽四两，不累日云母透出肤外，与楸叶膏相粘著，疮口遂平，功亦奇矣。其方：立秋日太阳未升之时采楸叶，熬为膏，敷疮疡，一切恶疮肿毒，立愈（琇按：此方简而神，疡医罕用何也），谓之楸叶膏云。（葛常之《韵语阳秋》）

《南史》曰：薛伯宗，善徙痈[1]。公孙太患发背，伯宗为气封之，徙置斋前柳树上，明日而痈消。树边倏起一瘤，如拳大，稍稍长，二十余日，瘤大脓溃烂，出黄赤汁升余，树为之痿损。

此祝由法。

一方士，尝货药淮西，值兵变，窜入深山。遇老姥，年二百许岁，自谓金亡避兵来此，元[2]完颜氏之医姥也。传以背疮方，用鲜射干一味，每用三钱，研细，温酒调服，干者为末，每服一小钱许，酒下，在上即微吐，在下即微利，功效如神，仍用膏药收口。又传寿星散，治恶疮，痛莫当者糁之不痛，不痛者知痛，大天南星一味为末。（《养生主论》）

古朴翁治一人，患背痈。有医者已为驱热拔毒，痛肿已炽，告技穷。翁诊之，曰：此易易[3]耳，无用药也。遂煎醋一碗，入盐少许，以纸数重渍塌肿上，再以铜斗盛火熨之，不数易而病如失。

---

〔1〕 徙痈　将痈疮转移到其他处所的方法，属祝由一类。
〔2〕 元　原本。
〔3〕 易易　很容易。

汪石山治一老人，患背痈，请汪诊视，脉洪缓而濡，痈肿如碗，皮肉不变，按之不甚痛，微发寒热。乃语之曰：若在髆胛经络交错皮薄骨高之处，则难矣。今肿去胛骨下掌许，乃太阳经分，尚可治。遂用黄耆五钱，当归、羌活、甘草节各一钱，先令以被盖暖，药熟热服，令微汗，寝熟，肿消一晕，五服遂安。

薛己治进士张德宏，背疽微肿微赤，饮食少思。用托里药，脓成而溃，再用大补汤之类，肉生而敛。忽寒热作呕，患处复肿，其脉浮大，按之若无，形气殊倦。薛谓之曰：此胃气虚惫，非疮毒也。彼云侵晨登厕，触秽始作。仍用补药而敛。

立斋名重一时，所治俱膏粱富贵之家，故每以温补取效。若执此法以治背疽，是痴人说梦。

王子大[1]背患疽年余，疮口甚小，色黯陷下，形气怯弱。脉浮缓而涩，此气血虚寒也。用十全大补加附子少许，数剂而元气渐复，却去附子，又三十余剂，全愈。

一妇年五十余，四月初，背当心生疽如栗大，三日渐大，根盘五寸许，不肿痛，不寒热。薛诊，其脉微而沉。曰：脉病而形不病者，忌也。实则痛，虚则痒，阴症阳症之所由分也。不发不治，溃而不敛亦不治。乃与大补阳气之剂，色白而黯，疮势如故。至十二日，薛复诊，其脉沉，疮势不起，神疲食减，小便淋涩，乃与大补气血加姜、桂二剂，疮亦不起。十五日，因怒呕泻并作，复大补药一剂，疮仍不起，薛留药二剂而去。病者昏愦不服，或劝之，省悟，依方连进七剂，十六日疮起而溃，色红而淡，脓亦如之。十九日，薛至，喜曰：疮已逾险处，但元气消铄，尚可忧。连与大补二十余剂。五月十一

[1] 王子大　原作“一人大”，据《外科枢要》卷一改。

日，病者因劳自汗，口干舌强，太阳发际脑顶俱胀，复延薛至。诊之，曰：此气血俱虚，肝胆火上炎。用补中益气汤加山栀、芍药，顿愈。但内热少睡，手足发热，不时霍热[1]，用逍遥散加山栀，热退。复用归脾汤，疮乃愈。计疮发及敛，四十二日。

内翰[2]杨皋湖，孟夏患背疽，服克伐之剂兼旬，漫肿坚硬，重如负石。隔蒜灸五十余壮，背遂轻快（先服克伐，又灸，则毒尽矣，且无壮热，故温补而愈）。乃以六君子加砂仁，二剂涎沫涌出，饮食愈少。此脾虚阳气脱陷，又用温补，反呕不食，仍用药作大剂，加附子、姜、桂，又不应，遂以参、耆各一斤，归、术、陈皮各半斤，附子一两，煎膏，服三日而尽，流涎顿止，腐肉顿溃，饮食顿进。再用姜、桂等药托里健脾，腐脱而疮愈。

此等治法，非明眼不能。

儒者顾大有，年几六旬，仲冬背疽初起，入房，患处黑死五寸许，黯晕尺余，漫肿坚硬，背如负石，发热作渴，小便频数，两耳重听，扬手露体，神思昏愦。脉沉而细，右手为甚（以脉为主症，属假阳症）。便秘二十七日，计进饮食百余碗，腹内如常。众欲通之。薛曰：所喜者此耳。急用大剂六君子加姜、附、肉桂，三剂疮始焮痛。自后空心用前药，午后以六味丸料加参、耆、归、术，五剂，复用活命饮二剂（看他先温补后解毒），针出黑血甚多，瘀脓少许，背即轻软。仍用前药，便亦通利。薛他往四日，神思复昏，疮仍黑陷，饮食不进，皆以为殒。薛以参、耆、归、术各一两，炮附子五钱，姜、桂各三钱，服之，即索饮食，并鸭子二枚。自后日进前药二剂，肉腐脓溃而愈。

---

〔1〕 霍热　突然一阵发热。霍，突然。
〔2〕 内翰　翰林学士。

少参[1]史南湖之内，夏患疽，不起发，脉大而无力，发热作渴，自汗盗汗。用参、耆大补之剂，益加手足逆冷，大便不实，喘促时呕。脉微细，按之如无，惟太冲不绝（太冲乃肝俞，在足大指本节后二寸半或一寸半。初大而无力，用补而反见虚症，并见细脉，所谓真虚。若投凉解之剂，脉必愈大搏指。此中玄机，识者有几）。仍以参、耆、归、术、茯苓、陈皮计斤许，加附子五钱，煎膏，作二服，诸症顿退，脉息顿复。翌日，疮起而溃，前药仍用四剂，后日用托里药，调理两月而愈。

操江都宪伍松月，背疮愈后大热。误为实火，用苦寒药一钟，寒热益甚，欲冷水浴身。脉浮大，按之全无。薛曰：此阳气虚浮在肌表，无根之火也。急用六君加附子，一剂即愈。

一男子，背疮不敛，焮肿发热，小便赤涩，口干体倦。脉洪数而无力。用参、耆、归、术、熟地黄、芎、芍、陈皮、麦冬、五味、炙草、肉桂补元气，引虚火，归经脉。症益甚，此药力未能及也，再剂顿退，却去肉桂，又数剂而愈。此症因前失补元气故耳。

宪副陈鲁山，年五旬，居官勤苦，劳伤元气，先口干舌燥，后至丙午仲夏，背发疽漫肿，中央色黯，四畔微赤微痛。脉举之浮大，按之微细，左寸短而右寸若无。十余日肿未全起。薛曰：此属病气，元气虚寒，当舍时从症。朝用参、耆、姜、桂、归、术、陈皮、半夏、炙草温补其阳，夕用加减八味丸滋其肝肾，各四剂而腐溃。但脓水清稀，盗汗自汗，内热晡热，脉浮而数（用补而见数浮），改用八珍汤，复发热而夜阳举。此肾虚而火妄动，仍用加减八味丸料煎服而安。又因怒动肝火，疮出鲜血二盏许。左关弦数，右关弦弱，此肝木侮

[1] 少参 明代对承宣布政使司左右参议之称。

脾，致肝不能藏血，脾不能统血也。用十全大补，兼用前药料，各二剂而血止，再用前药调理而痊。

一人仲夏疽发背，黯肿尺余，皆有小头，如铺黍状，四日矣。此真气虚而邪气实也。外用隔蒜灸，内服活命饮二剂，其邪稍退。仍纯补其气，又将生脉散代茶饮，疮邪大退。薛因他往三日，复视之，饮食不入，中央肉死，大便秘结，小便赤浊。曰：此间断补药之过也。盖中央肉死，毒气盛而脾气虚；大便不通，胃气虚而肠不能送；小便赤浊，脾土虚而火下陷。治亦难矣。急用六君加当归、柴胡、升麻，饮食渐进，大便自通，外用乌金膏涂中央三寸许，四围红肿渐消，中央黑腐渐去，乃敷当归膏，用地黄丸料与前药间服，将百剂而愈。

中翰郑朝用背疽溃，发热吐痰，饮食无味，肌肉不生，疮出鲜血。薛曰：此脾气亏损，不能摄血归源也，法当补脾。朝用不信，用消毒凉血，加恶寒呕吐，始悟其言。用六君加炮姜、半夏、茯苓，数剂诸症悉退矣。又用十全大补，疮口渐敛。后因饮食稍多，泄泻成痢。此脾胃虚寒下陷。用补中益气送四神丸而痢止，继以六君子汤而疮愈。

御医王介之之内，年四十，背疽不起，泄泻作呕，食少厥逆。脉息如无（纯是虚寒）。属阳气虚寒。用大补剂加附子、姜、桂而不应，再加附子二剂，泻愈甚。更以大附子一枚，姜、桂各三钱，参、耆、归、术各五钱，作一剂，腹内始热，呕泻乃止，手足渐温，脉息遂复。更用大补而溃，托里而敛。十年后，终患脾胃虚寒而殁。

职方王的塘，背疽溃后，小便淋沥，作渴引饮，烦热不寐，疮口焮赤如灼，时或小便自遗（溃后不寐自遗，虽焮赤，亦属无根之火）。

此肾虚之恶症。用加减八味丸加麦冬、五味，数剂而痊。

太守朱阳山，患背疽，漫肿色黯，微痛作渴，疮头数十。左尺脉数，按之有力，此肾经之症。先用活命饮二剂以杀其毒，午前以参、耆、归、术之类壮胃气，午后以加减八味丸料固肾气，喜其未用败毒之药，元气未损，故脓出肉腐而愈。

驾部[1]林汝玉，冬不衣绵，作渴饮冷，每自喜壮实。诊其脉，数大无力。薛谓至火令当发毒。不信，三月间果背热便秘，脉涩。用四物加芩、连、山栀，数剂大便始和，却去芩、连，加参、术、茯苓，二十余剂，及八味丸半斤许（琇案：此等症必舍六味而用八味），渴减六七，背热亦退，至夜背发一疽，纯用托里之剂而愈。

封君[2]袁怀雪，背疽，发热作渴。脉数无力。用四物加黄檗、知母、玄参、山栀、连翘、五味、麦冬、银花，脉症渐退，又加白芷、参、耆，腐肉悉溃。因停药且劳，热渴仍作，乃与参、耆、归、芷、炙草、山药、山萸、茯苓、泽泻、肉桂而安，又以六味地黄丸及十全大补而敛。

一男子，背疮出血，烦燥作渴。脉洪大，按之如无，此血脱发燥。用当归补血汤二剂，又以八珍加黄耆、山栀，不数剂而愈。

一妇人，背疮溃后，吐鲜血三碗许。薛用独参汤而血止，用四君、熟地、芎、归，疮愈。此血脱之症，当补其气，使阳生阴长。若用降火凉血沉阴之剂，则脾胃生气复伤，不惟血不归源，而死无疑矣。

---

〔1〕 驾部　对兵部官员之称。
〔2〕 封君　对有封地和爵位者之称。

都宪周宏岗，在南京刷卷[1]时，背患疽，肿而不溃。脉大而浮，此阳气虚弱，邪气壅滞。用托里消毒散，溃而色欠红活。此气血俱虚也，用托里散，倍用参、耆，反内热作渴，脉洪大鼓指（溃而脉洪大鼓指，所谓阴盛格阳），用前散加肉桂，脉症顿退，仍用托里而愈。若误为热毒而用寒凉，则殆矣。

太仆王的塘，初起大劳，又用十宣散之类，加喘渴内热。脉大无力，此阳气自伤，不能升举，下陷于阴分而为内热。以补中益气加酒炒芍药、麦冬、五味，治之而愈。

秋官高竹真患之，色黯坚硬，重如负石，神思昏愦。遂以蒜杵烂，置疮头，以艾如钱大，灸二十余壮，竟不知。又以蒜随摊黯处，以艾铺蒜上灸，亦不知。乃著肉灸，良久方知，再灸方痛（灸法可师），内用大温补剂而起。

上舍张克恭，涂贴寒凉，及服败毒之类，遍身作痛，欲呕少食，晡热内热，恶寒憎寒。薛曰：遍身作痛，荣卫虚而不能营养肉理也；欲呕少食，脾胃虚寒而不能消化饮食也；内热晡热者，阴血内虚，阳气下陷于血分也；恶寒憎寒，阳气外虚不能护卫肌肤腠理也。皆脾胃之气不足所致。治以补中益气汤，诸症悉愈，更以十全大补汤，腐肉渐溃，又以六君、芎、归，肌肉顿生。

儒者周在鲁，怀抱久郁，背患疽，宛然如一粟，有数头如黍，五日矣。肝脉弦洪，脾脉浮大，按之微细。以补中益气加桔梗、贝母，少用银花、白芷，二剂肝脉顿退，脾脉顿复，肿起色淡。乃以活命饮二剂，脓溃肿消。肝脉仍弦，此毒虽去而胃气复伤，仍用补中益气

---

〔1〕 刷卷　清查各官署处理狱讼案件有无拖延枉曲。

加半夏、茯苓而愈。夫脉纵有余，当认为不足（此句非先生不能道，亦非先生不能如此用补），故先用前汤，补脾解郁怒，则脾气既充，肝脉自退。若不审其因，遽用败毒以伐肝，非惟无以去毒，而反害之。前汤所用银花、白芷，非取其治疮，特解患者之疑耳。

上舍蔡东之，年逾五旬，患背疽，用托里之药而溃，但疮口少许久不收敛，时值仲冬，兼咳嗽不止。薛曰：疮口未敛，脾气虚也；咳嗽不止，肺气虚也。盖脾为母，肺为子，治法当补其母。一日，与蔡同会宴，见其忌食羊肉，因谓：羊肉性与人参同功，误以为毒，可乎？自是更不忌，不旬日而疮口敛，嗽亦渐愈。嗣后每岁至冬，虽常膳亦不撤，嗽亦不复发矣。

顾色泉老医，年六十有五，因盛怒，疽发于背，大如盂，四围色黑。召疡医治之，用冷药敷贴，敷已觉凉。约曰：七八日后为用刀去瘀肉。顾俟其去，曰：四围色黑，乃血滞（妙理），更加冷药，非其治也。乃更治热敷药，去旧药敷之，觉甚痒终夜，明日色鲜红，焮肿亦消，惟中起数十孔如蜂房。一日许又觉恶心作哕，视一人头如两人头，自诊曰：此虚极症也。用参、附大剂，进二服，视已正矣，不数日竟愈。

一人患肿毒溃后，不时出一细骨。用生桐油调密陀僧如膏，绢摊贴，妙。

马嗣明[1]治杨令，患背肿，以练石涂之，便瘥。作练石法：以粗黄石鹅鸭卵大，猛火烧令赤，内醇醋中自屑，频烧至石尽，取石屑

---

〔1〕 马嗣明　南北朝医家，野王（今河南沁阳）人，善脉诊及针灸，入隋后任药藏监。

曝干，捣下筛，和醋，以涂肿上，无不愈。（《北齐书》）

山阴余南桥治上虞葛通议[1]公，年九十余，患背疽。初进仙方活命饮，穿山甲（蛤粉炒黄）、甘草节、防风、真没药、赤芍、白芷各六分，当归尾、乳香各一钱，贝母、花粉、皂刺各八分，金银花、陈皮各三钱，作一服，酒煎服。继服蜡矾丸：黄蜡熔化，入细矾末等分，为丸，百沸汤下八十丸。次服忍冬丸：金银花晒干一斤，同粉草二两，共为细末，无灰酒打糊为丸，酒下八九十丸，日三服。若以金银花趁湿捣烂，水、酒各半熬成膏，丸前末，尤效。毒未溃，以麦饭石膏围之：白麦饭石二两（火煅，米醋淬十二次，水洗），白蔹二两，鹿角灰四两，三味各研极细末，用经年米醋，入砂锅内调匀如稀酱，文武火熬，以槐枝不住手搅，起鱼眼泡取出，入大瓷瓶封固，勿使尘垢，顿井水中一昼夜，先将猪蹄汤洗净，雄猪后蹄约二斤半，不用盐，井花水瓦礶煨烂其肉，取出，著盐少许，与病者下饭，其汤吹去油，以鹅翎蘸汤洗患处，以抿子涂麦饭石膏，但有红晕处尽涂遍。毒既尽，以神异膏贴之：玄参五钱（不见铁），黄耆三两，杏仁一两（去皮尖），全蛇蜕五钱（盐水洗，焙干），男乱发五钱（洗净，焙干），露蜂房一两（有蜂多者），黄丹五六两（水飞，罗细），真麻油一斤，同乱发入铜铫中，文武火熬，候发熔尽，以杏仁投入，候黑色，用布滤去渣，再后入玄参、黄耆，慢火熬一二时，取出稍冷，旋入露蜂房、蛇蜕，将槐枝急搅，却移火上，慢火熬至紫黄色，用布滤去，复入铫，乘冷投黄丹，急搅片时，又移火上熬，候油变色，滴水成珠，再熬少时，候将冷，倾入水中三日，退其火毒，取出，置器内封收待用。前药品皆临时制备，效亦随手而应，脓干肉长，百日奏功。其孙太守葛焜刻而传布，名曰《广仁编》。

此法《千金方》亦有，《本草纲目》言之甚详。有中流一壶钞本，

---

〔1〕 通议　通议大夫，文散官名。

竟挟前人之美为己有秘本，岂非欺人？

余姚史嗣元祖母，年六十余，三月，背心偏右四五分生一核如栗大，上一白头，仅如绿豆。初不为异，但痒甚，令婢磨擦，数日白头内出脓少许，痒如故，旬日满背焮肿，周回阔尺许，日夜呻吟，背若负石米，非壮妇莫能扶起。迎外科马医视之，云：毒已成，非药所能，必开刀乃可。举家犹豫不忍。马曰：譬之救焚，火在屋下，必穴其顶，否则不尽不止。若复一日，必内溃，不可为矣。不得已，从其说。马举刀，用麻扎，露刃止四分。曰：外科不得已用刀针，唯背上不宜针，缘肉薄，破其膏肓即死矣。刀亦不敢深用，但破其腐肉。举家惧甚。马举刀，纵横审视各寸许，去腐肉若鸡卵大，脓血迸流，随以米醋煎滚，用羊毛笔蘸洗之。人人惶惧，不忍视，而病者称快，且云：背上轻若干矣。马云：毒势正甚，疮口即当合，合则不可再破。即用桃枝竹，以瓦镰去其上青皮，取次层竹衣，揉擦若软绵，以香油润湿，塞在疮口，朝夕一易之，易时仍以滚醋洗。有腐肉黑色者，用竹枝摘起，剪刀剪去。乃日服十全大补之剂，又十余日方见长肉。嗣元年十四，日侍汤药，颇得其详，因述其颠末〔1〕，以仁后世，恐畏惧刀针而坐视其毙也。

武昌张启明，述其父治江西商人，背左偏中疮起，根红肿，头白点，痒甚。张取蕲艾隔蒜灸三七壮，愈而不发。此上策也。

楚梦山沈君回楚，有谢张医文〔2〕，略曰：予疽发于背，初如粟，渐如盘。先生至，以忍冬草三饮之，调剂活命有散，护心有丸，既溃，洗有法。予获更生，实先生赐也。

---

〔1〕 颠末　始末详情。
〔2〕 谢张医文　感谢张姓医生的文告。

与前余南桥治法同。

挥使〔1〕郭君，为人魁肥，右背疽发，腐溃遍体。张用刀割四围，忽败肉块下如拳，既愈。明年，左背再发，亦张活之。

袁姓者，躯肥胖，疽发于背，止红晕，遍背硬肿，无白黍米点，肉紧皮厚，若负巨石然。张云：阳中阴症，不可药。不得已，用大针寸许，入皮有声，不知痛，竟不起。

按《素问》云：痈疽不得顷时回。言不得治法，则顷刻殒命也。然痈疽之名虽多，而要不出阴阳二证而已。发于阳者为痈，为热为实；发于阴者为疽，为冷为虚。故阳发则皮薄色赤肿高，多有椒眼而痛；阴发则皮厚色淡肿硬，状如牛皮而不痛。又有阳中之阴，似热而非热，虽肿而实虚，若赤而不燥，欲痛而无脓，既浮而复消，外盛而内腐；阴中之阳，似冷而非冷，不肿而实，微赤而燥，有肿而痛，外虽不盛而内实烦闷。阳中之阴，其人多肥，肉紧而内虚；阴中之阳，其人多瘦，肉缓而内实。而又有阳变为阴者，凉剂之过也；阴变为阳者，热药之骤也。然阳变阴者，其证多，犹可返于阳，故多生；阴变而阳者，其证少，不复能为阳矣，故多死。然间有生者，必得明医调治合法，百中得一耳。痈疽有寒热虚实，皆由气郁而成，当委之明医，量人虚实，察病冷热，推其因，究其原，而后治之，则内外相应而无失误矣。

濮阳传云：凡患肿毒无名者，用长青草酒煎服，出柤，贴患处，屡验。其草四季长青，似菘菜叶，一名雪里青，一名荔枝草。

濮阳传云：有一人患对口疮，甚急，遇方士，取鹅子初出时收

〔1〕挥使　当是“指挥使”。

蛊不尽死在壳内者，用新瓦焙干，为末，以好酒调服，愈。

痈疽

齐王侍医遂病，自炼五石服之。臣意往过之，遂谓意曰：不肖有病，幸诊遂也。臣意即诊之，告曰：公病中热。论曰：中热不溲者，不可服五石。石之为药精悍，公服之，不得数溲。亟勿服，色将发痈。遂曰：扁鹊曰：阴石以治阴病，阳石以治阳病。夫药石者，有阴阳水火之剂，故中热即为阴石柔剂治之，中寒即为阳石刚剂治之。意曰：公所论远矣。扁鹊虽言若是，然必审诊，起度量，立规矩，称权衡，合色脉表里有余不足顺逆之法，参其人动静，与息相应，乃可以论（千古明眼治法，无出于此）。论曰：阳疾处内，阴形应外者，不加悍药及镵石。夫悍药入中，则邪气辟矣，而宛气愈深。诊法曰：二阴应外，一阳接内者，不可以刚药。刚药入则动阳，阴病益衰，阳病益著，邪气流行，为重困于俞，忿发为疽。意告之后百余日，果为疽发乳上（胃热），入缺盆，死。此谓论之大体也，必有经纪。拙工有一不习，文理阴阳失矣。（《史记》）

琇按：此案已见“中热”门。

齐侍御史成，自言病头痛，臣意诊其脉，曰：君之病，恶不可言也。即出，独告成弟昌曰：此病疽也，内发于肠胃之间，后五日当痈肿，后八日呕脓死。成之病得之饮酒且内。成即如期死。所以知成之病者，臣意切其脉，得肝气。肝气浊而静，此内关之病也。《脉法》曰：脉长（胃）而弦（肝），不得代四时[1]者，其病主在于肝。和即经主病也。代则络脉有过，经主病。和者，其病得之筋髓里

[1] 不得代四时　不与季节更替相应。代，更替。

(肝肾)。其代绝而脉贲[1]者,病得之酒且内。所以知其后五日而痈肿,八日呕脓死者,切其脉时,少阳初代,代者经病,病去过人,人则去。络脉主病,当其时,少阳初关一分,故中热而脓未发也,及五分,则至少阳之界(肝心相去五分,故曰五日尽也),及八日,则呕脓死,故上二分而脓发,至界而痈肿,尽泄而死。热则上熏阳明,烂流络,流络动则脉结发,脉结发则烂解,故络交。热气已上行,至头而动,故头痛。(《史记》)

唐李勣[2]尝疾,医诊之,云:得须灰服之方止。太宗遂自剪须烧灰,赐服之,复令敷痈疮,立愈。故白乐天[3]云:剪须烧灰赐功臣[4]。

仁宗皇帝赐吕夷简[5],古人有语:髭可治疾。今朕剪髭,与卿合药,表朕意也。

一人渊疽之发于肋下,久则一窍,有声如婴儿啼。灸阳陵泉二十七壮,声止而愈。

向友正,淳熙中为江陵支使[6],摄[7]公安令。痈发于胸臆间,拯疗半岁,弗愈。尝浴罢,病甚,委顿而卧,似梦非梦,见一丈

---

[1] 脉贲　脉疾急如奔。贲,通"奔"。
[2] 李勣　唐初大臣,唐太宗贞观时封英国公,唐高宗时官至尚书左仆射、司空。
[3] 白乐天　即白居易。
[4] 剪须烧灰赐功臣　白居易《七德舞》:"翦须烧药赐功臣,李勣呜咽思杀身。"
[5] 吕夷简　北宋大臣,宋仁宗时任宰相。
[6] 支使　度支使,掌财政收支。
[7] 摄　代理。

夫，微揖而坐，传药方与之。曰：用没药、瓜蒌、乳香三味，酒煎服之。且言桃源许诊知县亦有此方，但不用瓜蒌。若用速效，宜服此。向即如所戒，不终剂而愈。后诣玉泉祷雨，瞻寿亭关王〔1〕像，盖所感梦者，因绘事于家。(《类编》)

丹溪治一人，性急味厚，尝服热燥之药，左胁一点痛。脉之，轻弦重芤，知其痛处有脓。作内疽治(明眼)，与四物汤加桔梗、香附、生姜煎，十余帖痛微，微肿如指大。令针之，少时屈身而脓出，与四物调理而安。

薛己治一儒者，患流注，发热作渴，头痛自汗。脉洪数，按之无力，此气血虚也。用十全大补加麦冬、五味治之，益甚。仍用前药，加附子一钱，四剂诸症悉退，却去附子，加肉桂，二十剂气血渐复。又因劳心，发热恶寒，饮食减少，此脾胃复伤，元气下陷，用补中益气加附子一钱，二剂热止食进，仍用大补元气而安。后因考试不利，怀抱不舒，更兼劳役，饮食日少，形气日衰，吐痰作渴，头痛恶寒，或热或止，仍用补中益气数剂，诸症渐愈，元气渐复。乃去附子，再加肉桂五分，百余剂而愈。

东侍御左胁下近腹肝胆经部分结一块，四寸许，漫肿不赤，按之即痛。薛曰：此当补脾胃。彼谓肿疡宜表散，乃服流气饮，胃气顿虚，七恶并臻。薛乃用四君加芎、归、酒炒芍药、姜、桂治之，胃气平而恶症退。乃去干姜，加黄耆，数剂疮赤微痛，又三十余剂脓成，针之，用补中益气、加减八味而愈。盖肝胆属木，因肾水虚弱，不能滋生，况肝胆之血原少，岂可复行消散？且肿疡内外皆壅，宜托里

---

〔1〕寿亭关王　即关羽。关羽生前曾封汉寿亭侯。寿，指汉寿，地名。亭，指亭侯，爵位名号。关王，宋徽宗大观间封关羽为武安王崇宁真君。

表散为主。盖先于补气，而佐以行散，非专攻之谓也。

一男子，元气素弱，臀肿硬，色不变，饮食少，将年余矣。此气虚而未能溃也。先用六君为主，加芎、归、芍药治之，元气渐复，饮食渐进，患处渐溃。更加黄耆、肉桂，并日用葱熨之法，月余脓熟，针之，以十全大补汤及附子饼灸之而愈。

一男子，胁肿一块，日久不溃，按之微痛。脉微而涩，此形症俱虚，当补不当泻。乃以人参养荣汤，及艾炒热熨患处，脓成，以火针刺之，更用豆豉饼、十全大补汤，百剂而愈。

一妇人，左臂患之，年许不溃，坚硬不痛，肉色不变，脉弱少食，月经过期，日晡益热，劳怒则痛。与参、耆、归、术、川芎、芍药、贝母、远志、香附、桔梗、丹皮、甘草，百余剂而消。

一妇人，因怒胁下肿痛，胸膈不利。脉沉滞。用方脉流气饮，数剂少愈。以小柴胡对二陈，加青皮、桔梗、贝母，数剂顿退，更以小柴胡汤对四物汤，二十余剂而瘥。

一妇人，因闪胸〔1〕肩患肿，遍身痛。遂以黑丸子，二服而痛止，以方脉流气饮，二剂而肿消，更以二陈对四物，加香附、枳壳、桔梗而全愈。

汪石山治一司训〔2〕，年近六十，长瘦色苍。赴福建考试回，病背腿痈肿，一肿愈，一肿作，小者如盏，大者如钟，继续不已，俗曰

〔1〕胸 原作"肭"，据《女科撮要》卷上改。
〔2〕司训 县学长官教谕的副职。

流注是也。医皆欲用十宣散、五香汤、托里散。汪诊之，脉皆濡弱。曰：此非前药所宜也。夫以血气既衰之年，冒暑远涉热瘴之地，劳伤形，热伤气矣。经云：邪之所凑，其气必虚。理宜滋补，使气运血行，肿不作矣。遂用大补汤减桂，倍加参、耆、归、术，佐以黄檗、黄芩、红花，服至二三十帖，视肿稍软者，用砭决去其脓，未成者果皆消释。仍服二三十帖，以防后患。

江应宿治刑部正郎昆石容公，肋下近腰软处患痈肿。外科用消毒药，既溃月余，疮口不敛，肌瘦神悴。诊得六脉缓弱无力。乃用补中益气，人参加作三钱，黄耆五钱，时值七月，少加黄檗以救肾水，麦冬、五味以滋养化源（亦可法），食进而疮敛，三十余剂而痊。

脑顶疽

东垣治一人，因饮酒太过，脉沉数，脑之下项之上有小疮，不痛不痒，谓是白疮，慢不加省，二日后觉微痛，又二日脑顶麻木，肿势外散，热毒焮发，又三日（七日矣）痛大作。一医以五香连翘汤，又一医云：此疽也。然而不可速疗，须四月可愈。果如二子言，可畏之甚也。乃请东垣视之，谈笑如平时，且谓疮固恶，可无虑耳。且膏粱之变，不当投五香。疽已七八日，当先用火攻之策，然后用药。午后用火，艾炷如二核许者攻之，至百壮乃觉痛。次为处方，云是足太阳膀胱之经，其病逆，当反治。脉中得弦紧（阴），按之洪大（阳）而数（阳中之阴），且有力，必当伏其所主而先其所因，其始则同，其终则异。可使破积，可使溃坚，使气和则已，必先岁气，毋伐天和。以时言之，可收不可汗。经病禁下（太阳经不可下），法当结者散之，咸以耎[1]之。然寒受邪（紧脉）而禁针，以诸苦寒为君，

〔1〕 耎 音 ruǎn，柔软。

为用甘寒为佐，酒热为因，用为使，以辛温和血，夫辛以散结为臣。三辛三甘，益元气而和血脉，淡渗以燥湿，扶持秋令以益气泻火，以入本经之药以和血，且为引用，既以通经以为主用。君用芩、连、黄檗（君）、生地黄、知母（佐），酒制之，本经羌活、独活、防风、藁本、防己、当归、连翘（和血散热）以解结，黄耆、人参、生甘草（补元）、陈皮（佐）、苏木、泽泻（使）、桔梗，配诸苦寒者三之一，多则滋荣气，补土也。生甘草泻肾之火，补下焦元气，人参、陈皮以补胃，苏木、当归尾去恶血，生地、归身补血，酒制汉防己除膀胱留热，泽泻助秋令，去酒之湿热，必以桔梗为舟楫，乃不下沉（此方可通治太阳经毒）。服后疽当不痛大折〔1〕，精气大旺，饮啖进，形体健，投床大鼾，日出乃寤，以手扪疮，肿减七八矣。李疑疮适透喉，遽邀视之，惊喜曰：疮平矣。不五七日，作痂而愈。东垣又曰：凡疮，皆阴中之阳、阳中之阴二证而已。我治此疮，阳药七分，阴药三分，名曰升阳益胃散，胜十宣也。老人宜之，亦名复煎散。

陈录判母，年七十余，亦冬至后脑出疽，形可瓯〔2〕面大。疡医诊视，曰：俟疮熟，以针出脓。因怒笞侍妾，疮辄内陷凹一韭叶许，面色青黄不泽，四肢逆冷，汗出身清，时复呕吐。脉极沉细而迟（温补无疑。身不热而清可想）。盖缘衰老之年，严寒之时，病中苦楚，饮食淡薄，已涤肥脓之气，独存瘦瘁之形，加之暴怒，精神愈损，故此有寒变也，病与时同。速制五香汤一剂，加丁香、附子各五钱，剂尽，疡复大发，随症调治而愈。《内经》曰凡治病必察其下，谓察时下之宜也。诸痛疮疡，皆属心火，言其常也。如疮盛形羸，邪高痛下，始热终寒，此反常也，固当察时下之宜而权治〔3〕。故曰经

〔1〕 大折　病势大为减轻。折，挫折。
〔2〕 瓯　音 ōu，杯子。
〔3〕 权治　随机从权而治。权，权变。

者常也，法者用也，医者意也，随所宜而治之，可收十全之功矣。

石山治一人，形肥色紫，年逾五十，颈项少阳之分痈肿如碗。诊之，脉浮小而滑。曰：少阳，多气少血之经，宜补。若用寻常驱热败毒之药，痈溃之后，难免他患。遂煎参耆归术膏一二斤，用茶调服无时，盖茶能引至少阳故也，旬余痈溃而起。

丹溪治一妇，年将七十，形实性急而好酒，脑生疽，才五日，脉强紧急且涩。用大黄酒煨，细切，酒拌炒，为末，又酒拌人参，炒，入姜煎调一钱重，又两时再与，得睡而上半身汗，睡觉，病已失。此内托之法也。

烺按：此案已见“疮疡”门。

一人患脑疽，面目肿闭，头焮[1]如斗。此膀胱湿热所致。以黄连消毒散二剂，次以槐花酒二碗，顿退。以指按下，肿即复起，此脓成也，于颈额肩颊各刺一孔，脓并涌出，口目始开。更以托里药加金银花、连翘，三十剂全愈。

正治法。

薛已治阁老翟石门子，耳中作痛，内服外敷皆寒凉败毒，更加项间坚硬，肉色如故，焮连于胸，寒热欲呕，饮食少思。薛视之，肿虽坚而脉滑数，此脓内溃也，虽属手三阳热毒之症，然其元气已伤，寒凉凝结，不能外溃。先用六君子汤、补中益气各二剂，调补脾胃，升发阳气，患处赤软，针出脓秽甚多，仍服数剂而愈。

一武职，河南人，年逾五十，患脑疽内溃，热渴，头面肿胀如斗，

---

〔1〕焮 音 xìn，炙烧。

胸背色焮如涂丹，烦热便秘。此表里俱实，时虽仲冬，若非苦寒之剂内疏外泄，不救。遂针周顶出脓，及用清凉饮内加大黄五钱，再用消毒散而愈。

正治。

一人脑患疽，发热口渴。医用苦寒药，脓水益多，发热益甚，面目赤色，唇舌燥烈，小便淋痛，昼夜不寐（阴虚），死在反掌。请薛治之，乃以加减八味丸料（从治）加参、耆、归、术、麦冬、甘草，煎服之，熟睡半日，觉来诸症悉退，不数剂而疮愈。薛曰：病虽愈，当固其本元。彼不经意，且不守禁，次年患中风，后患背疽而殁。

锦衣叶夫人，患脑疽，口干舌燥。内服清热，外敷寒凉，色黯不焮，胸中气噎。症属阳气虚寒。彼疑素有痰火，不受温补。薛以参、耆各五钱，姜、桂各二钱，一剂顿然肿溃，又用大补药而愈。

一妇冬患脑肿痛，热渴，用清热消毒溃之而愈。次年三月，其舌肿大，遍身发疔如紫葡萄，不计其数，手足尤多。乃脾胃受毒。各刺出黑血，服夺命丹七粒，出臭汗，疮热益甚，便秘二日，与大黄、芩、连各三钱，升麻、白术、山栀、薄荷、连翘各二钱，生草一钱，水煎三五沸，服之，大小便出臭血甚多，下体稍退。乃磨入犀角汁再服，舌本及齿缝出臭血，诸毒乃消，更以犀角地黄丸而愈。

一男子，素善怒，左项微肿，渐大如升。用地黄、补中益气而愈。

多骨疽

薛己治一男子，年将三十，上腭肿硬，年余方溃，半载未愈，内热作渴，肢体消瘦。用补中益气、六味地黄治之，元气渐复，出骨一决。仍服前药，诸症悉去，疮口亦敛。

一男子，自十四岁闪足肿痛，服流气饮，外敷寒凉，腐溃。而至十六，疮口开张，足背漫肿黯，骨黑露出，形体消瘦，盗汗不止，发热，口舌干燥。天真[1]已丧。用十全大补汤、六味地黄丸各五十余剂，元气渐复，患处渐赤，脱落骨一块，又各服五十剂，愈。

一妇人，年二十余，素清弱，左手背骨渐肿，二年后溃而脓水清稀，患处色黯，连背发肿，形体愈瘦，内热晡热，自汗盗汗，经水两月一至。朝用归脾汤，夕用逍遥散，患处并肿背频用葱熨，两月诸症渐愈，疮出一骨。仍服前药，又三月，前后用三百余剂，喜主母体恤，得愈。

瘰 疬

薛立斋治阁老杨石斋[2]子，年十七，发热作渴，日晡颊赤。脉数而虚。用补阴八珍汤五十余剂，又加参、耆、归、术为主，佐以熟地、白芍、麦冬、五味，脓水稠而肌肉生，更服必效散一剂，疬毒去而敛。

容台张美之，善怒患之，时孟春，或以为肝经有余之症，用克伐之剂，不愈。薛以为肝血不足，用六味地黄、补中益气以滋化源，至季冬而愈。此症果属肝火风热，亦因肝血不足，若主伐肝，则脾土先伤，木反克土。此症或延于胁腋，或患于胸乳，皆肝胆三焦之经也，亦当以前法治之。

---

〔1〕 天真 先天真元之气。
〔2〕 杨石斋 即杨廷和，明代大臣，字介夫，号石斋，明武宗正德间任首辅。

一儒者，缺盆间结一核。薛谓：此肝火血燥筋挛，法当滋肾水，生肝血。彼反服行气化痰，外敷南星、商陆之类，渐如覆碗。仍用前药以滋化源，间与芦荟丸以清肝火，年余元气复而肿消。

一男子，颈间结核大溃，年余不愈，又一男子鬓间一核，初如豆粒，二年渐大如桃，又一妇人左眉及发际结核，年余矣，皆与清肝火，养肝血，益元气而并愈。此症亦有大如升斗者，治以前药，无不取效。

一妇人，瘰疬久不愈，或以木旺之症，用散肿溃坚汤伐之，肿硬益甚。薛以为肝经气血亏损，当滋化源。用六味地黄丸、补中益气汤，至春而愈。此症若肝经风火暴病，元气无亏，宜用前汤（散肿溃坚）；若风木旺而自病，宜用泻青丸，虚者用地黄丸；若水不能生木，亦用此丸；若金来克木，宜补脾土，生肾水。大凡风木之病，壮脾土则木自不能克矣。若用伐肝，则脾胃先伤，而木反克土矣。

一妇患之，恐不起，致少寐，年余疬破，脓水淋漓，经水或五十日或两月余一至。误服通经丸，辗转无寐，午前恶寒，午后发热。薛以为思虑亏损脾血，用归脾汤作丸，午前以六君送下，午后以逍遥送下，两月余得寐，半载后经行如期，年余疮愈。

一妇疬溃后发热，烦燥作渴。脉大而虚。以当归补血汤六剂而寒热退，又以圣愈汤（圣愈汤：生地、熟地、川芎、归身、人参、黄耆）数剂而痊，更以八珍加贝母、远志三十余剂而敛。

一妇人，项结核，寒热头痛，胁乳胀痛，内热口苦，小便频数。症属肝火血虚。用四物加柴胡、山栀、胆草（妙方）而愈，又用加味逍遥散而安。

一妇瘰疬后遍身作痒（诸痒为虚），脉大，按而虚，以十全大补加香附治之而愈。大凡溃后，午前痒作气虚，午后痒作血虚。若作风症治之，必死。

一妇人，项核肿痛，察其气血俱实，先以必效散一服下之，更以益气养荣汤补之，三十余剂而消。常治此症，若必欲出脓但虚弱者，先用前汤，待其气血稍充，乃用必效散去其毒，仍用补药，无不效。未成脓者，灸肘尖，调经解郁，及隔蒜灸多日，稍有脓，即针之。若气血复而核不消，却服散坚之剂。月经不应，气血不损，须用必效散，其毒一下，即多服益气养荣汤，如不应，亦灸肘尖。如疮口不敛者，更用豆豉饼、琥珀膏。若气血大虚，或不慎饮食七情者，不治。然此症以气血为主，气血壮实，不用追蚀之剂，亦能自腐，但取去，使易于收敛耳。血虚而用追蚀，不惟徒治，适以取败耳。

江应宿治休宁吴氏子，年十七，患瘰疬三年矣。疡医用烂药〔1〕刀砭破取，疮口甫平即复肿，累累如贯珠，遍体疮疥，两胁肿核如桃。予诊之，微弦而数。即语之曰：肝肾虚热则生疬矣，当从本治内消（可法可师）。以柴胡、当归、连翘、黄芩、黄连、牛蒡、三棱、桔梗、花粉、红花十余剂，再与黄连、海藻、昆布、干葛、石膏、山栀、龙胆、连翘、花粉，为丸，以清其上，更令空心服六味地黄丸，以滋化源（二者兼治，药无遗憾），未尽一料，疬消疮愈，不复作矣。

鬓 疽

薛立斋治侍御朱南皋，患鬓疽，肿痛发热，日晡尤甚。此肝胆二经血虚火燥。用四物加元参、柴胡、桔梗、炙草而愈。又因劳役，

---

〔1〕 烂药　腐蚀之剂。烂，使溃烂。

发热畏寒，作渴自汗，用参、耆、归、术、炙草、陈皮、五味、麦冬、炮姜而瘥。

州守胡廷器，年七十，有少妾，患前症，肿焮作痛，头目俱胀。此肾水不足，肝胆火盛血燥。用六味丸料四剂，疮头出水而愈。二年后，七情失宜，饮食劳役，仍肿痛烦热，喘渴，脉洪大而虚，用补中益气以补脾胃，用六味地黄以补肾肝而愈。

如此症而纯用滋化源之药，非先生不能，不如江案之可法也。

附骨疽

东垣治一男子，于左大腿边近膝股内出附骨疽，不辨肉色，漫肿，皮泽坚硬，疮势甚大。其左脚[1]乃胫之髀上也，更在足厥阴肝经之分（阴包穴），少侵足太阴脾经之分（血海穴），其脉左三部细而弦，按之洪缓，微有力。用生地一钱，黄檗二分，肉桂三分，羌活五分，归梢八分，土瓜根三分，柴胡梢一钱，连翘一钱，黄耆二钱，作一服，酒一盏、水二盏煎至一盏，去滓，空心热服。

一老人，年七十，因寒湿地气，得附骨痈于左腿外侧，足少阳胆经之分（中渎穴），微侵足阳明分（阴市穴），阔六七寸，长一小尺，坚硬漫肿，不辨肉色，皮泽深，但行步作痛，以指按至骨，大痛。与药一帖，立止（照前案方），再日柔软而肿消。与内托黄耆酒煎汤，愈。

汤见《集成》。

孙彦和治一人，年逾五旬，季夏初患右臂膊肿盛，上至肩，下至手指，色变，皮肤凉。六脉沉细而微，此乃脉症俱寒，疡医莫辨。孙

---

〔1〕脚 腿。

视之，曰：此乃附骨痈。开发已迟。以燔针启之，脓清稀解。次日肘下再开之，加呃逆不绝，孙与丁香柿蒂散，两服稍缓。次日呃逆尤甚，自利，脐腹冷痛，腹满，饮食减少，时发昏愦，于左乳下黑尽处灸二七壮（《千金》妙法），又处托里温中汤，用干姜、附子、木香、沉香、茴香、羌活等分，㕮咀一两半，欲与服。或者曰：诸痛痒疮疡，皆属心火，又当盛暑之时，用干姜、附子，可乎？孙曰：法当如是。《内经》曰：脉细，皮寒，泻利前后，饮食不入，此谓五虚。况呃逆者，胃中虚寒极也。诸痛痒疮疡，皆属心火，是言其常经也。此症内外相反，须当舍时从症，非大方辛热之剂急治之，则不能愈。遂投之，诸症悉去，饮食倍进，疮势温，脓色正。复用五香散数剂，月余平复。吁！守常者，众人之见；知变者，智者之事。知常而不知变，奚以为医？

南司马〔1〕王荆山，腿肿作痛，寒热发渴，饮食如故。脉洪数而有力，此足三阳经湿热壅滞。用槟苏败毒散，一剂而寒热退，再剂而肿痛消，更用逍遥散而元气复。两月后因怒，肿痛如锥，赤晕散漫，用活命饮二剂而痛缓，又用八珍加柴胡、山栀、丹皮而痛止。复因劳役，倦怠懒食，腿重头晕，此脾胃气虚也，用补中益气加蔓荆子而安。

一膏粱酒色之人，患四日而入房，两臀硬肿，二便不通（不可为实）。肾开窍于二阴，此属肝肾亏损。用六味丸料加车前、牛膝而便利，用补中益气而肿硬消。

一上舍，内肿如锥，外色如故，面黄体倦，懒食，或呕痛。伤胃也。用六君汤以壮脾胃，更以十全大补以助其脓，针之，用前汤倍

〔1〕南司马　即南京兵部尚书。明成祖迁都北京后，以南京为留都，设六部官署。

加参、耆、芎、归、麦冬、五味、远志、贝母而疮敛。

丹溪治一壮年，骱骨疼。以风药饮酒一年，乃以防风通圣散去硝、黄，加生犀角、浮萍，与百余剂，成一疽，近皮革，脓出而愈。后五六年，其处再痛。朱曰：旧病作，无能为矣。盖发于新娶之后，多得香辣肉味。若能茹淡，远房劳，犹可生也。出脓血四五年，沿及腰背皆空，又三年而死。此纯乎病热者。

一女髀枢穴（无考）生附骨疽，在外侧廉少阳之分，始末悉用五香汤、十宣散，一日恶寒发热，膈满，犹大服五香汤，一夕喘死。此升散太多，阴血已绝，孤阳发越于上也。

一少年，天寒极劳，骱骨痛，两月后生疽，深入骨边，卧二年，取剩骨而安。此寒转热者也。

肺 痈

丹溪治一少妇，胸膺间溃一窍，脓血与口中所咳相应而出。以参、耆、当归加退热排脓等药而愈。一云此因肺痿所致。

项彦章治一人，病胸膈壅满，昏不知人。项以杏仁、薏苡之剂灌之，立苏。继以升麻、黄耆、桔梗消其脓，服之逾月，瘳。项所以知其病者，以阳明脉浮滑，阴脉不足也，浮为风而滑为血聚，始由风伤肺，故结聚客于肺。阴脉之不足，则过于宣逐也。诸气本乎肺，肺气治则出入易，菀陈除，故行其肺气而病自已。

已见前“痞满”门。

石山治一妇，年近三十，形色瘦白，素时或咳嗽一二声，月水或前或后，夏月取凉，遂咳甚，不能伏枕者月余，嗽痰中或带血，或兼脓，嗽急则吐食。医用芩、连、二陈，不效，复用参、耆等补药，病重。汪视，左脉浮滑，右脉稍弱而滑。幼伤手腕，掌不能伸，右脉似难凭矣，乃以左脉验之，恐妊兼肺痈也。遂以清肺泄肺之剂进之，三服而能著枕，痰不吐，脓不咯。惟时或恶阻，汪曰：此妊之常病也。教用薏苡仁（苡仁胎前禁用，有肺痈亦不禁，可见有病病受如此）、白术、茯苓、麦冬、黄芩、阿胶煎服，病减。月余复为诊脉，皆稍缓而浮。曰：热已减矣。但吐红太多，未免伤胃。教用四君子加陈皮、黄芩、枳壳煎服调理。妊至六月，食鸡病作，却鸡而愈。至九月，病又复作，声哑，令服童便，获安。汪曰：产后病除，乃是佳兆。病若复作，非吾所知。月足而产，脾胃病作，加泄，竟不救。

一儒者，鼻塞流涕，咳吐脓血，胸膈作胀。先用消风散、乱发灰，二服而鼻利，又用四君、芎、归及桔梗汤而愈。后因赴选劳役，咳嗽吐脓，小便滴沥，面色黄白。此脾土不能生肺金，肺金不能生肾水。用补中益气、六味地黄而愈。

一儒者，素善饮，咳痰项强，皮肤不泽。此肺痈也。盖肺系于项，故项不能转侧（非风痰而项焉能强？断之肺痈。见亦神）；肺气虚弱，故皮肤不泽。先用桔梗汤以治肺，后用八珍、补肺汤以补脾土、生肺金而痊。

一男子，吐脓血，饮食少思，胸腹胀。脾肺心脉皆洪数（洪数脉不佳），此火不能生土，土不能生金。用桔梗汤为主，佐以补中益气而愈。

一男子，不时咳嗽，作渴自汗，发热便数。彼恃知医，用清肺降火、理气渗利之剂，小便不通，面目赤色，唇裂（似火）痰壅。肺脾胃三脉浮大，按之而数，此足三阴亏损，不能相生，当滋化源，否则成痈。彼不信，仍用分利之剂，后果患肺痈，始悟其言。用桔梗汤及滋化源而愈。

一男子，面赤吐脓，发热作渴，烦躁引饮。脉洪数而无伦次，此肾火伤肝。先用加减八味丸加麦冬（妙法）大剂一钟，热渴顿止，久睡，觉而神爽索食，再剂，诸症又减六七。仍用前药，更以人参五钱，麦冬二钱五分，五味二钱，水煎代茶，日饮一剂，月余而安。此症面赤者当补脾肾，面白者当补脾肺，故用此药。

江应宿治贡士汪宾篁，患滞下赤白月余。逆予诊视，投药数剂而愈。六脉洪数不减，即告之曰：公年高，足三阴虚损，不能相生，当滋化源，否则恐生他病。与六味地黄丸加生脉散，因循半月，未及修制，遂觉右乳旁牵痛，面赤，吐痰腥臭。脉洪大浮数，按之无力。予曰：脉数，不时见，此肺痈也。次日，吐脓血甚多，投以桔梗汤加羚羊角，未应。再与升麻汤（升麻汤：升麻、桔梗、苡仁、地榆、赤芍、生甘草、丹皮、黄芩）十余剂，更以前丸滋其化源而愈。

胃 痈

薛立斋治一膏粱之人，寒热作渴，不时咳吐，口内血腥，又五日吐脓血，皮毛错纵〔1〕。用射干汤四剂，脓血已止，但气壅痰多，以甘桔汤，二三剂而愈。

一男子，用射干汤之类，乍愈，但气喘体倦，发热作渴，小便频数。用补中益气加山药、山茱萸、麦冬、五味，时仲夏，更以生脉散

〔1〕 皮毛错纵 皮肤干涩如鱼鳞状，即“肌肤甲错”。

代茶饮而愈。

一老妇，素味厚，吐脓已愈，但小便淋沥。用补中益气加麦冬、五味及加减八味丸而愈。膏粱之人，初起清胃散亦可用。

江应宿治上舍汪中宇，患喉肿，不进饮食，腹中不饥，但日饮清茶数盏。召予视之，诊得气口紧数，此胃痈也，脓已成，宜引下行(可法)。投以凉膈散，稍稍利一二度，次早吐脓血，再服射干汤，一剂即知饿，索饮食，六剂全愈。

肠　痈

丹溪治一女子，腹痛，百方不治，脉滑数，时作热，腹微急。曰：痛病，脉当沉细，今滑数，此肠痈也(妙妙)。以云母膏一两(云母膏即阳起石)，丸梧子大，以牛皮胶溶入酒中，并水下之，饷时[1]服尽，下脓血一盆而愈。

一妇以毒药去胎，后当脐右结块，块痛甚则寒热，块与脐高一寸(有形之块)，痛不可按。脉洪数。谓曰：此瘀血流溢于肠外肓膜之间，聚结为痈也。遂用补气血，行结滞，排脓之剂，三日决一锋针[2]，脓血大出，内如粪状者臭甚。病妇恐，因谓气血生肌，则内外之窍自合，不旬日而愈。

羽林[3]妇病，医者脉之，知其肠中有脓，为下之，即愈。盖寸

〔1〕饷时　一顿饭的时间。饷，进餐。

〔2〕锋针　针具名。《灵枢·九针论》："锋针，取法于絮针，筩其身，锋其末，长一寸六分，主痈热出血。"

〔3〕羽林　汉代的宫廷禁军。

口脉滑而数，滑则为实，数则为热，滑则为荣，数则为卫（脉法佳）。卫数下降，荣滑上升，荣卫相干，血为浊败，小腹痞坚，小便或涩，或时汗出，或复恶寒，脓已成。设脉迟紧，聚为瘀血，下之即愈。

沧洲治郡守李母庞〔1〕，病小腹痛。众医皆以为瘕聚，久药不效。吕诊，循其少阴脉，如刀刃之切手，胞门芤而数，知其阴中痛，痈结小肠也。告之曰：太夫人病在幽隐，不敢以闻，幸出侍人语之。乃出老妪。吕曰：苦小肠痈，以故脐下如瘕聚。今脓已成，痛迫于玉泉〔2〕，当不得前后溲，溲则痛甚。妪拜曰：诚如公言。遂用国老（甘草）、将军（大黄）为向导，麒麟竭〔3〕、琥珀之类攻之，脓自小便溃，应手愈。

虞恒德治一人，得潮热，微似疟状，小腹右边有一块，大如鸡卵，作痛，右脚不能伸缩（琇按：俗名缩脚肠痈）。一医作奔豚气，治十余日，不验。虞诊，其脉左寸芤而带涩，右寸芤而洪实（积血未成脓，故寸芤，若脓已成，则洪数），两尺两关俱洪数。曰：此大小肠之间欲作痈耳。幸脓未成，犹可治。与五香连翘汤加减与之，间以蜈蚣炙黄，酒调服之，三日愈。

儒医李生治一富家妇，有疾，诊之，曰：肠胃间有所苦耶？妇曰：肠中痛不可忍，而大便从小便出（琇按：交肠症亦如此）。医皆谓古无此症，不可治。李曰：试为筹之。若服我之药，三日当瘳。下小丸子数十粒，煎黄耆汤下之，下脓血数升而愈。其家喜，问治法。李曰：始切脉时觉芤，脉见于肠部。《脉诀》云：寸芤积血在胸

---

〔1〕 郡守李母庞　郡守李某的母亲庞氏。
〔2〕 玉泉　指阴部。
〔3〕 麒麟竭　即血竭。

中，关内逢芤肠里痛。此痛在内，所以致然。所服者乃云母膏为丸耳。切脉至此，可以言医矣。（王仲言《余话》）

薛己治一男子，里急后重，下脓胀痛。用排脓散、蜡矾丸而愈。后因劳，寒热体倦，用补中益气而安。

一妇人，小腹胀痛，小便如淋。此毒结于内。先以神效瓜蒌散，二剂少愈，更以薏苡仁汤而安。

一妇人，小腹胀痛而有块。脉芤而涩，此瘀血为患。以四物加元胡索、红花、桃仁、牛膝、木香，二剂血下而愈。

一妇人，小腹胀痛，大便秘涩，转侧有水声。脉洪数。以梅仁汤一剂，下瘀血，诸症悉退，再以薏苡汤二剂而瘥。

一妇人，脓成胀痛，小便不利。脉洪数。服太乙膏三钱，下脓甚多，胀痛顿止，以瓜蒌散、蜡矾丸及托里而安。

一妇人，产后恶露不尽，小腹作痛。服瓜子仁汤，下瘀血而瘥。凡瘀血停滞，宜急治之，缓则腐化为脓，最为难治。若流注关节，则为败症。

江汝洁治一男子，病小肠痈初起，左小腹近胁下一块如掌大甚疼。江以蜂蜜调大黄末，敷于痛处，再以生姜一大块切片，置于大黄之上，以火熨之（妙法可师），四五度痛即止，逾半月而块自消。

一人胁破，肠出臭秽。急以香油抹肠送入，即不出，又以人参、枸杞子煎汤淋之，皮自合，吃猪肾粥，十日愈。

江应宿治汪上舍之内，当脐结痛，发热恶寒。脉洪数，此肠痈也。投以仙方活命饮、五香连翘汤〔1〕、瓜蒌散，俱不应。过七日，小便间有脓血，乃制云母膏为丸，十数服而愈。可见药之对病，其验如此。

悬痈

谷道外肾之间所生痈毒，名为悬痈，医书所不载，世亦罕有知者。初发唯觉痒甚，状如松子大，渐如莲实，四十余日后始赤肿如胡桃，遂破。若破则大小便皆自此去，不治。其药用横纹大甘草一两，截长三寸许，取山涧东流水一大碗，井水、河水不可用，以甘草蘸水，文武火慢炙，不可性急，须用三时久，水尽为度，擘视甘草，水中润为透，却以无灰酒两碗煮，俟至一半，作一服，温饮之。初未便效验，二十日始消，未破者不破，可保平，虽再进无害。兴化守姚康朝正苦此痈，众医拱手〔2〕，两服而愈。

薛己治赵州守，脓多作痛，五月余矣，晡热口干，盗汗食少，体倦气短。脉浮数而无力。用补中益气加制甘草、五味、麦冬，三十余剂，食进势缓，又以六味丸料，五十余剂，脓溃疮敛。后因怒，作痛少食，胁痛发热，仍用前汤而安，喜其禀实慎疾而得愈。

江应宿治族弟应楚，在燕京患悬痈，气短咳逆，面赤，口期期〔3〕不能成语。素有痔漏，多服寒凉解毒，大伤中气，脉浮数而无力。用补中益气，一服而咳逆定，数剂而脓血溃，五十余剂而愈。

---

〔1〕 五香连翘汤 “连”字原脱，据文义补。
〔2〕 拱手 两手合于胸前，表示没有办法。
〔3〕 期期 形容口吃。

便　痈

薛立斋治一儒者，年二十，左患便痈，用托里药，溃而将愈，入房，发热作痛，右边亦作，脓水清稀，虚证悉具。脉洪大可畏。用十全大补加附子一钱，脉症顿退，继用大补汤三十剂而敛。

一儒者，肿痛便涩。用八正散清肝火，导湿热，二剂而肿痛愈。再用小柴胡加芎、归、泽泻、山栀二剂，以清肝火、补脾血而小便利。

一男子，肿痛不止。用活命饮，一剂而痛止，再剂而肿消。

一男子，痛甚发热。用前饮，一剂痛止，再以神效瓜蒌散加山栀、柴胡，二剂而消。

一男子，肿而不溃。用参、耆、归、术以补托元气，用白芷、皂角刺、柴胡、甘草以排脓清肝，数剂而溃，复以八珍加柴胡补其气血而愈。

江应宿治一男子，患便毒，两胯骱间坟起焮赤，大如鹅卵。服败毒散及消毒利药，不应。过予求治，投以知母、贝母各五钱，僵蚕、川山甲俱各炒一钱，大黄三钱（妙方），作一服，利下脓血，从大便出，痛肿减半，再剂而已。后治人皆验。大黄以强弱加减。

下　疳　疮

薛立斋治庶吉士[1]刘华甫，茎中作痛，或出白津，或小便秘

〔1〕庶吉士　科举取士时从二甲、三甲中选择年轻有潜质者入翰林院任庶吉士，经历练后授予官职。

涩。先用小柴胡加山栀、泽泻、黄连、木通、胆草、茯苓二剂，以清肝火，导湿热，诸症渐愈。因劳倦，忽寒热，用补中益气汤治之而安，又用六味丸以生肝血，滋肾水，诸症全愈。

一儒者，茎中作痒，发热倦怠，外皮浮肿，二年矣。此肝肾阴虚。用八珍加柴胡、山栀及六味丸而愈。有兼阴毛间生虫作痒，当以桃仁研烂，涂之。

一人因劳而患，焮痛寒热，体倦头疼，小便赤涩。用补中益气加车前、山栀而消。

一士人，患下疳，寒药伤胃，腐溃肿痛，日晡热甚，口干体倦，食少欲呕。先用六君加柴胡、升麻，脾胃醒而诸症退，更以补中益气加炒黑山栀，肝火退而肿痛痊。

肩痛

丹溪治一人，肩井后肿痛，身热且嗽，其肿按之不坚。此乃酒痰流结也。遂用南星、半夏、瓜蒌、葛根、芩、连、竹沥作煎饮之，烧葱根熁肿上，另用白芥子、白矾作小丸，用煎药吞二十丸，须臾痰随嗽出，半日约去三四碗而愈。

薛己治一妇，卧床十二年矣，遇回禄〔1〕，益加忧郁。甲辰三月，右肩下发一块，焮肿如瓯，中赤外白。用凉药一剂，不解。次用十宣散四剂（十宣散方：人参、黄耆、当归、甘草、白芷、川芎、桔梗、厚朴、防风、桂），加痛略红。迎徐医视之，连投参、耆、丁、桂、防风、

〔1〕 回禄　火神，此指火灾。

白芷之类，脓溃。徐云：无患矣。辞后眩晕呕逆，恶寒战栗，顶陷脓清。其夫检《外科发挥》至发背门云：若初起一头如黍，不肿不赤，烦躁便秘，四五日间生头，不计其数，疮口各含一粟，名曰莲蓬发云云。始骇为恶症。治法虽详，不谙于行。迎薛至，诊云：辛凉解散，气血两虚者忌之。连投参、耆、归、术、地黄、姜、附大剂，肿高脓稠，兼纴乌金膏，数日果腐，落筋如脂膜者数斤。仍用前剂，每服人参加至八钱，日进二服，逾二月平复。

乳 痈

天宝〔1〕中，有陇西李生，自白衣〔2〕调选桂州参军〔3〕。既至任，以热病旬余，觉左乳痛不可忍，及视之，隆若痈肿之状。即召医验其脉，医者云：脏腑无他。若臆中有物，以喙攻其乳，乳痛而痈，不可为也。又旬余病甚，一日痈溃，有一雉自左乳中突而飞出，不知所止。是夕李生卒。(《宣室志》)

一妇形脉稍实，性躁，难于后姑〔4〕，乳生隐核。以本草单味青皮汤，间以加减四物汤，加行经络之剂，治两月而安。

一后生，作劳风寒，夜热，左乳痛，有核如掌。脉细涩而数，此阴滞于阳也。询之，已得酒。遂以瓜蒌子、石膏、干葛(阳明胃经)、台芎、白芷、蜂房、生姜同研，入酒服之，四帖而安。

---

〔1〕 天宝 唐玄宗年号，公元742年至756年。
〔2〕 白衣 无功名职分的人。
〔3〕 参军 唐代州长官的属官，分掌军事。
〔4〕 后姑 丈夫的继母。姑，古时女子对丈夫母亲之称。

时康祖为广德宰，事张王[1]甚谨，后授温倅。左乳生痈，继又胸臆间结核，大如拳，坚如石，荏苒半载，百疗莫效，已而牵掣臂腋，彻于肩，痛楚特甚。亟祷王祠下，梦闻语曰：若要安，但用姜自然汁制香附服之（妙方）。觉，呼其子检本草视之，二物治证相符，访医者亦云有理。遂用香附去毛，姜汁浸一宿，为末二钱，米饮调，才数服，疮脓流出，肿硬渐消，自是获愈。（《庚志》）

薛立斋治一儒者，两乳患肿。服连翘饮，加坚硬，食少内热，胸胁作痛，日晡头痛，小便赤涩。此足三阴虚而兼郁怒，前药复损脾肺。先用六君加芎、归、柴、栀四十余剂，元气复而自溃，乃作痛恶寒，此气血虚也，用十全大补、六味地黄而愈。

封君袁阳泾，左乳内结一核，月余赤肿。此足三阴虚，兼怒气所致。用八珍加柴、栀、丹皮四剂，赤肿渐退，内核渐消，又用清肝解郁汤而愈。时当仲秋，两目连劄，肝脉微弦，此肝经火盛而风动也，更加龙胆草五分，并六味地黄丸而愈。若用清热败毒，化痰行气，鲜不误者。

一儒者，两胁作胀，两乳作痛。服流气饮、瓜蒌散，半载后左胁下结一块如核，肉色不变，劳则寒热。此郁结气伤而为患，虚而未能溃也。八物加柴胡、远志、贝母、桔梗，月余色赤作痛，脓将成矣。又服月余，针之，出脓碗许，顿然作呕，此胃气虚而有痰也，令时啖生姜，服六君子汤，呕止，加肉桂而疮愈。彼后出宰[2]，每伤劳怒，胸乳仍痛，并发寒热，服补中益气加炒山栀，愈。

---

〔1〕 张王　广德（今属安徽）祠山有张王祠，祀张王（祠山的山神）。
〔2〕 出宰　出任官职。宰，官员的通称。

一妇人，内热胁胀，两乳不时作痛，口内不时辛辣，若卧而起急则脐下牵痛。此带脉为患。用小柴胡加青皮、黄连、山栀，二剂而瘥。

一妇人，久郁，右乳内肿硬。用八珍汤加远志、贝母、柴胡、青皮，及隔蒜灸，兼服神效瓜蒌散，两月余而消。

一妇人，左乳内肿如桃，不痛不赤，发热渐瘦。用八珍加香附（生姜汁制）、远志、青皮、柴胡百余剂，又兼服神效瓜蒌散三十余剂，脓溃而愈。

一妇人，禀实性躁，怀抱久郁，左乳内结一核，按之微痛。以连翘饮子二十余剂，少退，更以八珍加青皮、香附、桔梗、贝母，二十余剂而消。

一妇人，发热作渴，至夜尤甚，两乳忽肿。肝脉洪数，乃热入血室也。用加味小柴胡汤，热止肿消。

一妇人，因怒左乳作痛，发热，表散太过，肿热益甚，用益气养荣汤数剂，热止脓成。不从用针，肿胀热渴。针，脓大泄，仍以前汤，月余始愈。此症若脓未成未破，有薄皮剥起者，用代针之剂，其脓自出。不若及时用针，不致大溃。若脓血未尽，辄用生肌，反助其邪，慎之。

一妇人，脓清肿硬，面黄食少，内热晡热，自汗盗汗，月经不行。此肝脾气血俱虚。用十全大补加远志、贝母，及补中益气，各三十余剂，外用葱熨患处，诸症寻愈。

一妇人，脓成胀痛，欲针之，不从，数日始针，出败脓三四碗许，虚证蜂起，几至危殆，用大补两月余而安。若元气虚弱，不作脓者，用益气养荣汤补之，脓成即针。若肿痛寒热，怠惰食少，或至夜热甚，用补中益气兼逍遥散补之为善。

一产妇，因乳少，服药通之，致乳房肿胀，发热作渴，以玉露散补之而愈。夫乳汁乃气血所化，在上为乳，在下为经。若冲任之脉盛，脾胃之气壮，则乳汁多而浓，衰则淡而少，所乳之子亦弱而多病。又有屡产无乳，或大便涩滞，乃亡津液也，当滋化源。

一妇人，右乳内结三核，年余不消，朝寒暮热，饮食不甘。此乳岩。以益气养荣汤百余剂，血气渐复，更以木香饼熨之，年余而消。

一妇人，年二十有五，素虚弱，多郁怒，时疫后脾胃愈虚，饮食愈少，又值气忿，右乳胁下红肿，应内作痛。用炒麦麸熨之，肿虽少散，内痛益甚，转侧胸中如物悬坠。遂与加减四物汤，内肿如鹅卵，外大如盘，胸胁背心相应而痛，夜热势甚，时治者皆以攻毒为言。薛云：此病后脾弱，而复怒伤肝，治法惟主于健脾气，平肝火，则肿自消而病自愈矣（病后治法）。惠方以八物加陈皮、黄耆、柴胡、山栀、白芷，服八剂，病减六七，去白芷，加青皮、木香、桔梗，又六剂而全愈。若用攻毒之剂，病胡能瘳？

一妇产后，忽两乳细小，下垂过小腹，痛甚。名乳悬。用芎、归各一斤，内用半斤水煎，余用烧烟，薰口鼻，二料乃效。

腹痛

吕沧洲治一小儿，十二岁，患内痈，腹胀脐凸而颇锐。医欲刺脐出脓，其母不许，请吕视之。见一僧拥炉炽炭，燃铜箸一枚烈火中，瞪目视翁，曰：此儿病痈发小肠，苟舍刺脐，无他法。吕谕之曰：脐，神阙也，针刺所当禁，矧[1]痈舍于内？惟当以汤丸攻之。苟如而[2]言，必杀是子矣。僧怒，趋而出。吕投透脓散一匕，明日，脓自气合[3]溃，继以十奇汤下万应膏丸而瘥。

薛己治给事[4]钱南郭，腹内患痈，已成而不见。欲用托里之药发之。彼用行气破血，以图内消，形体甚倦，饮食益少，患处顿陷色黯坚硬，按之不痛。仍用大补之剂，色赤肿起，脓熟针之，再用托里，肿溃，渐愈而消。

一男子，腹内作痛，腹外微肿。或欲药汗之。薛曰：肉色如故，脉数无力，此元气虚损，毒不能外发。遂与参、耆、归、术之类，数剂，渐发于外，又数剂，脓成而欲针之。彼惑于人言，用大黄、白芷、川山甲之类，引脓从便出，以致水泻不止，患处平陷，自汗盗汗，热渴不食。仍用前剂加半夏、陈皮、姜、桂，四剂形气渐复。又数剂，针去其脓，仍用补剂，幸幼未婚，故得痊也。

鸿胪苏龙溪，小腹内肿胀作痛，大小便秘结，作泻，欲饮冷。脉洪数而实。用黄连解毒散二剂，热痛顿止，二便调和，用活命饮而愈。

大司马[5]李梧山腹痛而势已成，用活命饮一剂，痛顿退，用

〔1〕 矧 何况。
〔2〕 而 你。
〔3〕 气合 经穴别名，即脐中。
〔4〕 给事 给事中，掌侍从、谏诤、补阙、拾遗、审核等事。
〔5〕 大司马 对兵部尚书之称。

托里消毒散，肿顿起，此脓将成，用托里散补其元气，自溃而愈。

锦衣掌堂刘廷器，仲夏腹患痈，溃而脓水清稀，发热作渴，腹胀作呕，饮食不入。诸医以为热毒内攻，皆用芩、连、大黄之剂，病加剧。邀薛诊，投以参、耆、姜、附等药，一剂呕止，食进而安，再用托里补剂而疮愈。

进士边云庄，腹痛恶寒，作湿痰食积治之，益甚。脉浮数。薛曰：浮数之脉，更恶寒，疽疮之症也。彼不信。旬余复请视之，左尺洪数，知内有脓矣，仍不信。至小腹肿胀，连及两臀，始悟。薛曰：脓溃臀矣，气血俱虚，何以收敛？服活命饮一钟，臀溃一孔，出脓斗许，气息奄奄，势诚可畏。用大补药一剂，神思方醒。每去后粪从疮出，且出血甚多，痛不可忍，欲求死而不可得。时小腹间若觉有物上拄，即发痓，牙关紧，不省人事，发热烦躁，脉洪大，举按皆实，省而诊之，脉仍洪大，按之如无（大则为虚，况出脓之后耶），此气血虚极。以十全大补，内用参、耆至四斤余，加附子二枚而痓止，又用大补汤，五十余剂而疮敛。

囊 痈

薛己治给事陆贞山，肿赤胀痛，小便涩滞，寒热作渴。法当清肝火，除湿毒，遂用柴胡炒黑、龙胆、吴茱炒连、当归、银花、角刺、赤芍、防风、木通、生草节，一剂，肿痛顿退三四。少加防风、木通、川芎、茯苓，作饮，下滋肾丸，热肿亦退。但内见筋一条不消，此当滋肾水，养肝血，用山茱、山药、熟地、丹皮、泽泻、五味，二剂，其筋消矣。复用补中益气加茯苓，送滋肾丸而愈。

朱京兆，患囊胀痛，彼以为疝症。夜诊其脉，数而滑，曰：此囊痈也，脓已成。服活命饮一剂，黎明而脓溃，更用补阴托里而敛。

一儒者，考试不利，一夕饮烧酒而入房不遂，至夜半寒热烦渴，小便不利，翌早囊肿胀焮痛。与除湿热、清肝火之剂。城暮闭，不得归服，翌早报云：夜来囊悉腐，玉茎下面贴囊者亦腐，如半边笔帽。仍以前药加参、耆、归、术，四剂，腐肉尽脱，睾丸悬挂。用大补气血，并涂当归膏，囊茎悉复而愈。

一男子，醉后入房，囊肿大如斗，小腹胀闷，小便淋赤，发热口渴，痰涎壅盛，命在须臾。此肾水虚弱，阴亏难降，津液浊败。用六味丸料加车前、牛膝，作饮，下滋肾丸，诸症顿退。再加五味、麦冬，二剂而愈。

腰　疽

佥宪张碧崖，腰患疽，醉而入房。脉洪数，两尺为甚。薛辞不治，将发舟，其子强留。顷间吐臭血五六碗，此肾经虚火，恶血妄行，必从齿缝出。将合肉桂等补肾制火之药，各用罐另煎熟，听用，血止，拭齿视之，果然。遂合一钟，冷服之，热渴顿止，少顷温服一钟。脉息欲脱，气息奄奄，得药则脉少复，良久仍脱。其子疑内有脓，欲针之。薛曰：必无也。乃以鹅翎管纴内，果无。次日脉脱，脚冷至膝，腹内如水，急服六君加姜、附，始温（琇按：真阴大损之病，呆用燥热，治亦未善），脓始溃，疮口将完。又患小便秘结，此因爱妾侍疾，思色以致精不出而内败茎道然也，用加减八味丸料加参、耆、白术一剂，小便虽通，疮口不敛而没[1]。

---

[1] 没　同“殁”，死亡。

一妇人，暴怒，腰肿一块，胸膈不利，时或气走作痛。与方脉流气饮（方脉流气饮：紫苏、槟榔、川芎、当归、白芍、乌药、茯苓、枳实、桔梗、生姜、半夏、青皮、枳壳、黄耆、防风、陈皮、甘草、木香、大腹、大枣），数剂而止。更以小柴胡对四物，加香附、贝母，月余而愈。

臀痈

薛己治巡抚〔1〕陈和峰，脾胃不健，常服消导之剂，左腿股及臀患肿。薛曰：此脾虚下注，非疮毒也。当用补中益气，白术倍之（白术，《本草》：消脐腹水肿胀满）。彼惑于众论，云白术溃脓，仍主散肿消毒，其肿益甚，体益倦，始悔前药。用白术一味，煎饮而消。盖白术，腐溃生肌之主药也。

一儒者，左臀患之，敷贴凉药，肿彻内股，服连翘消毒，左体皆痛。用补中益气以补脾肺，用六味丸加五味以补肝肾，股内消而臀间溃，又用十全大补而疮口敛。盖此症原属足三阴虚弱。三阴者，少阴肾、太阴脾、厥阴肝也。胆者肝之府，行人身之侧故耳。不治本而治末，未见其愈也。

一男子，漫肿〔2〕而色不变，脉滑数而无力，脓将成矣。薛欲托里而用针，彼畏针而欲内消，乃用攻伐之剂，顿加发热，恶寒自汗。用十全大补汤数剂，肿起色赤，针之，仍以大补而愈。

---

〔1〕巡抚　明代于各省设承宣布政使司、提刑按察使司、都指挥使司，称“三司”，为省级机构。明太祖洪武间曾于地方设巡抚，明宣宗宣德以后渐成制度，以巡抚节制三司，成为地方最高长官。

〔2〕漫肿　“漫”原作“慢”，据畊余堂本、鸿文书局本改。

一人年三十，脉如屋漏，如雀啄，肿硬色夭[1]，脓水清稀。此凉药复损脾气。薛用六君子加归、耆、附一钱，二剂肿溃色赤，后数剂附子五分，元气复而疮愈。

上舍患痔，外敷寒凉，内服消毒，攻溃于臀，脓水清稀，脉洪大而数，寒热作渴。薛辞不治，果殁。此三阴亏损之症。

腿痈 附腿肿

薛已治地官李北川，腿痈，内外用败毒寒凉，因痛极，刺出脓瘀，方知为痈，疮口开张，肉黯冷陷，外无肿势。此阳气虚寒，不能少敛。用豆豉饼、六君加藿香、砂仁、炮姜，饮食进而患处暖，再以十全大补汤，元气复而疮口愈。

一男子，腿肿一块，经年不消，饮食少思，强食作胀或作泻，肢体消瘦。两尺脉微细，此命门火衰，不能生土，以致脾胃虚寒。与八味丸，饮食渐进，肿患亦消。

银台郑敬斋，腿患痈疽，愈而不敛，两月矣。时薛考绩[2]京师，请治，谓薛曰：治者皆用十宣散（亦是温补剂）之类，云旬日可敛，今未应，何也？面色痿黄，脉浮大，按之微细，此脾气虚弱也。遂用补中益气加茯苓、半夏壮其脾胃，数日而疮敛。

一男子，腿患痈，因服克伐，亏损元气，不能成脓。为之托里而溃，大补而敛。但大便秘结，用十全大补，加麦冬、五味而润，月余

---

〔1〕 色夭　色泽晦暗。《素问·玉机真藏论》王冰注："夭，谓不明而恶。"
〔2〕 考绩　古时对各级官员定期进行的考察。

仍结。彼惑于人言，自服润肠丸而泻不止。用补中益气送四神丸，数服乃愈。

一男子，左腿肿痛，肉色如故，寒热恶心，饮食少思。此脾气不足而感外邪。用六君加藿香、桔梗、川芎而寒热止，又用补中益气而肿痛消。

江云：《外科枢要》仍有余症方法。

一男子，遍身生疮，似疥非疥，时或脓水淋漓，两腿为甚，肢体倦怠，作痒烦躁，年余不愈。薛作肾经虚火，用加减八味丸而痊。

一男子，腿内作痛，用渗湿化痰药，痛连臂肉，面赤吐痰，脚跟发热。曰：乃肾虚阴火上炎，当滋化源。不信，服黄檗、知母之类而殁。

一男子，腿患肿，色不变，痛不作。真气虚也。以补中益气加半夏、茯苓，为少用枳壳、木香，饮之，以香附饼熨之。彼谓气无补法，乃服流气饮，胃气愈虚，复求治。以六君加芎、归，数剂饮食少进，再用补剂月余而消。夫真气夺则虚，邪气胜则实。今真气既虚，邪气愈胜，苟不用补法，气何由而行乎？

脚跟疮

薛立斋治大尹陈汝邻，两腿酸软，足跟肿，或赤或白，或痛或痒，后破而或如无皮，或如皴裂，日晡至夜胀痛焮热。用补中益气、加减八味丸而愈。

一妇所患同前，亦用前丸及逍遥散加熟地、川芎，百剂而愈。

一男子，足跟作痛，热渴体倦，小便如淋。误用败毒散，致头痛恶寒，欲呕不食，咳嗽吐痰。薛用十全大补汤、加减八味丸，各五十余剂而愈。

一男子，足跟肿痛，发热体倦。用补中益气、六味丸而瘥。后劳役，盗汗发热，遗精，吐痰如涌，仍服前药而愈。

一男子，患前症，乃服消毒散，搽追蚀药，虚症叠出，其形骨立，自分死矣。薛用十全大补加山茱、山药，两月余而痊。

江应宿曰：足跟乃督脉发源之所，肾经所过之地。因饮食失节，起居失宜，元气亏损，足三阴所致。若漫肿寒热，或体倦少食，此脾虚下陷，宜补中益气；若晡热作痛，头目不清，此属脾虚阴火，用前汤并六味丸；若痰涎上升，或口舌生疮，属肾水干涸，用前汤并加减八味丸主之。此皆亏损之症，当滋其化源，若治其外则误矣。

漏

时康祖大夫，患心漏二十年，当胸数窍，血液长流。医皆莫能治，或云窍多则愈损，闭则虑穴他歧，当存其一二，犹为上策。坐此形神困瘁，又积苦腰痛，行则伛偻，不饮酒，虽鸡鱼蟹蛤之属皆不入口。淳熙间，通判温州，郡守韩子温见而怜之，为检《圣惠方》载腰痛一门冷热二症示之，使自择。康祖曰：某年老久羸，安敢以为热？始作寒症治疗，取一方用鹿茸者服之，逾旬痛减，更觉气宇和畅，遂一意专服，悉屏他药。洎[1]月余，腰屈复伸，无复呼痛，心漏亦愈。以告医者，皆莫能测其所以然。后九年，康祖自镇江通判

〔1〕洎　音 jì，等到。

满秩造朝[1]，访子温，则精力倍昔，饮啖无所忌。云漏愈之后，日胜一日。子温书吏[2]吴弼亦苦是疾，照方服之，浃旬而愈。其方本治腰痛，用鹿茸去毛，酥炙微黄，附子炮，去皮脐，皆二两，盐花三分为末，枣肉丸三十丸，空心酒下。(《己志》)

天圣[3]中，工部尚书忠肃公家有媪，病漏十余年。一日，有医过视之，曰：此可治也。即取活鳝一，竹针五七枚，乃掷鳝于地，鳝困屈盘，就盘以竹针贯之，覆疮，良久取视，有白虫数十如针著鳝，即钳置杯水中，蠕动如线，复覆之，又得十余枚，如是五六。医者曰：虫固未尽，然余皆小虫，请以常用药敷之。时得槟榔、黄连二味，即为散敷之，明日乃以干艾作汤，投白矾末二三钱，先洗疮口，然后敷药。盖老人血气冷，必假艾力以佐汤，而艾性亦能杀虫也。如是者再，即生肌，不逾月愈。医曰：疮一月不治则有虫，虫能蠕动，气血亦随之，故疮漏不可遽合，合则结毒，实虫所为。又曰：人每有疾，经月不痊，则必虚惫。妇人则补脾血，小儿则防惊疳，二广则并治瘴疠。由此医名大著。(《良方》)

有人脚肚上生一疮，久遂成漏，经二年，百药不效，自度必死。一村人见之，云：此鳝漏耳。但以石灰二三升，白沸汤泡，薰洗，如觉疮痒即是也。如其言，用灰汤淋洗，果痒，三两次遂干。

一妇项下忽生一块肿，渐缘至奶上肿起，莫知何病。偶用刀刺破，出清水一碗，日久疮不合。有道人见之，曰：此蚁漏耳，缘用饭误食蚁得此耳。询之，果然。道人云：此易治。但用穿山甲数片

---

[1] 满秩造朝　任期满后回朝复命。
[2] 书吏　官府中承办文书的吏员。
[3] 天圣　宋仁宗年号，公元1023年至1032年。

烧存性,灰为末,敷疮上,遂愈。盖穿山甲,蚁之畏也。

柳休祖者,善卜筮。其妻病鼠瘤,积年不瘥,垂命。休祖遂卜,得颐之复[1]。按卦合得石姓人治之,当获鼠而愈也。既而乡里有奴,姓石,能治此病。遂灸头上三处,觉佳。俄有一鼠迳前而伏,呼猫咋[2]之,视鼠头上有三灸处。妻遂瘥。(《拾遗记》)

撷扑损伤

葛可久[3],善武艺。一日,见莫猺桑弓[4],可久挽之而彀[5],归而下血,亟命其子煎大黄四两饮之。其子恶多,减其半,不下。问故,其子以实对。可久曰:少耳,亦无伤也,来年当死,今则未也。再服二两,愈。明年果卒。

松阳县民有被殴,经县验伤,翊日[6]引验,了无瘢痕。宰怪而诘之,乃仇家使人要归[7],饮以热麻油酒,卧之火烧地,觉而疼肿尽消。(《吹剑续录》)

丹溪治一老人,坠马腰痛,不可转侧。脉散大,重取则弦小而长。朱曰:恶血虽有,不可驱逐,且补接为先。用苏木、参、耆、芎、

---

〔1〕 颐之复　卦名。

〔2〕 咋　音 zé,啃咬。

〔3〕 葛可久　元代医家,名乾孙,平江路(今江苏吴县)人,撰有《十药神书》等。

〔4〕 莫猺桑弓　莫猺人的桑弓。莫猺,古族名,瑶族的先民。桑弓,桑木作的弓,亦泛指硬弓。

〔5〕 彀　音 gòu,张满弓。

〔6〕 翊日　翌日,第二天。翊,同“翌”。

〔7〕 要归　邀请至家。

归、陈皮、甘草，服半月，脉散渐收，食进。以前药调下自然铜等药，一月愈。

虞恒德治一人，因劝斗殴，眉棱骨被打破，得打伤风，头面发大肿，发热。虞适见之，以九味羌活汤取汗，外用杏仁捣烂，入白面少许，新汲水调，敷疮上，肿消热退而愈。后累试累验。

一人因结屋坠梯，折伤腰，势殊亟。梦神授以乳香饮，其方用酒浸虎骨、败龟、黄耆、牛膝、萆薢、续断、乳香七品。觉而能记，服之二旬，愈。(《已志》)

许元公，入京师赴省试，过桥坠马，右臂臼脱，路人语其仆曰：急与按入臼中，若血渍臼则难治矣。仆用其说，许已昏迷，不觉痛，遂僦[1]轿舁归邸。或曰：非录事巷[2]田马骑，不能疗此疾。急召之至，已入暮。秉烛视其面，曰：尚可治。乃施药封肿处，至中夜方苏，达旦痛止，去其封，损处已白，其青瘀乃移在臼上，自是日日易之，肿直至肩背，于是以药下之，泻黑血三升，五日复常，遂得赴试。盖用生地黄研如泥，木香为细末，以地黄膏摊纸上，糁木香末一层，又再摊地黄，贴肿上。此正治打扑伤损及一切痈肿未破，令内消云。(《类说》)

台州狱吏，悯一囚将死，颇怜顾之。囚感语曰：吾七犯死罪，苦遭讯拷，坐是肺皆损伤[3]，至于呕血。适得神方，荷君庇拊[4]

---

〔1〕 僦　音jiù，雇。
〔2〕 录事巷　“巷”字原脱，据《普济本事方》卷六补。
〔3〕 损伤　原作“控损”，据《本草纲目》卷十二改。
〔4〕 拊　通“抚”，抚慰。

之恩,持此以报。只白及一味,米饮调耳。其后陵迟[1],刽者剖其胸,见肺窍间皆白及填塞,色犹不变。洪贯闻其说,为郢州长寿宰规之赴洋州任,一卒忽苦呕血,势绝危,贯用此救之,一日即止。

一人腕折伤筋损,疼痛不可忍。或教宜用生龟。寻捕一龟,将杀。患人梦龟告言:勿相害,吾有奇方,可疗。用生地一斤切,藏瓜姜糟一斤,生姜四两切,右都炒令均热,以布裹罨[2]伤折处,冷则易之,奇效。(《本事方》)

长安石史君,尝至通衢,有从后呼其姓第[3]者,曰:吾无求于人,念汝将有难,故来救汝。出一纸卷授石,曰:有难则用之。乃治折伤内外损方书也。明年,因趋朝[4]坐马,为他马所踶[5],折足坠地,又踢一臂折。家人急合此药,且灌且裹,至半夜痛止,后手足皆坚全如未伤时。方本出《良方》。用川归、铅粉各半两,硼砂二钱,同研细,浓将苏木汁调服一大匙。损在腰以上,先食淡粥半碗,然后服药;在腰以下,即先药后食,仍频频呷苏木汁。别作糯米粥,入药末拌和,摊纸上或绢上,封裹伤处。如骨碎,用竹木夹定,仍以纸或衣物包之,其妙如神。

汀州市民陈氏,事佛甚谨,庆元[6]初出行,攧折一足,痛楚,念佛不置。夜梦一僧,拄杖持钵,告曰:接骨膏可治此。可取绿豆粉,于新铁铫内炒令真紫色,旋汲井水,调成稀膏,然后厚敷损处,

---

〔1〕 陵迟 古时一种极刑,即剐刑。
〔2〕 罨 音 yǎn,敷贴。
〔3〕 姓第 姓氏及排行。第,次第,指兄弟的排行。
〔4〕 趋朝 官员任满回朝复命。
〔5〕 踶 音 dì,(马)踢。
〔6〕 庆元 宋宁宗年号,公元 1195 年至 1200 年。

须教遍满，贴以白纸，将杉木缚定，其效如神。陈痦，如方修治用之，良愈。

绍熙〔1〕初，湖口人林四日暮骑马，颠坠，折一足，骨断，经旬痛甚。偶一道人来视，曰：续筋接骨，非败龟壳不可。林召众医议之，皆云一足所敷，多少龟壳灰可办。兹去五里许，江畔有大龟，身阔二尺，常跧伏〔2〕泥中，捕而脱其壳，烧灰敷损处，计其收功，贤〔3〕于小者，数倍也。时属昏暮，未暇往捕。半夜，邻人张翁梦乌衣人来访，自通〔4〕为江畔老龟，云林四折足，医欲杀吾取壳以疗伤，望一言救护。张谢曰：老夫何能为力？乌衣人云：只烦丈人〔5〕诣林氏，谕众医曰：往日曾有龟传一方于人而赎命者，用淹藏瓜糟罨断处，次将杉木板夹缚定。方书亦尝记载。如更增赤小豆一味，拌入糟中，然后夹板，不过三日即十全安愈。愿翁告之，后当图报。黎明，张如所戒，林与医皆喜而从之，果验。（《类编》）

崔给事，顷在泽潞与李抱真〔6〕作判官〔7〕。李相〔8〕方以球杖按球子，其军将以杖相格，乘势不能止，因伤李相，拇指并爪甲擘裂。遽索金疮药裹之，强坐，频索酒饮，至数杯，已过量而面色愈青，忍痛不止。有军吏言，取葱新折者，便入煻灰火〔9〕煨熟，剥皮擘开，其中有涕，取罨损处，仍多煨取，续续易热者。凡三易之，面

〔1〕绍熙　宋光宗年号，公元1190年至1194年。
〔2〕跧伏　即蜷伏。跧，蜷伏。
〔3〕贤　胜过。
〔4〕通　通名。
〔5〕丈人　对老年男子的尊称。
〔6〕李抱真　唐代大将，河西人，字太玄，曾任泽州刺史兼泽潞节度副使。
〔7〕判官　唐代节度使、观察使等的属官，掌文书等事。
〔8〕李相　即李抱真。李抱真曾以功加检校右仆射（相当于宰相），因称。
〔9〕煻灰火　“煻”原作“溏”，据《普济本事方》卷七改。

色却赤，斯须云已不痛。凡易十数度，用热葱并涕裹缠，遂毕席笑语。(《本事方》)

定州人崔务，坠马折足，医令取铜末和酒服之，遂痊。及亡后十余年，改葬，视其胫骨折处有铜末束之。(《朝野佥载》)

宣和中，有一国医忽承快行宣押[1]，就一佛刹医内人[2]，限目今便行。鞭马至，则寂未有人。须臾，卧轿中扶下一内人，快行送至。奉旨取军令状，限日下安痊。医诊视之，已昏死矣。问其从人，皆不知病之由。良久，有二三老内人至，下轿环泣，乃云：因蹴秋千，自空而下坠死。医者云：打扑损伤，自属外科。欲申明，又恐后时，参差不测。再视之，微觉有气。忽忆药箧中有苏合香丸，急取半两，于火上焙，去脑、麝，酒半升研化，灌之，至三更方呻吟，五更下恶血数升，调理数日，得痊。予谓正当下苏合香丸。盖从高坠下，必挟惊悸，血气错乱，此药非特逐去瘀血，而又醒气，医偶用之，遂见效。此药居家不可缺。如气逆鬼邪、殗殜[3]传尸、心痛时疾之类，皆治。《良方》载甚详，须自合为佳耳。(《本事方》)

道人詹志永，信州人，初应募为卒，隶镇江马军。二十二岁，因习骑坠马，右胫折为三段，困顿且绝。军帅命舁归营医救，凿出败骨数寸，半年稍愈，扶杖缓行，骨空处骨皆再生，独脚筋挛缩不能伸。既落军籍，沦于乞丐。经三年，遇朱道人，亦旧在辕门。问曰：汝伤未复，初何不求医？曰：穷无一文，岂堪办此？朱曰：实不费一文。但得大竹管长尺许，钻一窍，系以绳，挂腰间，每坐则置地上，举

〔1〕 快行宣押　须火速办理的官府文书。
〔2〕 内人　皇宫中人，如嫔妃等。
〔3〕 殗殜　音yèdié，劳瘵传尸。

足搓滚之，勿计时日，久当有效。如其言，两日便觉骨髓宽畅，试猛伸之，与常日差远，不两月筋悉舒，与未坠时等。予顷见丁子章，以病足，故作转轴踏脚用之，其理正同，不若此为简便。(《癸志》)

张七政，荆州人也，善治伤折。有军人损胫，张饮以药酒，破肉，去碎骨一片，大如两指，涂膏封之，数日如旧。经二年，胫忽痛。张曰：前为君所出骨寒则痛，可递觅也。果获于床下，令以汤洗，贮絮中，愈。

吴〔1〕太医治孙和〔2〕宠夫人〔3〕，常醉舞如意〔4〕，误伤邓颊，血流，娇惋弥苦。命太医合药。言得白獭髓，杂玉与虎魄〔5〕屑，当灭此痕。和以百金购得白獭，乃合膏。虎魄太多，及瘥，痕不灭，左颊有赤点如痣。(《酉阳杂俎》)

江少微治一商人，被杖皮破血流。以真麻油一斤熬滴水成珠，入黄丹飞过，再熬，试软硬，加入铅粉、黄蜡，收起，摊膏药，贴患处，血止肿消，数日而愈。

予因凿银，损破小指，肿大灌脓，亦以前膏贴上，痛止肿消，不复有脓，三日一换，三换而愈。

游让溪翁云：被廷杖〔6〕时，太医用粗纸以烧酒贴患处，手拍

---

〔1〕吴　三国时吴国，孙权所建。
〔2〕孙和　孙权第三子，曾被立为太子，后被废。
〔3〕宠夫人　《酉阳杂俎》作“邓夫人”，与下文“误伤邓颊”相应。
〔4〕如意　初为佛教用具，讲僧记经文于上，以备遗忘，后演化为一种供玩赏的吉祥器物。
〔5〕虎魄　即琥珀。
〔6〕廷杖　一种在朝廷上杖责官员的刑罚。

血消，复易之。又用热豆腐铺在紫色处，其气如蒸，其腐紫色即换，须待紫色散后转红为度，则易愈矣。

死枕愈病

《齐书》曰：徐嗣伯常有妪，患滞冷，积年不瘥。嗣伯诊之，曰：尸注也。当得死人枕煮服之，乃愈。于是往古冢中取枕，枕已一边腐缺，服之即愈。秣陵人张景，年十五，腹胀面黄，群医莫能治，以问嗣伯。此石蛔耳，极难疗，当得死人枕煮服之。依语取枕，以汤投之，得大利并蛔虫头坚如石者五升，病瘥。后沈僧翼患眼痛，又见多鬼物，以问嗣伯。嗣伯曰：邪气入肝，可觅死人枕煮服之。服竟，可埋枕于故处。如其言，又愈。王晏问之曰：三病不同，而用死人枕俱瘥，何也？曰：尸注者，鬼气伏而未起，故令人沉滞，得死人枕促之，魂气飞越，不得复附体，故尸注可瘥；石蛔者，久蛔也，医疗既僻〔1〕，蛔虫转坚，世间药不能遣，所以须鬼物驱之，然后可散，故令用此也；夫邪气入肝，故使眼痛而见魍魉〔2〕，应须邪物以钩之，故用此。气因枕去，故复埋于冢间也。

尸厥 附针验

赵简子〔3〕疾，五日不知人，大夫皆惧，于是召扁鹊。扁鹊入，视病，出，董安于〔4〕问扁鹊。扁鹊曰：血脉治也，而何怪？昔秦穆公〔5〕

---

〔1〕僻 原作“癖”，据《南史》卷三十二改。
〔2〕魍魉 鬼魅之类。
〔3〕赵简子 即赵鞅，春秋后期晋国大臣。
〔4〕董安于 赵简子的家臣。
〔5〕秦穆公 春秋中期秦国国君。

尝如此，七日而寤。寤之日，告公孙支与子舆[1]曰：我之帝所，甚乐。吾所以久者，适有所学也。帝告我：晋国且大乱，五世不安。其后将霸，未老而死。霸者之子，且令而国男女无别。公孙支书而藏之，秦策于是出。夫献公[2]之乱，文公[3]之霸，而襄公[4]败秦师于崤而归纵淫。此子之所闻。今主君之病与之同，不出三日必间，间必有言也。居二日半，简子寤，语诸大夫曰：我之帝所，甚乐。与百神游于钧天广乐[5]，九奏万舞[6]，不类三代之乐，其声动心。有一熊欲援[7]我，帝命我射之。中熊，熊死。有罴来，我又射之，中罴，罴死。帝甚喜，赐我二笥[8]，皆有副[9]。吾见儿在帝侧，帝属[10]我一翟犬[11]，曰：及而子之壮也以赐之。帝告我：晋国且世衰，七世而亡。嬴姓将大败周人于范魁之西，而亦不能有也。董安于受言，书而藏之。以扁鹊言告简子，简子赐扁鹊田四万亩。（《史记》）

扁鹊过虢。虢太子死，扁鹊至虢宫门下，问中庶子喜方者曰：太子何病？国中治穰[12]过于众事？中庶子曰：太子病血气不时，交错而不得泄，暴发于外，则为中害。精神不能止邪气，邪气蓄积而不得泄，是以阳缓而阴急，故暴厥而死。扁鹊曰：其死何如时？

---

〔1〕 公孙支与子舆　公孙支和子舆，皆为秦国大夫。
〔2〕 献公　晋献公。
〔3〕 文公　晋文公。
〔4〕 襄公　晋襄公。
〔5〕 钧天广乐　钧天和广乐，传说中天帝所居之处。
〔6〕 万舞　一种配乐的舞蹈。见《诗经·邶风·简兮》。
〔7〕 援　攀抓。
〔8〕 笥　指贮藏赵国禀受天命简策的竹箱。
〔9〕 副　副本，指贮藏简策副本的较小竹箱。
〔10〕 属　归属，此为赠送。
〔11〕 翟犬　牧羊犬之类的犬。
〔12〕 穰　通“禳”，一种驱恶消灾的祭祀。

曰：鸡鸣至今。曰：收乎？曰：未也，其死未能半日也。言臣齐勃海秦越人也。家在于郑，未尝得望精光，侍谒于前也。闻太子不幸而死，臣能生之。中庶子曰：先生得无诞之乎？何以言太子可生也？臣闻上古之时，医有俞跗，治病不以汤液醴洒，镵石挢引，案扤〔1〕毒熨，一拨见病之应。因五藏之输〔2〕，乃割皮解肌，诀〔3〕脉结筋，搦髓脑，揲肓爪幕〔4〕，湔浣肠胃，漱涤五藏，练精易形。先生之方能若是，则太子可生也；不能若是，而欲生之，曾不可以告咳婴之儿〔5〕。终日，扁鹊仰天叹曰：夫子之为方也，若以管窥天，以隙视文。越人之为方也，不待切脉望色，听声写形，言病之所在。闻病之阳，论得其阴；闻病之阴，论得其阳。病应见于大表，不出千里，决者至众，不可曲止也。子以吾言为不诚，试入诊太子，当闻其耳鸣而鼻张，循其两股，以至于阴，当尚温也。中庶子闻扁鹊之言，目眩然而不瞚，舌挢然而不下，乃以扁鹊言入报虢君。虢君闻之，大惊，出见扁鹊于中阙，曰：窃闻高义之日久矣，然未尝得拜谒于前也。先生过小国，幸而举之，偏国寡臣幸甚。有先生则活，无先生则弃捐填沟壑，长终而不得返。言未卒，因嘘唏服臆〔6〕，魂精泄横，流涕长潸，忽忽承睫，悲不能自止，容貌变更。扁鹊曰：若太子病，所谓尸蹷〔7〕者也。夫以阳入阴中，动胃繵缘〔8〕，中经维络，别下于三焦膀胱，是以阳脉下遂〔9〕，阴脉上争，会气闭而不通，阴上而阳内行，下内鼓而不起，上外绝而不为使，上有绝阳之

〔1〕 案扤　按扤，类似按摩。案，通“按”。扤，音 wù，摇动。
〔2〕 输　通“腧”，腧穴。
〔3〕 诀　通“决”，疏通。
〔4〕 幕　通“膜”，膈膜。
〔5〕 咳婴之儿　刚刚会笑的婴孩。咳，音 hái，小儿笑。
〔6〕 服臆　因悲伤而气郁结的样子。
〔7〕 蹷　通“厥”。
〔8〕 动胃繵缘　扰动胃中交相络属的脉络。繵缘，脉络绕胃。
〔9〕 遂　通“坠”。

络,下有破阴之纽,破阴绝阳之色已废,脉乱〔1〕,故形静如死状,太子未死也。夫以阳入阴支兰藏者生,以阴入阳支兰藏者死。凡此数事,皆五藏厥中之时暴作也。良工取之,拙者疑殆。扁鹊乃使弟子阳厉〔2〕针砥石,以取外三阳五会(五会,谓百会、胸会、聪会、气会、臑会也)。有间,太子苏。乃使子豹为五分之熨,以八减之齐和煮之,以更熨两胁下。太子起坐。更适阴阳,但服汤二旬而复故。故天下尽以扁鹊为能生死人。扁鹊曰:越人非能生死人,此自当生者,越人能使之起耳。(《史记》)

故济北王〔3〕阿母,自言足热而懑,臣意告曰:热厥也。则刺足心各三所,按之无出血,病旋已。病得饮酒大醉。(《史记》)

琇按:已见厥案。

菑川王〔4〕病,召臣意。诊脉,曰:厥上(厥,逆气上也)为重,头痛身热,使人烦懑。臣意即以寒水拊其头,刺足阳明脉左右各三所,病旋已。病得之沐发未干而卧。诊如前,所以厥,头热至肩。(《史记》)

程约,字孟博,婺源人,世攻医,精针法。同邑马荀仲自许齐名,约不然也。太守韩瑗尝有疾,马为右胁下针之,半入而针折。马失色,曰:是非程孟博不可。约至,乃为左胁下一针,须臾而折针出,疾亦愈。由是优劣始定。

---

〔1〕“破阴绝阳之色已废”句 《史记》卷一百零五作“破阴绝阳,色废脉乱”八字。

〔2〕厉 同“砺”,磨砺。

〔3〕济北王 西汉同姓诸侯王,封地在今山东济水之北。

〔4〕菑川王 西汉同姓诸侯王,封地在今山东淄博、寿光、青州一带。

张济，无为军人，善用针，得诀于异人，能观解人而视其经络，则无不精。因岁饥疫，人相食，凡视一百七十人，以行针，无不立验。如孕妇因仆地而腹偏左，针右手指而正。久患脱肛，针顶心而愈。伤寒反胃，呕逆累日，食不下，针眼眦，立能食。皆古今方书不著。

郭玉者，广汉洛人也。和帝时，治中贵人，时或不愈。帝乃令贵人羸服变处，一针即瘥。召问其状，玉曰：医者，意也。腠理至微，随气用巧[1]，针石之间，毫芒即乖。神存于心手之际，可解而不可言也。夫尊贵者处尊高以临臣，臣怀怖慑以承之。其为疗也，有四难焉：自任意而不用臣，一也；将身不谨，二也；骨节不强，不能使药，三也；好逸恶劳，四也。针有分寸，时或有破漏，重以恐惧之心，加以裁慎之志，臣意且犹不尽，何有于病哉？此疾所以不愈也。帝称善。

督邮[2]徐毅得病，华佗往省之。徐谓佗曰：昨使医曹吏[3]刘租针胃管[4]，讫，便苦咳嗽，谓何？佗曰：此误中肝也，五日当不救。果然。

魏时有句骊[5]客，善用针，取寸发斩为十余段，以针贯取之，言发中虚也，其妙如此。（《酉阳杂俎》）

色　诊

扁鹊过齐，齐桓侯客之。入朝见，曰：君有疾在腠理，不治将

〔1〕随气用巧　“气”原作“处”，据《后汉书》卷八十二改。
〔2〕督邮　汉代郡太守派出督察下属各县政务的属吏。
〔3〕医曹吏　西汉于各郡国所设掌管医药事务的吏员。
〔4〕胃管　胃脘。管，通“脘”。
〔5〕句骊　高句丽，也称“高丽”。

深。桓侯曰：寡人无疾。扁鹊出，桓侯谓左右曰：医之好利也，欲以不疾者为功。后五日，扁鹊复见，曰：君有疾在血脉，不治恐深。桓侯曰：寡人无疾。扁鹊出，桓侯不悦。后五日，扁鹊复见，曰：君有疾在肠胃间，不治将深。桓侯不应。扁鹊出，桓侯不悦。后五日，扁鹊复见，望见桓侯而退走。桓侯使人问其故。扁鹊曰：疾之居腠理也，汤熨之所及也；在血脉，针石之所及也；其在肠胃，酒醪之所及也；其在骨髓，虽司命无奈之何。今在骨髓，臣是以无请也。后五日，桓侯体病，使人召扁鹊。扁鹊已逃去，桓侯遂死。使圣人预知微，能使良医得早从事，则疾可已，身可活也。人之所病，病疾多；而医之所病，病道少（所病，犹疗病也）。故病有六不治：骄恣不论于理，一不治也；轻身重财，二不治也；衣食不能适，三不治也；阴阳并，藏气不定，四不治也；形羸不能服药，五不治也；信巫不信医，六不治也。有此一者，则重难治也。扁鹊名闻天下。过邯郸，闻贵妇人，即为带下医；过洛阳，闻周人爱老人，即为耳目痹医；来入咸阳，闻秦人爱小儿，即为小儿医。随俗为变。秦太医令李醯自知伎〔1〕不如扁鹊也，使人刺杀之。至今天下言脉者，由扁鹊也。（《史记》）

扁鹊见秦武王，示之病，扁鹊请除。左右曰：君之病在耳之前，目之下，除之未必已矣，将使耳不聪，目不明。扁鹊怒而投石，曰：君与知之者谋之，而与不知者败之。（《国策》）

东坡曰：士大夫多秘所患，以验医能否，使索病于溟漠之中。吾平生求医，必尽告以所患，然后诊之。故虽中医〔2〕，治吾疾常愈。吾求疾愈而已，岂以困医为事哉？

---

〔1〕 伎　通“技”。

〔2〕 中医　中等水平的医生。

宿按：望而知之谓之神，望见颜色而知其病者上也。经曰：大肉已脱，九候虽调犹死。予见儒生汪巽山，善风鉴〔1〕，断人生死祸福，无不奇中。家贫，不肯以术自售。予素慕其为人。一日，患呕血，召予诊视，叩其占五脏生死法。汪曰：脾之死色，唇之四白青如马牙（琇按：木克土也），红唇上起黑斑，譬如木朽而生菌耳，死期在半年。语未毕，呕血数口。予视其色，正合死脾之色。果如期而逝。惜乎未竟其说，后遍访，未闻相术有如汪君者。

霉　疮　附结毒漏烂

邵文泉仆者，患杨梅疮，遍体疼痛。遇友人传示一方，用胡黄连五钱，银柴胡、人参、当归、牛膝各一钱，甘草五分，作三服，每服加土茯苓、猪肉各四两，水煎服，痛止，其疮亦渐愈。

任柏峰传沈状元所得二苓化毒汤：白茯苓、土茯苓、金银花各八两，当归尾四两，紫草二两，甘草节五钱，分作十服，水、酒各半煎服。任云屡试之，辄效。

程鲁斋传霉疮，用苦参三钱，牙皂二钱，红花五分，当归二钱五分，土茯苓四两，水、酒各半煎服。

李心田传授治霉疮：用防己、苦参各一钱五分，水、酒煎服。

蔡上舍春楼云：曾一人患霉疮，取枳子黄熟时采，阴干轧碎，连皮带核炒黑存性，为细末，每服二三钱，无灰酒调下，愈。

〔1〕风鉴　相术的别称。

潘养源曾传一单方，治霉疮殊验。取兔耳草不拘多少，捣取汁一碗，对头生酒一碗，露一宿，热服，热水洗浴透，絮被罨取汗透，次取蛇梦草六瓣者，搓二丸，塞鼻孔，另搓一大丸，不住手搓，待倦卧去，拔去鼻中塞药，不过二次全愈。

江应宿治苍头[1]，患霉疮在下部，用铜绿、杏仁去皮焙熟，研如泥，涂疮上，干，加醋点。又一人用虾蟆子即蝌蚪，取入瓷瓶内，化为水，点，效。一用杏仁、胆矾、轻粉研如泥，搽（用过，效）。三方俱效。

江会川云：家僮患霉疮结毒，已屡年，肿块遍体。得方士煮酒药服之，愈。当归、牛膝各一钱，杜仲、川芎各二钱，真桑寄生、地蕨、金银花各一两，土茯苓四两，取头生酒十五斤，入药悬胎[2]，煮三炷香，置泥地上，三日后任服。

陈萤窗，患霉漏，用炉甘（煅，以黄连水淬七日）、水银各三钱，大枫子油三钱，肉须用六钱，蓖麻子油二钱，肉三钱，二物各研如泥，用白柏油四两入铜锅熬化，先入炉甘石、水银，煎数沸，再大枫、蓖麻煎数沸，以真韶粉[3]六钱收之，油纸摊，贴患处，先以葱椒水洗净，贴药，再不可洗，任其臭秽，三日一换，以好为度。

江应宿传授慈谿罗伯成黄华酒，治霉疮顽癣疥癞，不拘远近。曾在祁门治一商贩，患癣，遍身如癞，服此酒，一料全愈。方用乌梢蛇酒浸，去头尾皮骨，取净肉一两，木香、人参、川乌、川芎、白芷、花

〔1〕 苍头 奴仆。
〔2〕 入药悬胎 将药用绢帛包裹，悬于药罐中。
〔3〕 韶粉 铅粉，古时以韶州（今广东韶关）所造者佳，因称“韶粉”。

粉、麻黄、防风、天麻、朱砂、当归、金银花各三钱，白蒺藜、僵蚕、白鲜皮、连翘、苍术、荆芥、独活、羌活各二钱，沉香一钱，皂角刺、川萆薢各五钱，两头尖一钱，麝香二分，核桃肉、小红枣各四两，好头生酒十五斤，烧酒五斤，以绢袋盛，入坛悬胎，煮三炷香，取出，置泥地，过七日服之。另熬苍耳膏，每服加一匕。后以治诸顽癣疮疥积年不愈者，俱效。

程文彬治一人，杨梅结毒十余年。蜀中传一方云：轻粉毒，必须仍以轻粉引出其毒。真轻粉四分半，朱砂一分二厘，雄黄八厘，三味为细末，炼蜜为丸，金箔为衣，分作九丸，每日三丸，作三次服，三日服尽，一日鲜鱼汤送下，二日羊肉汤送下，三日鲜鸡汤送下。至四日牙肿，遍身作胀，肚中作泻，至十日其毒尽出。再服黄耆、肉桂、茯苓、甘草、当归、麦门冬、五味数服，果获全愈，永不再发。

《名医类案》卷第十终

卷第十一

经　水

太仓公治一女，病腰背痛（少阴病兼太阳），寒热（厥阴病兼少阳）。众医皆以寒热治。公诊之，曰：内寒（内寒，当作阴病解），月事不下也。即窜以药，旋下，病已。病得之欲男子不可得也。所以知其病者，诊其脉时，切之肾脉也，啬而不属。啬而不属者，其来难坚（气郁血滞而脉结），故曰月不下。肝脉弦，出左口（相火炽盛，脉乃上溢），故曰欲男子不可得也（琇按：以上《史记》本文。下所增入，只泛论无病之人，乃以弦出左口为血盛之脉，与原文相背何耶）。盖男子以精为主，妇人以血为主。男子精盛则思室，女子血盛则怀胎。夫肝，摄血者也，厥阴弦，出寸部，又上鱼际，则阴血盛可知矣。

烺按：此案已见腰痛门。

东垣治一夫人，病寒热，月事不至者数年矣，又加喘嗽。医者悉以蛤蚧、桂、附等投之。李曰：不然。夫人病阴为阳所搏，大忌温剂，以凉血和血之药服之自愈。已而果然。

一妇人，年三十岁，临经预先脐腰痛，甚则腹中亦痛，经缩二三日。以柴胡钱半，羌活一钱，丁香四分，蝎一个，当归身一钱，生地一钱，都作一服，水二盏煎至一盏，去渣，食前稍热服。

丁香，《本草》言其辛散苦降，养阴，治阴痛诸气。

一妇年三十余，因每洗浴后必用冷水淋通身，又尝大惊，遂患经来时必先小腹大痛，口吐涎水，经行后又吐水三日，其痛又倍，至六七日经水止时方住，百药不效（久病）。诊其脉，寸滑大而弦，关尺皆弦大急，尺小于关，关小于寸，所谓前大后小也（前大后小之故，恐有表邪）。遂用香附三两，半夏二两，茯苓、黄芩各一两半，枳实、元胡索、牡丹皮、人参、当归、白术、桃仁各一两，黄连七钱，川楝、远志、甘草各半两，桂三钱，吴茱萸钱半，分十五帖，入姜汁两蚬壳，热服之，后用热汤洗浴，得微汗乃已，忌当风坐卧，手足见水，并吃生冷，服三十帖全愈。半年后，因惊忧，其病复举（新发，故不用参、术），腰腹时痛，小便淋痛，心惕惕惊悸。意其表已解（冷水淋身之表），病独在里，先为灸少冲（手少阴心）、劳宫（心包络）、昆仑（膀胱）、三阴交（足太阴脾），止悸定痛，次用桃仁承气汤大下之，下后用醋香附三两，醋蓬术、当归身各一两半，醋三棱、元胡索、醋大黄、醋青皮、青木香、茴香、滑石、木通、桃仁各一两，乌药、甘草、砂仁、槟榔、苦楝各半两，木香、吴茱萸各二钱，分作二十帖，入新取牛膝湿者二钱，生姜五片，用荷叶汤煎服，愈。

一妇头痛口干，经行后身痛，腰甚痛。以生地黄一钱，白术、芍药各一钱，川芎、归身尾各五分，炒檗、炙甘草各三分。

一妇年二十余，经闭二年，食少乏力。以黄连二钱，白术钱半，陈皮、滑石各一钱，黄芩五分，木通三分，桃仁十一个，炙甘草少许。

滑伯仁治一妇，年三十，每经水将来三五日前，脐下疞痛如刀刺状，寒热交作，下如黑豆汁，既而水下，因之无娠，脉二尺沉涩欲绝，余部皆弦急。曰：此由下焦寒湿（尺沉涩属下焦寒湿）邪气搏于冲任（冲任俱奇经），冲为血海，任主胞胎，为血室，故经事将来，邪与血争而作疞痛，寒气生浊，下如豆汁，宜治下焦。遂以辛散苦温理血药为剂，令先经期十日服之，凡三次而邪去经调，是年有孕。

吕沧洲治一女在室[1]，病不月。诸医疗，皆不得其状。视之，腹大如娠，求其色脉，即怪，语之曰：汝病非有异梦，则鬼灵所凭耳。女不答，趋入卧内，密语其侍媪曰：我去夏追凉庙庑[2]下，薄暮过木神[3]，心动，是夕梦一男子如暮间所见者，即我寝，亲狎，由是感病。我惭赧，不敢以告人。医言是也。媪以告吕，吕曰：女面色乍赤乍白者，愧也；脉乍大乍小者，祟也。病因与色脉符，虽剧无苦。乃以桃仁煎，下血类豚肝者六七枚，俱有窍如鱼目，病已。

汪石山治一妇，年逾三十无子，诊视其脉近和，惟尺部觉洪滑耳。曰：子宫有热，血海不固也。其夫曰：然。每行人道[4]，经水即来。乃喻以丹溪大补丸加山茱萸、白龙骨止涩之药以治其内，再以乱发灰、白矾灰、黄连、五倍子为末以治其隐处，果愈且孕。

丹溪治一妇，年二十岁，两月经不行，忽行，小腹痛，有块，血紫色。以白芍、白术、陈皮各五钱，黄芩、川芎、木通各二钱，炙甘草少许。

一妇气滞血涩，脉不涩，经不调，或前或后，紫色，苦两大腿外臁（少阳经）麻木，有时痒，生疮，大便秘滞。以麻子仁、桃仁去皮尖、芍药各二两，生枳壳、白术、归头、威灵仙、诃子肉、生地、陈皮各五钱，大黄（治血涩）煨七钱（大黄配诃子，亦奇），为末，粥丸。

一妇年四十八岁，因有白带，口渴，月经多，初来血黑色，后来血淡，倦怠食少，脐上急。以白术钱半，红花豆大，陈皮、白芍各一

---

〔1〕 在室　尚未出嫁。
〔2〕 庙庑　庙宇堂下周围的廊屋。庑，音 wǔ。
〔3〕 木神　木雕的神像。
〔4〕 人道　房事。

钱，木通、枳壳各五分，黄芩、砂仁、炙甘草各三分，共九味煎汤，下保和丸三十粒，抑青丸二十粒。

一女年十五，脉弦而大，不数，形肥，初夏时倦怠，月经来时多。此禀受弱，气不足摄血也。以白术钱半，生耆、陈皮各一钱，人参五钱，炒檗三分。

虚而协热。

一妇年四十余，月经不调，行时腹疼，行后又有三四日淋沥，皆秽水，口渴面黄，倦怠无力。以白术一两，归身尾六钱，陈皮七钱，黄连三钱，木通二钱，生耆、黄芩各二钱，炙甘草一钱，分作八贴，下五灵脂丸四十粒，食前服。

一妇月经不匀，血紫色，来作痛，倦怠恶寒，为人性急。以青皮五分，川芎、黄芩、牡丹皮、茯苓各二钱，干姜一钱，炙甘草五分。

一妇年二十岁，月事不匀，来时先腹隐疼，血紫色，食少无力。以白术四钱，黄连、陈皮各二钱半，牡丹皮二钱，木通、黄芩、人参、茱萸各钱半，炙甘草五分，分作四帖，水二盏煎取小盏，食前服。

一妇年二十余，形肥，痞塞不食，每日卧至未[1]，饮薄粥一盏，粥后必吐水半碗，仍复卧，经不通三月矣，前番通时黑色。脉辰时寸关滑有力，午后关滑，寸则否。询之，因乘怒饮食而然。遂以白术两半，厚朴、黄连、枳实各一两，半夏、茯苓、陈皮、山楂、人参、滑石各八钱，砂仁、香附、桃仁各半两，红花二钱，分作十帖，每日服一帖，各入姜汁二蚬壳，间三日以神祐丸、神秘沉香丸微下之，至十

〔1〕未　未时，下午一时至三时。

二日吐止，食渐进，四十日平复如故。

一妇年三十余，形瘦，亦痞不食，吐水，经不通。以前药方加参、术、归为君，煎熟，入竹沥半盏，姜汁服之，但不用神祐丸下之，亦平复。或咳嗽寒热而经闭者，当于咳门湿痰条求之。（《医学纲目》）

子和治一妇人，月事不行，寒热往来，口干颊赤，喜饮，旦暮间咳一二声。诸医皆用虻虫、水蛭、干漆、硇砂、芫青、红娘子、没药、血竭之类。子和不然，曰：古方虽有此法，奈病人服之，必脐腹发痛，饮食不进。乃命止药，饮食稍进。《内经》曰：二阳之病发心脾，心受之则血不流，故不月也。既心受积热，宜抑火升水，流湿润燥，开胃进食，乃涌出痰一二升，下泄水五六行，湿水上下皆去，血气自然周流，月事不为水湿所隔，自依期而至矣。不用虻虫、水蛭有毒之药，如用之，则月经纵来，小便反闭，他证生矣。凡精血不足，宜补之以食。大忌有毒之药，偏胜而成夭阏〔1〕。

一妇人，年三十余，经水不行，寒热往来（痰能作寒热），面色痿黄（无表症），唇焦颊赤，时咳三两声。向者所服之药，黑神散、乌金丸、四物汤、烧肝散、鳖甲散、建中汤、宁肺散，针艾百计，转剧，家人意倦，不欲求治。子和悯之，先涌痰五六升，午前涌毕，午后食进，余症悉除。后三日复轻涌之，又去痰一二升，食益进，不数日又下通经散，泻讫一二升，后数日，去死皮数重，小者如麸片，大者如苇膜，不一月经水行，神气清健。

吴茭山治一妇，行经时著气恼，经过半月后，得心腹腰胁痛不可忍。医作气治，以香燥止痛之剂服之，愈不安。诊其脉，弦急不

---

〔1〕 夭阏　夭亡。阏，音è。

匀，早间行经著恼，乃瘀血作痛也。遂以四物入桃仁、红花、延胡索、莪术、青皮之类，数服血通，其患已矣。

一女子，经水过多，行后复行，面色痿黄，人倦无力。遂以归身、炒芍、熟地、川芎、荆芥、续断、煨干姜、炙甘草，数服而安。

一妇经事欲行，脐腹绞痛，临行血涩。以四物入延胡索、槟榔、青皮、香附子之类，数服痛除。

一妇行经，色淡若黄浆，心腹嘈杂（嘈杂为痰饮）。此脾胃湿痰故也。以二陈汤合四物入细辛、苍术，数服即止。

一女子，经水下如黑豆汁。此络中风热也（经如黑豆汁，络中风热，妙断。亦有下焦寒湿而经水如豆汁者，但症当寒热腹痛，尺沉涩，寸关弦。一为寒湿，一为风热，须细辨）。以四物加黄芩、川连、荆芥穗、蔓荆子（治以辛凉苦寒理血之剂），数服血清色转。

一妇经来适断，寒热往来。以小柴胡汤二服，寒热即止，继以四物汤，数服而安。

一妇经血过多，得五心烦热，日晡潮热，诸药不效。以四物加胡黄连，三服而愈。

俞子容治一妇，寡居郁结成疾，经事不行，体热如炙，忽吐血若泉涌，医用止血药，不效。俞以茅草根捣汁，浓磨沉香，服至五钱许，日以酽醋贮瓶内，火上炙，热气冲两鼻孔（外治法佳），血始得降下，吐血不复作，经事乃行。

吐血如泉，止而不效，他人必用血脱益气之说，今用降而愈，亦以寡居而经不行，气升而不降，治法甚奇。当玩体热如炙四字，盖吐血涌泉，当四肢冷，未有体热如炙者。

莫强中，一侍人久病经阻，发热咳嗽，倦怠不食，憔悴骨立。医往往作瘵疾治之，势甚危。莫曰：妇人以血为本，血荣自然有生理。因谢众医，专服四物汤。其法㕮咀，每慢火煮取清汁，带热以啜之，空腹，日三四服，两月余经通，疾如失。

潘璟〔1〕，字温叟，名医也。诊屯田郎中〔2〕张諲妻，年四十余，而天癸不至。潘察其脉，曰：明年血溃乃死。既而果然。

博按：此条已见积块门。

石山治一妇，瘦小，年二十余，经水紫色，或前或后，临行腹痛，恶寒喜热，或时感寒，腹亦作痛。脉皆细濡近滑，两尺重按略洪而滑。汪曰：血热也。或谓：恶寒如此，何谓为热？曰：热极似寒也。遂用酒煮黄连四两，香附、归身尾各二两，五灵脂一两，为末粥丸，空腹吞之而愈。

一妇经行，必泻三日，然后行。诊其脉，皆濡弱。曰：此脾虚也。脾属血属湿，经水将动，脾血已先流注血海，然后下流为经。脾血既亏，则虚而不能运行其湿。令作茯苓白术散，每服二钱，一日米饮调下二三次，月余经行不泻矣。

一妇产后，经行不止，或红或白或淡，病逾八月，面色黄白，性躁，头眩脚软。医用参耆补药，病益加；用止涩药，不效。汪诊之，

〔1〕 潘璟　宋代医家，事见宋代洪迈《夷坚志》。
〔2〕 屯田郎中　宋代工部属官，掌屯田等事。

右脉濡弱无力，左脉略洪而驶。曰：右脉弱者，非病也，左脉偏盛，遂觉右脉弱耳。宜主左脉，治以凉血之剂。遂以生地、白芍、白术各一钱，黄芩、阿胶、归身各八分，陈皮、香附、川芎、椿根皮、茯苓各六分，柴胡、甘草各五分，煎服，二十余剂而愈。

一妇年逾四十，形长色脆，病经不调。右脉浮软而大（虚），左脉虚软而小近驶（以症合脉，所以用参、术）。尝时经前作泄。今年四月，感风咳嗽，用汤洗浴汗多，因泄一月；六月复因洗浴，发疟六七次，疟虽止而神思不爽；至八月尽而经水过多，白带时下，泻泄，遂觉右脚疼痛；旧曾闪肭脚跟，今则假此延痛（阳虚不能健运），臀腿腰胁尻骨胫项左边筋皆掣痛（血凝滞而作痛）；或咳嗽一声则腰眼痛如刀扎，日轻夜重，叫号不已。幸痛稍止，饮食如常（胃气在）。今详月水过多，白带时下，日轻夜重，泻泄无时，亦属下多亡阴，宜作血虚治，然服四物止痛之剂，益甚。九月，汪复诊视，始悟此病乃合仲景所谓阳生则阴长之法矣。夫经水多，白带下，常泻泄，皆由阳虚陷下而然，命曰阳脱是也。日轻夜重，盖日阳旺而得健运之职，故血亦无凝滞之患而日故轻也，夜则阴旺而阳不得其任，失其健运之常，血亦随滞，故夜重也。遂以参、术助阳之药煎服，五七贴痛减。此亦病症之变，治法殊常，故记之。

一妇年二十一岁，六月经行，腹痛如刮，难忍求死。脉得细软而驶，尺则沉弱而近驶。汪曰：细软属湿，数则为热，尺沉属郁滞也（妙断）。以酒煮黄连半斤，炒香附六两，五灵脂半炒半生三两，归身尾二两，为末粥丸，空心汤下三四钱，服至五六料（琇按：黄连服至三斤，亦仅见此，要之后来病情，实由苦寒偏胜，救以桂附而愈）。越九年，得一子。又越四年，经行两月不断，腹中微痛，又服前丸而愈。续后经行六七日，经止则流清水，腹中微痛，又服前丸而痛亦止。又经住只有七八日，若至行时，或大行五六日，续则适来适断，或微红，或淡红，红后常流清水，小腹大痛，渐连遍身，胸背腰腿骨里皆痛，自巳（脾）至酉（肾）乃止，痛则遍身冷，热汗大出（脾肾虚而大汗出，则气虚而不能运行血滞，用桂以行瘀血，而用参补气），汗止痛减，尚能饮食，自始痛至今历十五年。前药屡服屡效，今罔效者何也？汪复诊之，脉皆洪滑无力，幸其尚有精神。汪曰：此非旧日比矣，旧乃郁热，今则虚寒（断尤妙。洪大为虚者有之，若洪滑为实，今以无力断为虚寒，可见滑而无力，亦虚症所有，不得滑宜从实治也。然必合外症、神情。然有脉滑为血聚者，不得作痰与食积断），东垣曰始为热中、终为寒中是也。经曰：脉至而从，按之不鼓，乃阴盛格阳。当作寒治。且始病时而形敛小，今则形肥大矣。医书曰瘦人血热，肥人气虚，岂可同一治耶？所可虑者，汗大泄而脉不为汗衰，血大崩而脉不为血减耳。其痛日重（投温在此）夜轻，知由阳虚不能健运，故亦凝滞而作痛。以症参脉，宜用助阳，若得脉减痛轻，方为佳兆。遂投参、耆、归、术大剂加桂、附，一帖，来早再诊，脉皆稍宁。服至二三十帖，时当二月，至五月病且愈。盖病有始终寒热之异，药有前后用舍不同，形有肥瘦壮少不等，岂可以一方而通治哉？

此症石翁先生投桂、附，人所不知，亦不能。

一妇年逾四十，形色颇实，常患产难倒生，经水不调，或时遍身骨节疼痛，食少倦怠，自汗。汪诊之，两手脉皆不应，惟右关轻按隐隐然微觉动也。疑脉出部，以指寻按经渠、列缺穴分，亦不应。甚怪之，乃叩其夫，曰：有孕时，医诊亦言无脉，后服八物汤，幸尔易产而得一子。汪曰：此由禀赋本来脉不应也，无足怪。可见天下事变出无穷，果难一一以常理测也，如《脉经》所谓，但道其常而已。两手无脉，不伤其生，又不妨于胎孕，岂《脉经》所能尽耶？脉或两手出部，或一手出部，见之多矣。两手无脉而人如故，此亦理之所无，事之大变，故记之。

一妇有病，汪诊之，右脉缓濡而弱，左手无脉，再三寻之，动于腕臂外廉，阳溪（大肠穴）、偏历之分。乃语之曰：左脉离其部位，其病难以脉知。以右脉言之，似属于脾胃不足也。尚当言其病焉。告曰：每遇经未行前，咯血数口，心嘈不安，食少懒倦。汪以四君子加山栀、陈皮、麦冬、牡丹皮煎服，数贴而安。

薛己治一妇人，发热口干，月经不调，两腿无力。服祛风渗湿之剂，腿痛体倦，二膝浮肿，经事不通。薛作肝脾肾三经血虚火燥（妙断），症名鹤膝风，用六味、八味二丸兼服，两月形体渐健，饮食渐进，膝肿渐消，不半载而痊。前症若脾肾虚寒，腿足软痛，或足膝枯细，用八味丸；若饮食过多，腿足或臀内酸胀，或浮肿作痛，用补中益气加茯苓、半夏主之。

一妇人，经候过期，发热倦怠。或用四物、黄连之类，反两月一度，且少而成块，又用峻药通之，两目如帛所蔽。薛曰：脾为诸阴之首，目为血脉之宗，此脾伤，五藏皆为失所，不能归于目矣。遂用补中益气、济生归脾二汤专主脾胃，年余寻愈。

一妇人，两眉棱痛，后及太阳，面青善怒。薛作胆经风热（妙断），用选奇汤（防风、羌活、黄芩、甘草）合逍遥散加山栀、天麻、黄耆、半夏、黄芩而愈。此症失治，多致伤目，或两耳出脓，危矣。

琇按：此案不应入经水门。

一妇人，年四十，素性急，先因饮食难化，月经不调，服理气化痰药，反肚腹膨胀，大便泄泻；又加乌药、蓬术，肚腹肿胀，小便不利；加猪苓、泽泻，痰喘气急，手足厥冷，头面肢体肿胀，指按成窟（此症今人指为不治）。脉沉细，右寸为甚（若脉洪大，又当作虚中有实治）。薛曰：此脾肺之气虚寒，不能通调水道，下输膀胱，渗泄之令不行，生化之气不运，即东垣所云水饮留积。若土之在雨中则为泥矣，得和风暖日，水湿去而阳化，自然万物生长。喜其脉相应，遂以金匮加减肾气丸料服之，小便即通，数剂肿胀消半，四肢渐温，自能转侧，又与六君加木香、肉桂、炮姜治之，全愈。后不戒七情，饮食即为泄泻，仍用前药加附子五分（博按：旧刻误香附子）而安。

一妇人，素有头晕，不时而作，月经迟而少。薛以中气虚，不能上升而头晕，不能下化而经少，用补中益气汤而愈。后因劳而仆，月经如涌，此劳伤火动，用前汤加五味子一剂服之，即愈。前症虽云亡血过多，气无所附，实因脾气亏损耳。

一妇人，年四十，劳则足跟热痛。薛以阴血虚极，急用圣愈汤而痊（生熟地、归、芎、参、耆）。后遍身搔痒，误服风药，发热抽搐，肝脉洪数。此乃肝家血虚火盛而生风。以天竺胆星为丸，用四物、麦冬、五味、芩、连、炙草、山栀、柴胡煎送而愈。

一妇人，两足发热（阴虚），日晡益甚，小便自遗，或时不利。薛以为肝热阴挺，不能约制。午前用白术、茯苓、丹皮、泽泻各五分，干山药、山茱、麦冬各一钱，熟地四钱，酒炒黑黄檗七分，知母五分，不数剂而诸症悉愈。若用分利之剂，益损真阴，必致不起。

一妇人，月事未期而至，发热自汗，服清热止汗之剂，反作渴头痛，手掉身麻。此因肝经风热。用柴胡、炒芩连、炒山栀、归、芍、生地、丹皮各一钱，参、耆、苓、术各一钱五分，川芎七分，甘草五分，二剂其汗全止，更以补中益气而愈。凡发热久者，阳气亦自病，须调补之。

一妇人，经行后劳役失调，忽然昏愦，面赤吐痰。此元气虚，火妄动。急饮童便，神思渐爽，更用参、耆各五钱，芎、归各三钱，元参、柴胡、山栀、炙甘草各一钱，一剂，又用逍遥散加五味、麦冬，稍定。但体倦面黄，此脾土真虚之色也，又以十全大补加五味、麦冬治之而愈。若投以发散之剂，祸在反掌，慎之。

一妇人，多怒，经行或数日，或半月即止，三年后淋沥无期（虚症可知），肌体倦瘦，口干内热（虚而协热），盗汗如洗，日晡热甚。用参、耆、归、术、茯神、远志、枣仁、麦冬、五味、丹皮、龙眼肉、炙草、柴胡、升麻治之（归脾、补中二方合用），获愈。此症先因怒动肝火，血热妄行，后乃脾气下陷，不能摄血归源，故用前药。若胃热亡津液而经不行，宜清胃；若心火亢甚者，宜清心；若服燥药过多者，宜养血；若病久气血衰，宜健脾胃。

一妇性善怒，产后唇肿内热。用清热败毒，唇口肿胀，日晡热甚，月水不调；用降火化痰，食少作呕，大便不实，唇出血水；用理气消导，胸膈痞满，头目不清，唇肿经闭；用清胃行血，肢体倦怠，发热烦躁，涎水涌出。欲用通经之剂。薛曰：病本七情，肝脾亏损，数行攻伐，元气益虚故耳，法当补阴益阳。遂以加味归脾汤、加味逍遥散、补中益气汤如法调治，元气渐复，唇疮亦愈。后因怒，寒热耳痛，胸膈胀闷，唇焮肿甚，此是怒动肝火而血伤，遂用四物合小柴胡加山栀，顿愈。后又怒，胁乳作胀，肚腹作痛，呕吐酸涎，饮食不入，小水不利，此是怒动肝，木克脾土，乃用补脾气、养脾血而愈。又因劳役怒气，饮食失时，发热喘渴，体倦不食，去血如崩，唇肿炽甚，此是肝经有火，脾经气虚，遂用补中益气加炒黑山栀、芍药、丹皮而愈。此症每见，但治其疮，不固其本，而死者多矣。

一妇人，停食，饱闷发热。或用人参养胃汤，益甚（以此汤送保和丸则愈）；再用木香槟榔丸，泄泻吐痰，腹中成块，饮食少思；又用二陈、黄连、厚朴之类，前症益甚，腹胀不食，月经不至。此中气亏损，用补中益气加茯苓、半夏三十余剂，脾胃健而诸症愈，又二十余剂而经自行。前症若脾虚不能消化饮食者，宜用六君子汤补而消之，虚寒者加砂仁、木香、炮姜温而补之；其食积成形者，以前药煎送保和丸（此法妙）。大抵食积痞块，症为有形，所谓邪气胜则实，真气夺则虚，惟当养正辟邪而积自除矣。虽然坚者削之（削之必以渐），客者除之，胃气未虚，或可少用，若病久虚乏者，则不宜用。

以东垣消痞丸相间服之。

一妇人，饮食后或腹胀，或吞酸。服枳术丸，吞酸益甚，饮食日少，胸膈痞满，腿内酸痛，畏见风寒；又服养胃汤一剂，腿内作痛，又二剂，腿浮肿，月经不行。此郁结所伤，脾虚湿热下注。侵晨[1]用四君、芎、归、二陈，午后以前汤送越鞠丸，饮食渐进，诸症渐愈。又用归脾、八珍二汤兼服，两月余而经行。

一妇人，月经不调，晡热内热，饮食少思，肌体消瘦，小便频数（在前）。服济阴丸（济阴丸亦不远，但专用归脾而愈者，乌知脾为太阴之经耶？然必以椒仁丸佐之），月经不行，四肢浮肿，小便不通（在后）。曰：此血分也。朝用椒仁丸，夕用归脾汤，渐愈。乃以人参丸代椒仁丸（人参丸较椒仁之药品峻毒少减），两月余将愈，专用归脾汤五十余剂而痊。

椒仁丸计十六味，见《济阴纲目》卷七“浮肿”门。

一疬妇，月经不调，小便短少（在前）。或用清热分利之剂，小便不利（在后）三月余，身面浮肿，月经不通。曰：此水分也。遂朝用葶苈丸，夕用归脾汤，渐愈，乃用人参丸间服而愈。已上二症作

[1] 侵晨 天将亮而未亮。侵，临近。

脾虚水气，用分利等药而殁者多矣。

以上二案，小便分在血在水。

一妇内热作渴，饮食少思，腹内近左初如鸡卵，渐大四寸许，经水三月一至，肢体消瘦，齿颊似疮。脉洪数而虚，左关尤甚，此肝脾郁结之症。外贴阿魏膏，午前用补中益气汤，午后以加味归脾汤，两月许肝火少退，脾土少健。仍与前汤送下六味地黄丸，午后又用逍遥散送归脾丸，又月余，日用芦荟丸（芦荟丸方：大皂角、青黛、芦荟研、朱砂研、麝香研各一钱，干虾蟆用皂角各等分烧存性，为末，一两，入前项药，右为末，蒸饼为丸麻子大，每服七十丸，米饮下）二服，空腹以逍遥散下，日晡以归脾汤下，喜其谨疾，调理年余而愈。

看他用药，缓急先后毫不假借，当深思而熟玩之。

一妇人，腹内一块，不时上攻，或痛作声，吞酸痞闷，月经不调，小溲不利，二年余矣（久病）。面色青黄，此肝脾气滞。以六君子加芎、归、柴胡、炒连、木香、吴茱各少许，二剂，却与归脾汤下芦荟丸，三月余，肝脾和而诸症退。又与调中益气加茯苓、牡丹皮，中气健而经自调。

热入血室

许学士治一妇，病伤寒，发寒热，遇夜则如见鬼状，经六七日，忽然昏塞，涎响如引锯，牙关紧急，瞑目不知人，病势危困。许视之，曰：得病之初曾值月经来否？其家云：经水方来，病作而经遂止，得一二日，发寒热，昼虽静，夜则有鬼祟，从日昨〔1〕不省人事。许曰：此乃热入血室症。仲景云：妇人中风，发热恶寒，经水适来，

〔1〕日昨 《普济本事方》卷八作“昨日”。

昼则明了，暮则谵语，如见鬼状，发作有时，此名热入血室。医者不晓，以刚剂与之，遂致胸膈不利，涎潮上脘，喘急息高，昏冒不知人。当先化其痰，后除其热。乃急以一呷散投之，两时顷涎下得睡，省人事。次授以小柴胡汤加生地，三服而热除，不汗而自解矣。

一妇人，患热入血室症，医者不识，用补血调气药治之，数日遂成血结胸。或劝用前药，许公曰：小柴胡已迟，不可行也，无已刺期门穴，斯可矣。予不能针，请善针者治之。如言而愈。或问：热入血室，何为而成结胸也？许曰：邪气传入经络，与正气相搏，上下流行，遇经水适来适断，邪气乘虚入于血室，血为邪所迫，上入肝经，肝受邪则谵语而见鬼，复入膻中，则血结于胸中矣。何以言之？妇人平居，水养木，血养肝，方未受孕，则下行之为月水，既孕则中畜之以养胎，及已产，则上壅之以为乳，皆血也。今邪逐血，并归于肝经，聚于膻中，结于乳下，故手触之则痛，非药可及，故当刺期门也。

虞恒德治一少妇，夏月行经，得伤寒似疟，谵语狂乱（此行经在先而病在后）。诸医皆以伤寒内热，投双解散、解毒汤服之，大汗如雨，反如风状。次以牛黄丸金石之药，愈投愈剧。一日，延虞诊视，脉弦而大。虞思伤寒内热狂乱，六阳俱病，岂不口干舌黑？况脉不数，病体扪之，或热或静，其腹急痛（下），意必有内伤在前，伤寒在后，今伤寒得汗虽已，内伤则尚存故也。因细问之，患者曰：正行经时，因饮食后多汗，用冷水抹身，因得此症。方知冷水外闭其汗，内阻其血，邪热入室，经血未尽，血得邪热，乍静乍乱，寒热谵语，掉眩类风，须得玉烛散下之而愈（玉烛散，四物加大黄、朴硝，非大便燥结不可用）。下后，谵语已定，次以四物、小柴胡汤调理，五日热退身凉，其患遂瘳。

《衍义》云：一妇人温病，已十二日。诊之，其脉六七至而涩，寸稍大，尺稍小，发寒热，颊赤口干，不了了，耳聋。问之，病数日，经水乃行。此属少阳热入血室也，若治不对病则必死。乃按其症，与小柴胡汤服之（此治伤寒）二日，又与小柴胡汤加桂、干姜一日，寒热遂止。又云脐下急痛，又与抵当丸微利下，脐下痛痊，身渐凉，脉渐匀。尚不了了，乃复与小柴胡汤，次日但胸中热躁，口鼻干，又少与调胃承气汤，不得利。次日心下痛，又与大陷胸汤半服，利三行。次日虚烦不宁，时妄有所见，复狂言，虽知其尚有燥屎，以其极虚，不敢攻之，遂与竹叶汤去其烦热，其夜大便自通，至晓两次，中有燥屎数枚，而狂言虚烦尽解。但咳嗽，唾。此肺虚也，若不治，恐成肺痿，遂与小柴胡汤去人参大枣生姜加干姜五味子汤，一日咳减，二日而病悉愈。

以上皆用仲景方。

薛立斋治一妇人，经行感冒风寒，日间安静，至夜谵语。用小柴胡加生地治之，顿安。但内热头晕，用补中益气加蔓荆子而愈。后因恼怒，寒热谵语，胸胁胀痛，小便频数，月经先期。此是肝火血热妄行，用加味逍遥加生地而愈。

一妇人，因怒寒热，头痛谵语，日晡至夜益甚，而经暴至（此病在先而经行在后）。盖肝藏血，此怒动火而血妄行，用加味逍遥散加生地治之，神思顿清。但食少体倦，月经未已，盖脾统血，此脾气虚不能摄血，用补中益气治之，月经渐止。

此非伤寒。

一妇人，怀抱素郁，感冒经行，谵语。服发散之剂，不应。用寒凉降火，前症益甚，更加月经不止，肚腹作痛，呕吐不食，痰涎自出。此脾胃虚寒。用香砂六君，脾胃渐健，诸症渐退，又用归脾汤而全愈。

此症之变。

江应宿治西村金氏妇，年二十一岁，五月中患热病，发热头痛，渴欲饮冷，六脉紧数，经行谵语。用小柴胡汤，病家疑病人素强健，药有人参，未敢服。过二日，病转剧，腹痛急胀，已经八九日不更衣，仍以小柴胡加大黄四钱利去黑粪，热退身凉而愈。

此症之常。同一腹痛而下者、温补者，宜细味之。

崩漏

东垣治一妇，时冬，患暴崩不止，先因损身[1]失血，自后一次缩一十日而来，其后暴崩不止。其人心窄性急，多惊，必因心气不足、饮食不节得之。诊得掌中寒，脉沉细而缓，间带数，九窍微不利，四肢无力，上喘，气短促不调，果有心气不足、脾胃虚弱之症。胃脘当心而痛，左胁下缩急，当脐有动气，腹中鸣，下气，大便难，虚证极多，且先治其本，余症可去。安心定志，镇坠其惊，调和脾胃，大益元气，补血养神，以大热之剂去其寒凝在皮肤，少加生地去命门相火，不令四肢痿弱，以黄连二分，生地三分，炒曲、陈皮、桂枝各五分，草豆蔻仁六分，黄耆、人参、麻黄带节各一钱，当归一钱五分，杏仁五个另研，一服而愈。胃脘痛者，客寒犯胃也，以草豆蔻丸十五丸，痛立止，再与肝之积药以除其根，遂愈。

一妇人，血崩不止，以当归、莲花心、白棉子、红花、茅花各一两，剉细，以白皮纸裹定，泥固，烧存性，为末，加血竭为引，用酒下。不止，加轻粉一钱。又不止，加麝香为引，酒下，遂止。

一妇患崩漏，医莫能效。数其症有四十余种，以调经升阳除湿汤治之，愈。

---

〔1〕 损身 堕胎。身，怀孕。

汤见《医学集成》。

丹溪治一妇，三十余岁，堕胎后血不止，食少中满，倦怠烦躁。脉沉大而数，重取微弦，作怒气伤肝，感动胃气。以二陈汤加川芎、白术、砂仁二十帖，安。

琇按：烦躁脉数，用燥窜而愈，费解。

王汝言治一妇，患胎漏，忽血崩甚，晕去，服童便而醒，少顷复晕，急服荆芥，随醒随晕，服止血止晕之药不效，忽又呕吐。王以其童便药汁满于胸膈也，即以手探吐之，末后吐出饮食及菜碗许。询之，曰：适饭后著恼，少顷遂崩不止。因悟曰：因饱食，胃气不行，故崩甚。血既大崩，胃气益虚而不能运化，宜乎崩晕不止而血药无效也，急宜调理脾胃。遂用白术五钱，陈皮、麦芽各二钱，煎，一服晕止，再服崩止。遂专理脾胃，药服十数服，胃气始还，后加血药服之而安。若不审知食滞，而专用血崩血晕之药，岂不误哉？

一妇年逾五十，血崩久不止，诸药不效。以橡斗、苍耳草根二物烧存性，用四物汤加白芷、茅花、干姜煎汤调服，其经血自此而止，再不行矣。

子和治一妇，年五十余，血崩一载，佥[1]用泽兰丸、黑神散、保安丸、白薇散补之，不效。戴人曰：天癸已尽，本不当下血。盖血得热而流散，非寒也。夫女子血崩，多因大悲哭，悲哭过甚则肺叶布，心系为之急，血不禁而下崩。《内经》曰：阴虚阳搏谓之崩。阴脉不足，阳脉有余，数则内崩，血乃下流。举世以虚损治之，莫有知其非者。可服火齐（琇按：火齐即火剂）。火齐者，黄连解毒汤

〔1〕佥　全都。

是也。次以拣香附子二两炒，白芍药二两焙，当归一两，将三味同为细末，水调下，又服槟榔丸，不旬日安。

一老妇，血崩不止，滔滔不绝，满床皆血，伏枕三月矣，腹满如孕。作虚挟痰积污血治之，用四物四两，参、术各一两，甘草五钱，以治虚，香附三两，半夏半两，茯苓、陈皮、枳实、缩砂、元胡各一两，以破痰积污血，分二十帖，每帖煎干荷叶、侧柏叶汤，再煎服之，服尽良愈，不复发。

汪石山治一妇，年逾四十，形色苍紫，忽病血崩。医者或用凉血，或用止涩，俱罔效。诊其六脉，皆沉濡而缓，按之无力。以脉论之，乃气病，非血病也。当用甘温之剂健脾理胃，庶几胃气上腾，血循经络，无复崩矣。遂用补中益气汤，多加参、耆，兼服参苓白术散，崩果愈。

一妇身瘦面黄，旧有白带，产后忧劳，经水不止五旬余，间或带下，心前热，上身麻（气不运），下身冷，背心胀，口鼻干，额角冷，小便频而多，大便溏而少，食则呕吐，素厌肉味。以书来问，汪曰：虽未见脉，详其所示，多属脾胃不足。令服四君子汤加黄芩、陈皮、神曲、当归身，二帖红止白减，继服十余剂，诸症悉除。

江汝洁治叶廷杰之内，十月病，眼若合即麻痹，甚至不敢睡，屡易医，渐成崩疾。江诊，得左手三部举之略弦，按之略大而无力，右手三部举按俱大而无力。经曰血虚脉大如葱管，又曰大而无力为血虚，又曰诸弦为饮，又曰弦为劳，据脉观症，盖由气血俱虚，以致气不周运而成麻痹。时医不悟而作火治，药用寒凉过多，损伤脾胃，阳气失陷而成崩矣。以岁运言之，今岁天冲主运（少角，东宫震位，乃天冲司也。九星，分野之名），风木在泉，两木符合，木盛而脾土受亏，是以土陷而行秋冬之令；以时候言之，小雪至大雪之末（冬至小寒）六十日有奇，太阳寒水主令（少阴君火），厥阴风木客气加临其上，木火胜矣。经曰甚则胜而不复也，其脾大虚，安得血不大下乎？且脾裹血，脾虚则血不归经而妄下矣。法当大补脾经为先，次宜补气祛湿，可得渐愈矣。以人参三钱，黄耆二钱，甘草四分，防风、荆芥、白术各一钱，陈皮八分，水煎，食远服，一剂分作三服，不数剂而安。

薛已治一妇人，久患血崩，肢体消瘦，饮食到口，但闻腥臊，口出清液，强食少许，腹中作胀。此血枯之症，肺肝脾胃亏损之患。用八珍汤、乌贼鱼骨丸兼服，两月而经行，百余剂而康宁如旧矣。

一妇人，面黄或赤，时觉腰间或脐下作痛，四肢困倦，烦热不安，其经若行，先发寒热，两肋如束，其血如崩。此脾胃亏损，元气下陷，与相火湿热所致（元气下陷，人间有知之者，相火湿热，知之者寡矣）。用补中益气加防风、芍药、炒黑黄檗，间以归脾汤调补化源，血自归经矣。

一妇年五十岁，辛丑患崩，诸药罔效。壬寅八月，身热肢痛，头晕涕出，吐痰少食。众作火治，转炽，绝粒数日，淹淹[1]伏枕，仅存呼吸。薛诊之，谓脾胃虚寒。用八味丸料一剂，使急煎服，然胃虚，久始下咽，翌早遂索粥数匙。再剂食倍，热减痛止，兼服八味丸，良愈。

归大化之内，患月事不期，崩血昏愦，发热不寐（虚极）。或谓血热妄行，投以寒剂，益甚，或谓胎成受伤，投以止血，亦不效。乃延薛诊之。曰：此脾虚气弱无以统摄故耳，法当补脾而血自止矣。用补

〔1〕淹淹　气息微弱的样子。

中益气加炮姜,不数剂而效。惟终夜少睡惊悸,另服八物汤,更不效。复叩诸先生,曰:杂矣。乃与归脾汤加炮姜以补心脾,遂如初。

西园公,不知何郡人。曾治一妇人,年六十二岁,患血崩不止,以黄连解毒汤四帖,后服凉膈散合四物六帖,即愈。此妇因悲哀太过则心闷急,肺布叶举而上焦不通(妙论),热气在中,血走而崩,故效。(《医鉴》)

用张子和法。

江篁南治一妇,血崩两月余。服诸寒凉止血之药,不效,且痰喘。乃以人参、黄耆各五钱,防风、麦冬各一钱,更加荆芥穗、升麻、五味、附子(投附子,人所难),一服喘崩减半,二服减十之八,继以豁痰调经之剂治之,愈。

江应宿治昆山顾氏,年四十余,患崩漏两月余,形瘦唇白。诊得气口紧实,乃食伤太阴,中焦气郁阻滞而然。化食行滞,乃愈。

龚水部[1]宜人,年四十余,患崩漏泄泻,发热头痛,盗汗自汗,倦怠羸瘦,已逾二年,医药无功。逆予诊视,六脉浮滑弦数,重按豁然无力,此气血俱虚,元气下陷,脾虚不能摄血归源,内虚寒而外假热。投补中益气,人参三钱,黄耆五钱(蜜炙),加炮姜、蔓荆子、川芎、蒲黄、阿胶,数剂汗与头痛俱止,五十余剂良愈。

带　下

东垣治一妇,白带常下久矣,诸药不效。诊得心胞尺脉极微,

〔1〕 水部　古时工部设水部司,掌津济、船舻、渠梁等事。

白带寻流而不止，叔和八里脉[1]微。《脉经》云：崩中日久为白带，漏下多时骨亦枯。言崩中者，始病血崩不已，久下则血少，复亡其阳，故白滑之物下流不止，是本经血海将枯，津液复亡，枯干不能滋养筋骨。以本部行经药为引，用为使；以大甘油腻之药润其枯燥，而滋益津液；以大辛热之气味补其阳道，生其血；以苦寒之药泄其肺，而救其上；热伤气，以人参补之，以微苦温之药为佐而益元气，名曰补经固真汤。其方柴胡根一钱，炙甘草一钱，干姜细末三钱，陈皮二钱，人参二钱，白葵花七个翦碎[2]，郁李仁去皮尖，另研如泥，一钱，同煎，生黄芩一钱另入，右件除黄芩外，以水二盏煎至一盏七分，再入黄芩同煎至一盏，空心带热服之，候少时早膳压之，一服而愈。

韩飞霞治一妇，年三十余，十八胎，九殇八夭，又惊忧过甚，遂昏不省人事，口唇舌皆疮，或至封喉，下部虚脱，白带如注，如此四十余日，或时少醒，至欲自缢，悲不能堪。医或投凉剂解其上，则下部疾愈甚；或投热剂及以汤药熏蒸其下，则热晕欲绝。韩诊之，曰：此亡阳症也。急以盐煮大附子九钱为君，制以薄荷、防风，佐以姜、桂、芎、归之属，水煎，入井水冷与之，未尽剂，鼾鼻熟睡通宵，觉即能识人。众诘其获效之故，韩曰：方书有之。假对假，真对真耳。上乃假热，故以假冷之药从之；下乃真冷，故以真热之药反之。斯上下和而病解矣。继后主以女金丹，错综以二三方，不但去疾，且调元气，后生二子。所谓女金丹，即胜金丸也。得之异人，倍加香附，而视气血之偏者，又加姜黄、条芩，倍川芎之属，取效甚多。（《韩氏医通》）

---

〔1〕叔和八里脉　宋代《王叔和脉诀》有“八里脉”之名，《察病指南》卷中：“八里脉属阴，微、沉、缓、涩、迟、伏、濡、弱也。”

〔2〕翦碎　剪碎。翦，同“剪”。

江云：此案治病有法，用药有权，可谓知通变者也。

丹溪治一老妇，患赤白带一年半，只是头晕，坐立不久，睡之则安。专治带，愈，其眩自止。

一老妇，好湿面，至此时得带下病，亦恶寒淋沥。医与荷花须等药，发热，所下愈甚；又与砂仁、豆蔻药，以其食少也，腹胀满，气喘；又与葶苈，不应；又与禹余粮丸，增剧；又与崇土散，脉两手洪涩，轻则弦长而滑实，至是喘甚，不得卧。此是湿面酿成，湿在足太阴阳明二经（湿在里），水谷之气为湿所抑，不得上升，遂成带下淋沥。理用升举之剂以补气，和血次之，而工反与燥湿（非燥可愈），宜其辗转成病。遂与人参生肺之阴，以拒火毒，白术以补胃气，除湿热，行水道，桃仁去污生新，郁李行积水，以通草佐之，犀角解食毒，消肿满，槟榔治最高之气，作浓汤，调下保和丸。又以素豢养[1]，有肉积，加阿魏小丸同咽之，四五日后气渐消，肿渐下。又加补肾丸以生肾水之真阴，渐有向安之势，得睡，食有味。乃加与点丸，驱逐肺家积热而愈。

湿症之脉，沉散濡者居多。今脉洪涩，洪为胃虚，涩为血虚，轻取弦长而滑实，有痰可知。喘不得眠，泻肺不应，皆由胃病。用升阳补胃，配行瘀行积之品，甚佳，可法。

子和治一妇，病带下连绵不绝，已三年矣。诊其两手脉，俱滑大而有力，约六七至，常上热口干，眩运[2]，时呕酢水[3]，知其实有寒痰在胸中。以瓜蒂散吐出冷痰二三升，皆酢水也，间有黄涎，

[1] 豢养　饮食奉养过于丰美。
[2] 眩运　眩晕。运，同“晕”。
[3] 酢水　酸水。

状如烂胶。次以浆粥养其胃气，又次用导水、禹功以泻其下，然后以淡剂渗泄之药利其小便，数日而愈。

以滑大数而有力之脉，兼之三年之病，其脉非阴盛隔阳可知，又非欲脱之脉又可知。治以实痰，张从政之法也。使非三年之病，比等脉从实治，还须细审。

一妇病白带，下如水窈漏中[1]，绵绵不绝，秽臭之气不可近，面黄食减，已三年矣。医作积冷，用阳起石、硫黄、姜、附之药，重重燥补，污水转多。戴人断曰：此带浊水，本热乘太阳经，其寒水不禁固，故如此也。夫水自高而趋下，宜先绝其上源。乃涌痰水二三升，次日下污水斗余，行二次，汗出周身。至明旦，病人云：污已不下矣。次用寒凉之剂，服及半载，产一子。

吴茭山治一妇人，久患白带，瘦削无力，倦怠欲睡，腰酸腿痛，饮食无味，面黄，日晡烦热，小便淋沥。以归身、茯苓各一钱，炒芍药、地骨皮、白术、川芎、人参各八分，黄芩、鹿角胶各一钱，其胶若湿者，入五茶匙，炙甘草、熟地黄、车前子各五分，枣二枚，入水煎服，数服而愈（八珍配芩、胶、车前、骨皮，精妙）。后治数妇，皆验。

程明祐治一妇，病带下不止。医投调经剂，血愈下。复投寒凉药，遂下泄，肌肉如削，不能言，四肢厥逆。程诊，其脉细如丝。曰：阳气微而不能营阴，法当温补，阳生则阴长，而血不下漏。遂以人参二两，附子三片，浓煎，一服手足微温，再服思食，继服八珍四十剂，愈。

薛立斋治一妇人，年逾六十，内热口干，劳则头晕，吐痰带下。

---

[1] 水窈漏中　白带量多如水泉。窈，音 yǎo，幽深的样子。

或用化痰行气，前症益甚，饮食愈少，肢体或麻；恪服祛风化痰散，肢体常麻，手足或冷或热，日渐消瘦。薛曰：症属脾气虚弱而不能生肺，祛风之剂复损诸经也，当滋化源。遂用补中益气加茯苓、半夏、炮姜，二十余剂脾气渐复，饮食渐加，诸症顿愈。

一孀妇，腹胀胁痛，内热晡热，月经不调，肢体酸麻，不时吐痰。或用清气化痰，喉间不利，带下青黄，腹胁膨胀；用行气之剂，胸膈不利，肢体时麻。此郁怒伤损肝脾，前药益甚也。朝用归脾汤以解脾郁，生脾气，夕用加味逍遥散以生肝血，清肝火，兼服百余剂而诸症愈。

一妇人，头晕吐痰，胸满气喘，得食稍缓，苦于白带，二十余年矣，诸药不应。薛曰：此气虚而痰饮也（气虚有饮，用肾气补而逐之），饮愈而带始愈。遂用六味地黄丸，不月而验。

一妇耳鸣胸痞，内热口干，喉中若有一核，吞吐不利，月经不调，兼之带下。薛以为肝脾郁结，用归脾汤加半夏、山栀、升麻、柴胡，间以四七汤下白丸子而愈。

一妇人，吞酸胸满，食少便泄，月经不调。服法制清气化痰丸，两膝渐肿，寒热往来，带下黄白，面黄体倦。此脾胃虚，湿热下注，用补中益气倍用参、术，加茯苓、半夏、炮姜而愈。若因怒发热少食，或两腿赤肿，或指缝常湿，用六君加柴胡、升麻，及补中益气。

一妇年逾六十，带下黄白，因怒胸膈不利，饮食少思。服消导利气之药（正治法），反痰喘胸满，大便下血。薛曰：此脾气亏损，不能摄血归源。用补中益气（从治法）加茯苓、半夏、炮姜，四剂诸症顿愈，又用八珍加柴胡、炒栀子而安。

问曰[1]：妇人年五十所，病下利数十日不止，暮积热，小腹里急，腹满，手掌烦热，唇口干燥，何也？师曰：此病属带下。何以知之？曾经半产，瘀血在小腹不去。何以知之？其症唇口干燥，故知之。以温经汤主之。以吴茱萸三两，当归、川芎、芍药、人参、桂枝、阿胶、牡丹皮、生姜、甘草各二两，半夏半升，麦冬一升（不用地黄，妙），以水一斗煎取三升，分温三服。亦主妇人少腹寒，久不受胎，兼取崩中去血，或月水来过多，及至期不来。

丹溪、东垣、沧洲有带下案，附在便浊条中，可参看。

求　子

张子和治一妇，为室女时，心下有冷积如覆盆，按之如水声，以热手熨之如冰，于归[2]十五年不孕，其夫欲黜[3]之。张曰：可不必出。若用吾药，病可除，孕可得。从之。诊其脉，沉而迟，尺脉洪大有力（尺洪大有力，方能受孕），非无子之候也。乃先以三圣散吐痰一斗，心下平软，次服白术调中汤、五苓散，后以四物汤和之，不再月气血合度，数年而孕二子。张尝曰：用吾此法，无不子[4]之妇。信然。

一妇年逾三十，夜梦鬼交，惊怕异常，及见神堂阴府舟楫桥梁，

〔1〕问曰　此上原衍“仲”字，据《金匮要略·妇人杂病脉证并治》删。
〔2〕于归　出嫁。《诗经·周南·桃夭》：“之子于归，宜其室家。”
〔3〕黜　罢黜，此为休妻。
〔4〕子　生子。

如此一十五年，竟无妊娠。巫祈觋[1]祷，无所不至，针肌灸肉，孔穴万千，黄瘦发热，引饮中满，足肿。张曰：阳火盛于上，阴水盛于下。鬼神者，阴之灵；神堂者，阴之所；舟楫桥梁，水之用。两手寸脉皆沉而伏，知胸中有痰实也。凡三涌三泄三汗，不旬日而无梦，一月而孕。张曰：予治妇人使有孕，真不诬哉。

少傅[2]颍阳许相公，年五十八岁，如夫人[3]年近三旬，从来十二年不孕。相公欲其有子，命宿诊视。六脉和缓，两尺大而有力（凡妇人两尺大而有力，皆有子）。告曰：此宜子之象也。尝诊相公，脉沉而缓，知精血欠充实耳，宜服大补精血药。市得麋鹿二角，煎胶，制斑龙二至丸一料，服未周年而孕，次年生公子。

尚宝少卿[4]徐孺东公，年五十余，有宠[5]九年不孕，闻前药效，亦命制前丸服之，十个月而孕，得一子。后以此方与高年艰子嗣者服之，多效。

宿曰：此虽偶中，实有至理存焉。《月令》：仲夏鹿角解，仲冬麋角解。鹿以夏至陨角而应阴，麋以冬至陨角而应阳。鹿肉暖，以阳为体；麋肉寒，以阴为体。以阳为体者，以阴为末；以阴为体者，以阳为末。末者，角也。故麋茸补阳，利于男子；鹿茸补阴，利于妇人。王楙所著甚明。今合二角为二至，乃峻补精血之良药，男妇俱可服。此以血补血，非一切草木之可比也。男子精盛则思室，女人血盛则怀胎，安得不孕？

---

〔1〕 觋　音 xí，男巫。
〔2〕 少傅　官名，始置于周代，后世与少师、少保合称“三孤”，多为兼官、加官及赠官。
〔3〕 如夫人　对姬妾之称。
〔4〕 尚宝少卿　尚宝司（掌皇帝玉玺守藏）的副长官。
〔5〕 宠　宠爱的姬妾。

娠　症 附男女辨验

博陵医之神者，曰郝翁。士人陈尧遵妻病，众医以为劳伤。郝曰：亟屏药。是为娠症，且贺君得男子。已而果然。又二妇人妊，一咽默不能言，郝曰：儿胎大经壅，儿生经行则言矣，不可毒以药（琇按：《素问》：人有重身，九月而喑。此胞之络脉绝也。胞络者，系于肾少阴之脉，贯肾，系舌本，故不能言。无治也，当十月复）。一极壮健，郝诊其脉，曰：母气已死，所以生者，反恃儿气耳。如期子生母死。

江云：孕妇不语，非病也。闻如此者，不须服药，临产日但服保生丸、四物汤之类，产后便语，亦自然之理，非药之功也。

一妇暴渴，惟饮五味汁。名医耿隅诊其脉，曰：此血欲凝，非病也。已而果孕。古方有血欲凝而渴饮五味之症，不可不知。

徐文伯[1]从宋后废帝[2]出乐游苑门，逢一妇人有娠，帝以善诊，诊之，曰：此腹是女也。问文伯，曰：腹有两子，一男一女，男左边青黑，形小于女。帝性急，便欲剖视。文伯恻然，曰：若刀斧，恐其变异，请针之，立堕。便泻足太阴（脾，隐白穴），补手阳明（大肠，合谷穴），胎便应针而落，两儿相续出，果如其言。

可见堕胎之症以脾为主，则知安胎之法亦以脾为主。

潘璟诊虞部员外郎张咸之妻孕五岁，南陵尉富昌龄妻孕二岁，

---

〔1〕徐文伯　南北朝医家，字德秀，撰有《徐文伯药方》《徐文伯疗妇人瘕》等，均佚。

〔2〕宋后废帝　南朝刘宋皇帝，名刘昱，宋明帝子，即位后残忍好杀，后被杀。

团练使刘彝孙妾孕十有四月，皆未育。温叟视之，曰：疾也，凡医妄以为有孕尔。于是以破血攻毒作大剂饮之。虞部妻堕肉块百余，有眉目状；昌龄妻梦二童子，色漆黑，仓卒怖悸，疾走而去；张妾堕大蛇，犹蜿蜒未死。三妇皆无恙。（《能改斋漫录》）

博按：此案已见第五卷"癥瘕"门。

壶仙翁治汤总兵夫人，妊娠病痢不止，翁诊其脉，虚而滑（此脉滑为血聚），两关若涩，此由胎气不和，相火炎上而有热，似痢实非也。乃用黄芩、白术以安胎，四物、生地以调血，数剂而安。

涩脉为少血，主无孕，滑则非痰即食积矣。此等用药，非神医不能。

陈斗岩治叶南洲妻，经闭五月，下白或赤，午后发热，咳嗽呕吐。医以为劳瘵。陈视之，曰：两尺脉皆实，此必有孕，外受风邪搏激故耳（此等症若不细认，竟作瘵症治矣）。饮清和之剂而安，未半年生一子。

薛立斋治一妊娠三月，其经月来三五次，但不多，饮食精神如故。此血盛有余，儿大能饮，自不来矣。果然。

一妊娠六月，每怒气便见血，甚至寒热头痛，胁胀腹痛，作呕少食。薛谓：寒热头痛，肝火上冲也；胁胀腹痛，肝气不行也；作呕少食，肝侮脾胃也；小便见血，肝火血热也。用小柴胡加芍药、炒黑山栀（直清肝火）、茯苓、白术而愈。

一妇人，每怒发，发热胁胀，小便淋涩，每月经行旬余未已，受胎三月，因怒前症复作。朝用加味逍遥散，夕用安胎饮，各二剂而安。五月又怒，复作下血如经行，四日未止，仍用前药而愈。

一妊娠，饮食后恼怒，寒热呕吐，头痛恶寒，胸腹胀痛，大便不实而色青，小便频数而有血（腹痛小便数，恐是肠痈，今见血，宜清肝）。薛曰：当清肝健脾为主。不信，乃主安胎止血，益甚。问薛曰：何也？薛曰：大便不实而或青，此是饮食既伤脾土而兼木侮；小便频数而有血，此是肝火，血流于胞而兼挺痿也。用六君子加枳壳、紫苏、山栀，二剂脾胃顿醒，又用加味逍遥散加紫苏、枳壳，二剂小便顿清，更节饮食，调理而安。

一妊娠，每至五月，肢体倦怠，饮食无味，先两足肿，渐至遍身，后及头面。此是脾肺气虚，朝用补中益气，夕用六君子加苏梗而愈。凡治妊娠，毋泥其月数，但见某经症，便用某经药为善。

一妊娠，因怒吐血块，四日不止，两胁胀痛，小便淋涩。此怒而血蓄于上部，火炎而随出也。胁胀腹痛，小便淋涩，肝经本病也。用小柴胡合四物，四剂而止，却用六君子、安胎饮调理而安。

一妊娠，气喘痰甚，诸药不效。询之，云素有带下，始于目下浮，两月余其面亦然。此气虚有痰饮也（水泛为痰之病），用六味丸料，数剂而愈。

王敏治妇人患月事不下，医谓蛊者。敏曰：是当娠。与之保胎之剂，果得男。

吴丞妻孕而惊，遂病悸。医以为病在中，神越焉，无可为。沈宗常以为胆伤耳，俾服抱胆丸，愈。

薛已治一妊妇，悲哀烦躁，用淡竹茹汤为主，佐以八珍汤而安。

程文彬治孕妇七个月，胸膈饱闷，气喘，忽吐出一物，如小肠寸许，举家惊，疑其胎烂。程至，诊得寸口脉洪滑，知其气盛血少，胎气凑上，中焦蓄有湿热，湿生痰，知所吐之物乃痰结聚，病名子悬。以紫苏饮加芩、连、贝母，十剂获痊。

宿述：世俗有家业薄而厌子嗣多，怀孕用打胎药。殊不知瓜熟蒂落，打胎毒药损坏正气，然后痿落，如生果未成熟强摘，犹刀割脐肠，大伤气血，多致丧命，戒之戒之。

转胞

丹溪治一妇，年四旬，孕九月转胞，小便闭三日矣，脚肿形瘁。左脉稍和而右涩，此必饱食气伤，胎系弱，不能自举而下坠，压膀胱偏在一边，气急为其所闭，所以水窍不能出也。当补血养气，血气一正，系胎自举。以参、术、归尾、芍药、带白陈皮、炙甘草、半夏、生姜浓煎，服四帖，任其叫号，次早以四帖渣作一服煎，顿饮，探吐之（吐法妙，上窍通则下窍通），小便大通，皆黑水。后遂就此方，加大腹皮、炒枳壳、青葱叶、砂仁，作二十帖与之，以防产前后之虚，果得平安，产后亦健。

一孕妇，七月小便不通，百医不得利，转加急胀。脉细弱，乃气血虚，不能乘载其胎，故胎压膀胱下口，所以溺不得出。用补药升起恐迟，反加急满。遂令稳婆以香油抹手入产户，托起其胎（托起胎之说，无此治法），溺出如注，胀急顿解。却以参、耆、升麻大剂服之，或少有急满，再托如前。

江云：予闻一法，将孕妇倒竖起，胎自坠转，其溺溅出，胜于手托多矣。

丹溪曰：转胞病，胎妇之禀受弱者，忧闷多者，性急躁者，食味厚者，大率有之。古方皆用滑利疏导药，鲜有应效。因思胞不自转，为胎所压，展在一边，胞系了戾不通耳。胎若举起，悬在中央，胞系得疏，水道自行。然胎之坠下，必有其由。一日，吴氏宠人患此，脉之，两手似涩，重取则弦，然左手稍和。曰：此得之忧患。涩为血少气多，弦为有饮。血少，则胞弱而不能自举。气多有饮，中焦不清而溢，则胞知所避而就下，故坠。遂以四物加参、术、半夏、陈皮、生甘草、生姜，空心饮，随以指探喉中，吐出药汁，候少顷气定，又与一帖，次早亦然，如是与八帖而安。此法初疑偶中，后屡用皆效。仲景云：妇人本肌肥盛，头举身满，今反羸瘦，头举中空，胞系了戾，亦致胞转，但利小便则愈，宜服肾气丸，以中有茯苓故也。地黄为君，功在补胞。

江云：转胞，或腰腹痛，亦属肾虚，宜减牡丹皮服之。

交肠

丹溪治马希圣，年五十，嗜酒，痛饮不醉，忽糟粕出前窍，尿溺出后窍，脉沉涩。与四物汤加海金砂、木香、槟榔、木通、桃仁，八帖安。

一妇患此，破漆纱帽烧灰，米饮下，愈。

一人患前症，用旧幞头[1]烧灰，酒调下五分，愈。

恶阻

丹溪治一妇，孕两月，呕吐头眩。医以参、术、川芎、陈皮、茯苓服之，愈重。脉弦，左为甚而且弱，此恶阻病，必怒气所激。问之，

〔1〕 幞头 一种包头的软巾。

果然。肝气既逆，又挟胎气，参术之补，大非所宜。以茯苓汤下抑青丸二十四粒，五服稍安。脉略数，口干苦，食则口酸，意其膈间滞气未尽行，以川芎、陈皮、山栀、生姜、茯苓煎汤，下抑青丸十五粒而愈。但口酸易饥，此肝热未平（凡肝气未平，参术宜缓），以热汤下抑青丸二十粒，至二十日而愈。后两手脉平和而右甚弱，其胎必堕（右脉弱，主胎堕）。此时肝气既平，可用参术，遂以初方参术等补之，预防堕胎以后之虚，服一月而胎自堕，却得平安矣。

琇按：不知滋水生木，治法欠妥。

一妇孕三月，吐痰水并饮食，每日寅卯作，作时觉小腹有气冲上，然后膈满而吐，面赤微躁，头眩，卧不能起，肢疼微渴。盖肝火挟冲脉之火冲上也。一日甚，二日轻，脉和，右手寸高，药不效者，将二月余。偶用沉香磨水化抱龙丸（抱龙丸方：人参、天竺黄、琥珀、檀香、茯苓、甘草、枳壳、枳实、南星、金箔、山药、辰砂），一服膈宽，气不上冲，二三服吐止，眩减食进而安。

一孕妇七月，嘈杂吐食，眩聋，心下满塞，气攻肩背，两肘皆痛，要人不住手以热物摩熨，得吐稍疏。脉大。以炒条芩二钱半，白术、半夏各二钱，炒黄连、炒栀子、炒枳壳、当归、陈皮、香附、苍术各一钱，人参、茯苓各钱半，砂仁、炙甘草各五分，生姜七片，服二帖后，嘈杂吐止，心满塞退，但于夜间背肘之痛用摩熨，遂与抱龙丸水化服之，其疾如失。

汪石山治一妇，形质瘦小，面色近紫，产后年余，经水不通，首夏[1]忽病呕吐，手指麻痹，挛拳不能伸展，声音哑小，哕不出声。医皆视为风病，危之。汪诊，脉皆细微近滑（和滑为孕），曰：此妊

---

〔1〕 首夏　初夏，农历四月时节。

娠恶阻病也。众谓经水不通，安有妊理（琇按：产后经未行而孕者，尝屡见之）？汪曰：天下之事，有常有变，此乃事之变也。脉虽细微，似近于滑，又尺按不绝，乃妊娠也。遂以四君子加二陈治之，诸症俱减。尚畏粥汤，惟食干糕香燥之物而有生意。

给事游让溪夫人病，新愈月余，经事不行，呕哕眩晕，饮食艰进。医以为二阳之病发心脾，女子不月，法在不治。篁南诊之，尺脉虽小，按之滑而不绝，此妊而恶阻，非凶候也。六君加砂仁，数服而安，后产一女。

薛己治一妇，孕三月，呕吐恶食，体倦嗜卧。此恶阻之症。用人参橘皮汤，二剂渐愈，又用六君加紫苏，二剂而安。

一妊娠吞酸恶心，欲作呕吐。此饮食停滞。用六君加曲蘖、炒黑子芩、枳壳、香附治之而愈。

胎水胎肿

一妊妇，腹胀，小便不利，吐逆。诸医杂进温胃宽气等药，服之反吐，转加胀满凑心。验之，胎死已久，服下死胎药，不能通。因得[1]鲤鱼汤，其论曰：妊妇通身肿满，或心胸急胀，名曰胎水。遂去妊妇胸前看之，胸肚不分。急以鲤鱼汤三五服，大小便皆下恶水，肿消胀去，方得分娩死胎。此症盖因怀妊腹大，不自知觉，人人皆谓妊娠孕如此，终不知胎水之患也。（《济生方》）

一妇年三十八，妊娠水肿。以鲤鱼汤加五苓散、人参，湿加苍

---

[1] 得　（从书中）查到。

术一钱，厚朴、陈皮五分，萝卜子、炒车前子、滑石各一钱，作一帖，若喘急加苦葶苈，小便不利加木通、灯草，甚者车前子、浚川散，其湿毒自消。防己治腰以下湿热肿，如内伤胃弱者，不可用也。

胎漏

治胎漏药：阿胶、黄蜡、石韦、苎麻根、鹿角霜。

丹溪治一妇人，年二十余，三个月孕，发疟疾后，淡血水下，腹满口渴。以白术、白芍、茯苓各一钱，黄芩、归尾、川芎、陈皮各五分，炙甘草二分。

一妇年三十余，孕八九个月，漏胎不止，胎比前时稍宽收小，血色微紫有块，食减平时三之一，腹微痛，无情绪。以人参、白术、白芍各一钱，陈皮、川芎、茯苓、缩砂、大腹皮各三分，香连藤七叶同煎，食前下三胜丸五十粒。

江嘉，字明远，婺人，以医名家。先是城东有古木，鹳巢其巅有年矣。明远一日见人缘木，得所伏〔1〕二卵而下，就买之，且饮食之〔2〕，俾复以归于巢，微伤矣。其鹳每归，雄鸣雌和，忽连日无声。江登楼望，惟见雌伏，又越二三日，闻其和鸣，则雄归矣，越月而雏生。忽二鹳俱飞至药局，遗一草而去。江取视之，红藤缠绕，根叶犹润，乃植之。适夏四月香会〔3〕，有云游道人见所植，惊曰：此漏胎药也，海外方有之，安所得此乎？及宝祐〔4〕间诊御脉，公主下嫁后得漏胎疾，江以藤和剂，果效。先是，鹳远取以缠

〔1〕 伏　音 fù，孵卵。
〔2〕 饮食之　谓招待缘木得卵者。
〔3〕 香会　一种民间祀神活动。
〔4〕 宝祐　宋理宗年号，公元 1253 年至 1258 年。

破卵也。

江应宿治王祠部安人[1]，孕三月，腰腹递痛，漏下不止，气涌胀闷。速予诊视，六脉弦数，平昔脉极沉细，此必怒动，肝火挟相火而生内热。喜脉不滑，未至离经，犹可保也。以条芩、白术、枳壳、香附、茯苓、阿胶、白芍、当归、陈皮，煎调鹿角煅，酒淬，细末一钱，更进抑青丸，一服痛已，数服平复。

一妊娠六月，体倦食少，劳役见血，用六君加当归、熟地、升麻、柴胡而愈。

用升、柴，人所不知。

堕胎

琇按：凡胎堕皆由三阴虚而内热，石山水涸禾枯、土削木倒之喻，诚为至当，学者宜恪遵之。立斋两案，乃胎既堕后之法，与安胎不同，分别观之可也。

丹溪治一妇，有胎至三个月之左右即堕。其脉左大无力，重取则涩，乃血少也。以其妙年，只补中气，使血自荣。时正初夏，浓煎白术汤，调黄芩末一钱服之，至三四两，得保全而生。

一妇年三十余，或经住，或成形未具，其胎必堕。察其性急多怒，色黑气实，此相火太盛，不能生气化胎，反食气伤精故也（亦壮火食气之理）。因令住经第二月用黄芩、白术、当归、甘草，服至三月尽止药，后生一子。

---

〔1〕 安人　古时诰封制度，六品官员的夫人封“安人”。

一妇经住三月后，尺脉或涩，或微弱，其妇却无病。知是子宫真气不全，故阳不施，阴不化，精血虽凝，终不成形，至产血块，或产血胞。

一妇腹渐大如怀子，至十月，求易产药。察其神色甚困，难与之药。不数日，生白虫半桶。盖由妇之元气太虚，精血虽凝，不能成胎而为秽腐，蕴积之久，湿化为热，湿热生虫，理之所有。亦须周十月之气发动而产，终非佳兆。其妇不及月死。湿热生虫，譬之沟渠污浊积久不流，则诸虫生于其间矣。

石山治一妇，长瘦，色黄白，性躁急，年三十余，常患堕胎，已七八见矣。诊其脉，皆柔软无力，两尺虽浮，而弱不任寻按。曰：此因胎堕太多，气血耗甚，胎无滋养，故频堕，譬之水涸而禾枯，土削而木倒也。况三月五月正属少阳火动之时，加以性躁而激发之，故堕多在三五七月也。宜用大补汤去桂，加黄檗、黄芩，煎服，仍用研末，蜜丸服之，庶可保生。服半年，胎固而生二子。

钱仲阳治一孕妇病，医言胎且堕。钱曰：娠者，五藏传养，率六旬乃更，候其月偏补之，何必堕？已而母子皆全。

陈斗岩治一妇，有胎四月堕下，逾旬腹肿，发热气喘，脉洪盛，面赤口臭，舌青黑。陈诊之，曰：脉洪盛者，胎未堕也（产后气喘脉洪，法在不治。此所以得生者，全在逾旬二字。若非胎未堕，决不能至逾旬）；面赤，心火盛而血干也；舌青口臭，肝既绝而胎死矣。内外皆曰胎堕久矣，复诊，色脉如前。以蛇蜕煎汤，下平胃散，加芒硝、归尾一倍，服之，须臾腹鸣如雷，腰腹阵痛，复一死胎堕下，病亦愈。

陈仁甫治一妇，年近四十，禀气素弱，自去其胎，五日内渐渐腹胀如鼓，至心前，上吐不能食。用补药，不效（此用补不效，后案用破血益甚，宜参看）。诊，六脉微弱，但只叫胀死。此乃损伤脾气而作胀，虽然，当急则治其标也。若泥用丹溪方法，恐缓不及事矣。用桃仁承气加朴、实，倍硝、黄，煎服四分，吐去其一。至次日早仍不通，事急，又服琥珀丸三钱，至申时大通，胀减（小调经之用琥珀，良有以也）。但体倦，四肢无力，口不知味，发热，再用参、耆、归、芎、术、陈、楂煎服，八剂而安。

薛立斋治一妊娠五月，服翦红丸而堕，腹中胀痛。服破血之剂，益甚，以手按之益痛。薛曰：此峻药重伤，脾胃受患。用八珍倍人参、黄耆、半夏、乳香、没药，二剂而痛止，数剂全愈。

痛以手按之痛不痛分虚实，立斋以按之痛甚，竟作大虚治，非明眼不能。

一妇素怯弱，四月生女，自乳，患疥疮年余不愈，遂至羸困。五月，勉强执姑丧礼旬月，每欲眩卧。一日感气，忽患心脾高肿作痛，手不可按，而呕吐不止，六脉微细之极。医以为脉虽虚而病形则实，误认诸痛不可补气，乃用青皮、香附、吴茱萸等药而愈（琇按：肝气冲逆，初服破散之剂，颇有小效）。继复患疟，且堕胎，又投理气行气之剂，病去，元气转脱，再投参、耆补剂，不应矣，六脉如丝[1]欲绝。薛诊，云：皆理气之剂损真之误也。连投参、耆、归、术、附子、姜、桂六剂，间用八味丸，五日眠食渐甘，六脉全复。薛云：心脾疼痛时，即当服此等药，疟亦不作矣。

江篁南治一妇人，堕胎后血不止，食少中满，倦怠烦躁。脉沉大而数，重取渐弦，乃作怒气伤肝，感动胃气，以二陈汤加川芎、白术、砂仁，二十帖而安。

---

〔1〕丝　原作“系”，据明代薛己《女科撮要》卷下改。

江应宿治汪镐妻,年三十五岁,厌产,误服打胎药,下血如崩漏旬余,腹痛一阵即行,或时鼻衄,诸药不效。予诊,得六脉数而微弦,乃厥阴之火泛逆。投四物,换生地,加阿胶、炒黑山栀子、蒲黄,一剂而愈。

江云:内热而虚,致堕者居多,盖孕至三五月上,属少阳相火,所以易堕。不然,何以黄芩、白术、阿胶等为安胎之圣药?

胎产并病

琇按:孕妇热病胎堕多死,宜先取井底泥涂腹上,护住其胎,燥即易之,再以药治症,多获两全。此法颇同西人治法。

政和中,蔡鲁公〔1〕之孙妇有孕,及期而病。国医皆以为阳症伤寒,惧胎堕,不敢投凉剂。张锐视之,曰:儿处胎十月,将生矣,何药之能败?即以常法与药,且使倍服之,半日而儿生,病亦失去。明日,妇大泄而喉闭,不入食,众医复指其疵,且曰:二疾如冰炭,又产蓐甫近,虽司命无若之何。张曰:无庸忧,将使即日愈。乃取药数十粒,使吞之,咽喉即通,下泄亦止(琇按:此妇必元气素实,又十月既足,产则热随血去,故病如失。至大泻喉闭,必由苦寒倍进所伤,故服理中而愈。其功罪正不相掩)。及满月,鲁公酌酒为寿曰:君术通神,吾不敢知,敢问一药而愈二疾何也?张曰:此于经无所载,特以意处之。向者所用,乃附子理中丸裹以紫雪尔。方喉闭不通,非至寒药不为用,既以下咽,则化消无余,其得至腹中者,附子力也,故一服而两疾愈。公大加叹异。(《夷坚志》)

愚尝闻一妇,寒月中产后腹大痛,觉有块,百方不治。一人教以羊肉四两,熟地黄二两,生姜一两(此与当归羊肉汤同义,第以地黄易当归耳),水煎服之,二三次愈。

---

〔1〕 蔡鲁公 即蔡京,北宋大臣,曾封鲁国公。

胎热

一妇将临月，两目忽然失明，不见灯火，头痛眩晕，项腮肿满，不能转颈，诸治不差[1]，反加危困。偶得消风散服之(出《胎产须知》)，病减七八，获安分娩。其眼吊起，人物不辨，乃以四物汤加荆芥、防风，更服眼科天门冬饮子，二方间服，目渐稍明。大忌酒面煎炙鸡羊鹅鸭豆腐辛辣热物并房劳。盖此症因怀妊多居火间，衣著太暖，伏热在内，或酒面炙煿热物太过，以致胎热也。

石山治一妇，怀妊八月，尝病腰痛，不能转侧，大便燥结。医用人参等补剂，痛益加；用硝、黄通利之药，燥结虽行而痛如故。汪诊之，脉稍洪近驶。曰：血热血滞也，宜用四物加木香、乳、没、黄檗、火麻仁。煎服四五帖，痛稍减，燥结润。复加发热面赤，或时恶寒，仍用前方，去乳、没、黄檗，加柴胡、黄芩，服二帖而寒热除。又背心觉寒，腰痛复作，汪曰：血已利矣，可于前方加人参一钱。服之而安。

江篁南治一妇，妊娠三月，因闪挫伤胎，腰痛，小腹疼，下血，内有热。用当归、白术、黄芩上，熟地、川芎、防风、砂仁中，艾叶、香附下，(上下之分，即君臣佐使之法)。右用水煎服，血止，小腹不痛。去砂仁，又用鸡子黄三个，以酒搅化，煮熟食之，即瘥。

《本草》：鸡子黄治胎漏。

难产

催生奇效方：归身、川芎、益母各五钱，丹参、菟丝、车前草各

[1] 差　同“瘥”，音 chài，病愈。

二钱，白芷三分。

淳于意治菑州王美人〔1〕，怀子而不乳〔2〕，来召臣意。意往，饮以莨菪药一撮，以酒饮之，旋〔3〕乳。意复诊其脉，而脉躁，躁者有余病。即饮以消石一剂，出血，血如豆比〔4〕五六枚。

滑伯仁治一妇人，产难七日而不乳，且食甚少。伯仁视之，乃以凉粥一盂，擂碎枫叶煎汤调，啖之，旋乳。或诘其理，滑曰：此妇食甚少，未有无谷气而能生者。夫枫叶先生先落，后生后落，故以作汤饮也。

丹溪曰：世之难产者，往往见于郁闷安逸之人，富贵奉养之家，若贫贱辛苦者无有也。方书只有瘦胎饮一论，而其方为湖阳公主〔5〕作也，实非极至之言。何者？见用此方，其难自若。予族妹苦于难产，后遇孕，则触而去之。予甚悯焉。视其形肥，而勤于女工，构思旬日，悟曰：此正与湖阳公主相反。彼奉养之人，其气必实，耗其气，使和平，故易产。今形肥，知其气虚；久坐，知其不运而其气愈弱。久坐，胞胎因母气不能自运耳。当补其母之气，则儿健而易产。今其有孕至五六个月，遂于《大全方》紫苏饮加补气药，与十数帖，因得男而甚快。后遂以此方随人之形色性禀，参以时令，加减与之，无不应者，因名其方曰大达生散。

---

〔1〕 美人　汉代嫔妃名爵之一。
〔2〕 乳　生产。
〔3〕 旋　随即。
〔4〕 豆比　豆粒，也作“豆逼”。参见《颜氏家训·勉学篇》。
〔5〕 湖阳公主　汉光武帝刘秀的姐姐，事见《后汉书·董宣传》《后汉书·宋弘传》。按湖阳公主难产，方士进瘦胎饮事，殆出朱丹溪《格致余论·难产论》。

庞安常治一妇，将产，七日而子不下，百治不效。庞视之，令其家人以汤温其腰腹，自为上下拊摩，孕者觉肠胃微痛，呻吟间生一男子。其家惊喜，而莫知所以。庞曰：儿已出胞，而一手误执母肠，不能复脱，故非符药〔1〕所能为。吾隔腹扪儿手所在，针其虎口，痛即缩手，所以遽生，无他术也。取儿视之，右手虎口针痕存焉。

一妇累日产不下，服催生药，不效。庞曰：此必坐草太早，心下怀惧，气结而不行（气行血行之理），非不顺也。《素问》云恐则气下，盖恐则精神怯，怯则上焦闭，闭则气逆，逆则下焦胀，气乃不行矣。以紫苏饮，一服便产。及妇人六七月子悬者，用此往往有效，不数日胎便下。其方紫苏叶一钱，大腹皮、人参、川芎、陈皮、白芍各五分，当归三分，甘草一分，细切，分作三服，每服以水一盏半、生姜四片、葱白七寸煎七分，空心服。

陈良甫治一妇，有孕七个月，远归，忽然胎上冲心而痛，坐卧不安。两医治之，不效，遂言胎已死矣，已用蓖麻子研烂，加麝香调，贴脐中以下之，甚危急。陈诊视，两尺脉绝，他脉平和。陈问：医作何症治之？答曰：死胎也。陈曰：何以知之？曰：两尺脉沉绝。陈曰：误矣，此子悬也（观此，凡两尺沉细，未可断胎死）。若是胎死，却有辨处：面赤舌青，子死母活；面青舌赤，母死子活；唇口俱青，母子俱死。今面不赤，舌不青，其子未死，是胎上迫心，宜紫苏饮治之。至十帖而胎乃近下矣。

琇按：此案当入子悬，不当入难产。

吴茭山治一妇，产难，三日不下。服破血行经之药，俱罔效。吴制一方，以车前为君（车前以生者为佳，佐白芷尤妙），冬葵子为

〔1〕 符药 符咒。

臣，白芷、枳壳为佐使，巳服午产[1]。众医异之，吴曰：《本草》谓催生以此为君，《毛诗》[2]采芣苢[3]以防难产。

江云：其详诸症辨疑，可考。

盛启东为御医，侍禁掖[4]。忽夜半召入宫，锦帐中出手。按脉，盛曰：六脉已离经。此必母后将分娩，但子抱母心，非针不能下，且难两全。中使[5]具状闻，上曰：俟母后商之。后曰：得子可安天下，全我何为？命用针，针出即生太子，是为宣宗[6]。

刘复真遇府判女，产不利，已敛。刘以红花浓煎，扶女于凳上，以绵帛蘸汤遏之，连以浇帛上，以器盛水，又暖又淋，久而苏醒，遂生男子。盖遇严冬血冷，凝滞不行，温则产，见亦神矣哉。

薛立斋治地官李孟卿娶继室，年三十五孕，虑其难产，与加味芎归汤四剂备用，果产门不开，服之乃产。

西宾[7]费怀德之室，下血甚多，产门不开，两日未生。服前药一剂，即时而产。后育胎，并无此症。费传与服者，皆效。

一妇人，分娩最易，至四十妊娠，下血甚多，产门不开。亦与前汤一剂，又用无忧散斤许，一剂煎熟，时时饮之，以助其血而产。

---

〔1〕巳服午产　巳时服药，午时生产。
〔2〕《毛诗》　汉代毛亨为《诗经》作注，名《毛诗诂训传》，因称。
〔3〕采芣苢　芣苢，即车前草。《诗经·周南·芣苢》："采采芣苢，薄言采之。"
〔4〕禁掖　宫中旁舍，亦指宫廷。
〔5〕中使　宦官。
〔6〕宣宗　明宣宗朱瞻基，公元1425年至1435年在位。
〔7〕西宾　幕僚，或指私塾教师。

一医宿客店，值店妇数日不产，下体已冷，无药，甚窘，以椒橙叶、茱萸等煎汤，可下手则和脐腹人门处皆淋洗之，气温血行，遂产。

石山治一妇，常患横生逆产，七八胎矣，子皆不育。汪诊，脉皆细濡颇弦。曰：此气血两虚兼热也。或曰：气血有余，方成妊娠，气血既亏，安能胎[1]耶？汪曰：观其形长瘦而脉细濡，属于气血两虚；色青脉弦，属于肝火时炽；而两尺浮滑，似血虚为轻而气虚为重也。宜以补阴丸除陈皮，倍加香附、参、耆，蜜丸服之，常令接续。逾年临产，果顺而育一子。

湖阳公主难产，方士进枳壳四两，甘草二两，为细末，每服空心一钱匕，如茶点服。自五月后一日一服，易产，仍无胎中诸患。此与富室安逸奉养厚者宜耳。

于法开[2]，善医术，尝行暮投，主人妻产而儿积日不堕。开曰：此易治耳。杀一肥羊，食十余脔而针之，须臾羊膋[3]裹儿出。精妙如此。（《焦氏类林》）

盘肠产

赵都运恭人[4]，每产则子肠先出，然后产子，产后其肠不收，甚以为苦。名曰盘肠产，医莫能疗。偶在建昌得一生婆，施法而收

〔1〕 胎　怀胎。
〔2〕 于法开　东晋时医僧，俗姓于，法名法开。
〔3〕 膋　音 liáo，肠间脂肪。
〔4〕 恭人　古时诰封制度，四品官员的夫人封“恭人”。

之。其法以醋半盏，新汲冷水七分，碗调停，噀[1]产母面，每噀一缩，三噀收尽。此良方也。

宿按：盘肠产乃中气虚，努力脱出，与脱肛同。宜于怀孕时多服补中升提药，庶几可免。若脱出多，取麻油抹之，勿令见风，以蓖麻子四十九粒去壳捣烂，贴产妇顶心，服补中益气加升麻，胜于冷水噀面多矣。

胎　肖　附胎忌

矾昌高八舍家轩墀[2]间畜龟，数年生育至百余，其家产子四五人，皆龟胸伛偻，盖孕妇感其气所致。

至正[3]末，越有夫妇二人，于大善寺金刚神侧缚苇而居，其妇产一子，首两肉角，鼻孔昂缩，类所谓夜叉形。盖产妇依止土偶，便禀得此形。古人胎教，不可不谨。

陈白云家篱落间植决明，家人摘以下茶。生三子，皆短而跛，而王氏女甥亦跛。予皆识之。又会稽民朱氏一子亦然，其家亦尝种之，悉拔去。(《霏雪录》)

房室之戒多矣，而天变为尤。《月令》[4]：先雷三日，奋木铎[5]

[1] 噀　音 xùn，喷水。
[2] 轩墀　殿堂前的台阶。
[3] 至正　元惠宗年号，公元 1341 年至 1370 年。
[4] 《月令》　书名，最早见载于《吕氏春秋》，后为《礼记》的一部分，叙逐月事项，类似历书。
[5] 木铎　铜制的大铃，舌为木质。

以令兆民曰：雷将发声，有不戒其容止者，生子不备〔1〕，必有凶灾。谓〔2〕其渎天威也。今人之生子而形残体缺者，又安知其不犯斯禁耶？为人父母者宜识之。噫！迅雷风烈必变，岂有是哉？（《杂记》）

胎妇饮食忌附

鸡肉合糯米食，令子生寸白虫；

食犬肉，令子无声；

鲙鲤同鸡子食，令子生疳多疮；

兔肉食之，令子缺唇；

羊肝，令子多厄难；

鳖肉，令子短颈；

鸭子与桑葚同食，令子倒生心寒；

鳝鱼同田鸡食，令子喑痖；

雀肉合豆酱同食，令子面生雀斑黑子；

食螃蟹，横生；

食子姜，令子多指生疮；

食水浆冷，绝产；

食雀肉饮酒，令子多淫无耻；

食茨菰，消胎气；

干姜蒜鸡，毒胎无益；

粘腻难化，伤胎；

食山羊肉，子多病；

无鳞鱼，勿食；

菌有大毒，食之令子风而夭；

〔1〕 不备　不全，即生子有残疾。

〔2〕 谓　通“为”。

食雀脑，令子雀目；

胎妇药物忌附

蚖斑水蛭及虻虫，乌头附子配天雄。
野葛水银并巴豆，牛膝薏苡与蜈蚣。
三棱代赭芫花麝，大戟蛇蜕黄雌雄。
牙硝芒硝牡丹桂，槐花牵牛皂角同。
半夏南星与通草，瞿麦干姜蟹甲爪。
硼砂干漆兼桃仁，地胆茅根莫用好。

胎妇起居忌附

勿乱服药，勿过饮酒，勿妄针灸，勿向非常地[1]便。勿举重登高涉险，心有大惊，犯之产难，子疾病。勿多睡卧，时时行步。体虚，肾气不足，生子解颅，囟破不合，宜温补。脾胃不和，荣卫虚怯，子必羸瘦。自家及邻家修造动土，犯其胎气，令子破形殒命，刀犯者形必伤，泥犯者窍必塞，打击者色青黯，系缚者相拘挛。有此等，验如影响，切宜避之。(《便产须知》)

胎 死 作 喘

吕沧洲治经历哈散侍人，病喘不得卧。众作肺气受风邪治之。吕诊之，气口盛于人迎一倍(气口盛则为内伤，如何作风邪外感治)，厥阴弦动而疾，两尺俱短而离经。因告之曰：病盖得之毒药动血，以致胎死不下，奔迫而上冲，非风寒作喘也。乃用催生汤加芎、归，煮二三升服之，夜半果下一死胎，喘即止。哈散密嘱曰：病妾诚有怀，以室人见嫉，故药去之，众所不知也。众惭而去。

---

〔1〕 非常地　指庙宇神堂等。

洪州曾通仕，为丰城尉，家有猫，孕五子，一子已生，四子死腹中，腹胀，啼叫欲死。医教以朴硝为细末二钱，温童便调下，死子即下，猫得不死。后有一牛亦如此，用此法亦活。此本治人方，用以治畜亦效，后以治人，常验。（《信效方》）

按此法始仓公治菑川王侍女。

产后

丹溪治一妇，面白形长，心郁，半夜生产，侵晨晕厥。急灸气海一五壮而苏，后以参、术等药，服两月而安。此阳虚也。

一产妇，因收生者不谨，损破尿胞，而致淋沥不禁。因思肌肉破伤在外者尚可完补，胞虽在腹，恐亦可治。诊其脉，虚甚，盖难产因气血虚，故产后尤虚。试与峻补，以参、术为君，芎、归为臣，桃仁、陈皮、黄耆、茯苓为佐，以猪羊胞煎汤熬药汁，极饥饮之，一月而安。盖气血骤长，其脬即完，即恐稍迟，亦难成功也。

一产妇，阴户一物如帕垂下，或有角，或二岐，俗名产颓。宜大补气以升提之，以参、耆、术各一钱，升麻五分，后用川归、芍药、甘草、陈皮调之。

一妇年三十余，产二日，产户下一物如手帕，有二尖，约重一斤余。此胎前因劳役伤气，成肝痿所致。却喜不甚虚，其时天寒，急与炙黄耆、白术、升麻各五分，参、归各一钱，连与三贴，即收上，得汗通身乃安。其粘席冻干者，落一片，约五六两，盖脂膜也。脉涩左略弦，形实，与白术、芍药、当归各一钱半，陈皮一钱，姜一片，二三帖养之。

一妇产后，阴户下一物，如合钵状，有二岐。此子宫也，气血弱，故随子而下。用升麻、当归、黄耆大剂服二次，仍用皮工之法，以五倍子作汤洗濯，皺其皮，后觉一响而收入。但经宿著席，破落一片如掌大，心甚恐。朱曰：非肠胃比也，肌肉破，尚可复完。以四物加人参数十帖，三年后复生一子。

一产妇，年三十余，正月间新产，十余日左脚左手发搐，气喘不眠（见症甚凶），面起黑气，口臭（若面无黑气、口臭之症，宜大温补。此症虚中有实，看他用药加减法）。脉浮弦而沉涩，右为甚。意其受湿，询之，产前三月时常喜羹汤茶水。遂以黄耆、荆芥、木香、滑石、苍白术、槟榔、陈皮、川芎、甘草、芍药，四服后加桃仁，又四服而漉漉有声，大下水晶块大小如鸡子黄与蝌蚪者数十枚而愈。乃去荆芥、槟榔、滑石，加当归、茯苓调理其血，四十帖而安。

一妇产后胃虚，哭多，血再下，身润脉沉。以当归、白术各三钱，陈皮、芍药、川芎、生干姜、苓各二钱，炙草少许，分二帖。

一妇因忧虑堕胎，后两月余血不止，腹痛。此体虚气滞，恶物行不尽。以白术二钱，陈皮、芍药各一钱，木通、川芎各五分，炙草二分，作汤，下五芝丸六十粒，食前。

滑伯仁治一产妇，恶露不行，脐腹痛，头疼，身寒热。众皆以为感寒，温以姜、附，益大热，手足搐搦（投姜、附后始搐搦，由燥剂搏血而风生），语谵目撺。诊其脉，弦而洪数，面赤目闭，语喃喃不可辨，舌黑如炱〔1〕，燥无津润，胸腹按之不胜手，盖燥剂搏其血，内热而风生，血蓄而为痛也（此等案宜细心熟玩。若是虚寒，手足岂不厥冷？况症有舌黑、腹不胜按在三四日者乎？又况面赤、洪数之

〔1〕炱　音 tái，烟气凝积而成的黑灰。

脉耶)。曰:此产后热入血室,因而生风。即先为清热降火,治风凉血,两服颇爽。继以琥珀、牛黄等,稍解人事。后以张从政三和散行血破瘀,三四服恶露大下如初,时产已十日矣,于是诸症悉平。

一妇新产受寒,四肢逆冷,脉沉弱。亟合附子大丸三四粒饵之,立效。

一妇盛暑月中产,三日发热,其脉虚疾而大,恶露不行,败血攻心,狂言,叫呼奔走,拿捉不住。以干荷叶、生地黄、牡丹皮浓煎汤,调下生蒲黄二钱,一服即定,恶露即下,遂安。

一产妇郁冒,脉微弱,不能食,大便反坚,但头汗出。所以然者,血虚而厥,厥而必冒,冒家欲解,必大汗出,以血虚下厥,孤阳上出,故头汗出(琇按:产后感症,从《伤寒论》辨别)。所以产妇喜汗出者,亡阴血虚,阳气独盛,故当汗出,乃大便坚,呕不能食,小柴胡汤主之。

郁冒即晕。

汪石山治一妇,产后滑泄,勺水粒米弗容,即时泄下。如此半月余,众皆危之。或用五苓散、平胃散,病益甚。汪诊之,脉皆濡缓而弱。曰:此产中劳力,以伤其胃也。若用汤药,愈滋胃湿,非所宜也。令以参苓白术散除砂仁,加陈皮、肉豆蔻,煎姜枣汤调服,旬余而安。

一妇产后,时发昏瞀,身热汗多,眩晕口渴,或时头痛恶心。医用四物凉血之剂,病不减。复用小柴胡,病益甚。汪诊之,脉皆浮洪搏指(若见此脉,元气立脱)。汪曰:产后而得是脉,又且汗多,而脉不为汗衰,法在不治,所幸者气不喘,不作泄耳。其脉如是,恐为凉药所激也。用人参三钱,黄耆二钱,甘草、当归各七分,白术、麦冬各一钱，干姜、陈皮、黄芩各五分，煎服五剂，脉敛而病渐安。

吴茭山治一妇人，产后去血过多，食后著恼，头疼身痛，寒热如疟。左手弦大，微有寒邪，右手弦滑不匀，食饮痰火也，二者因虚而得，宜养正祛邪（治法得宜，然断之曰火，似可商）。遂以参苓补心汤去地黄，加羌活、青皮、葱、枣，三服汗出身凉，其患渐瘥。然后以八物汤调理，半月后全愈。

一妇产后面赤，五心烦热。败血入胞衣，胞衣不下，热，有冷汗。思但去其败血，其衣自下，遂用乌豆二合炒透，然后烧红铁秤锤，同豆淬其酒，将豆淋酒，化下益母丹二丸，胞衣从血而出，余症尽平。

一妇产后痢，未至月满，因食冷物及酒，冷热与血攻击，滞下纯血，缠坠急痛，其脉大无力，口干。遂用黄芩芍药汤，三服而安。

一妇产后，四肢浮肿，寒热往来，盖因败血流入经络，渗入四肢，气喘咳嗽，胸膈不利，口吐酸水，两胁疼痛。遂用旋覆花汤（旋覆花汤：旋覆花、麻黄、赤芍、荆芥、前胡、茯苓、半夏、五味、杏仁、炙甘草、生姜、枣），微汗，渐解（先汗），频服小调经（小调经散：没药、琥珀、桂心、当归、芍药、细辛、麝香、姜汁），用泽兰梗煎汤调下，肿气渐消。

一妇六月产后，多汗人倦，不敢袒被，故汗出被里，冷则浸渍，得风湿疼痛。遂以羌活续断汤，数服愈。

一妇产后血风，四肢瘾疢。以小续命汤，数服而安。

一妇产后，三日起早，况气血未定，遂感身热目暗，如风状。即以清魂散二服，得微汗而愈。

一妇产后恶露未尽，瘀血入络，又感寒邪，寒热如疟。即以生料五积散五帖，恶露自下而寒热除。

一妇产后，恶露未尽，因起抹身，寒气客于经络，乍寒乍热，脉紧而弦。以葱白散二帖而安。

以上六案俱微汗，用药则温散。

一少妇，初产四日，冷物所伤脾胃，但觉身分不快，呕逆，饮食少思，心腹满闷，时或腹胁刺痛，晨恶寒，晚潮热，夜则恍惚谵语，昼则抽搐（昼搐夜不搐，非风可知），颇类风状，变异多端。诸医莫测，或作虚风，或云血凝实热，用甘温而行血，以寒凉退实热，如此半月，不效。吴至，见医满座，亦跼蹐〔1〕。诊其脉，弦而紧，遂令按之，小腹急痛（琇按：得病情全在一按），知瘀血未尽也。思患者大势恶露已下，未必还有余血，偶因寒凉所伤，瘀血停滞下焦，日久客于经络，所以变生诸症，须得大调经散（大调经方：大豆一两五钱，茯神一两，琥珀一钱，紫苏汤下），倍入琥珀，化诸恶血成水，其患方愈。遂合前药服之，五日后行恶水斗许，臭不可近，患人觉倦，病势渐减。然后以人参养荣汤数十帖，月余如初。

一妇产后患郁气，食下即满闷。以四七汤（四七汤方：制半夏、陈皮、厚朴、紫苏）入香附、神曲之类，服后气顺痰下，食进病除。

一妇产后血上冲，心闭闷欲绝。先以干漆烧烟熏鼻，次以卷荷

〔1〕跼蹐　局促不安。

散（卷荷散方：初出卷荷、红花、归身、蒲黄、丹皮，为末，盐酒下）三服，服之苏醒，恶露渐下。

一妇产后，未经满月，因怒气血流如水，三日方止，随又劳苦，四肢无力，睡而汗出，日晡潮热，口干，五心如炙。诸医皆用柴、芩、薄荷之类，其热愈炽。诊其脉，弦大无力，此蓐劳也。以四物汤一两，入胡黄连、秦艽、青蒿各半钱（作虚而协肝热治），数服热退身凉。后以黄连八珍丸，一料而安。

一妇产后，血逆上行，鼻衄口干，心躁舌黑。盖因瘀血上升，遂用益母丸二丸，童便化下，鼻衄渐止，下血渐通。

俞子容治一妇，新产后七日，为将息失宜，腠理不密，因风寒所侵，身热头痛，两眼反视，手足瘛疭。名曰蓐风。用荆芥穗一味，新瓦上焙干，为细末，豆淋酒调下二钱，其疾即愈。古人珍秘此方，隐括其名，故曰举卿古拜散。盖用韵之切语，举卿为荆，古拜为芥。《曾公谈录》谓之再生丹，亦神之也。

奉化陆严治新昌徐氏妇，病产后暴死，但胸膈微热。陆诊之，曰：此血闷也。用红花数十斤，以大锅煮之，候汤沸，以木桶盛汤，将病者寝其上熏之，汤气微，复进之，有顷，妇人指动，半日遂苏。此法与许胤宗治王太后之意同。（仇远《稗史》）

一妇人，产后肠中痒不可忍。以针线袋安所卧蓐下，勿令人知之，乃愈。（《本草》）

一妇人，产后肠中痒。取箭簳及镞安所卧席下，勿令妇人知。（《本草》）

一妇产，当冬寒月，寒气入产门，脐下胀满，手不敢犯。此寒症也，医欲治之以抵当汤，谓其有瘀血。尝教之曰：非其治也。可服仲景羊肉汤，少减水服，遂愈。(《本草》)

杜壬治郝质子妇，产四日，瘛疭戴眼，弓背反张。壬以为痉病，与大豆紫汤、独活汤而愈(立斋治瘛疭以大温补，此治风，想瘛疭有微甚之不同耳)。政和间，余妻方分娩，犹在蓐中，忽作此症，头足反接，相去几二尺。家人惊骇，以数婢强拗之不直。适记所云，而药囊有独活，乃急为之。召医未至，连进三剂，遂能直。医至，即愈矣，更不须用大豆紫汤。古人处方，神验屡矣。

二方在《千金》四卷。

一妇产后，有伤胞破，不能小便，常淋沥不干。用生丝绢一尺翦碎，白牡丹根皮、白及各末一钱，水一碗煎至绢烂如饧，空心顿服。不得作声，作声即不效。

琇按：膀胱亦主气，作声则气翕张，令损处不得完固，故令不得作声，非如厌胜家法也。

一妇产后，水道中出肉线一条，长三四尺，动之则痛欲绝。先服失笑散数次，以带皮姜三斤研烂，入清油二斤，煎油干为度，用绢兜起肉线，屈曲于水道，边以前姜熏之，冷则熨之，一日夜缩其大半，二日即尽入。再服失笑散、芎归汤调理之。如肉线断，则不可治矣。

一妇人，产后日食茶粥二十余碗，一月后遍身冰冷数块，人以指按其冷处，即冷从指下上应至心。如是者二年，诸治不效。以八物汤去地黄加橘红，入姜汁、竹沥(此治湿痰)一酒钟，十服乃温。

薛立斋治一产妇，阴门不闭，发热恶寒。用十全大补加五味子，数剂而寒热悉退。又用补中益气加五味子，数剂而敛。若初产肿胀，或焮痛而不闭者，当用加味逍遥；若肿消而不闭者，当用补中益气汤。切忌寒凉之剂。

一妇人，脾胃素弱，兼有肝火，产后阴门肿痛，寒热作渴，呕吐不食。敷大黄等药，服驱利之剂，肿及于臀，虚症蜂起。此真气虚而作。先用六君子以固脾胃，乃以补中益气汤升举，不数剂而消。

一产妇失治，肿溃不已，形体消瘦，饮食少思，朝寒暮热，自汗盗汗，半年矣。用补中益气加茯苓、半夏以健脾胃，脓水渐少，饮食渐进，用归脾以解脾郁，共五十余剂，元气复而疮亦愈。

一产妇，阴门不闭，小便淋沥，腹内一物攻动，胁下作胀或痛。用加味逍遥加车前子而愈。

一妇人，子宫肿大，二日方入，损落一片，殊类猪肝，已而面黄体倦，饮食无味，内热晡热，自汗盗汗。用十全大补二十余剂，诸症悉愈，仍复生育。

琇按：以上五案俱重见“前阴”门。

一产妇，腹痛发热，气口脉大。薛以为饮食停滞，不信。乃破血补虚，反寒热头痛，呕吐涎沫；又用降火化痰理气，四肢厥冷，泄泻下坠，始信。谓薛曰：何也？曰：此脾胃虚之变症也，法当温补。遂用六君子加炮姜二钱，肉桂、木香一钱，四剂诸症悉退。再用补中益气，元气悉复。

一妇产后，腹痛后重，去痢无度，形体倦怠，饮食不甘，怀抱久郁，患茧唇，寐而盗汗如雨，竟夜不敢寐（非不能寐也，乃不敢寐，故曰虚而有热，亦以症断），神思消烁。薛曰：气血虚而有热。用当归六黄汤，内黄芩、连、檗炒黑，一剂汗顿止，再剂全止。乃用归脾汤、八珍散兼服，元气亦复。

一产妇，小腹作痛，服行气破血之药，不效。其脉洪数，此瘀血内溃为脓也。以瓜子仁汤（瓜子仁三合，即甜瓜、西瓜子，晒干，为细末，以纸包压去油，归身一两，蛇退一条），二剂痛止。更以太乙膏下脓而愈。产后多有此病，纵非痈患，用之更效。

一产妇，小腹疼痛，小便不利。用薏苡仁汤，二剂痛止，更以四物加桃仁、红花下瘀血而愈。大抵此症皆因荣卫不调，或瘀血停滞所致。若脉洪数已有脓，脉但数微有脓，脉迟紧乃瘀血，下之即愈。若腹胀大，转侧作水声，或脓从脐出，或从大便出，宜用蜡矾丸、太乙膏及托里药。

家人妇，产后小腹作痛，忽牙关紧急。灌以失笑散，良久而苏。又用四物加炮姜、白术、陈皮而愈。

一产妇，两手麻木，服愈风丹、天麻丸，遍身皆麻（麻属气虚），神思倦怠，晡热作渴，自汗盗汗。此气血俱虚也。用十全大补加炮姜，数剂诸症悉退。却去炮姜，又数剂而愈。但内热，此血虚也，用逍遥散而痊。

一产妇，牙关紧急，腰背反张，四肢抽搐，两目连劄。薛以为去血过多，元气亏损，阴火炽盛。用十全大补加炮姜，一剂而苏，又数剂而安。

薛在吴江史万湖第，将入更时，闻云某家人妇忽仆，牙关紧急，已死矣。询，云是新产妇，出直厨，意其劳伤血气而发痉也。急用十全大补加附子煎滚，令人推正其身，一人以手挟正其面，却挖开其口，将药灌之，不咽，药已冷，令侧其面出之，仍正其面，复灌以热药，又冷又灌，如此五次方咽下，随灌以热药，遂苏。

一产妇，大便不通七日矣，饮食如常，腹中如故。薛曰：饮食所入，虽倍常数，腹不满胀。用八珍加桃、杏二仁，至二十一日，腹满欲去，用猪胆汁润之，先去干粪五七块，后皆常粪而安。

琇按：产后血燥不大便，但以二地、二冬、苁蓉、杞子，不三剂而润下矣。以八珍、桃、杏不效，仍用胆导，拙极。经曰：清阳出上窍，浊阴走下窍。凡阴剂杂以阳药，则留中不转。

一产妇，大便八日不通，用通利之药，中脘作痛，饮食甚少。或云通则不痛，痛则不通，乃用蜜导之，大便不禁，呃逆不食（琇按：通利之过，与前胎产并病之治同）。薛曰：此脾肾复伤。用六君加吴茱萸、肉果、骨脂、五味数剂，喜其年壮，否则不起。

琇按：凡用蜜胆导，皆古人未得润滑之法，无可如何而后出此，况于妇人女子，尤为不便，能者无取焉。

一产妇，恶寒发热，用十全大补加炮姜治之而愈。但饮食不甘，肢体倦怠，用补中益气而安。又饮食后犯怒，恶寒发热，抽搐咬牙，难候其脉，视其面色青中隐黄，欲按其腹，以手护之。此肝木侮脾土，饮食停滞而作。用六君加木香，一剂而安。

一产妇，恶寒发热，欲以八珍加炮姜治之。其家知医，以为风寒，用小柴胡汤。薛曰：寒热不时，乃气血虚。不信，仍服一剂，汗出不止，谵语不绝，烦热作渴，肢体抽搐。薛用十全大补，二剂益甚，脉洪大，重按如无，仍以前汤加附子，数剂稍缓，再服而安。

此真本领。

一产妇，咳嗽声重，鼻塞流涕。此风寒所感。用参苏饮一钟，顿愈六七。乃与补中益气加桔梗、茯苓、半夏，一剂而痊。又与六君加黄耆，以实其腠理而安。

一产妇，朝吐痰，夜发热，兼之无寐。泥用清痰降火，肌体日瘦，饮食日少，前症益甚。薛曰：早间吐痰，脾气虚也；夜间发热，肝血虚也；昼夜无寐，脾血耗也。遂用六君子汤、加味逍遥散、加味归脾汤以次调补，不月而痊。

一产妇，咳嗽痰盛，面赤口干，内热晡热，彻作无时（无时二字，内伤外感所分）。此阴火上炎，当补脾肾。遂用补中益气汤、六味地黄丸而愈。

一产妇，泻痢，发热作渴，吐痰甚多，肌体消瘦，饮食少思，或胸膈痞满，或小腹胀坠，年余矣。此脾肾泻。朝用二神丸，夕用六君子汤，三月余乃痊。

一妇产后，泄泻，兼呕吐咽酸，面目浮肿。此脾气虚寒。先用六君加炮姜为主，佐以越鞠丸而咽酸愈，又用补中益气加茯苓、半夏而脾胃健。

一产妇，泻痢年余（久病属虚），形体骨立，内热晡热，自汗盗汗，口舌糜烂，日吐痰三碗许。脉洪大，重按全无，此命门火衰，脾土虚寒而假热，然痰者乃脾虚不能统摄归源也。用八味丸补火以生土，用补中益气兼补肺金而脾胃健。

一产妇，腹痛后重，去痢无度，形体倦怠，饮食不进，与死为邻。此脾肾俱虚。用四神丸、十全大补而愈。但饮食难化，肢体倦怠，用补中益气汤调理而康。

江篁南治一贵妇，产后四五日，患心腹痛。医用行血之剂，痛益甚，常俯卧，以枕抵痛处，甚则昏晕。江曰：此极虚也，盖产后亡血过多暴虚，经隧行涩，故作痛耳（琇按：见解极精）。以人参五钱，黄耆三钱，当归、芎、芍、炒黑干姜、元胡，二剂愈。

江应宿治一妇，三十余，产后三月，崩漏不止。用八物汤加炒黑干姜、荆芥穗、阿胶珠，数剂愈。

王佥宪[1]公宜人[2]，产后因沐浴发热呕恶，渴欲饮冷水瓜果，谵语若狂，饮食不进。体素丰厚，不受补，医用清凉，热增剧。诊得六脉浮大洪数，予曰：产后暴损气血，孤阳外浮，内真寒而外假热，宜大补气血。与八珍汤加炮姜八分，热减大半。病人自知素不宜参、耆，不肯再服。过一日复大热如火，复与前剂，潜加参、耆、炮姜，连进二三服，热退身凉而愈。

宿按：丹溪云：产后当以大补气血为先，虽有他症，以末治之。须问临产难易，去血多少。如产难及血去多者，病致寒热头疼，脉虚数大，或虚浮紧者，勿误认作外感，是阴血既亡，而阳气外散而未复也，名为正虚，当用八物加炒黑干姜，能于肺分利肺气，入肝分引血药生血，然必与补血药同用。若产易及恶露不通，腰腹疼痛，致寒热头疼者，当去恶血。若腹满者，非恶血也，切不可发表。有素禀血热，因产重伤，遂致血病，偏虚潮热，脉弦数，口舌生疮，虽有恶

---

〔1〕 佥宪　对都察院佥都御史之称。
〔2〕 宜人　古时诰封制度，五品官员的夫人封“宜人”。

露，惟宜清凉，勿犯温燥，防其血伤热极，渐成劳瘵。

师尼寡妇寒热

许学士治一尼，患恶风倦怠，乍寒乍热，面赤，心怔忡，或时自汗。是时疫气大行，医见其寒热，作伤寒治之，用大小柴胡汤杂进，数日病急。许诊视，告之曰：三部无寒邪脉，但厥阴弦长而上鱼际，宜服抑阴等药治之。以生地二两，赤芍一两，柴胡、秦艽、黄芩各半两，为细末，蜜丸如梧桐子大，每服三十丸，乌梅汤吞下，日三服，良愈。

薛立斋治一寡妇，因怒致不时寒热，久而不已，肝脉弦紧。用小柴胡加生地治之而愈。但见风寒热仍作，此是脾胃气虚，用加味归脾、补中益气二汤兼服而止。

一室女，寒热，左手脉弦长而出寸口。用小柴胡加生地、乌梅治之而愈。既嫁，而诸症悉痊。

一放出宫女，年逾三十，两胯作痛，肉色不变，大小便中作痛如淋，登厕尤痛。此瘀血渍入隧道为患，乃男女失合之症也，难治。后溃不敛，又患瘰疬而殁。此妇为人妾，夫常在外，可见此妇在内久怀忧郁，及出外，又不如愿，是以致生此疾，愈见瘰疬流注乃七情气血损伤，不可用攻伐，皎然矣。按《精血篇》[1]云：女人天癸既至，逾十年无男子合则不调，未逾十年思男子合亦不调。不调则旧血不出，新血误行，或渍而入骨，或变而为肿，或虽合而难子，合多则沥枯虚人，产乳众则血枯杀人。观其精血，思过半矣。

---

〔1〕《精血篇》 指《妇人大全良方卷一·调经门》“精血篇”。

江篁南治一贵妇，寡居，月候不调，常患寒热，手足或时麻木，且心虚惊悸，或心头觉辣，诸治不效。诊其肝脉弦，出左寸口，知其郁而有欲，心不遂也。乃以乌药、香附二味投之，二服诸症俱减。

宿按：男女精血，盛则思欲。室女孀妇有所思，不得则气结而留瘀血，男思女不得则留精，其理一也。精血已离其位，渍入隧道，故变为寒热。肝脉弦，出寸口者，夫肾主闭藏，肝主施泄，今肝火不泄，逆而上行，乃知男女失合之症。

琇按：今人脉上鱼际者十居其五，或左或右，或左右皆然。阴虚火盛之人类多见之，不可定为郁病。

《名医类案》卷第十一终

卷第十二

胎毒

东阳陈叔山小男，二岁，得疾下利，常先啼，日以羸困。问华佗，佗曰：其母怀躯，阳气内养，乳中虚冷，儿得母寒，故令不时愈。佗与四物女宛丸，十日即除。（《三国志》）

东垣云：一人中年以来得一子，一岁之后，身生红丝瘤，不救。后四子，至一二岁皆病瘤而死。问：何缘致此？翌日思之，谓曰：汝乃肾中伏火，精中多有红丝，以气相传，故生子有此疾，俗名胎瘤是也。汝试观之。果如其言。遂以滋肾丸数服，以泻肾中火邪，补真阴之不足，忌酒肉辛热之物，其妻以六味地黄丸养其阴血。受胎五月之后，以黄芩、白术作散，与五六服，后生子，前症不作。

丹溪治一儿，二岁，满头有疮，一日疮忽自平，遂患痰喘。询其母，孕时喜食辛辣热物，视其子精神昏倦，受病特深，知其为胎毒也，解利药大非所宜。遂以人参、连翘、黄连、生甘草、陈皮、川芎、白芍、木通浓煎，入竹沥与之，数日而安。

一妇形瘦性急，身本有热，怀妊三月，适夏暑，口渴思水，时发小热。遂教以四物汤加黄芩、陈皮、生甘草、木通，因懒于煎煮，数帖而止。其后生子二岁，疮痍遍身，忽一日其疮顿愈，遂成痎疟。此亦胎毒也，疮若再作，病必自安，已而果然。若于孕时确守前方，何病之有？

一女得痫，遇阴雨则作，遇惊亦作，口吐涎沫，声如羊鸣。此胎受惊也，其病深痼，须调半年可安，仍须淡味以助药力。与烧丹丸，继以四物汤入黄连，随时令加减，果半年而愈。

一人连年病疟，后生一子，三月病，左胁下阳明少阳之间，生一疖甫平，右腋下相对又一疖，脓水淋漓，几死。医以四物汤、败毒散，数倍加人参，以香附为佐，犀角为使，大料乳母〔1〕，三月而愈。逾三月，忽腹胀，生赤疹如霞片，取翦刀草汁调原蚕砂，敷，随消。又半月移胀入囊为肿，黄莹裂开，二丸显露，水出，以紫苏叶盛桴炭末托，旬余而合。

一子年十六，生七个月得淋病，五七日必一作，其发则大痛，水道方行，下如漆和粟者一盏方定。脉之，轻则涩，重则弦，视其形瘦而长，青而苍，意其父必服固下部药，遗热在胎，留于子之命门而然。遂以紫雪和黄檗末，丸梧子大，晒极干，汤下百丸，半日又下二百丸，食压之，又半日痛大作，连腰腹，水道乃行，下漆和粟者碗许，痛减十之八。后与陈皮一两，桔梗、木通各半两，又下合许而安。父得燥热，尚能病子，况母得之者乎？

一小儿，胎受热毒，生下两目不开。灯心、黄连、秦皮、木贼、枣各五钱，水一盏煎，澄清，频洗而开。

程仁甫治一儿，一岁之内大便三四十日只通一次，每次通时，腹胀盛。此乃胎毒热结所致。用元明粉，米饮调下一钱，三五次之后，再不复秘矣。

〔1〕 大料乳母　用大剂给乳母服用。

薛己治少参史南湖孙，乙未生，丙申正月阴囊赤肿。薛作胎毒治之而瘥。后患发热痰盛等症，诊其母有郁火血热，用解郁凉血之药，子母俱服而愈。至六月初，患吐泻，小便赤涩，两眼瞤动，投参、术之类，不应。或以为慢惊，欲用附子之药。请薛议，视其寅卯关脉赤，此风热伤脾。用柴胡清肝散加钓钩藤、木贼草，一剂即愈。至丁酉正月初旬，颈患热毒，溃而脓出，感风发热，翌日头面黯肿如斗大，两耳厚寸许。此风热上攻，血得热而然。急砭两额，出黑血二盏许，次砭面额，亦如之，随用清热化毒汤，肿黯十退七八，翌日又砭各处，血不甚黑，乃止，仍用前药去牛蒡子加熟地黄而愈。此症若砭缓则血凝滞，或为破伤风，皆致死。

刘钦天之子，腿如霞，游走不定。先以麻油涂患处，砭出恶血，其毒即散，用九味解毒散，一剂而安。

一小儿患之，外势虽轻，内苦便闭。此患在脏也。服大连翘饮，敷神功散而瘥。

胎晕

江篁南治一儿，产数日，常昏晕，一日五六见。医作惊风治，不效。江以大补气血之剂浓煎汤，喂之，并饮乳母，多服渐减而愈。

脐风

枢密孙公抃[1]，生子数日，患脐风，已不救，家人乃盛以盘

〔1〕 孙公抃　即孙抃，北宋大臣，字梦得，眉山（今属四川）人，进士甲科出身，官至枢密副使。

合,将送诸江。道遇老媪,曰:儿可活。即与俱归,以艾灸脐下,即活。(《青箱记》)

江应宿曰:凡儿脐风,须看牙龈,有水泡点如粟粒,以银针挑破,出污血或黄脓少许而愈。又一法,以热水蘸绵子,包指擦之,轻挖破,以金头蜈蚣炙末敷之,仍以厚衣包裹,纳母怀中,取大汗出而愈,再服归命散解之。

近来江南脐风之症最多,盖由赤子落脐之时,不慎照顾,风邪流入心脾,五七日而发,面青口撮,吐白沫,仓卒急迫失救,遂致夭折。急用蒜一两捣,捏作饼子,纳于脐上,以艾火灸五七壮,以拔出风邪,仍用艾茸或绵子如钱大一块,贴于脐上,外以膏药封之,兼行前二法为妙。

必有青筋发在腹,有二道生叉,以艾灸绝截住叉头,稍迟则上行攻心而死。撮口脐风方:生川乌尖三个,为末,全足蜈蚣半条,酒浸炙,为末,加麝香少许,吹鼻得嚏,乃以薄荷汤灌一匙。

肾　缩

思村王氏之子,生七日,两肾缩。一医云,硫黄、茱萸研大蒜,涂其腹,仍以菌草、蛇床子薰之,愈。盖初受寒气而然也。(《琐碎录》)

咯　血

钱氏〔1〕治段斋郎子,四岁病嗽,身热吐痰,数日而咯血。医以桔梗汤及防己丸治之,不效,其涎上攻,吐喘不止。钱用褊银丸

〔1〕 钱氏　指钱乙,参见卷四“钱仲阳”条注。

一大服下之，复以补肺散治之。医曰：今咯血肺虚，何以下之？曰：肺虽咯血，有热故也，久则虚痿。今涎上潮而吐，当下其涎。若使不吐涎，为甚便也。盖吐涎能虚，又生惊也。痰实上攻，亦使发搐，故依法只宜下痰，后补脾肺，必涎止而吐愈。若先补其肺为逆，先下其痰为顺，先下后补为良也。

热 症

钱仲阳治朱氏一儿，五岁，忽发热。医曰：此心热也，腮赤而唇红，烦燥引饮。遂用牛黄丸三服，以一物泻心汤下之，来日不愈，反加无力而不能食，又下之，便利黄沫。钱曰：心经虚而留热在内，必被攻药下之，致此虚劳之病也。先用白术散生胃中津液，后以生犀散治之（宜参、连并用）。朱曰：大便黄沫如何？曰：胃气正则泻自止，此虚热也。朱曰：医用泻心汤如何？钱曰：泻心汤者，黄连一物耳，性寒，多服则利，能寒脾胃也。诸医皆曰实热，何以泻心汤下之不安，又加面黄颊赤，五心烦躁，不食而引饮？医曰：既虚热，何以大便黄沫？钱笑曰：便黄沫者，服泻心汤多也。因与胡黄连丸而愈。

郑人齐郎中子，忽脏热，齐〔1〕自取青金膏，三服并一服而饵之，至三更泻五行，其子困睡。齐言子睡中多惊，又与青金膏一服，又利三行，加口干而身热。齐言尚有微热未尽，又与青金膏一服。其妻曰：用药十余行未安，恐生他病。钱曰：已成虚羸。先多煎白术散，时时服之，后服香菰丸，十三日愈。

朱氏子，五岁，夜发热，晓即如故。医有作伤寒治者，有作热治

〔1〕齐 原脱，据《小儿药证直诀》卷中补。

者，以凉药解之，不愈。其候多涎而喜睡，他医以铁粉丸下涎，其病益甚，至五日，大引饮。钱曰：不可下之。乃取白术散一两，煎药汁三升，使任意取足服。朱曰：饮多不作泻否？钱曰：无生水，不能作泻，纵多不足怪也，但不可下耳。朱曰：先治何病？钱曰：止泻治痰，退热清神，此药是也。至晚服尽，钱视之，曰：更可服三升。又煎白术散三升，服尽，得稍愈。至第三日，又服白术散三升，其子不渴无涎，又投阿胶散二服而安。

一儿感冷，身大热，恶寒。此有表症，用发汗药，汗出，遂凉。过一日复热，医谓表解里未解，验之，服四顺饮子，利动藏府，一行遂凉。隔一日又复热，医云经热未解，验之，小便赤，故知心热未解，服生气汤，遂凉。过二日又热，医云脉已和，非病也。既发汗，又利大小便，其儿已虚，阳气无所归，皆见于表，所以身热。以和胃气药如六神散之类，加乌梅煎令微觉有酸味，收归其阳气，自此全愈。

此表里俱虚，气不归元而阳浮于外，所以再发热，非热症也。

东都张氏孙，九岁，病肺热。他医以犀角、龙麝[1]、生牛黄治之，一月不愈。其症喘嗽闷乱，饮水不止，全不能食。钱用史君子丸、益黄散。张曰：本有热，何以又行温药？他医用凉药攻之一月，尚未效。钱曰：凉药久，则胃寒不能食。小儿虚不能食，当补脾，候饮食如故，即泻肺经，病必愈矣。服补脾药二日，其子欲饮食，钱以泻白散泻肺，遂愈七分。张曰：何以不虚？钱曰：先实其脾，然后泻肺，故不虚也。

程明祐治一儿，病日晡时热。众皆以为阴虚火动，法不治。程

〔1〕 龙麝 龙涎香与麝香的合称。

诊之，曰：儿气方息[1]，日以生，阴固无缘虚也。火之动，食饮积胃，蕴蒸宿结，则隆隆而热。遂宣泄输泻之，其病忽已。

薛己治李阁老子，潮热，饮食如故，自申、酉（膀胱、肾）时甚，至子、丑时方止，遍身似疥（肺主皮毛），大便秘结，小便赤涩，热渴饮冷。薛以为脾胃实热，传于肺与大肠，先用清凉饮四剂，结热始退，又用四物、柴胡、黄连数剂，其疮渐愈。彼欲速效。另用槐角丸之类，诸症益甚。仍以前药，更加桃仁、赤芍，至百剂而愈。

江篁南治一儿，生方两月，时值酷暑，又久雨湿令流行，遍身大热。然初生小儿，肠胃脆窄，药难区处[2]，乃取干壁土舂碎，撒地上，上以芭蕉叶铺之，将儿卧叶上，又以芭叶覆之，更少加干壁土于上，睡少时，其热如失。

寒　症

东垣治一小儿，二岁，时初冬，患大寒症，明堂青脉，额上青黑，脑后青络高起，舌上白滑，喉鸣而喘，大便微青，耳尖冷，目中常泪下，仍多眵，胸中不利，卧而多惊，无搐则寒。以黄檗、陈皮、葛根、连翘、蝎梢、炙草，已上各一分，升麻、黄耆、柴胡各二分，归身、麻黄各三分，吴萸、生地黄各五分，名曰补阳汤，㕮咀，都作一服，水一大盏半煎至六分，乳食后热服，服后愈。

癖为潮热

钱仲阳治曹氏子，三岁，面黄，时发寒热，不饮食，而饮水及乳

---

〔1〕 息　生息。
〔2〕 区处　措手。

不止。众医以为潮热，用牛黄丸、麝香丸，不愈。及以止渴干葛散服之，反吐。钱曰：当下，白饼子主之，后补脾。乃以消积丸磨之，此乃癖也，后果愈。夫何故？但饮水者，食伏于脘内不能消，致令发寒热，服止渴药吐者，药冲脾故也，下之即愈。

江应宿治一幼女，发热咳嗽，似乎伤风。服解表发汗药，热不退。询其曾食何物，云：食粽即睡，遂发热不止。乃与消导之剂，加炒酒曲一钱，热退，更食饴糖数两而嗽愈。

汗　附盗汗

钱仲阳治张氏三子病，大者汗遍身，次者上至顶，下至胸，小者但额有汗。众医麦煎散治之，不效。钱曰：大者与香芪丸，次者与益脾散，小者与石膏汤。各五日而皆愈。

海藏治一子，自婴至童，盗汗凡七年矣，诸治不效。与凉膈散、三黄丸，三日病已。盖肾为五液，化为五湿，相火迫肾，肾水上行，乘心之虚而入手少阴，心火炎上而入肺，欺其不胜己也，皮毛以是而开，腠理元府不闭而为汗出也。出〔1〕于睡中者为盗汗，以其觉则无之，故经云寝汗憎风。是先以凉膈泄胸中相火，相火退，次以三黄丸泻心火以助阴，则肾水还本藏，元府闭，汗为之止矣。

吐　泻

钱仲阳治五太尉〔2〕，病吐泻不止，米谷不化。医用补药，言

〔1〕出　原作“比”，据《医学纲目》卷三十七改。
〔2〕太尉　按《小儿药证直诀》，当是对王室未成年男子之称。

用姜汁调服之，六月中服温药，一日而加喘吐不定。钱曰：当以凉药治之。所以然者，谓伤热在内也。用石膏汤三服，并服之。众医皆言吐泻多而米谷不化，当补脾，何以用凉药？王信众医言，又用补脾丁香散三服。钱后至，曰：不可服此，三日后必腹满身热，饮水吐逆。三日外，一如所言。所以然者，谓六月热甚，伏入腹中而令引饮，热伤脾胃，即大吐泻也。医又行温药，遂使上焦亦热，故喘而引饮，三日当甚。众医技穷，复召钱。钱至宫中，见热症，以白虎汤三服，更以白饼子下之，减药二分，至二日三日，又与白虎汤各二服，四日用石膏汤一服，旋合麦门冬、黄芩、脑子、牛黄、天竺黄、茯苓，以朱砂为衣，与五丸，竹叶汤化下，热退而安。

广亲宫七太尉七岁，病吐泻，是时七月，其症全不食而昏睡，睡觉而闷乱，哽气干呕，大便或有或无，不渴。众医作惊治之，疑睡故也。钱曰：先补脾，后退热。与史君子丸补脾，石膏汤退热，次日又以水银、硫黄二物末之，生姜水调下一字〔1〕。钱曰：凡吐泻，五月内九分下而一分补，八月内（水土败）九分补而一分下。此本是脾虚泻，医乃妄治之，至于虚损，下之即死，当只补脾。若以史君子丸，即缓。钱又留温胃益脾药止之。医者李生曰：何食而哕？钱曰：脾虚而不能食，津少，即呕逆。曰：何泻青褐水？曰：肠胃至虚冷极故也。钱治而愈。

冯承务〔2〕子，五岁，吐泻壮热，不思食。钱曰：目中黑睛少而白睛多，面色㿠白，此子必多病也。纵长成，必肌肤不壮，不耐寒暑，易虚易实，脾胃亦怯，更不可纵恣酒欲。若不保养，不过壮年。

---

〔1〕 一字　古时取药末用铜钱（多用汉代五铢钱），抄满为“一钱匕”，一钱匕的四分之一为“一字”。

〔2〕 承务　承务郎，宋代文散官第二十五级，又为富人的通称。

面上常无精神光泽者，如妇人之失血也；今吐利不食壮热者，伤食也。不可下。下之虚，入肺则嗽，入心则惊，入脾则泻，入肾则益虚。此但以消积丸磨之，为微有食也。如伤食甚则可下，而不下则成癖也。实食在内乃可下，下毕，补脾必愈，随其虚实，无不效者。

黄氏子，二岁，病泻，医与止之，十余日，其症便青白，乳物不消，身凉，加哽气昏睡。医谓病困笃。钱先以益黄散三服，补肺散三服，三日身温而不哽气。以白饼子微下之，又与益脾散三服，利止。何以然？利本脾虚伤食，初不与大下，措置十日，上实下虚，脾气弱，引肺亦虚。补脾，肺病退，即身温，不哽气，是有所伤食，仍下之也。何不先下后补？曰：便青为下藏冷，先下必虚。先实脾肺，下之则不虚，而后更补也。

程明祐治郑氏子，七岁，苦下泄。程诊之，曰：胃虚中暑，不能分别水谷，法当补胃，则暑易祛。浓煎白术人参汤，一服精神回，再服泄减，三服愈。

程仁甫治朱氏子，四岁，十二月吐泻，神倦睛陷，脉纹青紫，浆水入口即转〔1〕。用六君子汤加藿香、砂仁、白蔻、干姜、木通，煎熟入姜汁，徐徐服之，一剂顿止。

一儿三岁，夏月吐不止，神倦睛陷，乳水入口即吐。用六君子去甘草，加枳壳、藿香、白蔻、姜连，煎熟入姜汁，一剂而止。常治小儿吐泻之疾，得捷效者甚多。须辨寒热。如夏月热症，必用六君子汤加姜连，少用藿香、白蔻之类，徐徐服之，不可太急，若顿服即不纳；如寒月，用六君子加干姜、砂仁、藿香、白蔻之类。或有伤食吐

〔1〕 转 回转，此为呕吐。

泻者，初剂加麦芽、山楂，二剂决可取效。如不效者，必发慢惊而死，屡试皆然。

冯鲸川治李参军二子，患泻症二月，治之不愈。冯视之，曰：泻出黄色，良久变而为青，乃脾虚而受制于肝也。治之稍缓，即成慢惊矣。先投补脾益黄散，数服后加肉豆蔻、诃子止之，徐徐调理而愈。

江应宿治上舍孙龙登一子，年岁半，七月初因食西瓜患吐泻。小儿医投六一散，继以胃苓汤，病增剧。已经三日，泄泻如注，神脱目陷，身热如火，脉纹青紫，昏睡露睛(温救何疑)，乳食药物入口，少顷带痰吐出。予思脾胃俱虚，已成慢脾，投七味白术散去木香，加大附子五片，诃子肉一枚，肉蔻、炮姜各三分，吐虽稍定而泻未止，急用大附子二钱，人参一钱半，生姜五片，另煎，入前药服，吐泻止，除附子，用五味异功散而愈。

惊搐

钱治李司户[1]孙，生百日，发搐三五次。医者或作天吊，或作胎惊，或作惊痫，皆不应病。后钱用大青膏如小豆许，作一服发之，复与涂囟法封之，及浴法(浴法见胎疾)，三日而愈。何以然？婴儿初生，肌骨嫩怯，被风伤之，子不能任，故发搐。频发者轻，何者？客风在内，每遇不任即搐。搐稀者，是内藏发病，不可救也。频搐者，宜散风冷，故用大青膏。不可多服，盖小儿易虚易实，多则生热，只一服而已，更当封浴，无不效者。(《医学纲目》)

李寺丞子，三岁病搐，自卯至巳，数医不效。后钱视之，搐目右

[1] 司户　司户参军，宋代各州掌户籍、赋税等事的吏员。

视，大叫哭。李曰：何以搐右？钱曰：逆也。李曰：谓何？曰：男为阳而本发左，女为阴而本发右。盖男目左视发搐时无声，右视有声；女发时右视无声，左视有声。所以然者，左肝右肺，肺金肝木，男目右视，肺胜肝也，金来刑木，二藏相战，故有声也。当泻其强，补其弱。心实者亦当泻之，肺虚不可泻。肺虚之候，闷乱哽气，长出气。此病男反女，故男治易于女也。假令女发搐，目左视，肺之胜肝者，病在秋，即肺兼旺位，肝不为任，故叫哭，当大泻其肺，然后治心续肝。所以俱言目反右视者，乃肝主目也。凡搐者，风热相搏于内，风属肝，故引见之于目也。钱用泻肝汤泻之，二日不闷乱，当知肺病退。后用地黄丸补肾，三服后用泻青丸、凉惊丸各二服。凡用泻心肝药，五日方愈，不妄治也。又言：肺虚不可泻者何？曰：设令男目左视，木反克金，肝旺胜肺，而但泻肝。若更病在春夏，金气极虚，故当补肺，不可泻也。

当细心熟记之。

罗氏治一子，四岁，一僧摩顶授记〔1〕，众僧念咒，因而大恐，遂惊搐，痰涎壅塞，目多白睛，项背强急，喉中有声，一时许方醒，后每见衣皂之人辄发。多服朱、犀、龙麝镇坠之药，四旬余前症犹在，又加行步动作神思如痴。罗诊其脉，沉弦而急。《针经》曰：心脉满大，痫瘛筋挛。又云：肝脉小急，痫瘛筋挛。盖小儿血气未定，神气尚弱，因而惊恐，神无所依，又动于肝，肝主筋，故痫瘛筋挛。病久气弱，小儿易于虚实，多服镇坠寒凉之剂，复损其气，故加动作如痴。《内经》云暴挛痫眩，足不任身，取天柱穴是也。天柱穴乃足太阳脉气所发，阳跷附而行也。又云：癫痫瘛疭，不知所苦，两跷主之，男阳女阴。洁古云：昼发治阳跷申脉穴，夜发治阴跷照海穴。先灸两跷各二七壮，次处沉香天麻汤。

---

〔1〕摩顶授记　佛教授戒传法时的仪轨。

沉香天麻汤：羌活、独活，君；防风、天麻、当归、甘草，臣；附子、川芎、益智、生姜、半夏，佐；沉香，使。

院使钱公瑛〔1〕，宣德〔2〕间治宁阳侯孙，始生九月，患惊悸啼哭而汗，百方莫救。瑛最后视疾，乃命坐儿于地，使掬水为戏，惊啼顿止。人问之，曰：时当季春，儿丰衣重帷，不离怀抱，其热郁在内，安能发泄？使之近水则火邪杀，得土气则藏气平，疾愈矣，奚用药为？

钱治七太尉，方七岁，潮热，数日欲愈。钱谓其父王曰：七使潮热将安，八使预防惊搐。王怒曰：但使七使愈，勿言八使病。钱曰：八使过来日午间即无苦也。次日午前，果作急搐，召钱治之，三日而愈。盖见目直视而腮赤，必肝心俱热，更坐石杌子，乃欲冷，此热甚也。肌肤素肥盛，脉又急促，故必惊搐。所言午时者，自寅至午，皆心肝用事时，治之泻心肝补肾，自安矣。

五太尉因坠秋千发惊搐，医以发热药治之，不愈。钱曰：本急惊，后生大热，当先退其热。以大黄丸、玉露散、惺惺丸，加以牛黄、龙麝解之，不愈，至三日肌肤尚热。钱曰：更二日不愈，必发斑疮，盖热不能出也。他医初用药发散，发散入表，表热而斑生。本初惊时当用利惊药下之，今发散，令逆也。后二日果斑出，以必胜散治之，七日愈。

钱氏治皇都徐氏子，三岁，病潮热，每日西则发搐，身微热而目

〔1〕 钱公瑛　即钱瑛，明代医家，字良玉，苏州（今属江苏）人，曾任职太医院。

〔2〕 宣德　明宣宗年号，公元1426年至1435年。

微邪及露睛，四肢冷而喘，大便微黄。钱与李医同治。钱问李曰：病何搐也？李曰：有风。曰：何身热微温？曰：四肢所作。曰：何目斜睛露？曰：搐则目斜。曰：何肢冷？曰：冷厥必内热。曰：何喘？曰：搐之甚也。曰：何以治之？曰：凉惊丸，鼻中灌之，必搐止。钱又问曰：既谓风病温热，搐引目斜露睛，内热肢冷，及搐甚而喘，并以何药治之？李曰：皆此药也。钱曰：不然。搐者，肝实也，故令搐；日西身微热者，肺气用事也；身温且热者，为肺虚；所以目微斜露睛者，肝肺相胜也；肢寒冷者，脾虚也。肺若虚甚，脾母亦弱，木气乘脾，四肢即冷。治之当先用益黄散、阿胶散，得脾虚症退后，以泻青丸、导赤散、凉惊丸治之，九日愈。

石山治一女，六岁，病左手不能举动，三年矣，后复病痫。初用人参、半夏，或效或否。汪诊，左脉浮洪，右脉颇和。曰：痰热也（作痰治，须看不能举动三年句）。令以帛勒肚，取茶子去壳三钱，挼碎，以滚汤一碗滤取汁，隔宿勿食，早晨温服，吐痰三碗许，手能举动，痫亦不作。

一儿初生，未满一月，乳媪抱之怀间，往观春戏，时风寒甚切，及回即啼，不乳，时发惊搐。始用苏合香，继用惊搐药，不效。汪曰：小儿初生，血气未足，风寒易袭，此必风邪乘虚而入也。风喜伤脾，脾主四肢，脾受风扰，故四肢发搐，日夜啼叫不乳，经曰风淫末疾是也。其治在脾，脾土不虚，则风邪无容留矣。因煎独参汤，初灌二三匙，啼声稍缓，再灌三五匙，惊搐稍定，再灌半盏，则吮乳，渐有生意。

方荫山治朱氏子，八九岁，寄食外家，以肉汁拌饭啖之，口含饭未下咽，因疾走颠蹶，遂口噤，手足搐动，医治不效，延七日，甚至令人口含开关[1]等药，合其口喷入，仅能开牙关，而四肢搐动、发热、昏沉不语如故，脉洪滑。方至，以石膏、青黛、甘草、陈皮、南星、天麻、薄荷、猪苓、泽泻、白术、茯苓、兜铃、元参、黄芩，加姜一片，服，是夜熟寐不动，唯起溺一度，热退身凉脉静，再进一服而愈。

作火治，须看口含饭未下咽句。

惊风

赵周氏之子，三岁，忽惊风掣疭，体如反张弓，不纳乳食，四肢尽冷。众医莫治。闻邑主簿李赓藏一方，疗此症奇验，急求并力治药，才合就，便以擦儿齿，少顷作嘐咳声，手稍便动，自夜至旦两饼，从此平复。赵焚香设誓，将终身以救人。名蝎梢饼子，用赤足全蜈蚣一条，蝎梢、乳香、白花蛇肉、朱砂、南星、白僵蚕各半两，麝香三钱，凡八味，砂、乳、麝别研，蛇酒浸，去皮骨取净，南星煨熟，蚕生用，与蜈蚣、蝎五者为末，别研三者，和匀，酒糊为丸，捏作饼子，径四分，煎人参或薄荷或金银花汤，磨化一粒，周岁以下者半之，全活小儿甚众。（《庚志》）

薛己治一小儿，周岁，从桌上仆地，良久复苏，发搐，吐痰沫。服定惊化痰等药，遇惊即复作。毕姻后，不时发而难愈，形气俱虚，面色痿黄。服十全大补、补中益气二汤而愈。

一童子，十五岁，御女后复劳役，考试失意，患痫症三年矣，遇劳则发。用十全大补汤、加味归脾汤之类，更以紫河车生研如膏，入蒸糯米为末，丸如梧桐子大，每服百丸，日三五服而痊。后患遗精，发热盗汗，仍用前药及地黄丸而愈。此症治不拘男妇老幼，皆效。

---

〔1〕开关　指开关散。

慢惊

东都王氏子，吐泻，诸医用药下之，致虚变慢惊，昏睡露睛，手足瘛疭而身冷。钱视，曰：慢惊也。与瓜蒌汤，其子胃气实，即开目而身温。王疑其子不大小便，令诸医以药利之，医留八正散等剂服，不利而身复冷。钱曰：不当利小便，利之必身冷。一二日，已身冷矣，因抱出。钱曰：不能食，胃中虚，若利大小便，即死。久即脾胃俱虚，当身冷而闭目，幸胎气实而难衰也。钱用益黄散、使君子丸四服，令微饮食，至日午果能饮食。所以然者，谓利大小便，脾胃虚寒，当补脾，不可别攻也。后不语，医作失音治之。钱曰：既失音，何开目而能饮食？又牙不紧而口不噤也？医不能晓。钱以地黄丸补肾，所以然者，用凉药利小便，致脾肾俱虚，今脾已实而肾尚虚，故补肾必安。治之半月而能言，一月而全愈。

薛已治一小儿，伤寒发斑。服发表之剂，手足抽搐。服抱龙丸，目瞤痰盛。薛谓脾胃亏损而变慢惊也。用六君加附子，一剂而愈。

一小儿抽搐，痰涎自流，面色黄白。用六君、补中益气二汤而愈。

冯鲸川治廉宪〔1〕许淮江翁女，二岁，患慢脾风。众皆为不可救矣。冯曰：脾胃亏损，元气虚弱，而舌不甚短，头不甚低，或有可治。急用附子理中汤，三四服而少安，仍灸百会、三里穴二七壮而愈。

---

〔1〕 廉宪　对提刑按察使之称。

腹 胀

东垣治一儿，未满百日，二月间病腹胀，二日大便一度，瘦弱，身黄色。宜升阳气，滋血益血，补利大便。以蝎梢二分，神曲、升麻各三分，当归、厚朴各一钱，桃仁十枚，都作一服，水一大盏煎至半盏，食远热服。

薛己治一小儿，腹胀，面赤痰喘，大便秘，壮热饮冷。此形病俱实。用紫霜丸一服（代赭石、赤石脂各一两，杏仁五十粒，巴霜三十粒，为末，蒸饼丸粟米大），诸症益甚，面色顿白，饮汤不绝。薛以为邪气退而真气复伤，故面白而喜汤，用白术散大剂煎汤，令恣饮，良久而睡，翌日而安。

博按：此案旧刻脱误。

一小儿，伤食腹胀，胸满有痰，薛治以异功散而痊。后复伤食，腹胀兼痛，或用药下之，痛胀益甚，而加气喘。此脾胃伤而致肺虚也。用六君子加桔梗调补而痊。

博按：此案旧刻脱误。

一小儿，腹胀恶食，发热恶心，症类外感。薛曰：此饮食停滞也。用保和丸一服，诸症顿退，惟腹胀，用异功散而痊。

一小儿，伤食腹胀，服克伐之剂，小便涩滞。又服五苓散之类，饮食渐减，小便不通，四肢顿肿。薛朝用金匮肾气丸去附子，夕用补中益气汤而安。

一小儿，腹胀，饮食后即泻，手足逆冷。此脾气虚寒也。先用人参理中汤，后用六君子汤而愈。

博按：此案薛入“积滞”门。

江应宿治吴氏儿，周岁，患腹胀，悸且啼，多汗努气。医不知所为。予视之，身热面赤，关纹紫红，遍体疮疥。与琥珀抱龙丸，腹渐消。继与凉膈散，生蜜、竹叶汤调下，热退嬉笑而愈。所以知儿病者，时当酷暑，不离襁褓，蕴热内伏而然也。

腹 痛

罗谦甫治一小儿，五月间因食伤冷粉，腹中作痛，遂以市中赎〔1〕得神芎丸，服之，脐腹渐加，冷疼时发时止，逾七八年矣。因思古人云寒者热之，治寒以热，良医不能废其绳墨。据所伤之物寒也，所攻之药亦寒也，重寒伤胃，则为冷痛可知矣。凡人之脾胃，喜温而恶寒，况小儿血气尚弱，不任其寒，故阳潜伏，寒毒留连，久而不除也。治病必求其本，当用和中养气之药（不用温热，以八年之病，寒亦化热耳）以救前失。服月余，愈。

丹溪治一小儿，好粽，成腹痛。用黄连、白酒曲为末，服之，愈。

滑伯仁治一女，八岁，病伤食煎煿，内闷口干，唇舌燥黑，腹痛不可忍。或以刚燥丸药利之，而痛闷益甚。滑以牵牛、大黄清快药为丸，以伏其燥利而愈。

薛己治一小儿，每停食腹痛，发热赤晕，用清中解郁汤而愈。后患摇头咬牙，痰盛发搐，吐酸腐，待其吐尽，翌日少以七味白术

〔1〕 赎 购买。

散，次日又以参苓白术散调理脾胃，遂不复患。大抵吐后儿安，不必更服他药，恐复伤元气。

一小儿，五岁，停食腹痛，发热面赤。或用养胃汤、枳实、黄连，更加腹胀，午后热甚。按其腹不痛，脾虚而药伤，用六君子汤，数剂而痊。

嗽　喘

钱氏治京东转运使[1]李公孙，八岁，病嗽而胸满短气。医言肺经有热，用竹叶汤、牛黄膏各二服治之，三日加喘。钱曰：此肺气不足，复有寒邪，即便喘满，当补肺脾，勿服凉药。李曰：医已用竹叶汤、牛黄膏。钱曰：何治也？医曰：退热退涎。钱曰：本虚而风寒所作，何热也？若作肺热，何不治其肺而反调心？盖竹叶汤、牛黄膏，治心药也。钱治之，愈。

薛己治吴江史安卿子，伤风，用表散化痰之药，反痰盛咳嗽，肚腹膨胀，面色皖白。此脾肺俱虚。用六君子加桔梗，一剂顿愈。过三日，前症又作，鼻流清涕，此复伤风寒也，仍用前药加桑皮、杏仁而愈。

史元年子，喘嗽，胸腹膨胀，泄泻不食。此饮食伤脾土而不能生肺金。用六君子汤一剂，诸症顿愈。

一小儿，六岁，感冒咳嗽，发散过度，喘促不食，痰中有血。薛曰：此成肺痈也。次日吐痰而兼脓，用桔梗汤而愈。后元气未复，大便似痢，用五苓、黄连、枳实，痰喘目劄，四肢抽搐，此脾风变症，遂殁。

---

〔1〕 转运使　宋代各路设转运使司，长官为转运使，掌财赋及纠察等事。

江应宿治一童子，八岁，每令就学诵读，久之则嗽，连声不已，诸药不效。予诊脉察色，知是血虚，以四物换生地，加杏仁、陈皮利其气，麦冬、阿胶、五味，少佐炒黑干姜而愈。盖因出疹之后，余热数月不退，亦如妇人产后血虚之理同耳。

嗽痛

钱氏治东都杜氏子，五岁，自十一月病嗽，至三月未止，始得嗽而吐痰，风寒搐入肺经，令肺病嗽而吐痰，风在肺中故也。宜以麻黄等发散，后用凉药压之，即愈。时医与铁粉丸、半夏丸、褊银丸诸法下之，其肺即虚而嗽甚，至春三月间尚未愈。钱视之，其候面青而光，嗽而喘促哽气，又时长出气。钱曰：病困已八九，所以然者，面青而光者，肝气旺也。春三月，肝之位也，肺衰之时也。嗽者，肺之病。肺自十一月至三月，久即虚痿，又曾下之，脾肺子母也，复为肝所胜，此为逆也，故喘促哽气长出气也。与泻青丸泻之（泻青亦不妥，宜补脾以生肺金，疏肝以免克土，补肾以滋化源），后与阿胶散实肺，次日面青而不光，钱又补肺，而嗽如前，钱又泻肝，肝未已，又加肺虚，唇白如练[1]。钱曰：此病必死，不可治也。肝大旺而肺虚绝，肺病不得其时而肝胜之，今三泻肝而肝病不退，三补肺而肺症犹虚，此不久生，故言死也。此病于秋者十救三四，春夏者十难救一。果大喘而死。

赤丹

汤治一女，病发赤丹，诸治不效，以生料四物汤加防风、黄芩，一日而愈。即四物用生地、赤芍、川芎、归身、防风各半两，黄芩减

---

〔1〕练　白色的丝帛。

半,煎,大小加减。忌酒面猪羊肉豆腐。此方治血热生疮,遍体肿痒,及脾胃常弱,不禁大黄等冷药,尤宜服之。

程明祐治吴氏儿病,切其脉,告曰:病得之膏粱辛热,令人患疡,上拥头面,气充热极,赤如渥丹〔1〕。询之,尚乳也。所乳母病胃脘痛,饮烧酒。教之更乳母,以葛花浓煎,日饮之,越五日色淡,十日疮尽。单药独行,取效速也。

一小儿,发丹赤色,其父祈祷于神,甚恭。梦神命以荷叶烧灰存性,香油调敷之,愈。

薛己治一小儿,臀患赤晕走彻。令人频吮患处,使其毒聚于吮所,乃砭出黑血,余晕涂以神功散,时以金银花、甘草节为末,用人乳汁调服而愈。月余后,两足赤肿,仍治以前法而痊。数日后,两足复赤,或用犀角解毒之类,乳食不进,其腹膨胀。此复伤脾胃也,仍敷前药,服补中益气汤加茯苓而瘥。

一女子,赤晕如霞,作痒发热。此肝经血热:用小柴胡加生地黄、连翘、丹皮而愈。凡女子天癸将至,妇人月经不调,被惊著恼,多有此症,治当审详。

一小儿,遍身皆赤,砭之,投解毒药而愈。一儿不从砭,毒入腹,死。

瘢疹

《略例》〔2〕云:一子病寒热间作,有瘢三五点,鼻中血微出,两

〔1〕渥丹 渥丹花。
〔2〕《略例》 即《阴症略例》,元代王好古撰,一卷。

手脉沉涩，胸膈四肢按之殊无大热。此内伤寒也，问之，因暑卧殿角伤风，又渴饮水酪冰。此外感也轻，内伤者重，从内病俱为阴也，故先瘢衄，后显内阴，寒热间作，脾寒有之，非往来少阳之寒热也。与调中汤，数服愈。

薛己治司厅徐东白子，瘙痒发热，体倦少食。此脾肺气虚，外邪相搏。先用消风散二剂，随用补中益气汤加茯苓、芍药而愈。

乔秋官子，作痛热渴，乃服发表之剂，其症益甚，形气倦怠。脉浮而数，此邪在经络（邪在络，宜升阳行经），误散表而损其真也。用人参安胃散、补中益气汤而愈。若主祛风，必成慢惊矣。

丰考功子，作痒发热，用犀角消毒散一剂，顿作吐泻，此邪气上下俱出，其疹果消，勿药自愈。

瘛疭

钱乙治皇子，病瘛疭，国医莫能疗。闻乙有异能，召之，进黄土汤而愈。神宗问：此何以能愈此疾？对曰：以土胜水，木得其平，则风自止。帝悦，擢〔1〕太医丞。

《宝鉴》治一小儿，四岁，因惊恐发搐，痰涎有声，目多白睛，项背强，一时许方醒，后遇惊则发，多服犀、朱、脑、麝镇坠之药，四十余日此症尚在，又加行步动作神思如痴。诊其脉，沉弦而急。《针经》云：心脉浮大，痫瘛筋挛。病久气弱，多服镇坠寒凉之剂，复损正气，故加动作如痴。先灸二跷各二七壮，服此药。又肝脉小急，

〔1〕擢　升职。

盖小儿神气尚弱，因而被惊，神思无依，又动于肝，肝主筋，故痫瘛筋挛。又经曰恐则气下，精却[1]而上焦闭，以羌活五钱，独活四钱，苦温引气上行，又入太阳为引，用为君，天麻、防风各二钱，辛温以散之，当归、甘草各二钱，辛甘温以补气血之不足，又养胃气，为臣，附子、川芎各二钱，益智二钱，大辛温行阳退阴，又治客寒伤胃，肾主五液，入脾为涎，以生姜、半夏二钱燥湿化痰，沉香二钱，辛温体重气清，去怯安神，为使，每五钱，姜水煎服，名曰沉香天麻汤，三剂而安。

此案与罗治同。

汪石山治一人，形短颇肥，色白近苍，年逾二十，因祈雨过劳，遂病手足瘛疭，如小儿发惊之状，五日勺水不入口，语言艰涩。或作痰火治，或作风症治，皆不效。汪视之，脉皆浮缓而濡，按之无力（缓为脾脉，濡而无力为虚）。曰：此因伤脾，以劳倦故也。土极似木之病，经云亢则害，承乃制是矣。夫五行自相制伏，和平之时隐而不见，一有所负则所胜者见矣。今病脾土受伤，则土中之木发而为病，四肢为之瘛疭也，盖脾主四肢、风主动故也。若作风痰治之，必致于死。宜补其脾土之虚，则肝木之风自息矣。遂以参、术为君，陈皮、甘草、归身为臣，黄檗、麦冬为佐，经云泄其肝者缓其中，故用白芍为使，引金泄木，以缓其中，一服，逾宿遂起，服至十余帖，全安。

钱仲阳治王氏子，吐泻，诸医药下之，至虚变慢惊，手足瘛疭而身冷。医复与八正散。钱曰：不能食而胃中虚，若利大小便，即死。久则脾肾俱虚，当身冷而闭目，必用益黄散、使君子丸补脾，遂能饮食。后又不语，钱以地黄补肾丸，一月而愈。

琇按：此案已见前慢惊门而加详。

---

〔1〕 精却　“却”原作“祛”，据《素问·举痛论》改。

石山治一人，年十五，色黄悴，十二月间忽呕瘀血一二碗，随止。延小儿医调治，肌体尚弱，常觉头晕，近于三月间，天热途步出汗，连日又劳倦，日昃[1]顿然昏晕，不省人事，手足扰乱颠倒，将二时久方定，次日亦然。续后每日午前后如期发一次，近来渐早，自晨至午连发二次，渐发三四次，比前稍轻，发时自下焦热上至胸，壅塞则昏晕，良久方苏。始疑为疟或痫，医云火动，又云痰症，用牛黄丸，以竹沥、姜汁磨服二次，共四丸，又与煎药，多清痰火之剂，服后每日只发一次，止则汗多口干食少，身热时多，凉时少。汪脉之，皆浮虚洪数，不任寻按，坐起则觉略小，亦不甚数。脉书曰：数脉所主为热，其症为虚。三日后再诊，左脉小而滑，右脉大而滑，独肺部浮软，按之似蛰蛰有声，与昨脉不同，虚之故也。夫阳气者，清纯冲和之气也。或劳动过度，或酒食过伤，则扰动其阳，变而为邪热矣。然脾胃以阳气为主，阳变为热，血必沸腾而越出于上矣。昏晕者，由热薰灼，故神昏运倒而类风也。风之旋转运动，与火相类，每觉下焦热上，胸膈壅塞而即发者，脾脉从足入腹至胸，今下焦热上，乃脾火也。然胸膈心肺之分为阳之位，清阳居上而邪热扰之，则阳不得畅达，而心肺之神魂不免为之昏乱矣。况五藏皆赖胃气以培养，胃受火邪，则五藏皆无所禀，而所藏之神亦无所依，故肺之魄、心之神、肝之魂、脾之意、肾之志安得不随之溃乱躁扰而昏瞀耶？多发于午前后者，乃阳气所主之时，阳气邪扰，不能用事，故每至其时而辄发也。且汗多津液泄，口干津液少，医用牛黄、朱砂、琥珀、南星、半夏等而复燥之，是愈益其燥，故暂止而复发，不能拔去其病根也。因取参、耆各二钱半，远志、山楂、川芎、黄芩各七分，天麻、防风、茯神、麦冬各一钱，甘草、陈皮各五分，归身八分，白术一钱半，煎服，十余帖而病不复作矣。

---

〔1〕 昃 音 zè，日偏西。

江应宿治一富家儿，病手足瘛疭，延至二十余日，转笃。予后至，曰：此气虚也，当大补之。以参、耆、归、术、茯、芍、黄连、半夏、甘草，佐以肉桂，助参、耆之功，补脾泻肝，一饮遂觉少定，数服而愈。所以知儿病者，左脉滑大，右脉沉弱，似有似无，右手主于气，故曰气分大虚，经所谓土极似木，亢则害，承乃制，脾虚，为肝所侮而风生焉。症似乎风，治风，无风可治，治惊，无惊可疗，治痰，无痰可行。主治之法，所谓气行而痰自消，血荣而风自灭矣。见肝之病，知肝当传脾，故先实其脾土。治其未病，否则成慢脾风而危殆矣。

癖积

刘仲安[1]治一儿，病癖积，左胁下硬如覆手，肚大青筋，发热肌瘦，自汗咳嗽，日晡尤甚，牙疳，口臭恶，宣露出血，四肢困倦，饮食减少，病甚危笃。先与沉香海金砂丸一服，下秽物两三行，次日合塌气丸[2]服之，十日复与沉香海金砂丸利之，又令服塌气丸[3]，如此五换，服至月余，其癖减半，未及百日良愈。

愚按：近年多有此疾，治之不得其法，多致夭殇，录之以救将来之病者也。沉香海金砂丸：以沉香二钱，海金砂、轻粉各一钱，牵牛头末一两，右为末，研独蒜如泥，丸如桐子大，每服五十丸，煎灯心汤送下，量虚实加减丸数，取利为验。大便利，止后服。塌气丸：以陈皮、萝卜子炒各半两，木香、胡椒各三钱，草豆蔻去皮、青皮各三钱，蝎梢去毒二钱半，为末，糊丸梧桐子大，每服三十丸，食后米饮下。

---

〔1〕刘仲安　按《卫生宝鉴》卷十九，应为元代医家，曾任太医。
〔2〕塌气丸　“塌”原作“榻”，据《卫生宝鉴》卷十九改。
〔3〕塌气丸　“塌”原作“榻”，据《卫生宝鉴》卷十九改。

黄疸

罗谦甫云：一小儿，季夏身体蒸热，胸膈烦满，皮肤如溃橘之黄，眼中白睛亦黄，筋骨痿弱，不能行立。此由季夏之热，加以湿令而蒸热，薄于经络，入于骨髓，使脏气不平，故脾逆乘心，湿热相合而成此疾也。盖心火实，则身体蒸热，胸膈烦满；脾湿胜，则皮肤如溃橘之黄；有余之气必乘己所胜而侮不胜，是肾肝受邪，而筋骨痿弱，不能行立。《内经》云脾热，色黄而肉蠕动（肉蠕动，不可指为筋惕肉瞤），又言湿热成痿，岂不信哉？所谓子能令母实，实则泻其子也，盖脾土退其本位，肾水得复，心火自平矣。又经曰治痿独取阳明（阳明为胃土，而方中独泻脾土，故曰土位之主。其泻以苦，所以清燥汤治痿用川芎、黄檗，良有以也），正谓此也。乃以加减泻黄散主之，方以黄连、茵陈各五分，黄檗、黄芩各四分，茯苓、栀子各三分，泽泻二分，作一服煎，热服食前，一服减半，待五日再服而愈。《内经》曰土位之主，其泻以苦，又云脾恶湿，急食苦以燥之，故用黄连、茵陈之苦寒除湿热，为君；肾欲坚，急食苦以坚之，故以黄檗之苦辛寒强筋骨，为臣；湿热成烦，以苦泻之，故以黄芩、栀子之苦寒止烦除满，为佐；湿淫于内，以淡泄之，故以茯苓、泽泻之甘淡利小便，导湿热，为使也。

治痿独取阳明，不得专主人参、黄耆。

口疮

一小儿，口疮，不下食。众医以狐惑，治之必死。后以矾汤于脚下浸半日（外治法佳），顿宽。以黄檗蜜炙、僵蚕炒，为末，敷之，立下乳，愈。

薛已治小儿口疮，呕血便血（俱似火症），两腮微肿，唇白面青。

此脾土亏损，木所乘也。朝用补中益气汤，食远用异功散而愈。

一小儿，口疮，右腮鼻赤。此肺脾经虚热。用四君、升麻及白术散而愈。

一小儿，齿龈腐烂，头面生疮，体瘦发热。此脾疳所致。先用大芦荟丸，又用四味肥儿丸、大枫膏而愈。

一小儿，齿龈蚀烂，年余不愈。用大芜荑汤治其疳邪，五味异功散健其脾气，寻愈。后复作，兼项间结核，另服败毒药，口舌生疮，用四味肥儿丸而愈。

一小儿，口疮，寒热嗜卧，作渴引饮。此脾疳，气虚发热而津液不足也。先用白术散以生胃气，再用四味肥儿丸以治疳症，两月余，又用异功散而安。

一小儿，口疮，身热如炙，肚腹胀大。此脾肝内作。朝用五味异功散，夕用四味肥儿丸，稍愈，又以地黄、虾蟆二丸兼服，愈。

一小儿，口疮久不愈。诊其母，右关脉弦缓，乃木克土之症。先用六君、柴胡，又用加味逍遥散，治其母，子自愈。

江应宿治小儿口疮，以桑树汁涂之，得愈，吞咽亦无妨。以此治数儿及大人，俱效。

吃泥

玉田隐者治一女，忽嗜食河中污泥，日食三碗许。以壁间败土调水饮之，愈。丹溪曰：吃泥，胃气热也。用黄芩、白术、茯苓、陈皮、软石膏煎服。

薛立斋治一儿，嗜食泥土，困睡泄泻，遍身如疥。此脾经内外疳也。用六君子汤及四味肥儿丸而愈。

痘疮

钱希承治徐氏子，痘而泄。众以为不治。钱视之，则加数，已乃止。居顷之又作，众以为必不可疗。钱曰：急矣，非附子不可。一投少间〔1〕，再投而愈。

丹溪治从子〔2〕，六七岁，痘疮发热，微渴自利。一医用木香散，每帖加丁香十粒。观其出迟，因自利而气弱，察其所下，皆臭滞陈积，因肠胃热蒸而下也，恐非有寒而虚，遂急止之，已投一帖矣。乃以黄连解毒汤加白术，与十帖，以解丁香之热，利止，疮亦出。其后肌常有微热而手足生痈疖，与凉剂调补，月余安。

一男子，年十六七岁，发热而昏，目无视，耳无闻。两手脉皆豁大而略数，知其为劳伤矣。以人参、黄耆、当归、白术、陈皮大料浓煎，与十余帖，痘始出，又二十余帖则成浓泡，身无完肤。或谓合用陈氏全方。曰：此但虚耳，无寒也。只守前方，又数十帖而安。后询其因，谓先四五日劳力甚，出汗多。若用陈氏全方，误矣。

钱仲阳治一王子，疮疹，始用李医，又召视之。以抱龙三服，李

〔1〕间 音jiàn，病愈，此指好转。
〔2〕从子 侄子。

又以药下之，其疮稠密。钱曰：若非转下，则为逆病。王曰：李已药下之。钱曰：疮疾始出，未有他症，不可下也。如疮三日不出，或出不快，则微发之，发之不出则加药，加药不出则大发之。如大发身凉，及脉平无症者，此疮本稀，不可更发也。大发之后，尚有大热，当以五苓散利小便，小热者当消毒散以解毒。若出快，勿药勿下，用抱龙丸治之。疮痂若起，能食者大黄丸下之，泻二三行则止。今先下一日，痘疹未能出尽而稠密甚，则难治也。纵得安，其病有三：一者疥，二者痈，三者目赤。经三日黑陷，钱曰：幸不发，寒而病未困也。遂用百祥丸，以牛李膏为助，各一大服，至五日间疮复红活，七日而愈。

陈文中[1]治一女，三岁，痘疮始出，泄泻。以木香散下豆蔻丸，一服泻止。至九日，闻其疮不肥满，根窠不红，咬牙喘渴。彼以热毒在，痘疮不靥，欲与清凉饮。陈曰：若此则耗真气，必至喘渴而死。宜木香散加丁香四十枚，官桂一钱，二服，又与异功散一服。至十日，其疮苍蜡色，咬牙喘渴皆止。至十三日疮痂不落，痒甚，足指冷，咬牙喘渴不已，以异功散加丁香半钱，桂一钱，连二服而愈。

一小儿，七岁，痘疹七日，痒塌，寒战咬牙，饮水。是脾胃肌肉虚也，如与水饮，则转渴不已而死，当用木香异功散急救表里。三日各三服，至半月，愈。

一小儿，三岁，痘疮八日，发热腹胀，足指冷，咬牙饮水，痒塌，搔之血出成坑。陈曰：发热腹胀，足指冷者，脾胃虚也；痒塌者，肌肉虚；咬牙饮水者，津液衰也，若热去则死矣。经云阴虚则发热，宜木香散加丁香十粒，桂一钱，服之可也。彼曰：如何更加丁、桂？

---

〔1〕陈文中　南宋医家，字文秀，宿州（今安徽宿县）人，撰有《幼幼新书》等。

陈曰：丁香攻里，官桂发表，其表里俱实，则不致痒塌喘渴。木香散连二服，又异功散三服而愈。

一小儿，三岁，痘疮七日，如粟壳状。问曰：如何细碎不长？陈曰：表虚不壮热也，宜异功散。彼畏热药，陈曰：热则气血和畅，自然出快。以异功散加附子三片，桂五分，服之，愈。

一女九岁，痘疮十四日，不成痂，脓水不干，咬牙饮水。陈曰：气血衰则咬牙，内虚则烦渴，宜木香散加丁香十二枚，桂五分，日三服。愈。

一小儿，痘疮十一日，误食柑子，因发热痒渴。陈曰：柑味酸，收敛津液，故发热痒渴。用人参麦冬汤，三服而安。

一进士，十三岁痘疹，身温喜水，疮细碎。陈曰：是肌肉虚，津液少也。以木香散加丁香二十枚，桂五分，日夜三服，疮出根红快透。至十一日痂不落，又以木香散加木香五分，桂一钱，连二服，愈。

一小儿，痘疮始出，自利二次，疮细碎，不光泽，不起发。以木香散加丁香、官桂，二服泻止，疮出快透。至十三日不结痂，秕塌〔1〕，脓水粘衣，身痒不眠。陈曰：痘始出而泻，今乃痒塌而靥，是内虚也。木香散加木香、官桂各五分，连二服，仍以败草敷之，愈。

一小儿，二岁，发热，惊搐足冷，痘欲出不出。用异功散三服，

〔1〕 秕塌 像秕一样塌陷空瘪。秕，音 bǐ，中空或不饱满的谷粒。

共加丁香四十五枚，附子一钱，次日以木香散加丁香、附子、木香、官桂各五分，连二服，搐止足暖，痘出，愈。

一女子，笄年出痘，灰白色，身热（身热为大，关目可见，灰白不得尽主虚寒之说，此即血郁白也。宜看建中老人之论）喘嗽，渴，脉洪有力。与八物汤加翘、桔、犀屑、木通、半夏、紫草、石膏、杏、枳、连、芩、前胡、瓜蒌实服之，十帖后色红活，喘嗽少减，渐红活，但热未除，遂于前方减耆、杏、胡、枳、芩、连、蒌七味，服至三十余帖而安。安后发皆落，月余方起，虚之甚也。

一男子，二十余，出痘已破[1]，未破者灰白色，又杂间以黑陷倒靥者，发热，寒战身痛。脉洪，或时弦。亦与八物加木通、红花、紫草、陈皮、连翘服之，十余帖而安。

子和曰：予舟舣[2]蔡河，舟师偶见败蒲一束，沿流而下，泊舟次，似啼声而微。舟师探而出，视之，惊见一儿，四五岁，疮疱周匝，密不容隙，两目皎然，饥而索食，因啖之粥。方料此儿沿蔡河来，其流缓，必不远。持儿一鞋，逆流而上行二十里，至村落，舟师高唱曰：有儿年状如许，不知谁氏，疮疱病死，弃之河中，今复活矣。酒邸中有人出，曰：此吾儿也。奔走来视，惊见儿活，大恸流涕，拜谢舟师，喜抱儿归。此儿本死，得水而生，第未谂[3]其疮疱之疾寒耶热耶？

丹溪治一妇，年二十岁，有孕七个月，出痘大渴，不甚出透，寒

〔1〕 已破　原作“破者”，据《医学纲目》卷三十七改。
〔2〕 舣　音 yǐ，使船靠岸。
〔3〕 谂　音 shěn，知悉。

热交作。此虚也。以参、耆、归、术、陈皮各一钱，炙甘草二钱，姜二片，酒水各半煎。

一子十九岁，出痘，有红斑，吐泄而渴。以白术三钱，陈皮二钱，黄耆、当归、茯苓、缩砂各钱半，苍术一钱，炙甘草三分，生姜二片。

一子十余岁，出痘，热时出，根脚密，呕吐不食，腰背骨节痛，大渴，喉亦痛，全不食者半月余。脉浮弦洪而数。与参、耆、归、术、炙草、陈皮、茯苓、黄芩煎服之。至五日色淡，又加桂少许，归、耆再用酒制。至七日痒甚，加丁香数粒，附子少许，痒止。至八九日，渴大作而腹泄泻，痒，至午寒战，以参、术为君，耆、归、陈、茯、炙草、芩为臣。至十一日不靥，或时谵语，但守本方服之，后自吐痰多而安。

一婢痘后，渴，肚急，小便少，发热。以炙甘草钱半，白术、白芍各五分，炙耆、川芎、陈皮各三分，木通二分。

一子五岁，痘后肚急。以白术一钱，陈皮、木通各五分，犀角、川芎、苏梗、白芷、炙草各三分。

一女十余岁，痘发不透，靥落后骨节痛，食少，夜间或热。此余毒在内，虚甚，难于疏导，须在补中有通。以归、术、陈皮各一钱，牛膝五分，通草、苏梗各三分，犀角、炙甘草各二分，姜三片。

一儿七岁，痘初出不透，毒气攻内，骨节作痛，两足不可直，瘢痕欠红活〔1〕，脉浮而和，小便赤少。以归、术各一钱，陈皮、木通、

〔1〕 瘢痕欠红活　原作“瘢痕欠而利”五字，据《医学纲目》卷三十七补正。

犀屑、人参、茯苓各五分，炙草少许，分二帖。

一女伤寒，但腹痛甚，日夜啼哭，手足厥冷，危殆。时痘灾大行，疑是痘症，遂取生猪血，急用脑麝和灌，一服得睡，痘出乃安。

兖州一子，斑疮倒靥，已至危困。有为投独味麻黄汤，一服便出，其应如神。未至胃烂便血者，皆可治。方以麻黄三十寸，去节，蜜拌炒香，紫色为度，水一盏煎五六分。

钱仲阳治一子，病疮见皮肤下不出，及出不快，紫黑干陷，甚危，下牛李膏而愈。

一子患痘疹，已出而稍迟，遂用正气散加白芍，又用胡荽酒、猴黎酒（即山楂也），尚出迟。其家谓药太缓，夜自烧人齿五枚，酒调服之，一身疮疹尽出。钱闻，骇，再诊，其脉已微，观脑后并两足尽白色，是荣卫弱，毒气少而药力太过，阳气少而无以应接，故无血色也。阳气尽出外则里寒，寒气成湿，湿必濡泻。急以二气丹为丸，服至半两，二日泻止，又服内补散治疮，痘成斑烂，遍体成片，将息月余方愈。此因人齿散表过故也。

一童子，痘疮摊塌，数日作泻。医用保和汤加茯、肉果，不效，二服疮色变紫。后用四苓散加黄连，一服泻稍止，痘色亦转好。再一服，只饮正药，作二三次服，泻乃止。后痘半灌脓而顽燕，毒有未尽，肩发痈，以寻常肿毒膏贴之，愈。

一童子，痘色全好，但腹中一痛，疮色即变紫，痛止色复旧，脉洪大，时已十余日，灌脓将满，但不靥。乃以药下其虫积，疮遂转好，愈。

一人年近二十，痘疮初出，足冷过膝，用绵裹不暖。乃用参、耆、归、术，加附子二分，二帖足暖。除附子，再用四帖，痘稠密，根脚甚正，一月间疮痂落尽。因用参、耆补之太过，增其火，每日强进粥五六碗，至七月半边，大便或溏或泄，至二十日大作呕吐，粒米不入，但食水谷则如一物从脐下托起吐出，肠鸣大作，危甚。乃用四物加黄连、犀角、白术之类，以解参、耆之滞，一服而火降，能食胜前，乃知此症下泻，亦属于热（琇按：火热下迫而泻，其症甚多。古今医林知者极少，不知《伤寒论》协热下利已明示标准）。诸逆冲上，皆属于火。肠鸣，水击其火也，大段血虚有火而致，乃以补血降火之药，川归、白术各二钱，白芍钱半，茯苓、枸杞各一钱，黄檗八分，黄连（姜汁炒）、陈皮各七分，炙草六分，每日粥渐加，肌肉渐生，精神好，大便实，惟下唇红（脾热），身虽瘦而无热，脉不数，左三部微细，善饥能睡。盖先时郁热在内，药欠解利，胃气不得舒畅以致然也。

一童子，八岁，患痘八九日，将靥，因食肉圆子过多作痰，痘反陷下。无措，问神〔1〕。批曰：宜用麝香、五灵脂、雄黄各五分，为末，每服三分，酒调下。医云：不可服。复问前神，神怒曰：此名神功散，出《普济方》，可到方相达所借书看。既而服之，痘起而愈。

程仁甫治吴氏子，年二岁，痘疮靥后，仍有黑疔，遍身大小十五枚，在胸及右胫，大者二枚如人口样，内烂至骨，不能食，发热，大便泻，小便赤少。用保元汤加术、茯、归、芍、柴、翘、荆、通，六剂，外用芒硝猪胆膏涂之而愈。此乃余毒未尽之症，治当补养兼解毒。若纯用寒凉，即伤胃气矣。

---

〔1〕神　指巫师。

千夫长，近二十，忽瞑眩，热且咳。医曰：疹也。以火齐汤发之而疮出，愈。

江篁南治六弟，八岁患痘，根窠红润，但眼白睛红，不识人，谵语狂妄，手捏撮，寻衣摸床。以四君子汤加紫草、牛蒡子、麦冬、黄耆，糯一撮，二服而愈。

犹子〔1〕五岁，患痘，热时出，根脚密，白色，欲出不出，且腹痛，渴甚，连泻三次，呕恶不食。初以保元汤加桂三分，丁香三分半，糯米六十粒，不应。继以保元汤合异功散，加丁香十粒，觉稍起，连进二服，加丁香二十枚，桂五分，遂尽出，身无完肤，半月愈。

江应宿治休宁吴氏子，八岁出痘，四日内，两颊赤，肉痘不分。医认作虚寒，将投附子保元汤。予曰：此红纱扑面症，乃心火蕴热毒也，宜清凉解毒。犀角地黄加芩、连、紫草，二剂红退，痘疮起胀，七日上再与保元汤，人参渐加至七钱而愈。初为热毒所攻，仍损一目。

疹　疮

方荫山治程氏子，二岁出疹，因出迟没早，发喘大热，舌短不乳，昏沉。医皆不治。方以元参、茯苓、甘草、麦冬、天麻、陈皮、干葛、麻黄、兜铃、黄芩、知母、犀角、石膏，名曰犀角石膏汤，一服症减半，二服愈。

吴桥，以医名里中。有儿子始孩〔2〕，累日发热蒸蒸，惊搐昏

〔1〕 犹子　侄子。
〔2〕 始孩　刚刚会笑。孩，同“咳”，小儿笑。

愦。众医不知所出。桥诊之，曰：疹也。寒邪外乘，闭而不出。是呱呱[1]耳，饮药已数，中气乃伤，药不足恃也。当置沸汤一瓶，撤其盖，令保母抱子坐汤侧，稍远，拥被围之，汤气自远薰蒸，少饮药内托，疹出而解。无何，从睦汪氏子病如之，仍用向法，并效。其稳类如此，故乡人称良焉。

江应宿治表侄女，九岁，出疹没早，发咳喘，大发热，肌瘦，不饮食，唾呕痰沫甚多。延半月余，予往视之，曰：血虚病也。以四物汤加杏仁、阿胶、麦冬、五味、炮姜，一服热退身凉，痰咳俱止，再剂而愈。

一儿三岁，患疹，出迟而没早，发热咳嗽，昏闷不食。予诊视，曰：疹出不透，出见风寒，没早，宜急发之。以葱煮麻黄八分，四物换生地，加杏仁、天花粉、葱、姜，煎服，重复出一身，比前更多，三日尽而愈。凡疹症出自六腑，宜养阴抑阳，刚剂决不可服（二陈谓之刚剂，四物谓之柔剂），犯之即发喘渴闷乱，失于收救，多致夭折。如参、耆、半夏、白术常品温燥之药，亦所当忌，只宜清热养血。如出迟者，少加升散之药，送之达表而已。

嗜卧

吕沧洲治一幼女，病嗜卧，颊赤而身不热。诸医皆以为慢惊风，屡进攻风之剂，兼旬不愈。吕切其脉，右关独滑而数，他部大小等而和。因告之曰：女无病。关滑为宿食，意乳母致之。乳母必嗜酒，酒后辄乳，故令女醉，非风也（琇按：必诊时闻病人有酒气）。

---

[1] 呱呱 音 gūgū，儿啼声，指代婴儿。

及诘其内子[1]，内子曰：乳母近掌酒库钥，窃饮必尽意。使人视之，卧内有数空罂[2]，乃拘其钥，饮以枳柜子[3]、葛花，日二三服而起如常。

薛己治杨永兴子，七岁，停食吐泻，后好睡，睡中兼惊，久治不愈。薛曰：好睡是脾气虚困也，善惊是心血虚怯也，盖心为母，脾为子也，此心火不能生脾土。用补中益气汤及六味丸加鹿茸治之而愈。

异　症

一人口鼻气出，盘旋不散，凝似黑盖，过十日渐渐至肩，与肉相连，坚如铁石，无由饮食，多因疟后得之。用泽兰水煎，日饮三盏，五日愈。

一儿初如鱼泡，又如水晶，碎则流水。用密陀僧罗极细，糁之。

一儿初生，遍身无皮，俱是赤肉，乃因母自怀胎，十月楼居，不受地气故也。取儿泥地卧一宿，即长皮。又方：白早米粉干扑之，候生皮乃止。

一小儿，七岁，闻雷则昏倒，不知人事。以人参、当归、麦冬，少入五味，熬膏，尽一斤后，闻雷自若。

张南轩，晚得奇疾，虚阳不秘，每叹曰：养心莫善于寡欲。吾平

---

〔1〕 内子　妻子。
〔2〕 罂　音 yīng，一种大腹小口的瓦器，可以盛酒。
〔3〕 枳柜子　枳椇子，即拐枣。

生理会何事而心失所养乎？竟莫能治，逾年而卒。就殓，通身透明，腑脏筋骨，历历可数，莹彻如水晶。自昔医书不载。（《坦斋笔衡》）

参政孟庾夫人徐氏，有奇疾，每发于见闻，即举身战栗，至于几绝，其见母与弟皆然，母至死不相见，又恶闻徐姓及打银打铁声。尝有一婢，使之十余年，甚得力，极喜之。一日，偶问其家所为业，婢曰：打银。疾亦遂作，更不可见，逐去之。医祝无能施其术，盖前世所未尝闻也。（《太平广记》）

建炎〔1〕戊申，镇江府民家儿生四岁，暴得腹胀疾，经四月脐裂，有儿从裂中生，眉目口鼻，人也，但头以下手足不分，莫辨男女，又出白汁斗余，三日二子俱死。

濮阳传见宣城县一人死，其背脊骨一直如绳，自颈至尻骨，左半边红紫，右白色，人无识者。

汤火金疮

建昌士人黄袭，字昭度，云有乡人为贾，泊舟浔阳，月下仿佛见二人对语，曰：昨夕金山修供〔2〕甚盛，吾往赴之，饮食皆血腥，不可近，吾怒庖人不谨，渍其手鼎中，皆已溃烂矣。其一曰：彼固有罪，子责之亦太过。曰：吾比〔3〕悔之，顾无所及。其一曰：是不难治，但捣生大黄，以米醋调，敷疮上，非惟止痛，又且灭瘢。兹方甚良，第无由使闻之耳。贾人适欲之金山，闻其语意，冥冥之中，假

〔1〕 建炎　宋高宗年号，公元1127年至1130年。
〔2〕 修供　向神佛供献物品。
〔3〕 比　目下。

手以告，遂造寺中，询之，乃是夜有设水陆〔1〕者，庖人挥刀，误伤指，血落食中。恍惚之际，若有人掣其手入镬〔2〕中，痛楚彻骨。贾人依神言疗之，二日愈。（《夷坚志》）

孙光宪〔3〕家人，作煎饼，一婢抱孩子拥炉，不觉落火炉上，遽以醋泥涂之，至晓不痛，亦无瘢痕。是〔4〕知俗说亦不厌多闻。（《北梦琐言》）

敛金疮口，止疼痛，用刘寄奴一味为末，糁金疮口里。宋高祖刘裕〔5〕，微时〔6〕伐狄〔7〕，见大蛇长数丈，射之伤。明日复至，闻杵臼声，往觇之，见青衣童子数人，于榛〔8〕中捣药。问其故，答曰：我王为刘寄奴所射，合药敷之。帝曰：神何不杀？答曰：寄奴王者，不死，不可杀。帝叱之，皆散，收药而反。每遇金疮，敷之良验。寄奴，高祖小字也。此药因名刘寄奴。（《本事方》）

刘寄奴为末，先以糯米浆鸡翅扫伤著处，后糁药末在上，并不痛，亦无痕。大凡汤著，急以盐末糁之，护肉不坏，然后用药敷之，至妙。（《本事方》）

周崇班，缘捕海寇，被提刀所伤，血出不止，筋如断，骨如折。

〔1〕水陆　水陆道场，佛教一种经忏法事，设斋供奉，以超度水陆众鬼。
〔2〕镬　音 huò，锅。
〔3〕孙光宪　唐末至北宋初人，字孟文，撰有《北梦琐言》。
〔4〕是　原作“定”，据《北梦琐言》逸文卷二改。
〔5〕宋高祖刘裕　南朝刘宋皇帝，名裕，小名寄奴，公元420年代晋称帝，在位三年，庙号“高祖”。
〔6〕微时　未发迹时。微，卑贱。
〔7〕狄　古时对北方少数民族之称。
〔8〕榛　音 zhēn，丛生的树木。

用花蕊石散掩之，血不止，痛不定。有军人李高言：某在军中，被人中伤欲死，见统领，与药一帖，名紫金散，掩之，血止痛定，明日疮靥如铁，遂安，又无瘢痕。后告统领求此方，只用紫藤香，瓷瓦镰刮下，石碾碾细，敷之，活人甚众。紫藤香即降真香之最佳者。(《名医录》)

温州有匠人造屋，失足坠地，地上有铲头竖柱傍，脚痃被伤，血如涌出。仓卒无药，有僧道光于门扇上撮得缝尘，掩定，血止痛定，两日便靥坚。古人用门桯〔1〕尘者，即此也。

有妇人因冬月向火，两股生疮，其汁淋漓，人无识者。后一医云：此皆因火气入内生此，但用黄檗皮，为末糁之，立愈。果验。后再作，适无黄檗，用薄荷煎(旧刻有汤字)涂之，立愈。(《医说》)

一少年，遇盗，被其叉中肩甲〔2〕间，一股中臂，一股胁上。外科敷贴，即痂。但患人昼夜发热，坐喘，不能偃息〔3〕，疮口痛极，其疮痕如棋子大，常如牛鼻湿润，无窍。因用大南星一味为末，名曰寿星散，糁之，则脓血迸然而出，微微咳声，即便迸出，色如丹粉，与血片相杂。即用布袋盛米一石，枕其腰膝，颠倒于床，已可倒头矣，如是一日，次出白脓，又其次出浓黄水，数日其喘即平，遗热不已，遂服小柴胡汤，数日乃瘥。此因被透内，血倒流入膜外，一至于斯也。

江应宿在浙，见人相打殴，破头流血。金疮药敷之，不止。一道人见之，急取稻秆为末，扑上即止，包定，不半月愈。

〔1〕门桯　门槛。桯，音 tīng。
〔2〕肩甲　肩胛。甲，同“胛”。
〔3〕不能偃息　不能平卧，平卧则气喘急迫。偃，音 yǎn，仰卧。

犹子子亿,用银翦误夹断无名指,皮连骨折。予曾口授方进士七厘散,急进一服,痛定。敷以花蕊石散,兼旬平复如初。七厘散,取土鳖新瓦上煅存性,为末,秤七厘,生酒服,以醉为度。

蜀儿奴逃走,刻断筋,取旋覆根绞取汁,以筋相对,以汁涂而封之,即相续如故,百不失一。(《朝野佥载》)

食忌

方书言:食鳖不可食苋。温革郎中因并啖之,自此苦腹痛,每作时几不知人。疑鳖所致而未审,乃以二物令小苍头食之,遂得病,与革类而委顿尤剧,未几遽死。舁尸致马厩,未敛,忽小鳖无数自九窍中出厩中,唯遇马溺者即化为水。革闻,自临视,掊聚众鳖,以马溺灌之,皆即化为水。于是革饮马溺,遂瘥。或云:白马溺尤良。(《琐碎录》)

昌国人买得鳖十数枚,痛饮大嚼,且食红柿,至夜忽大吐,继之以血,昏不知人,病垂殆。同邸有知其故者,忧之。忽一道人云:唯木香可解,但深夜无此药,偶有木香饼子一帖,试用之。病人口已噤,遂调药灌,即渐苏,吐定而愈。(《百一选方》)

食黄颡鱼不可服荆芥。吴人魏几道,在外家啖黄鱼羹罢,采荆芥,和茶而饮。少焉,足底奇痒,上彻心肺,跣足[1]行沙中,驰宕[2]如狂,足皮皆破欲裂。急求解毒药饵之,几两月乃止。溪涧中石班小鱼亦与荆芥反。

---

〔1〕 跣足　赤脚。
〔2〕 驰宕　狂奔乱跑。宕,音 dàng,放纵。

韶州月华寺侧民家设僧供，新蜜方熟，群僧饱食之。有僧两人，还至半道，过村墟卖鲊，买食，尽半斤，是夕皆死。生葱与生蜜相反，犯之腹胀死。

木鳖子不可与猪肉食，反之立死。一富人，生二子，恣其食啖，遂成痞疾。其父得一方，用木鳖子煮猪肉同食，二子皆死。

山塘吴氏，年二十余，患便毒，清晨服木鳖子药，午后饱啖猪肉，须臾叫噪而死。

曾见乡人食乔麦饼服石膏而死者，人莫知其故。又一妇人欲自尽，市砒，市人疑，以石膏与之。归，以和乔麦面作饼食之，亦死。以此知石膏与乔麦反，南瓜不可与羊肉同食，犯之立死。

丹　毒

江焕言：冯悦御药服伏火药多，脑后生疮，热气蒸蒸而上，几不救矣。一道人教灸风市穴十数壮，虽愈，时时复作。又教冯以阴炼秋石，以大豆卷浓煎汤下，遂悉平，和其阴阳也。阴炼秋石法，余昔传之沈旸。大豆卷法，大豆于壬癸日浸井花水中，候豆生芽，取皮作汤使之。

王偁定观者，元符〔1〕殿帅〔2〕恩之子，有才学，好与元祐故家〔3〕游。政和末，为殿中监，眷遇甚渥，少年贵任，酒色自娱。一

〔1〕 元符　宋哲宗年号，公元1098年至1100年。
〔2〕 殿帅　宋代对统领禁军的殿前司长官之称。
〔3〕 元祐故家　宋哲宗元祐间反对王安石变法的人。

日,忽宣召入禁中,上云:朕近得一异人,能制丹砂,服之可以长生久视〔1〕。炼冶经岁而成,色如紫金,卿为试之。定观欣然拜命,即取服之,才下咽,觉胸间燥烦之甚,俄顷烟从口中出,急扶归,已不救。既殓之后,但闻棺中剥啄〔2〕之声,莫测所以,已而火出其内,顷刻之间遂成烈焰,庐室尽焚,但得枯骨于余烬中,亦可怪也。

丁广明者,清里中老儒也,尝任保州教授。郡将武人,而通判〔3〕者戚里〔4〕子,多姬侍,以酒色沉纵。会有道人过郡,自言数百岁,能炼大丹,服之可以饱嗜欲而康强无疾,然后飞升度世。守二馆之〔5〕,事以师礼。择日创丹灶〔6〕,依其法炼之,七七日而成,神光烛天,置酒,大合乐相庆,然后尝之。广闻之,裁尽以献,乞取刀圭,以养病身。道人以其骨凡,不肯与。守二怜之,为请,谨得半粒,广欣然服之。不数日,郡将、通判皆疽发于背。道人宵遁,守二相继告殂。广腰间亦生疖甚重,亟饮地浆解之,得愈。明年考满改秩〔7〕,居里中,疾复作,又用前法,稍痊。偶觉热燥,因澡身,水入疮口中,竟不起。金石之毒,有如此者,因书以为世戒。

中 毒

一将官,服仙茅遇毒,舌胀出口,渐大与肩齐。善医环视,不能

〔1〕 长生久视 长生不老。《老子·五十九章》:"是谓深根固祇,长生久视之道。"
〔2〕 剥啄 象声词,形容爆裂的声音。
〔3〕 通判 宋代各军州长官的副职。
〔4〕 戚里 亲戚邻里的泛称。
〔5〕 守二馆之 郡将和通判都将之迎请到家中,供给食宿。
〔6〕 丹灶 炼丹炉。
〔7〕 考满改秩 任满后经考核待授他官。

治。一医独曰：尚可救，少缓无及矣。取小刀剺[1]其舌，随破随合，剺[2]至百数，始有血一点许。医喜曰：无害也。舌应时消缩小，即命煎大黄、朴硝数碗，连服之，以药末并糁舌上，遂愈。

盖谅郎中兄诜，因感疾，医卢生劝服附子酒，每生切大附二两，浸斗酒，旦起[3]辄饮一杯。服之二十年后，再为陕西漕使[4]。谅自太学归，过之南乐县，拉同行。中途晓寒，诜饮一杯竟，复令温半杯，比酒至，自觉微醉，乃与妻使饮。行数里，妻头肿如斗，唇裂血流，下驻路傍[5]，呼随行李职医，告之。李使黑、绿豆各数合，生嚼之，且煎汤并饮，至晓肿始消。诜乃服之不辍(愚哉)，到长安，数月失明(琇按：真水枯矣)，遂致仕，时方四十余岁。

朱晦翁[6]，居山中，中乌喙毒，几殆，因思汉质帝[7]得水可活之语，遂连饮水，大呕泄而解。

崇宁间，苏州天平山白云寺五僧行山间，得蕈[8]一丛，甚大，摘而煮食之。至夜发吐，三人急采鸳鸯草生啖，遂愈。二人不肯啖，吐至死。此草藤蔓而生，对开黄白花，傍水处多有之，治痈疽肿毒有奇功，或服或敷或洗皆可，今人谓之金银花，又曰老翁须(琇按：又名鹭鸶藤)，本草名忍冬。(《己志》)

---

〔1〕 剺 原作"嫠"，据畊余堂本、鸿文书局本改。剺，划开。
〔2〕 剺 原作"嫠"，据畊余堂本、鸿文书局本改。
〔3〕 起 原作"饮"，据《医说》卷六改。
〔4〕 漕使 漕运使。
〔5〕 傍 通"旁"。
〔6〕 朱晦翁 即朱熹，宋代理学家，字元晦，号晦庵，因称。
〔7〕 汉质帝 东汉皇帝，公元 145 年在位。
〔8〕 蕈 音 xùn，蘑菇。

王舜求云：莴菜出呙国〔1〕，有毒，百虫不敢近，蛇虺〔2〕过其下，误触之，则目瞑不见物。人有中其毒者，唯生姜汁解之。

南海有石首鱼者，盖鱼枕也。取其石，治以为器，可载饮食，如遇蛊毒，器必爆裂，其效甚著。福唐人制作尤精，人但玩其色，鲜能识其用。

饮酒中毒，经日不醒者，用黑豆一升煮取汁，温服一小盏，不过三次，即愈。今人谓之中酒是也。

太子中允关杞，曾提举广南西路常平仓，行部邕管〔3〕，一吏人为虫所毒，举身溃烂。有一医言能治，使视之，曰：此为天蛇所螫，疾已深，不可为也。乃以药敷其疮，有肿起处，以钳拔之，凡取十余条而疾不起。又钱塘西溪尝有一田家急病癞，通身溃烂，号呼欲绝。西溪寺僧识之，曰：此天蛇毒尔，非癞也。取木皮煮饮一斗许，令其恣饮，初日疾减半，两三日顿愈。验其木，乃今之秦皮也。然不知天蛇何物。或云草间黄花蜘蛛是也，人遭其螫，仍为露水所濡，乃成此疾，露涉者戒之。

兴化人陈可大，知肇府〔4〕，肋下忽肿起，如生痈疖状，顷间其大如盆。识者云：此中挑生毒〔5〕也。俟五更，以绿豆嚼试，若香甜则是。已而果然。乃捣升麻为细末，取冷熟水调二大钱，连服之，遂洞下，泻出生葱数茎，根须皆具，肿即消缩。煎平胃散调补，

〔1〕 呙国　汉代西域国名。呙，音 wā。
〔2〕 虺　音 huǐ，蜥蜴，也指蛇类。
〔3〕 行部邕管　官署设在邕管。邕管，今广西南宁。
〔4〕 肇府　肇庆府。
〔5〕 挑生毒　“挑”原作“桃”，据《夷坚志·丁志》改。挑生，蛊毒的一种。

且食白粥，后亦无他。

雷州民康财妻，为蛮巫林公荣用鸡肉桃生，值商人杨一者善疗，与药服之，才食顷，下积肉一块，剖开，筋膜中有生肉存，已成鸡形，头尾嘴翅特肖似。康诉于州，州捕林置狱，而呼杨生，令具疾证用药。其略云：凡吃鱼肉瓜果汤茶皆可，初中毒，觉胸腹稍痛，明日渐加搅刺，十日则物生能动，腾上则胸痛，沉下则腹痛，积以瘦悴，此其候也。在上鬲[1]则取之，其法用热茶一瓯，投胆矾半钱化尽，通口呷服，良久，以鸡翎探喉中，即吐出毒物；在下鬲即泻之，以米饮下郁金末二钱，毒即泻下。乃择人参、白术各半两，碾末，同无灰酒半升纳瓶内，慢火熬半日许，度酒熟，取温服之，日一盏，五日乃止，然后饮酒如故。（《丁志》）

江岭之间有飞蛊，其来也有声，不见形，如鸟鸣啾啾唧唧然，中人即为痢，便血，医药多不瘥，旬日间不救。（《朝野佥载》）

陈斋郎，湖州安吉人。因步春，渴掬涧水两勺饮之，数日觉心腹微痛，日久痛甚，药罔效。医诊之，云：心脾受毒，今心脉损甚。斋郎答曰：去年步春，渴饮涧水得此。医云：斋郎饮却蛇交水，蛇在涧边，遗下不净在涧水内。蛇已成形在斋郎腹中，啮其心而痛也。遂以水调雄黄服，果下赤蛇数条，能走矣。（《名医录》）

贞元间，崔员外从质云：目击有人被蜘蛛咬，一身生系，腹大如孕妇，其家弃之，乞食于道。有僧遇之，教饮羊乳，数日平。

---

〔1〕鬲　同“膈”。

南唐[1]相冯延巳[2]，苦脑中痛，累日不减。太医令吴廷绍密诘厨人曰：相公平日嗜何物？对曰：多食山鸡、鹧鸪。廷绍于是投以甘草汤而愈。盖山鸡、鹧鸪，多食乌头、半夏，故以此解其毒。(《南唐书》)

甘草，《筠斋漫录》作甘豆。

一人误食石斑鱼子，中其毒，吐不止。或教取鱼尾草研汁，服少许，立愈。

鱼尾草又名樚木根，形似黄荆，八月间开紫花成穗，叶似水杨，无大树，经冬不凋，渔人用以药鱼。

四明温台间，山谷多生菌，然种类不一，食之，间有中毒，往往至杀人者，盖蛇毒气所薰蒸也。有僧教掘地，以冷水搅之令浊，少顷取饮，皆得全活。此方见《本草》陶隐居注，谓之地浆，亦治枫树菌食之笑不止，俗言食笑菌者。居山间，不可不知此法。

一朝官与一高僧西游，道由归峡[3]，程顿荒远，日过午，馁甚，抵小村舍，闻其家畜蛊，而势必就食，去住未判。僧曰：吾有神咒，可无忧也。食至，僧闭目诵持，俄见小蜘蛛延缘碗吻，僧速杀之，于是竟食无所损。其咒曰：姑苏喙，摩耶啄，吾知虫毒生四角。父是穹窿穷，母是舍耶女。眷属百万千，吾今悉知汝。摩诃萨，摩诃萨。是时同行者竞传其本，所至无恙。别传解毒方，用豆豉七粒，巴豆二粒，入百草霜，一处研细，滴水丸绿豆大，以茅香汤下七丸。

---

〔1〕南唐　五代时“十国”之一，占有今江西全省及安徽、江苏、福建、湖北等省的部分地区。

〔2〕冯延巳　五代时南唐宰相。

〔3〕归峡　清代顾祖禹《读史方舆纪要》卷七十五：“或曰三峡者，巫峡、归峡、西陵峡也。”

泉州一僧治金蚕毒，云：才觉中毒，先吮白矾味甘而不涩、黑豆不腥者是也。但取石榴根皮，煎汁饮之，即吐出蚕，无不立愈。李晦之云：以白矾、牙茶捣而为末，冷水服，凡一切毒皆可治，并载于此。（《西溪丛语》）

嘉祐中，范吏部为福州守日，揭一方于石，云：凡中蛊毒，无论年代远近，但煮一鸭卵，插银钗于内，并含之约一食顷，取视，钗卵俱黑，即中毒也。方用五倍子二两，硫黄末一钱，甘草三寸，一半炮，出火毒，一半生，丁香、木香[1]、麝香各十文，轻粉三文，糯米二十粒，共八味，瓶内水十分煎取七，候药面生皱皮为熟，绢滤去渣，通口服。病人平正仰卧，令头高，觉腹中有物冲心者三，即不得动，若出，以盆桶盛之，如鱼鳔之类，乃是恶物。吐罢，饮茶一盏，泻亦无妨，旋煮白粥补，忌生冷油腻鲊酱。十日后服解毒丸三两丸，经旬平复。丁、木、麝三香，嘉祐中价十文，今须数倍乃可。（《类编》）

王仲礼嗜酒，壮岁时疮瘡发于鼻，延于顙心[2]。甚恶之，服药不效。僧法满使服何首乌丸，适坟仆[3]识草药，乃掘得之。其法忌铁器，但入砂钵中，藉[4]黑豆蒸熟，既成，香味可人。念所蒸水必能去风，澄以沫面，初觉极热，渐加不仁，至晓大肿，眉目耳鼻浑然无别。王之母高氏曰：凡人感风癞，非一日积。吾儿遇毒，何至于是？吾闻生姜汁、赤小豆能解毒，山豆根、黑蚌粉能消肿。亟命仆捣捩姜汁，以三味为末，调敷之，中夜肿退，到晓如初。盖先采何首乌，择而不精，为狼毒杂其中以致此。（《类编》）

---

〔1〕 木香　原脱，据《医说》卷六补。
〔2〕 顙心　前额正中。顙，音 sǎng，额头。
〔3〕 坟仆　看守坟茔的奴仆。
〔4〕 藉　音 jiè，垫。

名医言：虎中药箭，食青泥；野猪中药箭，豗[1]荠苨而食；雉被鹰伤，以地黄叶贴之。又，矾石可以害鼠。张鷟曾试之，鼠中如醉，亦不识人，知取泥汁饮之，须臾平复。鸟兽虫类犹知解毒，况于人乎？被矢中者，蚕啮者，以甲虫末敷之，被马咬者，烧鞭梢灰涂之，取相服也。

处士刘易，隐居王屋山。尝于斋中见一大蜂粘于蛛网，蛛搏之，为蜂所螫，坠地，俄顷蛛鼓腹破裂，徐徐行入草，啮芋梗微破，以疮就啮处磨之，良久腹渐消，轻躁[2]如故。自是人有为蜂螫者，挼芋梗敷之，愈。蜘蛛啮者，雄黄末敷之。

一人因剥死牛瞀闷，令看，遍身俱紫泡，使急刺泡处，良久遂苏，更以败毒药而愈。

王彦伯，荆州人，为道士，善医，尤别脉，断人生死寿夭，百不失一。裴胄尚书子忽暴中病，王脉之良久，曰：中无腮鲤鱼毒也。投药数味而愈。裴异之，诘其子，因食脍而得。乃脍鲤无腮者，令左右食，其候悉同。

崔魏公[3]暴亡，医梁新诊之，曰：中食毒。其仆曰：尝好食竹鸡。梁曰：竹鸡多食半夏苗，盖其毒也。命搅生姜汁，拆齿灌之，遂复活。

浙人王夫人，忽日面上生黑瘢数点，日久满面俱黑。遍求医

[1] 豗　音 huī，用嘴拱食。
[2] 轻躁　形容蜘蛛轻锐好动的样子。
[3] 崔魏公　即崔铉，唐代大臣，官至同中书门下平章事，封魏国公。

士，不效。一医云：夫人中食毒尔。治之一月，平复。后觉其方，止用生姜一味捣汁，将渣焙干，都用姜汁煮糊为丸。问其故，云夫人日食斑鸠，盖此物尝食半夏苗，是以中毒，故用生姜以解之。

姑苏一人，游商在外，其妻畜鸡数只，以俟其归。凡数年而返，一日杀而食之殆尽，抵夜其夫死。邻家疑其有外奸，首〔1〕之官。妇人不禁拷打，遂自诬〔2〕。太守姚公疑之，乃以情问妇，妇以食鸡对。太守觅老鸡，令囚遍食之，果杀二人，狱遂白。盖鸡食蜈蚣，久而畜毒，故养生家不食此。

交州刺史杜燮，中毒药而死，董奉以太乙散和水，沃燮口中，须臾乃苏。燮自谓，初死时有一车直入一处，内燮于土窟中，以土塞之。顷间闻太乙使至，追杜，遂开土穴，燮得出。

中书舍人于遘，中蛊毒，忽遇钉铰匠云〔3〕，约来早勿食，请遘向明张口，执钤伺之，夹出小蛇二寸许，赤色如钗股，遽命火焚之，遂愈。

赵延禧云：遭恶蛇虺所螫处，贴上艾炷，当上灸之，立瘥。

池州进士邹阆，食贫有守〔4〕。一日，将之外邑，凌晨启户，见一小箬笼子在门外，无封锁。开视之，乃白金器〔5〕数十事〔6〕，约

〔1〕 首 出面告发。
〔2〕 自诬 违心认罪。
〔3〕 云 人名。
〔4〕 守 操守。
〔5〕 白金器 银器。
〔6〕 事 件，量词。

重百两。迨[1]晓，寂无追捕者，遂挈归，谓其妻曰：此物无因而至，岂天赐我乎？语未绝，觉股上有物蠕蠕动，金色烂然，乃一蚕也。遂拨去之，未回手，复在旧处，以足践之，虽随足而碎，复在阆胸腹上矣。弃之水，投之火，刀伤斧碎，皆即如故。衾稠饮食之间[2]，无所不在。阆甚恶之。友人有识者曰：吾子为人所卖矣，此所谓金蚕[3]者是也。始自闽广，近至吾乡，物虽小而为祸甚大，能入人腹中，残啮肠胃，复完然而出。阆愈惧，乃以箬笼事告之。其友曰：吾固知之矣。子能事之，即得所欲，日致他财以报耳。阆笑曰：吾岂为此也？友曰：固知子不为也，然则奈何？阆曰：复以此虫并物置笼中弃之，则无患矣。友曰：凡人畜此，久而致富，即以数倍之息并原物以送之，谓之嫁金蚕，乃去。直以此元物送之，必不可遣。今子贫居，岂有数倍之物乎？实为子忧之。阆乃叹曰：吾平生清白自处，不幸有此。辄取其虫吞之，竟无恙，以寿终。岂以至诚之感，妖孽不能为害乎？（《幕府燕闲录》）

政和[4]间，祐陵[5]以仁经惠天下，诏取海内凡药之治病彰彰有声者，悉索其方书上之，于是成都守臣监司奉命得售解毒丸。验其方，则王氏《博济方》中保灵丹，常救两人食葫蔓草毒，得不死。（《铁围山丛谈》）

金蚕毒始蜀中，近及湖广闽粤浸[6]多。有人或舍去，则谓之嫁金蚕，率以黄金钗器锦缎置道左，俾他人得焉。郁林守为吾言，

---

〔1〕迨　原作"殆"，据文义改。迨，到。
〔2〕衾稠饮食　日常作息饮食。衾稠，被褥之类。
〔3〕金蚕　金蚕蛊，蛊毒的一种。
〔4〕政和　宋徽宗年号，公元1111年至1118年。
〔5〕祐陵　陵名，指宋徽宗。宋徽宗死后葬于永祐陵（在今浙江绍兴）。
〔6〕浸　渐渐。

尝见福清县有讼遭金蚕毒者，县官求治，不得踪。或献谋，取两刺猬入捕，必获矣。盖金蚕畏猬，猬入其家，金蚕则不敢动，惟匿榻下墙罅，果为两猬擒出之。亦可骇也。（《铁围山丛谈》）

虞恒德治一妇人，因采桑，见桑有金虫如蚕者，被其毒，谓之金蚕毒，腹中疞痛欲死。虞曰：以樟木屑浓煎汤与之。大吐，出有金丝如乱发者一块，腹痛减十分之七八，又与甘草汤，连进二三盏而安。

夜藏饮食器中，覆之不密，鼠闻其气，欲盗不可，则环器而走，涎滴器中。食之得黄疾，通身如蜡，针药所不能疗。

江少微幼时，见佃仆值荒年采蕨食之，误采毛蕨，子女三人同食，觉麻，而弱者死。大父〔1〕闻之，曰毒麻，投以姜汤饮之，愈。

脾风

倪仲贤治淮南周万户子，始八岁，忽得昏懑疾，数日方苏，骇戆如木偶人，寒暑饥饱皆不知节适，率尝食土炭，至口不得出音。老人视之，曰：此脾风也。脾，智意府也，而以风，其不知人事也，宜投之疏风助脾之剂。数服而愈。

江连山自述，其子始孩，患慢惊风，痰迷心窍，乳食不进，啼声不出。遇一道流，云尚可治，探囊出药一分半，涂乳上，令儿吮，痰在膈上者吐，下者利，即啼而苏。其方僵蚕七条，全蝎三个，朱砂一分，轻粉一分，俱为细末。

〔1〕大父　祖父。

任柏峰传昌化胡虚台益黄散，治慢脾风，泄泻青绿色，手足瘛疭，眼张直视。其方人参、白术、茯苓、白扁豆（姜汁炒）、莲肉、白芷梢、全蝎、防风、直僵蚕（炒）、黄耆各一钱，南星（炮制）、天麻、冬瓜仁各三钱，俱为细末，煎冬瓜仁汤调下。

江应宿治萧氏儿，五岁，多汗恶风，怠惰嗜卧，色黄白，鼻额深黄，不欲食，不欲动。予曰：脾风也。投以胃风汤加藿香、砂仁，数服而愈。

按《保婴集》云：急惊屡发，屡用直泻，则脾损阴消而变为慢脾风者，当补脾养血，佐以安心清肺制木之药，最为切当。薛己谓前症多因脾胃亏损，肝木所胜，但用五味异功散加当归，佐以钩藤饮子，以补脾土，平肝木，亦多得效。如不应，用六君子加炮姜、木香温补脾土，更不应，急加附子以回阳。若用利惊逐风驱痰之药，反促其危也。愚见小儿脾胃素弱者，一病即成慢惊，不可泥为久病误药而后成也。经云脾风，言脾虚受病也。钱乙为小儿慢脾惊因病后，或吐泻，或药饵伤损脾胃，而肢体逆冷，口鼻气微，手足瘛疭，昏睡露睛，此脾虚生风，无阳之症也，温白丸主之。

疳　积

陈孝廉[1]自述，云其子痘疹后患疳积病，骨瘦如柴，大便不固。偶得市人传一方，用山楂一两，白酒曲一两，取多年瓦夜壶人中白最多者，将二物装内，炭火煅存性，研为细末，每服六分，滚水送下，药未完而病愈。

黄上舍瑶台乃郎，患疳，肚大如箕，足细如管，眼生翳膜遮睛，

〔1〕孝廉　明清时对举人之称。

儿不可为。在苏州得异人传授一方，取鸡蛋七枚，轻去壳，勿损衣膜，以胡黄连一两，川黄连一两，童便浸，春秋五日，夏三日，冬七日，浸透煮熟，令儿服之，遂愈。后以治数儿，无不立效。

一儿疳积，肌肉消瘦，两目失明。方士以片脑五厘，朱砂三分，为细末，用雄鸡脊血调和，无灰酒下，垂死者一服可活。

江应宿见丁氏儿医治疳积，腹大脚小，翳膜遮睛者，用大虾蟆十数个打死，置小口缸内，取粪蛆不拘多少，粪清浸养，盛夏三日，春末秋后四五日，以食尽虾蟆为度，用粗麻布袋一方札〔1〕住缸口，倒置活水中，令吐出污秽净，再取新瓦烧红，置蛆于上烙干，令病儿食之，每服一二钱，后服参苓白术散而愈。若儿稍大见疑，用炒熟大麦面和少蜜作饼或丸，看儿大小壮弱，无不验者。

走马牙疳

濮阳传，为上虞丞，好医方，传授小儿走马牙疳，灸颈后凹陷中七壮，再以樗树东南引根去粗黄，取白皮，同黑豆一升煮熟，去皮食豆，即愈。

一小儿，患走马牙疳，用瓦垄子比蚶子差小〔2〕，未酱腌者，连肉煅存性，置冷地上，用盏盖覆，候冷取出，碾为末，干渗患处。

一儿用马蹄烧灰，入盐少许，渗患处。

〔1〕 札　同“扎”。
〔2〕 差小　稍小。差，稍微。

一儿用马蹄壳三钱，先洗净，酒炙酥，鸡肫皮三钱，不见水，拭净阴干，真珠七分（炒），胡黄连一钱五分，雄黄五分，水飞白硼砂六分，黄檗去粗皮三钱，为细末，渗患处。

一小儿，痘后患走马牙疳，用枣灰散，朱砂一分半，轻粉一分，麝香三厘，冰片五厘，胆矾二分，雄黄五分，黄丹三分，白芷五分，枯矾二分，儿茶一钱，北枣煅存性一钱五分，龙骨一分，为细末，先用荆芥汤洗，一日搽二三次，效。

《名医类案》卷第十二终

附录

江山人传

汪道昆

余观作者〔1〕之污隆，一禀于风气。自汉下达，则缘世屡迁，譬之昃日，卒于不振。明兴，艺士奋起，依凭出日之光，轶挽近〔2〕而称古人，斌斌然〔3〕盛矣。然皆三河齐秦〔4〕之产，而江淮秀异，亦稍稍肩随之，其强弱有差，则疆域使然也。新安〔5〕地重，其民深厚不浮，由古以来，文献足述。顾今之学士大夫，率高视一世，其言不轨于先民，善乎？山人〔6〕之言曰：吾乡多泛驾之材〔7〕，使闲舆卫〔8〕，皆上乘也。山人在诸生中，辄有志述作。会有疾，谢学官去，遂壹意修辞〔9〕。尝读史，慕太史迁为人作〔10〕，而叹曰：丈夫不能周游四方，友天下之士，徒抑首蓬户〔11〕，享其敝帚〔12〕，

---

〔1〕 作者　有创见的人。《论语·述而》："述而不作，信而好古。"

〔2〕 轶挽近　超迈近世。轶，音 yì，超过。挽近，晚近。挽，通"晚"。

〔3〕 斌斌然　也作"彬彬"，文质兼备的样子。《论语·雍也》："文质彬彬，然后君子。"

〔4〕 三河齐秦　统言北方。

〔5〕 新安　今安徽歙县、黟县、休宁县、祁门一带，晋代曾为新安郡。

〔6〕 山人　指江瓘。江瓘一生未仕，因称。

〔7〕 泛驾之材　不守常规的豪杰之士。

〔8〕 闲舆卫　闲暇时维修车子。典出《周易·大畜卦》。

〔9〕 修辞　修习文辞。

〔10〕 太史迁为人作　司马迁撰《史记》，为后世开创史书体例。作，创立。

〔11〕 抑首蓬户　在拘狭简陋的家中埋头无谓地活着。抑首，低头。蓬户，用树枝柴草做的门，表示贫穷。

〔12〕 享其敝帚　享受家中的破笤帚带来的小小乐趣。敝，破败。典出《东观汉记·光武帝纪》。

将为辽东豕[1]邪？于是操舟东游，登禹穴[2]，入浙观海潮，浮于五湖[3]，问阖闾[4]春申[5]故址，遂杖马箠[6]之秣陵[7]，朝故都焉。入郢[8]，听歌郢中，望高唐，泛云梦[9]而下。其游，知交倾[10]东南之美矣。比还郡，郡中诸儒宿学，争愿交山人欢。山人挟一驺奴[11]，箧[12]书而出。过故人厚善者，辄胠箧发筴[13]，喜人弹射其文。犹能推毂[14]后生，务章人之善，士以此益附之。入舍[15]，下帷读书。即家人治生业，纷纠万端，不为乱，其精如此。山人故多病，乃学养生，为轩岐之言，必入其室，其一切从事，不遗余力，盖天性也。客见山人具稿若干卷，请曰：自民莹号郡中而多士响应，愿揭旗鼓遍示之。山人谢曰：嗟乎！古人成一家之言，徒藏之名山，示知己者。世儒纷纷，务悬书以诧海内，何为哉？瓘徒诵法古昔自托于无能之辞[16]，奈何得当诸君子恶用[17]暴已之短

〔1〕辽东豕　喻自视甚高而百无所长。典出《后汉书·朱浮传》。
〔2〕禹穴　在今浙江绍兴宛委山，传为大禹藏书处。
〔3〕五湖　诸说不一，多指太湖。
〔4〕阖闾　春秋时吴国国君。
〔5〕春申　春申君，战国时楚国贵族大臣，为“四君子”之一。
〔6〕箠　马鞭。
〔7〕秣陵　今江苏南京。
〔8〕郢　音 yǐng，今湖北江陵，战国时曾为楚国国都。
〔9〕“望高唐”句　泛舟于云梦泽，遥想当年楚国君臣游赏作赋的情景。高唐，战国时楚国台馆名，在云梦泽中。云梦，云梦泽，古时泽薮名。
〔10〕倾　囊括。
〔11〕驺奴　骑马侍从。驺，音 zōu，骑士。
〔12〕箧　音 qiè，箱子。
〔13〕胠箧发筴　打开书箱，展开书卷。胠，打开。筴，音 cè，同“策”，书卷。
〔14〕推毂　推车，此为推荐鼓励。毂，音 gū，指车。
〔15〕入舍　入学，即考中秀才。
〔16〕自托于无能之辞　语出司马迁《报任安书》。
〔17〕恶用　曲解或误用。

邪？客退，语人曰：江叔子犹务深藏，彼握燕石[1]而冒玉名，徒豪举[2]耳。汪道昆曰：山人善声[3]，诗尤长于古体。夫诗、书之教，一也，其升降相依。今之论文者，或不与昌黎[4]，及推尊杜陵[5]，不啻日月，余窃疑之。或谓建安[6]起靡丽之习，而陵迟[7]于梁陈。唐自陈伯玉[8]以下，起而一洗之，开元为盛。夫持汉之三尺[9]，卑疵六朝[10]敢不受令？唐削雕为朴而体益卑卑，犹之秦人闻新乐，端冕去之，乃拊缶呜呜为秦声，猥云可与道古，闻者有掩口而笑耳。举世方驰逐近体，无惑乎布侯[11]于杜陵，及为古诗[12]，且不能超乘而上，则任耳之过也。若山人之长言，大都取裁魏晋，行年五十，犹亹亹[13]不衰，千载而下，吾郡有山人矣。山人质行较著，往往可书，顾余材薄，无能为役。山人方以论著显，故特书其大较云。

明处士江民莹墓志铭

汪道昆

当世以布衣称作者，无虑[14]数十家。乃若质行雅驯，则余窃

---

〔1〕 燕石　燕山所产的一种像玉的石头。
〔2〕 豪举　狂妄之举。
〔3〕 声　声律。
〔4〕 昌黎　指韩愈。
〔5〕 杜陵　指杜甫。
〔6〕 建安　汉献帝年号，公元 196 年至 219 年。
〔7〕 陵迟　衰微。
〔8〕 陈伯玉　即陈子昂，唐代诗人，诗风劲健雄浑。
〔9〕 持汉之三尺　谓唐代诗歌秉持汉魏气度。
〔10〕 卑疵六朝　指绮丽靡弱的六朝文风。
〔11〕 布侯　箭靶子，此为效法。
〔12〕 古诗　唐代以前的古体诗。
〔13〕 亹亹　音 wěiwěi，勤勉的样子。
〔14〕 无虑　大约。

多江民莹。顷，民莹将捐馆舍〔1〕，遗季公民璞〔2〕书曰：平生知我者，唯季若汪中丞〔3〕，愿季为状〔4〕，中丞为铭〔5〕，幸须臾无死，犹及见之，死且不朽。往余为民莹立传，曾未得其什二三，乃今要我以平生之言，奈何负民莹地下？遂受季公状，摭其轶事志之。志曰：江处士瓘，歙人。世家篁南，字民莹，赠尚书郎终慕公第三子也。幼负奇气，顾犹跳梁〔6〕。年十四，母郑安人以暴疾终，既含不瞑。民莹拊棺号哭，曰：母其以二三子未树耶？所不夙夜以求无忝者，有如此木！遂瞑。自是折节为学，务以身先季公。乃从故太守吴先生受诗。吴先生间得李献吉〔7〕赋诗若干篇，示民莹。民莹心独喜，终日诵之，尝窃效为诗，有近似者。初试县官，不利。父命之商，民莹辄商，孜孜务修业。会督学使者萧子雍行县，并举民莹、民璞补县诸生。又明年，应乡试，复不利。民莹惭，自愤不务稼而罪岁凶，何为乎？遂下帷读书，历寒暑，穷日夜，不遗余力。民璞请少息，毋已太劳。民莹愀然曰：季子游，困而归，由发愤起。纵自爱，而忘而母不瞑耶？顷之病作，一夕呕血数升，延医十余曹，不效。因涉猎医家指要，自药而瘳。此治本业如初。又复病，释业复瘳。递病递瘳，盖十年往矣。乃叹曰：显亲扬名，即男子所有事，彼亦傥然〔8〕而来者耳。顾轻身以希必获，谓父母遗体何？遂谢学官，罢举子业，日键关，坐便坐，几上置《离骚》《素问》诸书，卧

---

〔1〕 捐馆舍　死的讳称。

〔2〕 季公民璞　江瓘之弟江珍(字民璞)。

〔3〕 汪中丞　即汪道昆。汪道昆，字伯玉，歙县人，明嘉靖间进士，官至兵部左侍郎。因其曾担任佥都御史，因称“中丞”。

〔4〕 状　行状，一种叙述死者世系、生平事迹的文体。

〔5〕 铭　墓志铭。

〔6〕 跳梁　跳跃，形容孩子不安静的样子。

〔7〕 李献吉　明代诗人。

〔8〕 傥然　偶然或无意之间。

起自如。不问梱外事,即家务左右棼起〔1〕,终不入于心,由是就业益多,神益王矣。甲辰,季公举进士,民莹沾沾喜曰:幸哉!有此无伤母氏心,瞑可也!瞑可也!民莹属辞尔雅〔2〕,藉藉〔3〕称名家。当是时,邑人王仲房、海阳人陈达甫亦皆负论著而薄诸生,相继引去。乡大夫游汝潜、汪正叔、方定之则尤推毂民莹,郡中人士翕然附之。既而自托远游,将倾四海之士,则之越之吴之楚,足迹遍于东南。会民璞徙官留都,则之留都,习朝市之隐〔4〕,及拜信州太守,则道信州,出闽越,谒武夷君〔5〕。其后,兵备饶州,则又道饶州,登匡庐,泛彭蠡〔6〕而下。所至未尝通谒,而缙绅学士争愿从游。归,语人曰:入其境,其士可知也。顷余,入会稽,探禹穴,其士多奇。余历吴门,泛五湖而东,其士放达。楚有七泽,泱泱乎大观,其士闳廓而多才。秣陵为高皇帝〔7〕故都,衣冠文物盛矣,四方豪杰分曹而仕,伏轼而游,盖士之渊薮也。大江以西,以匡庐胜,其士好修。闽越以武夷胜,其士倬诡〔8〕。游方之内,此其大较也。吾将为方外游矣。既又赴会稽,视仲子应宿病,应宿愈,民莹乃负病西归,中道应宿刲〔9〕股进之,幸少间。亟乘舟就舍,病益深,季子应乾、季子妇程氏刲股递进之,卒不起,盖乙丑八月二十六日也,距生宏治癸亥享年六十三。居常于于〔10〕,近人一切无所失。及其操直言,引当否,不取苟容。岁饥,浙有司下遏粜令,辄

〔1〕 棼起　纷乱交错的样子。棼,音 fén,通“紊”。
〔2〕 尔雅　近乎雅正。尔,同“迩”,接近。
〔3〕 藉藉　音 jíjí,纷纷。
〔4〕 朝市之隐　晋代王康琚《反招隐诗》:“小隐隐陵薮,大隐隐朝市。”
〔5〕 武夷君　武夷山神祇名。
〔6〕 彭蠡　鄱阳湖。
〔7〕 高皇帝　明太祖朱元璋。
〔8〕 倬诡　奇特超绝。倬,音 zhuō。
〔9〕 刲　音 kuī,割取。
〔10〕 于于　自得不拘束的样子。

引《春秋》大义，上书部使者，请罢之。语在集中，不具载。某子甲，以赀爵万户。会有疾，侮诸医。民莹过万户家，让〔1〕万户：公能以富贵骄人矣，亦能以生死下士乎？公之疾，得士则生，不得则死，富贵无为也。季公既贵，始立祖庙，属〔2〕民莹定约法，修祠事，以为常。即民莹以处士之义，终功用未试。其于国事，则尤惓惓〔3〕。尝著论言备边事，犁然〔4〕可采。藉第令得志，其画策何可胜穷？乃今食不过上农，年不逮中寿，家人之产，盖廑〔5〕有存，惜也。配临溪吴氏，举子三，长曰应元，仲、季即封股者。兹当大事〔6〕，将卜所宜，为之铭以待。铭曰：

相彼良玉，胡然而终藏？尔有文德，恶用乎珪璋〔7〕？相彼梁木，胡然而先拨〔8〕？尔有令名，恶用乎黄发〔9〕？浙江〔10〕东渐，厥有新阡，君子归止，是曰九原〔11〕。

---

〔1〕让　责问。
〔2〕属　同“嘱”。
〔3〕惓惓　音 quánquán，深切诚恳的样子。
〔4〕犁然　条理清晰的样子。
〔5〕廑　音 jǐn，小房子。
〔6〕大事　指安葬江瓘的事。
〔7〕珪璋　玉制的礼器，喻杰出人才。
〔8〕拨　断绝，指被风摧折。
〔9〕黄发　古时认为老人头发自白而变黄，为长寿的征象。
〔10〕浙江　新安江自屯溪至歙县浦口一段称“浙江”。
〔11〕九原　春秋时晋国卿大夫的墓地在九原（地名），后世以称墓地。

跋

先君子清修力学，不偶于时。抱疴攻医，数起人危疾，未尝以医名。家藏禁方及诸子列传，无虑百数十种。披阅适窾[1]，手录以备遗忘，积二十年所，遂成是书。分门析类，为卷十二，为条二百有奇。草创未就，遽尔见背[2]。应宿不肖，髫龀[3]多病，趋庭[4]问难，颇契其旨。弱冠，奉方伯叔父之滇南，寻游吴越齐楚燕赵间，博采往哲奇验之迹，载还山中。惧先集未梓，久而散逸，因取遗稿，编次补遗，亦越岁十九，凡五易钞，更与伯兄参互考订，勒成全书，传之通都下邑。俾肄业之士[5]，如遇阴阳显晦未易辩[6]之证，水火征兆疑似之难明者，试观前人已验之成法，准古酌今，一证一方，一案一论，吻合相孚，其应如响。嗟乎！医贵权衡，譬之用兵。孙武论兵，无出虚实。兵识虚实，则无不胜矣。或者不师古人，亦自为法，唯司马穰苴[7]能之，善之善者也。抑或孜孜学古，虽中律度，如赵括[8]徒能读父书，不知合变，卒归于败耳。是则存其人焉尔矣。医何以异此？先君子以缝掖[9]称作

---

〔1〕 适窾　得其关窍。窾，音 kuǎn，关键。

〔2〕 见背　死的讳称。

〔3〕 髫龀　幼年。髫，音 tiáo，小孩下垂的头发。龀，音 chèn，幼儿换牙。

〔4〕 趋庭　承受父教。典出《论语·季氏》。

〔5〕 肄业之士　修习学业的士人。肄，学习。

〔6〕 辩　通“辨”。

〔7〕 司马穰苴　春秋时齐国人，善用兵，曾率齐军打败燕军，后世传有《司马穰苴兵法》。

〔8〕 赵括　战国时赵国将领，善“纸上谈兵”，后与白起率领的秦军在长平交战，大败，赵括本人死于阵中，四十万军士被坑杀。

〔9〕 缝掖　古时儒者所穿的服装，此指士人。

者，托于医以隐。孤不敏，弗克继志，姑述手泽之遗，间附见闻，以广其传。虽于时未必有济，然承先君子及物之仁，则亦不敢私也。谨志。

时万历辛卯〔1〕闰三月朔〔2〕旦之吉男应宿百拜撰述

〔1〕 万历辛卯　明万历十九年，公元1591年。
〔2〕 朔　农历初一日。

校释后记

一、江瓘其人

江瓘“世家篁南”，所以也以“江篁南”或“篁南子”称之。据汪道昆所说，江瓘“幼负奇气，顾犹跳梁”，后专意于科举，但“初试县官，不利”。曾一度依从父命经商，后与其弟江珍同时取得秀才身份。由于乡试不利，江瓘“下帷读书，历寒暑，穷日夜，不遗余力”，终损伤健康，乃至“一夕呕血数升”，但科举之路终于止步于乡试之前。江珍于明嘉靖二十三年(1544)考中进士，后每任职一地，总邀兄长同住，江瓘借此“操舟东游，登禹穴，入浙观海潮，浮于五湖，问阖闾、春申故址，遂杖马箠之秣陵，朝故都焉。入郢，听歌郢中，望高唐，泛云梦而下。其游，知交倾东南之美矣”。但早年的苦读损伤了健康，江瓘终于在出游时“负病西归”，不久去世，得年六十三岁。

江瓘终生未仕，汪道昆说他“居常于于，近人一切无所失。及其操直言，引当否，不取苟容”。可见其既任性恣纵，又恪守礼教。江瓘好文辞诗赋，以士大夫自居，但终以《名医类案》而成名，应属“儒医”。《四库全书总目》著录江瓘有《江山人集》七卷，另有《武夷游稿》及《游金陵诗》，未见，惟在《江山人集》之末有这两种诗文的序，或在当时已经失传。清初钱谦益辑《列朝诗集》，在丁集第十中录有江瓘咏史诗二首。

今本《名医类案》中载录江瓘医案五十五则，医论六条，还有随原案之文加入的评语，《四库全书总目提要》称“凡斯之类，亦多所驳正发明，颇为精审”。

二、《名医类案》其书

《名医类案》成书于明嘉靖二十八年(1549),初刊于明万历十九年(1591)。与这次刊行有密切关系的是许国、张一桂和江应宿三人。许国,字维帧,号颍阳,与江氏同为歙县人,明嘉靖四十四年进士,历仕嘉靖、隆庆、万历三朝,为当时朝廷重臣,与江瓘、江应宿都有交谊。江瓘纂集《名医类案》,曾得到许国的理解和鼓励。江瓘去世后,许国又鼓励江应宿成就先人事业,这才有了江应元的"校正"和江应宿的"述补"。张一桂也是江氏的同乡,时任太常寺卿、翰林院侍讲、南京国子监祭酒。江应宿等校正、述补《名医类案》完成,也得到张一桂的相助。江瓘次子江应宿是传承江瓘医术的人,《名医类案》刊行传世,江应宿多所出力。首先,《名医类案》初稿在刊行前已"散失强半",江应宿"述补"其父之书,一在于"述",即传述乃父之稿,是要作一番整理润色工作的,二在于"补",即增补内容,包括其父江瓘和自己的验案,又将门类从一百八十余类扩充到二百零五类。其次,张一桂序中说江应宿"少微(江应宿的字)工诗,有父风,遨游两都公卿间,率折节倒屣,不独以医重,拮据廿余年,卒能绍前志而光大之,先生有子矣",可知江应宿一直在为刊行《名医类案》寻找支持,并终于成功。第三,今传《名医类案》江瓘自序由江应宿"百拜谨书",江应宿还写了跋,所以,《名医类案》刊印行世与江应宿关系极大。

清乾隆间,魏之琇等对《名医类案》进行校订。魏之琇,字玉横,号柳州,钱塘(今浙江杭州)人,其在医学方面贡献有二:一是校订《名医类案》;二是仿照《名医类案》,辑其所未载者,成《续名医类案》六十卷。与魏之琇同校《名医类案》的还有鲍廷博,字以文,号渌饮,出身富商之家,酷爱藏书刻书,名其藏书楼为"知不足斋",并刊有《知不足丛书》。清乾隆、嘉庆间,学者采用汉朝儒生训诂考订的治学方法,文风朴实,注重证据,所及虽以儒经、史书及诸子为主，但也有医学。魏之琇与鲍廷博校订《名医类案》，应该是考据之风在医学中的反映。此次校订大约在清乾隆三十五年(1770)完成，前新增杭世骏序和余集序。

杭世骏序中说："明嘉靖时，歙县江秀才瓘，尝取历代名医之已验者，辑为类案……书久残失，而字句讹缪。吾友魏玉横氏精于医术，能穷其源，附以己见，而论议不至混淆；鲍以文氏博于考索，能知其故，刊其讹字，而汤齐不致贻误。"余集序中说："新都江氏《名医类案》，行世近二百年矣。其为卷十有二……惜原本考订疏漏，间脱特多。吾友魏君玉横、鲍君以文，精加雠比，网罗史氏，研搜家集，毕力补缀，丹铅告疲，始称完好，重付杀青。"可知魏之琇和鲍廷博共同校订《名医类案》，魏之琇重在医理，鲍廷博长于考据。

新刻《名医类案》校语 236 条，其中魏之琇所加 184 条，大致有如下几类内容：

第一，总释病症。如卷一·中风标目下，魏之琇按曰："南方中风绝少，多属非风类风，皆风木内病，临症之工宜详审焉。凡风由内发，皆属气与火，若后之虚风迥风是也。"

第二，补释病名。如卷十·肠痈中虞恒德治肠痈案，"小腹右边有一块，大如鸡卵，作痛，右脚不能伸缩"句下，魏之琇按曰："俗名缩脚肠痈。"

第三，分析病机。如卷三·消瘅中淳于意治肺消瘅案，"开阳明脉，阳明脉伤，即当狂走"句下，魏之琇按曰："热入阳明则发狂，状如伤寒。又血并于阴，阴气并于阳，故为惊狂。"

第四，分析治法。如卷四·肿胀中傅滋治头肿案，"令单煮白术汤，空心服，探吐之"句下，魏之琇按曰："阳明风热症也，以盛于上，故宜吐之。"

第五，分析证治。如卷八·痛风中韩飞霞治痛风案，"补则气滞，散则气耗。乃主以清燥汤"句下，魏之琇按曰："经云悲伤肺，故润之而愈。不尔，必成痿症。"

第六，解说脉象。如卷一·沓风中淳于意治沓风案，“切之，得肾反肺”句下，魏之琇按曰：“涩而短也。”

第七，纠讹补正。如卷九·黄疸中李东垣治黄疸案，李东垣“制清神益气汤主之”，魏之琇按曰：“江氏原本止此，今考东垣《脾胃论》，此方凡分作三段，江或误认为三方，故节去下二段耳，为补刊于后。”实际已将江瓘误删的内容予以补正。

第八，指出归类之误。如卷十一·难产中陈良甫治胎上冲心而痛案，魏之琇按曰：“此案当入子悬，不当入难产。”

第九，指出医案重见。如卷四·肿胀中壶仙翁治肿胀案，魏之琇按曰：“此案再见第九卷淋闭门第一页。”

第十，指出医家之误。如卷七·目中陈吉老治目病案，“令郎无他疾，醉中尝闪倒肝之一叶，搭于肺上”句下，魏之琇按曰：“肝去肺位甚远，安能上搭？语恐未确。”

鲍以文、沈烺的按语数量少，主要在于校订文字及重复之医案。

《名医类案》载案两千四百余则，江瓘将之分为十二卷，每卷设标目若干，如卷一的中风、虚风，卷二的内伤、颐养等。每标目各载案若干，其少者仅一案，如卷十一的盘肠产，其多者则至数十案，如同在卷十一的经水载案多达五十余则。从目录看，《名医类案》卷一载中风、虚风、伤风等风病医案及瘟疫、大头天行等温病医案；卷二载内伤、命门火衰、暑、湿等医案，另有颐养和医戒两题，分别载历代养生论述和医生所当奉行的职业操守；卷三载痰、笑哭不常、厥等病医案，其间有人渐缩小、人暴长大、人化为水等颇涉虚诞者；卷四载霍乱、泻、痢等病医案；卷五载癥瘕、积块、虚损等病医案；卷六载首风、心脾痛、腹痛等病医案；卷七载诸虫、哮、遍身痛、身痒等病医案，其中目、咽喉、口等非是以病名为题者；卷八载血症、下血、溺血、痔等病医案；卷九载淋闭、秘结、黄疸、瘢疹等病医案；卷十载背痈疽疮、痈疽、脑顶疽等病医案，其间以“色诊”为标目，载扁鹊为齐桓侯和秦武王望色诊病事。此上十卷皆无卷题，卷十一和卷十二则分别有“妇人症”和“小儿症”的卷题。出于全书风格考虑，整理时将卷题统一删掉。

除载录历代医案外，《名医类案》中还有江瓘本人的医案五十五则。另有医论六条，其中题为“瓘按”者一条，题为“瓘曰”者三条，题为“江篁南曰”者一条。在卷五·遗精最末一首医案前的一段医论，也是江瓘的。此外，《名医类案》还有题为“江云”的按语九条，其中一条加在江应宿的医案后，自非江瓘所加，其余待考。

江应宿的“述补”工作大约如下：第一，增加门类。依江瓘自序，其书原本“凡十二卷，为门一百八十有奇”，经江应宿“述补”，卷数未变，门类增至二百零五。第二，增补医案。江应宿曾说：“先人弃诸孤早，孤弱无知，散失强半，不能裒先世之遗，其幸而存者亦千百之什一耳。”因此，他在“述补”时一定增补了相当数量的医案。此外，他还将自己的医案附在各门类之末，今本《名医类案》中有江应宿医案约近百则。第三，间发议论。江应宿除了补入医案外，还有医论阐发，即所谓的“述”。这些医论多以“宿按”为标示，如卷一·中风和伤寒中和卷五·劳瘵中都有江应宿的大段议论。

《名医类案》的版本有明代初刊本及其复刻本、清代校订本及其复刻本、清代抄本、四库全书本、清代与《续名医类案》合刻本、丛书本等。

《名医类案》于明万历十九年(1591)经江应元“校正”江应宿“述补”后刊行，是为初刊本。另有日本元和九年(1623)猪子梅寿刻本、日本宽文元年(1661)野田庄右卫门刻本，应是据初刊本复刻者。此为明代初刊本及其复刻本。

清乾隆三十五年(1770)，魏之琇、鲍以文等校订《名医类案》并予刊行，是为校订本，即新安鲍氏知不足斋本。知不足斋本在初刊本的基础上做了大量工作，因而相对为优，刊行以后广为流传。另有清刻本4种，系据新安鲍氏知不足斋本复刻者，如清光绪四年(1878)文富堂刻本、清光绪十四年(1888)刻本等。此为清代校订本及其复刻本。

《名医类案》尚有清抄本2种，藏于上海图书馆和浙江中医药研究院。

清乾隆三十七年(1772)，四库全书开馆修书，《名医类案》被收子部医家类二，采通行本入库，此为四库全书本。

清同治十年(1871)，藏修堂以知不足斋本为底本，将《名医类案》与《续名医类案》合刻印行，是为清代合刻本。此本流传较广，有清光绪十一年信述堂本、清光绪二十年上海著易堂本、清光绪二十二年畊余堂本等，还有清宣统上海书局石印本和民国间上海鸿文书局石印本等。与《名医类案》单行本相较，合刻本在清代后期流传更广。

《名医类案》的丛书本，其一为四库全书本，已见前述。民国间陆士谔辑《基本医学丛书》，收录各类医书21种，其中有《名医类案》。该丛书于1937年由上海世界书局铅印出版。此为丛书本。

建国后，人民卫生出版社于1957年据新安鲍氏知不足斋本缩影发行，成为现代通行的本子。

本书是《医案名著校释丛书》中的一种，此套丛书的编撰，是由陕西省中医药研究院医史文献学科完成的，希望能为我省有关学科的建设增添一点色彩，贡献一点力量。编撰过程中，陕西省卫生厅刘少明厅长、范冰副厅长，陕西省中医管理局苏荣彪副局长、袁瑞华处长，陕西省中医药研究院呼燕书记、乔宝璋副院长、魏少阳副院长、辛智科处长、苏礼老师，文献信息研究所米烈汉所长、徐清河副所长等给予了极大的关心和支持，赵坚、袁若华、赵琳、孙力、武文筠、郭卫红等同志给予了很大的帮助，谨此致以衷心的感谢，也向所有参加或支持、关心这项工作的同志们表示诚挚的感激。

焦振廉

二〇一一年十月于西安